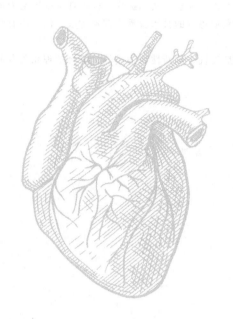

心血管

Cardiovascular

Critical Care

Nursing

重症护理

康爱梅　胡　柳　曹葵兰　| 主编

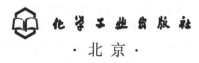

化学工业出版社

·北京·

内 容 简 介

本书分为两篇,上篇为心血管专科护理基础,下篇为心血管重症护理实训操作。以护理基础理论为依据,以专科临床护理技术为主导,以案例为载体,以心血管重症患者的救治流程为逻辑主线,注重心血管专科理论知识和专科操作的能力。

本书融合心血管专科的最新要求和标准,具有针对性、启发性、创新性和适用性,适合护理相关专业学生使用,也可供相关护理人员参考阅读。

图书在版编目 (CIP) 数据

心血管重症护理 / 康爱梅,胡柳,曹葵兰主编.
—北京:化学工业出版社,2021.10
ISBN 978-7-122-40207-3

Ⅰ.①心… Ⅱ.①康… ②胡… ③曹… Ⅲ.①心脏
血管疾病-险症-护理 Ⅳ.①R473.5

中国版本图书馆 CIP 数据核字 (2021) 第 221197 号

责任编辑:满孝涵 甘九林　　　　　文字编辑:李 平
责任校对:宋 玮　　　　　　　　装帧设计:史利平

出版发行:化学工业出版社 (北京市东城区青年湖南街 13 号 邮政编码 100011)
印 　 装:北京科印技术咨询服务有限公司数码印刷分部
787mm×1092mm 1/16 印张 23½ 字数 600 千字 2021 年 11 月北京第 1 版第 1 次印刷

购书咨询:010-64518888　　　　　售后服务:010-64518899
网 　 址:http://www.cip.com.cn
凡购买本书,如有缺损质量问题,本社销售中心负责调换。

定 　 价:69.80 元

前言

我国心血管病患病率处于持续上升阶段，心血管病诊疗措施不断更新、新技术不断开展，从事心血管病护理的临床人员数量不断增加。心血管重症护理是针对心血管专业方向的护理人员开设的一门护理课程，它既不是单一的理论教学，也不是对护理经验的简单复制。它以基础理论教学为依据，以专科临床护理技术为主导，以案例为载体，以心血管重症患者的救治流程为逻辑主线开展教学，注重培养学生心血管专科理论知识和专科操作的能力。

全书分为上下篇，上篇为心血管专科护理基础，包括心血管病患者的心理护理、心血管病患者的镇静镇痛管理、重症监护室的安全防护、心血管疾病的用药与护理、重症监护室的监护技能等共十三章；下篇为心血管重症护理实训操作，包括输血技术、心电监护仪的使用、静脉输液微量泵的使用、中心静脉置管、有创动脉穿刺配合操作技术等共二十八章。全书由心血管病专科医院的心电图室医师、临床药师、医院感染与控制管理专家，心血管重症监护室的护理人员和高校资深的教师共同完成，将心血管病专科的最新要求和标准融入教学的内容中，使本教材更具针对性、启发性、创新性和适用性。可供全国卫生教育高校护理学生使用，也可供心血管专科的在职护士参考使用。

本教材的编写得到参编医院和院校的大力支持和帮助，在此深表感谢！限于编写时间与水平，不妥之处恳请广大师生和护理同仁惠予指正！

康爱梅

2021 年 3 月

目录

001 **上篇** **心血管专科护理基础**

第一章　概述 //002

　第一节　危重症医学科的发展史 //002

　第二节　心外科重症监护室 //003

　第三节　心血管疾病重症监护室 //005

第二章　心血管病患者的心理护理 //008

　第一节　概述 //008

　第二节　心血管病患者的心理特点 //008

　第三节　心血管病患者的心理影响因素 //009

　第四节　心血管病患者的心理护理 //010

第三章　心血管病患者的镇静镇痛管理 //013

　第一节　概述 //013

　第二节　疼痛评估 //014

　第三节　心血管病患者疼痛护理 //018

第四章　重症监护室的安全防护 //021

　第一节　重症监护室患者常见安全隐患因素及防护措施 //021

　第二节　重症监护室医护人员职业安全隐患因素及防护措施 //022

第五章　重症监护室医院感染的预防与控制 //024

　第一节　医院感染概况 //024

　第二节　呼吸机相关肺炎的预防与控制 //025

　第三节　中央导管相关血流感染的预防与控制 //027

　第四节　导尿管相关性尿路感染的预防与控制 //028

第六章　临床心电图识别 //031

　第一节　临床心电学的基本知识 //031

　第二节　心电图的测量和正常数据 //036

　第三节　异常心电图的识别 //039

　第四节　心电图的分析方法及临床应用 //061

第七章　心血管疾病的用药与护理 //064
第一节　抗心力衰竭药物临床应用及观察 //064
第二节　抗心律失常药临床应用及观察 //071
第三节　抗高血压药临床应用及观察 //075
第四节　调节血脂药及抗动脉粥样硬化药临床应用及观察 //080
第五节　抗心绞痛药物临床应用及观察 //085
第六节　口服降血糖药 //088
第七节　胰岛素 //091
第八节　抗血栓药物临床应用及观察 //093

第八章　重症监护室的监护技能 //105
第一节　水、电解质和酸碱平衡监测 //105
第二节　呼吸系统功能监测 //112
第三节　循环系统功能监测 //117
第四节　中枢神经系统功能监测 //124
第五节　肝功能监测 //127
第六节　肾功能监测 //129
第七节　出血、凝血功能监测 //131
第八节　体温监测 //134

第九章　心血管疾病及其护理 //137
第一节　高血压病及其护理 //137
第二节　心律失常及其护理 //142
第三节　心力衰竭及其护理 //148
第四节　冠状动脉粥样硬化性心脏病及其护理 //158
第五节　主动脉夹层及其护理 //165
第六节　感染性心内膜炎及其护理 //168
第七节　病毒性心肌炎及护理 //173

第十章　心脏病介入治疗及围手术期护理 //177
第一节　冠状动脉造影术及护理 //177
第二节　经皮腔内冠状动脉成形术及护理 //180
第三节　人工起搏器安置术及护理 //183
第四节　先天性心脏病介入封堵术及护理 //187
第五节　经导管主动脉瓣置入术及护理 //191
第六节　射频消融术及护理 //194

第十一章　心脏病外科治疗及围手术期护理 //198
第一节　先天性心脏病手术及护理 //198
第二节　心脏瓣膜置换术及护理 //208
第三节　冠状动脉旁路移植术及护理 //214

第四节 主动脉瘤手术及护理 //218

第十二章 心血管急危重症救护流程 //223

第十三章 心血管疾病案例护理 //236

第一节 急性心肌梗死患者的护理 //236

第二节 心力衰竭的护理 //238

第三节 冠状动脉搭桥术后低氧血症的护理 //241

247 下篇 心血管重症护理实训操作

第一章 输血技术 //248

第一节 操作规范 //248

第二节 主要并发症处理 //250

第三节 健康宣教 //252

第二章 心电监护仪的使用 //254

第一节 操作规范 //254

第二节 主要并发症处理 //255

第三节 健康宣教 //256

第三章 静脉输液微量泵的使用 //257

第一节 操作规范 //257

第二节 不良后果处理 //258

第三节 健康教育 //260

第四章 中心静脉置管 //261

第一节 操作规范 //261

第二节 主要并发症处理 //262

第三节 健康宣教 //264

第五章 有创动脉穿刺配合操作技术 //265

第一节 操作规范 //265

第二节 主要并发症处理 //266

第三节 健康宣教 //268

第六章 简易呼吸器应用 //269

第一节 操作规范 //269

第二节 主要并发症处理 //270

第三节 健康宣教 //271

第七章 口咽通气管放置技术 //272

第一节 操作规范 //272

第二节 主要并发症处理 //273

第三节 健康宣教 //274

第八章　气管插管配合技术 //275
　第一节　操作规范 //275
　第二节　主要并发症处理 //276
　第三节　健康宣教 //279

第九章　气管切开及伤口换药技术 //280
　第一节　操作规范 //280
　第二节　主要并发症处理 //281
　第三节　健康宣教 //283

第十章　人工气道湿化技术 //285
　第一节　操作规范 //285
　第二节　主要并发症处理 //286
　第三节　健康宣教 //286

第十一章　气管插管、气管切开拔管技术 //287
　第一节　操作规范 //287
　第二节　主要并发症处理 //288
　第三节　健康宣教 //289

第十二章　氧疗技术（中心吸氧法） //290
　第一节　操作规范 //290
　第二节　主要并发症处理 //291
　第三节　健康宣教 //293

第十三章　胸部理疗技术 //294
　第一节　操作规范 //294
　第二节　主要并发症处理 //295
　第三节　健康宣教 //296

第十四章　无创呼吸机的使用 //297
　第一节　操作规范 //297
　第二节　主要并发症处理 //298
　第三节　健康宣教 //300

第十五章　有创呼吸机的使用 //301
　第一节　操作规范 //301
　第二节　主要并发症处理 //302
　第三节　健康宣教 //304

第十六章　胸腔引流管的护理操作 //306
　第一节　操作规范 //306
　第二节　主要并发症处理 //307
　第三节　健康宣教 //308

第十七章　心包穿刺配合操作 //309

第一节　操作规范 //309

第二节　主要并发症处理 //310

第三节　健康宣教 //311

第十八章　胃肠减压技术 //312

第一节　操作规范 //312

第二节　主要并发症处理 //313

第三节　健康宣教 //315

第十九章　女性患者留置导尿术 //316

第一节　操作规范 //316

第二节　主要并发症处理 //318

第三节　健康宣教 //321

第二十章　男性患者留置导尿术 //322

第一节　操作规范 //322

第二节　主要并发症处理 //324

第三节　健康宣教 //327

第二十一章　心肺复苏基本生命支持技术 //328

第一节　操作规范 //328

第二节　主要并发症处理 //329

第三节　健康宣教 //331

第二十二章　除颤技术（非同步方式） //332

第一节　操作规范 //332

第二节　主要并发症处理 //333

第三节　健康宣教 //334

第二十三章　血液透析技术 //335

第一节　操作规范 //335

第二节　主要并发症处理 //336

第三节　健康宣教 //338

第二十四章　体外膜肺氧合（ECMO）技术 //339

第一节　操作规范 //339

第二节　主要并发症处理 //340

第三节　健康宣教 //341

第二十五章　主动脉球囊反搏技术 //343

第一节　操作规范 //343

第二节　主要并发症处理 //344

第三节　健康教育 //348

第二十六章　肠外营养支持技术 //349

第一节　操作规范 //349

第二节　主要并发症处理 //351

第三节　健康宣教 //353

第二十七章　肠内营养支持技术 //354

第一节　操作规范 //354

第二节　主要并发症处理 //356

第三节　健康宣教 //358

第二十八章　胃肠空肠造瘘管的使用 //359

第一节　操作规范 //359

第二节　主要并发症处理 //360

第三节　健康宣教 //361

附录一　低氧血症的处理流程图 //362

附录二　住院患者 PHQ-9 抑郁评估量表 //363

364　参考文献

上篇

心血管专科护理基础

第一章

概述

学习目标

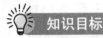

知识目标

1. **掌握** 心血管急危重症救护流程。
2. **熟悉** 重症监护病房的模式、设置与管理要求。
3. **了解** 危重病医学科的发展简史，了解重症监护病房的人员组成、培训与管理。

素质目标

具有尊重患者、有效沟通的能力。

第一节 ⊙ 危重症医学科的发展史

一、危重症医学概述

危重症医学是研究危及生命的疾病状态的发生、发展规律及其诊治方法的临床医学学科。随着医学的实践与发展，危重症医学科的建立和重症监护病房的设置已经成为现代医学的重要组成部分。危重症患者的生命支持技术水平，直接反映医院的综合救治能力，体现医院整体医疗实力，是现代化医院的重要标志。

重症加强治疗病房（intensive care unit，ICU）是危重症医学科的临床实践场所，它对因各种原因导致的一个或多个器官与系统功能障碍危及生命，或具有潜在高危因素的患者，及时提供系统的、高质量的脏器功能支持，应用先进的诊断、治疗、监护设备与监测技术，对患者病情进行连续、动态的定性和定量观察，并通过有效的干预措施，为危重症患者提供规范的治疗，以改善患者的生存质量，也是医院集中监护和救治危重症患者的专业科室。

二、危重病医学发展简史

将危重症患者集中管理是 ICU 的基本概念之一，早期可以追溯到南丁格尔时代，在第二次世界大战期间，为降低伤员死亡率将伤势严重的伤员集中安置，给予特别照顾，对挽救伤员的生命起到了积极作用。

第二次世界大战中大量战伤和失血性休克患者的抢救，促使欧洲各地纷纷建立创伤中心和休克病房，使创伤和休克的基础研究与临床治疗获得了巨大的发展，形成了早期的外科ICU（SICU）。

ICU 的发展与术后恢复室（recovery room）的建立有密切关系。1923 年美国 Dandy 为脑外科开设了三张病床的术后恢复室，被认为是最早期的术后恢复室。1952 年欧洲的斯堪的纳维亚（Scandinavia）为抢救流行性脊髓灰质炎患者所设立的呼吸治疗单位（respiratory care unit，RCU）被认为是世界上第一个加强医疗单位。各科医生的介入使专科 ICU 的功能逐渐扩大，收治病种的范围扩展到肺功能不全、急性肾功能衰竭、消化道出血、昏迷、脓毒血症及其它一些危重病症。

1956 年美国巴尔的摩城市医院（Baltimore city hospital）建立了具有现代规范的综合性 ICU。1962 年美国堪萨斯市（Kansas city）的巴施尼（Bathny）医院的 Day 医生首先建立了冠心病监护病房（coronary care unit，CCU），对急性心肌梗死患者进行连续心电监测，发现室颤立即进行电除颤，使急性心肌梗死患者的死亡率由 39％下降至 19％。

为了进一步促进危重症医学的发展，在护理实践中，分级护理（progressive patient care，PPC）制度对特殊患者的护理所发挥的作用，也认为是 ICU 概念的实践之一。ICU 功能日益扩大，对 ICU 的医生、护士提出了更高的理论和技术要求。1963 年美国首先开设了危重监护医学（critical care medicine，CCM）培训课程。1970 年美国设立了危重症医学会。

20 世纪 60～70 年代，我国部分大中型医院随着新的医疗技术的发展和危重症患者的增多，率先建立了不同规模的术后恢复室，为大手术术后的危重症患者提供了专门的治疗护理单元，为患者康复期提供了最大的医疗安全保障。

20 世纪 80 年代是中国国内 ICU 的创业阶段，主要表现为危重症医学专业的创立和人员的专业化程度的不断提高。

20 世纪 90 年代是 ICU 发展的年代，随着大中型医院的规范化和制度化管理的加强，ICU 的建立成为一家医院对危重症患者救治能力的一种体现，成为医院现代化的重要标志。越来越多的医护人员认识并了解这个学科的重要意义，促使该专科建设和规模进入快速发展的新时期。在全国范围内，只要有能力救治危重症患者的医院都建立了 ICU。

2003 年中华护理学会、中华医学会、北京护理学会等重症监护委员会正式成立，标志着危重症医学的发展进入了一个新的历史阶段。2006 年，中华医学会重症医学专业委员会发布三个指南，在全国有一定的影响。2008 年汶川地震，危重症医学科的医护人员发挥了重要作用，危重症医学科被认可为独立学科。

第二节 ⊃ 心外科重症监护室

心外科重症监护室收治的对象是心外科手术后病情危重的、需要连续严密监测各项生命指标的患者。通过动态掌握病情变化，及时发现存在或潜在的危险因素，及时进行治疗与护理，防止和控制并发症的发生，使患者尽早康复。

一、心外科重症监护室的设计、设施与设备

（一）设计要求

心外科术后重症监护室的规模大小根据医院心外科手术的数量和种类而定，床位占心外科总床位的 10％左右。

1.病室布局要求 病室设计要求布局合理，设置最好是环绕或双走廊式分布，护士站在中央，使每个床位均在护士可视的范围内，便于护士观察和管理。每张床位 15m² 左右。每

张床间距约 1.5m，以便放置必要的监测抢救设备和完成各项监护、治疗抢救操作。床与床之间可设置床帘，让每张床处于相对独立状态。病室要设置分隔的房间，以利隔离，防止院内交叉感染。

放置病床的医疗区、医疗辅助区、污染处理区和医务人员生活区等应有相对的独立性，以减少彼此之间的相互干扰并有利于感染的控制。病区设置单独的物流流向通道，减少各种干扰和交叉感染。

2. 环境的要求　保持监护室室内温度在 23～25℃为宜，相对湿度以 60％为宜。由于心外科重症监护室收治的都是心外科手术后患者，因此现代化的监护病房应具备良好的清洁、消毒、通风条件，应有空气滤过装置或空气消毒装置，如空气净化层流装置、臭氧消毒器、紫外线消毒器等。单独设置的分隔房间，要装配气流方向从上而下的空气净化系统，单独控制室内的温度和湿度。

监护室室内光线要充足，不论是自然光线还是灯光，以能正确判断患者的皮肤、巩膜及黏膜、四肢末梢颜色为宜。心外科重症监护室是个相对封闭的治疗环境，室内电话铃声、打印机发出的声音、监护仪器的报警声、门铃声均属于噪声。在不影响工作的情况下，这些声音应尽可能减少到最小的水平。室内应配有较柔和的背景音乐，以消除神志清醒患者的紧张心理。

（二）必备仪器与设施

1. 床单位　监护室配置多功能病床，可调节床身高度、坡度，可拆卸床头、床尾，并有翻身牵引、功能锻炼等功能，便于实施诊疗护理、实施康复训练。监护室与手术室为通用的床，减少心外科术后患者搬动的危险。每床单元安装轨道式输液吊杆，配置固定床头柜及活动性餐桌。

2. 中心设备带和供电系统　每张床配有中心设备带，设备带装置包括：①两条供氧管道，一条接呼吸机，另一条接面罩吸氧；②负压吸引管道（供吸痰时使用）；③中心空气管道（供呼吸机空气压缩泵使用）；④2 个稳压电源及 8 个以上电源插座，每个床单位的电源是独立的反馈电路供应。

3. 必备仪器　中心监护仪、床边监护仪、呼吸治疗机、麻醉机、心电图机、除颤仪、起搏器、输液泵、微量注射器、血气分析仪、体外膜肺氧合（extracorporeal membrane oxygenation，ECMO）、血液透析仪、脑电图机、B 超机、床旁 X 线机、血液透析器、动脉内气囊反搏器、血尿常规分析仪、血液生化分析仪、气管插管及气管切开所需急救器材。还配备有婴儿专用呼吸机、保温箱、远红外线辐射抢救台等。

（三）监护药品

病区常规配置强心利尿药、扩血管药、抗心律失常药、正性肌力药、抗凝药、止血药、骨骼肌松弛药、止痛镇静药、化痰药、解痉类药、激素类药、降糖药等药物。

二、心外科重症监护室的人员组成、培训与管理

（一）人员组成

病区的人员主要根据监护室的规模和类型配置。中华医学会重症医学分会在《中国重症加强治疗病房（ICU）建设与管理指南（2009）》中要求如下。

① 心外科重症监护室专科医师的固定编制人数与床位数之比为（0.8～1）：1 以上。病区日常工作中可有部分轮科、进修医师。病区医师组成应包括高级、中级和初级医师，每个管理单元必须至少配备一名具有高级职称的医师全面负责医疗工作。

② 护士在心外科重症监护室中起着重要的作用。应由素质好、责任心强、受过专门训练且具有一定的专业知识和熟练的护理技能的优秀护士担任。护士的固定编制人数与床位数之比为（2.5~3）：1以上。

③ 心外科重症监护室配备呼吸治疗师负责患者的呼吸系统的管理，配备专职的技术人员负责各种仪器的维修和保养，根据病区床位的数量，配备相应的护理员和清洁员。

（二）护理人员的培训与管理

1. 护理人员培训　心外科重症监护室护士必须经过严格的专业培训，熟练掌握重症护理基本理论和技能，经过专科考核合格后，才能独立上岗。培训内容包括以下几项。

（1）基础理论：医学基础知识（心血管解剖、病理、生理及生化知识）；呼吸系统、消化系统、神经系统、泌尿系统等生理功能及病理知识；正常和异常结果诊断的临床意义；正常心电图、异常心电图的识别。

（2）监护技能：心外科术后循环功能维护、监测指标及正常范围；呼吸功能维护、监测指标及正常范围；肾功能维护、监测指标及正常范围；体外循环术后酸碱度、电解质监测指标及调整；术后患者神经系统、消化系统的监护；重要仪器的使用(起搏器、心电图机、动-静脉压监护仪、微量输液泵、呼吸机、除颤器、持续心排量测定仪、主动脉内球囊反搏仪、血气分析仪等仪器的正确使用)。

（3）专业护理：风湿性心脏病瓣膜置换术后护理；冠状动脉旁路移植术后护理；大血管术后护理；先天性心脏病术后血液动力学变化及护理要点。

2. 管理要求

（1）组织领导：监护室设主任1名，负责病区的临床、教学、科研工作，定期查房并主持抢救工作。护士长对病区的人、财、物进行统筹管理，包括抢救仪器设备的管理、护士工作安排、护理质量的检查、护理科研开展、护理团队的建设等情况。

（2）明确工作岗位职责：心外科重症监护室每个岗位的职责和责任需明确化、制度化。各级岗位职责包括：主管医师职责、护士长职责、一线医师职责、二线医师职责、主管护师职责、特护护士职责、药疗护士职责、呼吸机师职责、清洁员职责等。

（3）健全管理制度：制度化管理是保证重症监护室工作正常、有序进行的基本保障。主要包括：执行医嘱制度，查对制度，消毒隔离制度，值班、交接班制度，岗位责任制度，抢救制度，基础药品管理制度，毒麻药品和贵重药品管理制度，血液制品使用制度，文件书写要求和资料保管制度，仪器使用、保管、维修制度，库房管理制度，心外科重症监护室出入管理制度等。

（4）优化工作流程：优化心外科重症监护室工作流程，确保治疗工作有序进行。主要包括：心外科术后患者接收流程、抢救流程、心外科术后患者转出流程、气管插管患者意外脱管救护流程等。

第三节 ⊃ 心血管疾病重症监护室

心血管疾病重症监护室主要收治心脏急重症患者。主要任务是维护患者的生命体征，动态掌握病情变化及时发现存在或潜在的危险因素，保护主要脏器的功能，使患者度过危险期，并尽可能提高患者生活质量。

一、心血管疾病重症监护室的设计、设施与设备

（一）设计要求

心血管疾病重症监护室的床位数一般按心内科病床数的 1/10 计算。监护室整体布局合理、功能分区。护士站设在监护室的中心部位，病床以环绕式分布，使每个床位均在护士可视的范围内，便于护士观察和管理。放置病床的医疗区、医疗辅助区、污染处理区和医务人员生活区等应有相对的独立性，以减少彼此之间的相互干扰并有利于感染的控制。监护室设置单独的物流流向通道，减少各种干扰和交叉感染。

1. 床单元设计 监护室每张床单元使用面积不少于 $9.5m^2$，每张床间距约 1.5m，以便放置必要的监测抢救设备和完成各项监护、治疗抢救操作。床与床之间可设置床帘，让每张床处于相对独立状态。单间病室使用面积不少于 $18m^2$。每张床单元配有中心设备带，设备带装置包括：①两条供氧管道，一条接呼吸机，另一条接面罩吸氧；②负压吸引管道（供吸痰时使用）；③中心空气管道（供呼吸机空气压缩泵使用）；④2 个稳压电源及 8 个以上电源插座，每个床单位的电源是独立的反馈电路供应。

2. 环境的要求 要保持监护室室内温度在 23～25℃为宜，相对湿度以 60％为宜。现代化的监护病房应具备良好的清洁、消毒、通风条件，应有空气滤过装置或空气消毒装置，如空气净化层流装置、臭氧消毒器、紫外线消毒器等。单独设置的分隔房间，要装配气流方向从上而下的空气净化系统，单独控制室内的温度和湿度。

监护室内光线要充足，不论是自然光线还是灯光，以能正确判断患者的皮肤、巩膜及黏膜、四肢末梢颜色为宜。心外科重症监护室是个相对封闭的治疗环境，室内电话铃声、打印机发出的声音、监护仪器的报警声、门铃声均属于噪声。在不影响工作的情况下，这些声音应尽可能减少到最小的水平。室内应配有较柔和的背景音乐，以消除神志清醒患者的紧张心理。

（二）必备仪器与设施

1. 床单位 监护室配置多功能病床，可调节床身高度、坡度，可拆卸床头、床尾，并有翻身牵引、功能锻炼等功能。每床单元安装轨道式输液吊杆，配置固定床头柜及活动性餐桌。

2. 中心监护仪 护士站设置中心监护仪，可同时监测所有患者的相关信息。

中心监护仪监测内容包括：中心静脉压、心率（心律）、血压、呼吸频率、脉搏氧饱和度、体温等信息。中心监护仪配备回放和记录功能，便于事件后的分析、会诊和讨论。中心监护仪配备趋势分析功能，通过对监护指标的趋势描记，医护人员可了解患者不同时间段的循环、呼吸等生理、病理参数的变化情况，对于诊断有重要价值，易于及时调整治疗方案。

3. 必备仪器 床边监护仪、呼吸治疗机、麻醉机、心电图机、除颤仪、起搏器、输液泵、微量注射器、血气分析仪、血液透析仪、脑电图机、B超机、血液透析器、动脉内气囊反搏器、血尿常规分析仪、血液生化分析仪、气管插管及气管切开所需急救器材。

（三）监护药品

病区常规配置强心利尿药、扩血管药、兴奋呼吸中枢的药物、抗心律失常药、正性肌力药、抗凝药、止血药、骨骼肌松弛药、止痛镇静药、化痰药、解痉类药、激素类药、降糖药、脱水药等药物。

二、心血管疾病重症监护室的人员组成、培训与管理

（一）人员组成

监护室设主任 1 名、护士长 1 名。主任负责临床、教学、科研工作，定期查房并主持抢

救工作。护士长负责监护室的管理工作。监护室医师组成应包括高级、中级和初级医师，住院医师应具备较强的临床技能和独立处理危重病症的应急能力，具有高度的责任心，能及时发现重要病情并向上级医师汇报。监护室护理人员应由素质好、责任心强、受过专门训练且具有一定的专业知识和熟练的护理技能的优秀护士担任。护士的固定编制人数与床位数之比为 1.5∶1 以上，护师以上人员不低于 50%。

（二）护理人员的培训与管理

1. 护理人员培训　监护室护士必须经过严格的专业培训，熟练掌握重症护理基本理论和技能，经过专科考核合格后，才能独立上岗。培训内容包括以下几项。

（1）基础理论：医学基础知识；呼吸系统、消化系统、神经系统、泌尿系统等生理功能及病理知识；正常和异常结果诊断的临床意义；正常心电图、异常心电图的识别。

（2）监护技能：循环功能维护、监测指标及正常范围；呼吸功能维护、监测指标及正常范围；肾功能维护、监测指标及正常范围；酸碱度、电解质监测指标及调整；神经系统、消化系统的监护。重要仪器的使用：起搏器、心电图机、动-静脉压监护仪、微量输液泵、呼吸机、除颤器、持续心排量测定仪、主动脉内球囊反搏仪、血气分析仪等仪器的正确使用。

（3）专业护理：人工起搏器术后的护理、射频消融术后的护理、心力衰竭的护理、心源性休克的护理、急性心肌梗死的护理、主动脉夹层的护理、高血压危象的护理等。

2. 管理要求

（1）完善护理组织架构：监护室管理实行护理部主任、科护士长、护士长、护师分级管理。护士长负责对监护室的人、财、物进行统筹管理，包括抢救仪器设备的管理、护士工作安排、护理质量的检查、护理科研开展、护理团队的建设等情况。

（2）明确工作岗位职责：监护室每个岗位的职责和责任需明确化、制度化。各级岗位职责包括：主管医师职责、护士长职责、一线医师职责、二线医师职责、主管护师职责、主班护士职责、药疗护士职责、责任护士职责、清洁员职责等。

（3）健全管理制度：制度化管理是保证监护室工作正常、有序进行的基本保障。包括：执行医嘱制度；查对制度；清毒隔离制度；值班、交接班制度；岗位责任制度；抢救制度；基础药品管理制度；毒麻药品和贵重药品管理制度；文件书写要求和资料保管制度；仪器使用、保管、维修制度；库房管理制度；心血管疾病重症监护室出入管理制度等。

（4）优化工作流程：优化监护室工作流程，确保治疗工作有序进行。主要包括：心血管疾病重症监护室患者接诊流程、抢救流程，心血管疾病重症监护室患者转归流程等。

小结

本章主要介绍了危重症医学科的发展，心血管监护病房设置、仪器设备管理和重症监护室的医务工作人员组成、培训。

（胡柳　康爱梅）

第二章

心血管病患者的心理护理

学习目标

知识目标

1. **掌握** 心血管病患者心理护理措施。
2. **熟悉** 心血管病患者的心理特点。
3. **了解** 心血管病患者的心理影响因素。

技能目标

对患者的心理健康状况作出全面、系统、深入的评估。

素质目标

为心血管病患者提供正确的心理护理措施。

第一节 ➲ 概述

随着社会经济的发展，生活方式的改变，尤其是人口老龄化及城镇化进程的加速，我国心血管疾病的发病率和死亡率逐年上升，且呈现年轻化趋势。资料显示我国每年死于心血管病的人数达到 300 万人以上。心血管疾病已成为危及人类生命的第一大杀手。

心血管疾病往往以慢性病多见，它的发生、发展与心理因素有着密不可分的关系。在临床治疗的同时，关注患者的心理反应及情绪变化，满足患者的心理需求，实施必要的心理护理，能够帮助患者正确认识疾病，消除负性情绪，促进疾病康复。

第二节 ➲ 心血管病患者的心理特点

一、焦虑、恐惧

部分患者由于突发的疾病改变了其正常的生活方式，常常会焦虑不安、情绪低落；部分患者对疾病的相关知识不了解，对自己和治疗效果的信心不足，担心未来的工作、生活和学习质量而变得整日忧心忡忡、坐立不安；急性心肌梗死的患者往往因为持续的胸痛而下意识惧怕死亡；心力衰竭患者也会因为严重的呼吸困难而产生濒死的极度恐惧感。

二、否认、回避

部分高血压及隐匿型冠心病患者由于未出现临床症状，不愿承认自己患病，回避与疾病有关的事件；部分监护室的危重症患者对疾病缺乏思想准备，不承认自己病情的严重性，否认入住监护室的必要性。

三、悲观、抑郁

随着疾病进程的延长，患者对疾病认知的加深，对自身社会功能受损现状的接受，部分患者由发病初期的焦虑不安逐步出现自信心及自尊下降，逐渐丧失对生活的热情，最后陷入抑郁的深渊。抑郁症是心血管疾病的重要危险因素。

四、敌意

部分患者因为疾病的迁延不愈，反复发作，经济负担日趋加重而变得烦躁不安，若在诊疗过程中遇到挫折则会产生愤怒的情绪。具体表现为对病区环境、医护人员的服务态度、医疗流程及诊疗技术水平等存在各种各样的不满情绪，甚至出现拒绝检查，谴责医生无能等敌意行为。

五、行为依赖

部分老年心血管病患者长期以患者角色生存，接受家人及医护人员的关心与照顾，形成患者角色的"习惯化"，认为自己没有基本的生活自理能力，对家人及医护人员产生行为依赖，自身主观能动性降低，影响疾病康复的进程。

第三节 ⊃ 心血管病患者的心理影响因素

一、疾病因素

心血管疾病导致的疼痛、气促、晕厥、呼吸困难等伴随症状会给患者造成不同程度的痛苦和不适，进而引发各种负性心理反应。心血管疾病高致死率、高复发率、严重并发症等疾病特征容易让患者陷入担心生命安全的恐惧中，进一步加重患者的负性心理反应。

二、个体因素

年龄、性别、性格等个体因素也可对心血管病患者的心理产生影响。

1.年龄 不同年龄阶段的患者对疾病、治疗方案、预后的认知与需求不同，疾病导致的负面影响也不完全一致，心理影响因素也存在差异。中青年心血管患者对疾病康复的期望值更高，当遇到疗效不佳等挫折时更易出现烦躁、愤怒、敌意等不良心理反应。老年心血管病患者存在关注自身行为习惯、生活方式受到干扰或安度晚年的目标受阻等问题，患者由于住院治疗后离开了熟悉的生活环境及亲人而出现焦虑心理。同时，老年心血管病患者对长期患病的接受度更高，更容易出现患者角色强化、过分依赖等问题。

2.性别 男性比女性更易受到疾病的影响，心理反应也更严重。男性多扮演着强壮、独立的性别角色，患病后该角色特点被打破，男性患者被迫需要依赖他人照顾与看护，病重患者甚至无法完成生活自理。这种强烈落差的出现会冲击男性患者的心理健康，导致其出现难以接受患病、否认、回避等心理问题。女性往往有柔弱、依赖、敏感等性别特点，患病后更易进入依赖他人、被他人照顾的角色状态中。女性多敏感，患病后更容易把注意力集中在自身及与自身相关的事件上，更容易出现焦虑、抑郁等心理问题。

3. 性格 不同性格的患者对疾病的事实认知评价不同，心理反应也不相同。情绪乐观、性格温和、心胸开阔的患者往往心理状态稳定，对疾病能保持冷静，并能积极主动地与医务人员配合，积极寻找希望，因而不会有无助、绝望等表现。悲观焦虑、性情急躁、自我封闭的患者往往心理承受能力差，心理冲突及压力较大，变化较多，容易出现不良的心理或行为反应。

三、环境因素

包括社会环境、经济环境和医疗环境三个方面。

1. 社会环境 社会支持系统是否强大、对患者的影响是积极还是消极，均会对患者的心理产生不同的影响。如果家属对患者不关心、不重视，社会和单位对患者缺乏必要的关怀，患者难以有效地缓冲患病带来的一系列压力，则会陷入无助的心理状态，加重心理负担，造成严重的心理问题。

2. 经济环境 是否具备良好的经济保障是患者心理困扰的重要原因。经济基础好的患者对于治疗费用的承受能力较高，对治疗及预后的信心更充足，焦虑、抑郁等负性心理状态的发生率更低。经济基础差的患者通常因为担心无法承担医疗费用而产生强烈的焦虑不安等负性心理，部分患者甚至会因为经济原因得不到最佳的治疗方案，进而陷入愤怒、不甘却又无可奈何的情绪中。

3. 医疗环境 医院的环境会给患者带来很大的心理压力。比如监护仪、输液泵、除颤仪、呼吸机等医疗器械产生的单调的仪器工作声及尖锐的警报音；医护人员严肃而紧张的表情、专业的谈话；其他患者的痛苦呻吟声；频繁的治疗、监护及照明对睡眠周期的干扰等，都会让患者产生强大的心理压力，进而影响到患者的心理活动。诊疗过程中陌生的医疗护理操作及特殊检查，各种侵入性的监测与治疗手段等都会给患者带来诸多不适与痛苦，也可使患者产生紧张、恐惧、焦虑等负性心理。

⚙ **知识链接** ▶▶

性格是个体对现实的稳定的态度和与之相适应的习惯化的行为方式中表达出来的人格特征。功能优势学说把人的性格划分为理智型、情绪型和意志型；内外倾向学说把人的性格划分为外向型和内向型；独立顺从学说把人的性格划分为独立型和顺从型。

第四节 ⊙ 心血管病患者的心理护理

一、心理评估

护士通过观察、访谈、心理学测验等方法获取信息，对患者的心理健康状况作出全面、系统、深入的客观描述。

1. 心理应激评估 每个人的心理应激反应强度不同，应激持续的时间也不一致，对自身心理健康的影响程度也存在差异。了解患者曾经经历的重大生活事件、个体对事件威胁程度的解读、社会和家庭的支持资源三方面的信息对患者的心理应激进行评估。

2. 心理特质评估 心理特质指个体发生心理活动时表现出的稳定特点。心理特质评估主要从了解患者的人格特征、气质类型及行为特点三方面来完成。目前常用的量表包括 A 型行为类型问卷、艾森克人格问卷、卡特尔 16 种人格因素问卷等。

3. 心理状态评估 患者的心理状态，是疾病引起的心理过程、既往形成的个性特征和以前的心理状态相结合的产物，能反映出患者的个性面貌，如疲劳、紧张、焦虑、喜悦等。目前常用的针对心理状态的评估量表包括抑郁自评量表、焦虑自评量表、症状自评量表、生活满意度评定量表和总体幸福感量表等。

4. 认知能力评估 认知是人们获得知识和应用知识的过程，是对信息进行加工处理的过程。护士可以依据患者认知能力评估结果来制定心理干预措施。目前常用的量表有 Wisconsin 卡片分类测验、Halstead-Reitan 神经心理成套测验、认知能力筛查量表等。

二、心理健康教育

心理健康教育能够帮助患者正确认识疾病，识别否认、焦虑、抑郁等负性心理反应，并理性对待疾病带来的身体、心理影响，采取正确的应对方式。心理健康教育的实施，能让患者感受到来自医护人员及家属的真心关怀，提高患者住院适应能力和心理调适水平，对促进患者康复，改善预后大有助益。由于不同患者的心理应激反应、心理特质、心理状态及认知能力各不相同，护士采取的心理健康教育也应因人而异，给予针对性的心理健康教育措施。

1. 收集患者的基本信息 包括性别、年龄、文化程度、职业、婚姻状况、家庭经济能力、家庭成员组成及其健康状况、诊断、诊疗经过、预后、患者的人格特征、心理状态、认知能力等，为患者建立档案，便于随访和制订针对性的心理健康教育措施。

2. 制订心理健康教育计划 根据患者的基本信息，结合患者本人意愿，制订个体化的心理健康教育计划。

3. 明确心理健康教育内容 护士使用通俗易懂的语言、图示、电子课件及模型演示等形象生动的教学方法为患者讲解疾病的发生、发展、治疗及预后等相关知识；指导患者自我护理的方法，以提高患者的自我保健能力。

4. 丰富教育形式 采用多种教育形式宣教，提高患者心理健康教育的质量。护士定期开展专题健康教育讲座，通过课件及动画示范的形式来帮助患者理解疾病的相关知识，提高患者对疾病的认知水平；定期组织患者与患者之间的沟通交流会，通过提问、诉说、倾听等方式来完成对患者的心理疏导；开展护理专科门诊，对患者进行一对一的心理健康教育，满足部分患者个人隐私的需求。

5. 效果评价 评价心理健康教育计划是否完善，心理健康教育内容是否全面、有针对性，心理健康教育效果是否达到预期目标等。

三、心理护理措施

1. 改善医疗环境 保持病区环境安静，护士做到走路轻、说话轻、操作轻、关门轻，减少噪声对患者的干扰；采用柔和的灯光，避免光线直射患者眼睛，夜间使用夜灯，减少光线对患者的影响；将治疗尽量集中在白天进行，减少夜间治疗中断患者睡眠状态；护士在操作中尊重患者隐私需求，注意使用隔帘、关门关窗；依据患者病情变化合理动态设置各种监护仪器的报警参数，减少不必要的警报声；及时评估患者的治疗效果，减少不必要的监护状态。

2. 认知调整　部分患者负性情绪的产生与其不合理的疾病认知密切相关，帮助患者重建对心血管疾病的正确理解，可以达到减轻或消除负性情绪的目的。具体措施包括：①帮助患者了解心脏的基本结构、疾病产生的病理变化及临床症状、常见诱发因素、目前的医疗技术可以达到的救治水平等。②明确患者在医疗过程中的权利与义务，促使患者积极配合治疗。③帮助患者接受理性的生活哲学，减少或避免不合理信念的影响。

3. 情绪疏导　护士在建立良好的护患关系的基础上，积极采取心理护理措施，帮助患者减轻或消除负性情绪的产生。具体措施包括：①热情接待，提供耐心周到的入院宣教；②完善治疗前的沟通、解释及安抚工作；③提供积极专业的救治；④重视患者心理状态的观察与监测；⑤及时疏导患者的负性情绪；⑥帮助患者建立积极向上的支持体系。

4. 应对否认心理　对患者短时间内存在的否认心理，可不予纠正。如果患者持续存在否认心理，应给予积极应对。

5. 减轻消除依赖心理　护士依据患者生活自理能力的恢复情况逐步减少对患者提供生活护理，鼓励患者做一些力所能及的事，并对患者的成果给予肯定和表扬，让患者充分体会到病情好转而带来的变化，逐渐消除患者的依赖心理。

6. 提高对疾病的适应性　心血管病患者多需要长期与疾病共存，无论疾病转归是否理想，患者和家属都必须接受，这是维持心理健康的重要条件。护士应教会患者及家属采用积极的应对技术来解决遇到的困难。中青年患者需要客观评估自身的恢复情况，调整工作节奏或必要时重新选择可以胜任的职业，积极寻找工作、生活与疾病之间的平衡点，增强长期患病的适应能力，降低再住院事件的发生率。

小结

　　本章主要介绍了心血管病患者的心理特点、心理影响因素、心理评估、心理健康教育及心理护理措施。重点内容包括心理评估、心理健康教育及心理护理措施，难点是心理评估。同学们在学习时应抓住重点和难点，采用观察、访谈、心理学测验等多种方法获取患者真实信息，注意选择合适的心理学测验量表。

（黄金定）

思考与练习

　　1. 简述心血管病患者的心理特点。

　　2. 简述心血管病患者的心理影响因素。

　　3. 简述心血管病患者的心理评估内容。

　　4. 简述心血管病患者的心理护理措施。

第三章

心血管病患者的镇静镇痛管理

学习目标

知识目标

1. **掌握** 心血管病患者的疼痛护理。
2. **熟悉** 心血管病患者的疼痛评估。
3. **了解** 疼痛的定义及对机体的影响。

技能目标

能对患者疼痛程度、部位、综合情况及镇痛效果进行准确客观的评估。

素质目标

具备为心血管病患者提供正确的镇静镇痛管理的能力。

第一节 ⮞ 概述

一、疼痛的定义

疼痛是个体的主观感受，是一组与组织损伤或潜在的损伤相关的不愉快的主观感觉和情感体验。

二、疼痛对机体的影响

疼痛是心血管病患者常见的症状。当患者出现疼痛感受时常会伴随出现一系列的精神心理变化和病理生理改变。

（一）精神心理状态改变

疼痛的产生本身即是一种极为复杂的精神心理活动。不同病程、不同程度的疼痛会给患者的精神心理状态带来不同的影响。例如短期剧烈疼痛反应大而广泛，患者可出现烦躁不安、精神异常兴奋；长期慢性疼痛反应弥散，患者多处于抑制状态，情绪低落，寡言少语，对周围事物漠不关心或对外界环境变化反应迟钝。长时间的抑制状态可使患者出现悲观、抑郁等负性心理。

（二）机体反应

机体在遭遇到伤害性刺激时会出现整体反应和局部反应。整体反应是指机体出现回避、反抗、防御性保护或攻击等行为，常常带有浓厚的情绪色彩。局部反应是指受刺激的部位对伤害做出的一种简单的局限的反应，例如局部毛细血管扩张、充血，管壁通透性增加，出现局部组织水肿而形成的水疱；组织蛋白凝固或碳化而形成的焦痂等。

（三）内脏反应

以自主神经的异常活动为先导，引起心血管系统、呼吸系统、消化系统、泌尿系统等一系列组织、器官的反应。例如：疼痛使交感神经兴奋，血中儿茶酚胺和血管紧张素Ⅱ的水平升高，使患者心率增快，心肌耗氧量增加；疼痛可引起肌张力增加，肺通气功能下降，患者出现缺氧和二氧化碳潴留；疼痛可引起交感神经兴奋，平滑肌张力降低，胃肠道蠕动减慢，患者出现恶心、呕吐、腹胀、便秘等症状；疼痛可使醛固酮和抗利尿激素分泌增加，患者出现尿量减少等症状。

（四）神经内分泌系统的变化

疼痛会引起体内多种激素的释放，并产生相应的病理生理变化。如胰高血糖素导致血糖增高；皮质醇、醛固酮、血管升压素升高导致机体出现水钠潴留；蛋白质、脂质代谢增强，机体易发生负氮平衡等。

（五）生化反应

疼痛时机体血管活性物质和炎症物质的释放会导致激素、酶类和代谢系统出现生化紊乱，使病理变化更加严重。

三、镇静镇痛管理

镇静镇痛管理是指采用心理治疗、物理治疗、药物治疗、神经阻滞、微创介入治疗等综合治疗方法，缓解或消除患者疼痛、烦躁、焦虑等应激反应，减少并发症的发生，加速患者疾病康复。在临床上，患者的镇痛镇静管理与药物治疗、手术治疗等一样重要。

第二节 ⊃ 疼痛评估

一、疼痛程度的评估

疼痛评估是镇静镇痛管理中最关键的一步。及时准确、主动客观、全面动态的疼痛评估可以给临床治疗及护理提供必要的指导和帮助。

疼痛是个体的主观感觉，不仅与生理、病理相关，还受情绪、心理等因素的影响，存在个体差异，因此很难准确地量化评估。在疼痛评估过程中，患者的主观感受和对疼痛的耐受程度是关键，护士不可依据自己的理解和经验代替患者做出判断。目前临床上主要采用评估工具进行主观测评。

（一）视觉模拟评分量表（visual analogue scales，VAS）

在一条10cm长的线段上滑动游标，用"0"到游标的距离来测定患者的疼痛评分。线段两端分别标有"0"和"10"，"0"表示无痛，"10"表示最痛。中间部分越靠近"0"表示疼痛程度越轻微，越靠近"10"表示疼痛程度越剧烈。评估时，患者将游标放在线段上最能代表其疼痛程度的位置上，医护人员测量"0"到游标的距离进而得出患者的疼痛分值。轻度疼痛平均值为 2.57 ± 1.35，中度疼痛平均值为 5.18 ± 1.35，重度疼痛平均值为 $8.41\pm$

1.35。VAS使用灵活方便，易于掌握，是临床常用的评估方法。

（二）11点数字评分量表（the 11-point numeric rating scales， NRS-11）

用0~10共11个点来描述疼痛的强度（图1-3-1），0表示无痛，1~3为轻度疼痛，4~6为中度疼痛，7~9为重度疼痛，10为剧痛。评估时，护士出示此量表，患者依据个体主观感受圈出一个最能代表自身疼痛程度的数字。此方法容易被医护人员掌握，也容易被患者理解和接受，是目前在临床上较为常用和有效的评估方法。

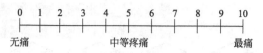

图1-3-1　11点数字评分量表示意图

（三）面部表情疼痛量表（faces pain scales， FPS）

该方法是用图像的形式将面部表情从微笑至痛苦流泪分成6个等级（图1-3-2）。面容0：表示全无疼痛；面容2：表示有一点疼痛；面容4：表示轻微疼痛；面容6：表示疼痛明显；面容8：表示重度疼痛；面容10：表示最剧烈的疼痛。评估时，让患者从6个不同表情的脸谱中选择1个最符合其疼痛程度的脸谱。此法直观形象，简单易懂，适用面相对较广。

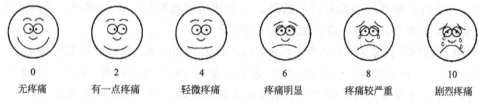

图1-3-2　面部表情疼痛量表示意图

（四）0~5描述疼痛量表（the 5-point verbal rating scales， VRS-5）

根据疼痛对生活质量的影响而对其程度做出分级，从0~5共6级。每个分级都有对疼痛程度的具体描述。该量表易于理解，可随时口头表达，沟通方便，满足患者的心理需求，但不适于语言表达障碍患者。

0级　无疼痛

1级　轻度疼痛：疼痛可忍受，能正常生活睡眠。

2级　中度疼痛：轻度干扰睡眠，需要用镇痛药。

3级　重度疼痛：干扰睡眠，需要用麻醉镇痛药。

4级　剧烈疼痛：干扰睡眠较重，伴有其他症状。

5级　无法忍受的疼痛：严重干扰睡眠，伴有其他症状或被动体位。

（五）Prince-Henry评分法

此方法主要适用于胸腹部大手术后的患者。对于行气管插管或气管切开不能说话的患者，需要在术前训练用手势表达疼痛的程度。从0~4分分为5级。

0分：咳嗽时无疼痛。

1分：咳嗽时有疼痛发生。

2分：深度呼吸时即有疼痛，安静时无疼痛。

3分：静息状态下即有疼痛，但较轻，可以忍受。

4分：静息状态下即有剧烈疼痛，难以忍受。

（六）长海痛尺

11点数字评分量表（NRS-11）描述抽象，患者难以依据自身的疼痛程度在量表上找到相对应的分值，容易造成评估结果不准确。0～5描述疼痛量表（VRS-5）使用文字描述，易于理解，但分度不够精准，部分患者找不到符合自身状态的描述，且不适于语言表达障碍的患者。第二军医大学长海医院在进行充分的科学研究后将两者组合，用VRS-5对NRS-11的刻度进行解释，形成了长海痛尺（图1-3-3）。长海痛尺是临床上常用的疼痛评估方法。

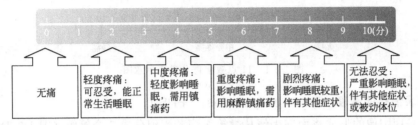

图1-3-3　长海痛尺

（七）五指评估法

评估时向患者展示五指，小指表示无痛，环指表示轻度痛，中指表示中度痛，示指表示重度痛，拇指表示剧痛，请患者进行选择。五指评估法耗时短，正确率高。适用于不同年龄、文化程度和视力、听力、语言交流障碍的特殊患者。

（八）101点数字评分量表（the 101-point numeric rating scales，NRS-101）

此方法与11点数字评分法相似，"0"表示无痛，"100"表示最痛。由于可选择"0"到"100"这101个点来描述疼痛的强度，结果往往更为精确，因此常用于临床研究。

二、疼痛部位评估

详细询问患者，结合查体来确定疼痛的确切部位对疾病诊断非常重要。除了分清头部、颈部、胸部、腹部、背部、四肢等躯体部位外，还需要弄清楚疼痛的具体定位，如头痛患者，要问清楚是额区、顶区还是后枕区疼痛；腹痛患者需要分清楚是上腹部还是下腹部疼痛，是腹部正中还是偏左、偏右侧的疼痛。部分患者可能会同时存在几处疼痛或在某一特定范围内疼痛，或在病变部位以外的其他位置出现疼痛，则需要检查疼痛范围与神经支配之间的关系。有些疾病的疼痛部位及范围往往并不确切，如深部的软组织损伤，护士在进行评估时可给患者提供人体正反面线条图，请患者在疼痛的部位画阴影，并在最痛的部位画"×"（图1-3-4）。

三、疼痛的综合评估

全面地了解疼痛的综合情况，对疼痛的诊断很有价值。

（一）一般情况

一般情况包括患者年龄、性别、民族、职业、文化程度、宗教信仰、婚姻状况、生育情况、家族史、既往史、生活习惯、社会背景和精神心理状态等。

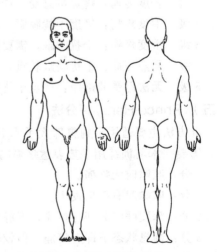

图1-3-4　人体正反面线条图评估疼痛部位

（二）疼痛的诱因

疼痛的出现和加重常有明显的诱因，例如体力劳动、情绪激动、饱餐、寒冷、吸烟、用力大便等因素都可诱发心绞痛发作。

（三）疼痛的性质

疼痛产生的病因不同，表现的性质也不相同。例如心绞痛患者多出现压榨样痛；急性主动脉夹层患者多出现撕裂样剧痛或烧灼痛；急性心包炎患者多呈锐痛，且与呼吸运动有关，咳嗽、深呼吸、吞咽动作、变换体位时常加重；心血管神经症患者可出现针刺样疼痛，且部位不固定；心源性水肿患者可出现局部肢体的胀痛等。了解疼痛的性质有助于护士判断疼痛产生的原因。

（四）疼痛持续时间与缓解方式

不同疾病导致的疼痛在持续时间、缓解方式上也存在差异。例如心绞痛出现后常逐渐加重，持续3～5min，一般休息或舌下含服硝酸甘油片可缓解；急性心肌梗死患者胸痛持续时间可达数小时或数天，休息或含服硝酸甘油不缓解。

（五）疼痛伴随症状

不同疼痛疾病通常有不同的伴随症状。例如疼痛伴发热多考虑感染性疾病；胸痛伴低血压、心律失常多考虑心血管疾病；肢体胀痛并伴身体下垂部位凹陷性水肿多考虑心力衰竭。

四、镇痛效果的评估

镇痛效果评估是有效缓解疼痛的重要环节，是对疼痛程度、部位、综合情况的再次估量，也是对治疗效果、不良反应和并发症的评价，更是进行下阶段疼痛管理的可靠依据。评估以患者主诉为主要依据。如果患者处于无法报告疼痛的镇静状态时，护士需要对患者的客观指标进行评价以作为疼痛评估的辅助，例如患者的意识状态、生命体征、躯体变化等，并将评估结果和镇静药物的名称、剂量、给药途径、使用时间、镇静效果及不良反应等记录下来。

（一）疼痛评估量表的选择

依据患者情况选择最适宜的疼痛程度评估量表。在患者疼痛管理全过程中，建议尽量使用统一的评估量表来进行动态评价。

（二）镇痛效果评估量表的选择

1. 百分比量表（图1-3-5）用0～100共101个点来描述疼痛缓解的程度，0表示无缓解，100表示完全缓解。中间部分越靠近"0"表示疼痛缓解程度越轻微；越靠近"100"表示疼痛缓解程度越理想。

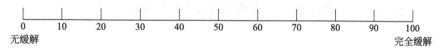

图1-3-5 百分比量表

2.四级法 将疼痛的治疗效果分为四级，并用文字性的语言对疼痛缓解的程度进行具体描述。

完全缓解（CR）：疼痛完全消失。

部分缓解（PR）：疼痛明显减轻，睡眠基本不受干扰，能正常生活。

轻度缓解（MR）：疼痛有些减轻，但仍感到有明显疼痛，睡眠生活仍受干扰。

无效（NR）：疼痛没有减轻。

第三节 ⊙ 心血管病患者疼痛护理

一、一般护理

（一）提供舒适的环境

保持病区环境安静整洁，温湿度适宜，护士做到走路轻、说话轻、操作轻、关门轻，各项护理操作尽量集中进行，限制探视，减少干扰；保持床单位清洁干燥，及时为发热、出汗患者更换衣物及床品；采用柔和的灯光，避免光线直射患者眼睛，夜间使用夜灯，减少光线对患者睡眠的影响。

（二）指导患者建立正确的生活方式

1. 适量运动 合理的运动有利于提高运动耐量，减轻心绞痛症状。评估患者的运动耐量，根据评估结果和患者意愿确定日常运动方式、强度及持续时间。

2. 生活规律 帮助患者建立规律的生活习惯，定时作息，避免熬夜。

3. 避免诱因 告知患者疼痛发作的诱因，注意避免。例如心绞痛患者应避免突然的劳力动作及重体力劳动，尤其是在较长时间休息后及清晨起床后的短时间内；寒冷天气注意保暖，避免在清晨或晚上外出散步；饮食不宜过饱，饭后应注意休息；维持心境平和，避免情绪激动；保持大便通畅，多进食富含纤维素的食物，忌用力排便，必要时可使用缓泻剂。

4. 控制体重 冠心病患者随着体重的增加，血液中参与或加速动脉粥样硬化的成分含量增高，如纤维蛋白原、胆固醇、甘油三酯及低密度脂蛋白；防止和抵抗动脉粥样硬化的成分含量降低，如高密度脂蛋白，因此冠心病患者在药物治疗的同时应控制体重。

5. 戒烟限酒 吸烟可使冠状动脉血管收缩，加重心肌缺血，造成心肌梗死，使肾上腺素分泌增加，引起心跳加快，心脏负荷加重。长期过量饮酒可使心肌细胞变性，出现凋亡和纤维化，造成心肌收缩力下降、心功能不全，最终发展为心力衰竭。

（三）饮食护理

指导患者进食低盐低脂食物，增加纤维丰富食物的摄入量，少量多餐，避免食用过冷、过热、辛辣、刺激性食物，不饮浓茶和咖啡。

（四）药物效果监测

及时监测药物作用与副作用，发现异常及时处理。使用镇痛镇静药的患者可能会出现机体反应迟钝、阳性症状和体征被掩盖现象，护士需要严密监测病情变化，持续动态监测患者意识状态、心率、心律、呼吸、血压、血氧饱和度等指标变化。

二、消除病因

（一）冠心病患者病因消除

（1）胸痛发作时应立即停止活动，卧床休息。

（2）根据医嘱给予硝酸甘油舌下含服，若胸痛无法缓解可给予硝酸甘油泵持续静脉泵入。

（3）遵医嘱使用改善心肌缺血及减轻症状的药物，如β受体阻断药、硝酸酯制剂、钙通道阻滞药等。

（4）遵医嘱使用预防心肌梗死和改善预后的药物，如阿司匹林、氯吡格雷、他汀类药物等。

（5）进行心肌的再灌注治疗。

（二）肥厚型心肌病患者病因消除

（1）遵医嘱给予β受体阻断药、非二氢吡啶类钙通道阻滞药等对症药物治疗。

（2）行无水乙醇化学消融术或射频消融术。

（三）急性主动脉夹层患者病因消除

（1）指导患者绝对卧床休息，避免用力过度，如剧烈咳嗽、用力大便等。

（2）遵医嘱使用控制心率与血压的药物，如β受体阻断药、盐酸乌拉地尔等。

（3）行内科介入治疗、外科手术治疗。

（四）急性心包炎患者病因消除

（1）指导患者卧床休息减少活动，勿用力咳嗽、深呼吸或突然改变体位，保持情绪稳定。

（2）针对引起感染的病因应用相对应的抗生素、抗结核药物及化疗药物。

（3）心包积液患者行心包穿刺术。

（五）心血管神经症患者病因消除

（1）心理治疗：倾听病史、讲解疾病性质、鼓励患者自我调整心态。

（2）遵医嘱使用抗焦虑、抗抑郁药物，如苯二氮䓬类抗焦虑药奥沙西泮、劳拉西泮、氟西汀等。

三、镇静镇痛药物治疗

镇痛治疗主要是通过缓解或消除疼痛的感觉来减轻机体的应激反应。镇静治疗是在缓解或消除疼痛的基础之上，辅助治疗紧张、焦虑及躁动情绪，提高患者对诊疗、护理操作的耐受能力，帮助患者获得良好的睡眠等。对心血管病患者进行充分的镇静、镇痛治疗可以减轻疼痛和焦虑状态，扩张冠状动脉，降低患者心肌耗氧量和心脏负荷。

（一）镇痛药

1. 双氯芬酸钠 非甾体抗炎药（NSAIDs），具有中等程度镇痛作用，对牙痛、头痛、肌肉痛、神经痛、关节痛及炎症性疼痛均有较好的镇痛效果。NSAIDs是通过抑制局部的前列腺素（PG）合成而产生镇痛作用，作用机制主要在外周。主要不良反应有胃肠道出血、血小板抑制后继发出血和肾功能不全，老年人、低血容量或低灌注患者、既往有肾功能不全的患者慎用。

2. 曲马多 人工合成的非阿片类中枢性镇痛药，主要用于中、重度的急慢性疼痛治疗。兼有弱阿片和非阿片的双重镇痛机制，既可以与阿片受体结合而产生镇痛作用，又可以通过调节去甲肾上腺素和5-羟色胺能神经递质的释放和吸收来增强中枢神经系统对疼痛的下行传导抑制作用。主要不良反应有口干、头晕、恶心、呕吐、镇静嗜睡等。

3. 吗啡 典型的阿片类物质，镇痛作用特别强，对内脏痛及深部软组织痛效果较好。通过与中枢神经系统内的阿片受体结合而产生镇痛作用。治疗剂量的吗啡对血容量正常患者一般无明显心血管系统的影响，而对血容量不足的患者可加重低血压。主要不良反应有恶心、呕吐、便秘、尿潴留、呼吸抑制、低血压、胆道痉挛、成瘾等。

4. 芬太尼 人工合成的纯阿片受体激动药，具有强效镇痛效应，主要用于急性疼痛患者的短期镇痛。脂溶性高，易于通过血脑屏障，也易于从脑重新分布到脂肪、肌肉组织。主要不良反应有恶心、呕吐、心动过缓、呼吸抑制。可产生依赖性，但较吗啡轻。

（二）镇静药

1. 地西泮 苯二氮䓬类药，具有抗焦虑、抗癫痫、镇静、催眠、中枢性肌肉松弛作用。单次给药起效快，苏醒快，可用于急性躁动患者。大剂量给药可引起一定的呼吸抑制和血压下降。孕妇、妊娠期妇女、新生儿禁用或慎用，重症肌无力患者禁用。

2. 盐酸右美托咪定 α_2受体激动药，对中枢α_2肾上腺素能受体激动的选择性强，半衰期短，用量小，镇静、镇痛作用好，适用于需要长时间镇静患者。主要经肝代谢，对肝功能不全的患者应谨慎选择剂量。最常见的不良反应为低血压、心动过缓及口干。

3. 咪达唑仑 苯二氮䓬类药，水溶性强，起效快，持续时间短，清醒较快，适用于治疗急性躁动患者。注射过快或剂量过大时发生呼吸抑制及血压下降，少数患者可发生呼吸暂停或心搏骤停。长时间使用后会有蓄积和镇静效果的延长，故其使用时间应≤3天，部分患者还可能产生耐受现象。主要不良反应为头痛、幻觉、嗜睡、镇静过度、共济失调、呃逆和喉痉挛。

4. 丙泊酚 烷基酚类的短效静脉麻醉药，通过激活 γ-氨基丁酸（GABA）受体-氯离子复合物，发挥镇静催眠作用，并能降低颅内压及眼压，减少脑耗氧量和脑血流量。起效快，作用时间短、清醒快，适用于急性躁动患者的治疗。单次注射给药患者可出现暂时性呼吸抑制、血压下降、心动过缓，长期使用后部分患者可能出现诱导耐药。

四、心理护理

护士应关注患者的心理反应及情绪变化，满足患者的心理需求，提供心理支持。在护理过程中注意解释病情，关心、安慰患者，平复患者紧张、激动情绪，分散患者对疼痛的注意力，帮助患者树立战胜疾病的信心。

小结

本章主要介绍了疼痛的定义、疼痛对机体的影响、镇静镇痛管理的意义、疼痛评估及心血管病患者的疼痛护理。重点内容包括疼痛评估及心血管病患者的疼痛护理，难点是心血管病患者的疼痛评估。同学们在学习时应抓住重点和难点，采用合适的评估工具对患者进行主观测评，注意及时准确、主动客观、全面动态地完成评估并及时反馈镇痛效果，动态调整护理措施。

（黄金定）

思考与练习

1. 简述疼痛的定义及其对机体的影响。
2. 疼痛评估的内容包括哪些方面。
3. 请列出5种疼痛程度评估的评估工具。
4. 简述心血管病患者的疼痛护理措施。

第四章

重症监护室的安全防护

学习目标

 知识目标

1. **掌握** 患者及医护人员的安全防护。
2. **熟悉** 患者常见安全隐患。
3. **了解** 医护人员执业安全隐患。

ICU 是危重患者相对集中的场所。做好 ICU 安全隐患防范，确保住院患者及医护人员安全，减轻患者痛苦，降低医护工作人员工作压力，是提高患者生命质量和医护人员高效工作的重要保证。

第一节 ⊚ 重症监护室患者常见安全隐患因素及防护措施

（一）患者因素

1. 压疮 是 ICU 患者普遍存在的护理问题。由于患者病情重，存在高龄、极度消瘦、营养不良、高度水肿、大小便失禁等因素，患者压疮危险度增加。

2. 窒息 临床上导致窒息的原因有很多，气道内痰液、血液未及时清除；操作不当致异物掉入气道；饮水或鼻饲食物反流误吸均可导致窒息。

3. 坠床 ICU 患者谵妄已经成为一种严重而普遍存在的并发症，由于此病的突发性，患者极易发生坠床；ICU 的老年患者，由于夜间迷走神经兴奋，CO_2 潴留，患者易出现头痛、烦躁等精神障碍而坠床。

4. 管道滑脱 ICU 患者病情危重，各种侵入性的操作和治疗措施很多，外出检查或转运过程中易发生管道牵拉、滑脱。

5. 烦躁、恐惧、焦虑 ICU 患者在住院期间因角色突变、生活不能自理、失去正常的社交、环境陌生等因素易出现烦躁、恐惧，甚至焦虑等情绪。

6. 医源性感染 重症监护病房是急危重患者集中的场所，因患者病情重、免疫力低下、频繁进行有创操作、长期使用抗生素等原因，ICU 院内感染发生率远远高于普通病房，大大增加了患者的住院时间和死亡率。

（二）护理人员因素

1. 护理人员法律意识淡薄，责任心不强，给患者的身心带来痛苦，甚至对患者的生命构成威胁。

2. 护理人员业务水平不高，不重视新技术的学习，经验不足，对患者的安全构成威胁。

3. 医护人员未落实操作告知义务，沟通不到位导致患者拒绝配合，家属不能接受而出现过激行为。

4. 医护人员将大部分精力放在对患者生命的抢救和病情监测上，忽略患者心理和情绪的变化及对患者家属的帮助。

（三）医疗设备与环境因素

ICU 是一个相对封闭的环境，空气流通较差，病原微生物多，给患者带来一定的安全隐患；我国 ICU 大多呈开放式，室内监测设备和仪器多而复杂，电话铃声、患者呻吟、仪器移动、各种气味及有毒气体污染和杂音，患者及护理人员易产生疲劳、烦躁、恶心等不良反应。

（四）防护措施

1. 树立安全意识　制订护理安全目标和措施。提高护理人员的风险意识和安全理念，将安全理念落实到日常的护理工作中。

2. 严格落实操作告知义务，充分尊重患者及家属的各项权益，在告知患者和家属后要及时记录。

3. 控制医源性感染的安全措施　定期进行医院感染控制知识培训，提高医务人员的卫生意识。加强 ICU 医院感染的控制管理。

4. 管道技术安全措施　制订管道管理、护理制度及管道脱落的处理流程。

5. 药物使用的安全措施　加强对各类药物的监管措施，特别是特殊药物的管理制度，加强护理人员的用药安全培训工作，完善重症监护室患者的用药流程，保障监护室患者的用药安全。

6. 预防跌倒和压疮的安全措施　对压疮或高危坠床的患者进行安全评估，采取严密的措施有效防范。对神志清醒的患者进行健康宣教，取得患者配合。床头挂安全警示标志，提醒医护人员。

7. 转运患者安全措施　完善监护室与病房之间患者转运过程的流程。对转运过程中的医生、护士和转运工人制订详细的流程和要求。确保患者安全地转运至病房，避免转运途中不良事件的发生。

8. ICU 要有良好的通风和采光，必要时安装气流从上而下的空气净化系统。ICU 地面、墙壁和天花板应尽量采用高吸音建筑材料，在不影响工作的情况下，降低各种监护仪器的声音，将其白天的噪声控制在 45dB 以下，夜晚控制在 20dB 以下。

9. 加强 ICU 护理人员的技术业务培训。

第二节 ❯ 重症监护室医护人员职业安全隐患因素及防护措施

（一）危害因素

1. 生物性因素　在护理操作过程中不免会被针刺伤，特别是医护人员手部有破损时，接触具有传染性患者的血液、引流液和各种分泌物、排泄物时，极易感染。

2. 化学性因素　对物品进行消毒是护士工作当中重要的一部分，这些化学消毒灭菌剂难免会对人体造成危害。

3. 物理性因素

（1）X 线：ICU 患者需床边摄片辅助诊断和治疗，长期频繁接触放射线会损害人体的造血功能，使机体免疫力降低，导致机体长期处于亚健康状态。

（2）腰背痛：护士工作量大，需要大量脑力和体力，长时间工作会让护士无法胜任自己的工作，护理效果也大大降低。

（3）噪声影响：ICU空间有限、人员集中，医护人员的交流声、操作检查频繁及患者的呻吟声，使监护室的噪声分贝远超出普通病房，这些均可引起医护人员心理紧张。

4. 社会心理因素

（1）身心危害：患者病情急变、易变、突变，医护人员处于精神紧绷状态，若不及时自行调节，会导致一定的精神压力，影响身心健康。

（2）社会影响：患者及家属对护士工作缺少支持，忽视护士的重要性。护患沟通不能及时有效地进行，使护患关系显得尤为紧张。

（二）防护措施

1. 生物因素的防护

（1）握针姿势正确：在进行各项操作时，要注意无菌操作，同时要保护自己和他人，针尖斜面千万不能对着自己或有人的地方，用完后及时将其放入利器盒内。利器盒应及时更换，以免针头落入利器盒外误伤他人。

（2）合理使用手套：在执行各项治疗护理操作时正确合理应用手套，特别是接触一些感染的患者，医护人员要提高防护意识，降低医务人员职业感染率。

（3）正确执行职业暴露处理流程：发生职业暴露后及时上报医院感染管理部门，积极处理，以避免医务人员受到更大伤害。

2. 化学因素的防护　配制各种消毒液前要求衣帽整齐，宜在通风良好的地方进行。空气熏蒸消毒后，必须开窗通风2h以利于挥发刺激性气味。使用经环氧乙烷消毒灭菌的物品时，要注意做好防护措施。

3. 物理因素的防护　ICU应备有活动屏蔽装置，拍摄X线片前应提前告知医护人员做好屏蔽防护，同时增强自我保护意识。护士应加强体育锻炼，增强体质以适应繁重的工作。

4. 社会心理因素的防护　ICU护士应具备健康的体魄，积极向上的精神面貌。保持良好心理素质，注意劳逸结合，合理膳食，适当锻炼。

🖐 **小结**

　　本章主要介绍了重症监护室患者常见安全隐患因素及防护措施，医护人员职业安全隐患因素及防护措施等内容。重点内容包括来自患者因素、护理人员因素及医疗设备与环境因素的隐患及防护措施，医护人员职业危害因素及防护措施。难点在于正确理解重症监护室患者常见安全隐患和防护。

（方丽媛）

📚 **思考与练习**

1. 重症监护室常见安全隐患因素与防护措施有哪些？

2. 重症监护室医护人员职业安全隐患因素及防护措施有哪些？

第五章

重症监护室医院感染的预防与控制

学习目标

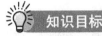
知识目标

1. 掌握 医院感染定义及呼吸机相关肺炎、中央导管相关血流感染、导尿管相关性尿路感染的预防及控制措施。

2. 熟悉 呼吸机相关肺炎、中央导管相关血流感染、导尿管相关性尿路感染的发病机制。

3. 了解 呼吸机相关肺炎、中央导管相关血流感染、导尿管相关性尿路感染的定义及病原学特点。

技能目标

掌握重点部位感染防控策略。

素质目标

按照要求，规范执行。

第一节 ◎ 医院感染概况

重症监护室是急危重患者集中的场所，因患者病情危重、免疫力低下、频繁进行有创操作、长期使用抗生素等原因，重症监护室成为医院感染的高发科室。采取有效措施，预防与控制医院感染是重症监护室日常工作的一项重要内容。

【定义】

医院感染（nosocomial infection）：是指住院患者在医院内获得的感染，包括在住院期间发生的感染和在医院内获得出院后发病的感染；但不包括入院前已开始或入院时已存在的感染。医院工作人员在医院内获得的感染也属于医院感染。

医院感染监测（nosocomial infection surveillance）：长期、系统、连续地收集、分析医院感染在一定人群中的发生、分布及其影响因素，并将监测结果报送和反馈给有关部门和科室，为医院感染的预防、控制和管理提供科学依据。

手卫生（hand hygiene）：是指医务人员洗手、卫生手消毒和外科手消毒的总称。手卫生是预防医院感染最简单、最经济、最有效的措施。

医院感染暴发（healthcare-associated infection outbreak）：在医疗机构或其科室中，短时间内发生 3 例及以上同种同源感染病例的现象。

第二节 ⮞ 呼吸机相关肺炎的预防与控制

【定义】

呼吸机相关肺炎（ventilator-associated pneumonia，VAP）是指气管插管或气管切开患者在接受机械通气 48h 后发生的肺炎，撤机、拔管 48h 内出现的肺炎仍属 VAP。

【病原学】

造成呼吸机相关肺炎的病原菌主要包括金黄色葡萄球菌（24.4%）、铜绿假单胞菌（16.3%）、肠杆菌属（8.4%）、鲍曼不动杆菌（8.4%）、肺炎克雷伯菌（7.5%）、大肠埃希菌（4.6%）、假丝酵母菌（2.7%）、催产克雷伯菌（2.2%）、凝固酶阴性葡萄球菌（1.3%）。

我国 VAP 病原谱与欧美发达国家有很大差异，主要体现在鲍曼不动杆菌最多。我国 VAP 常见的病原菌包括鲍曼不动杆菌、铜绿假单胞菌、肺炎克雷伯菌、金黄色葡萄球菌及大肠埃希菌等。

【发病机制】

VAP 的发病机制是病原体到达支气管远端和肺泡，突破宿主的防御机制，从而在肺部繁殖并引起侵袭性损害。致病微生物主要通过两种途径进入下呼吸道：① 误吸（aspiration）；② 致病微生物以气溶胶或凝胶微粒等形式通过吸入（inhalation）进入下呼吸道，其致病微生物多为外源性。

VAP 的发生机制：气管插管使得原来相对无菌的下呼吸道直接暴露于外界，同时增加口腔清洁的困难，口咽部定植菌大量繁殖，含有大量定植菌的口腔分泌物在各种因素（气囊放气或压力不足、体位变动等）作用下通过气囊与气管壁之间的缝隙进入下呼吸道；气管插管的存在使得患者无法进行有效咳嗽，干扰纤毛的清除功能，降低气道保护能力，使得 VAP 发生风险明显增高；气管插管内外表面容易形成生物膜，各种原因（如吸痰等）导致形成的生物膜脱落，引起小气道阻塞，导致 VAP。

【防控策略】

1. 每日评估呼吸机及气管插管　减少 VAP 发生风险最简单的方法是拔管。气管插管时间越长，发生 VAP 的风险越大。每日评估呼吸机及气管插管，常规执行脱机方案，可提高拔管率，减少重插管发生率。

2. 预防误吸　口咽部分泌物误吸是发生 VAP 的一个重要危险因素。目前临床选用误吸预防策略：调整气管导管气囊压力、调整患者体位、声门下分泌物抽吸、旋转疗法、肠内营养方法、避免重插管等。

① 气囊压力保持在 $25 \sim 30 cmH_2O$：气囊周围聚集的声门下分泌物误吸进入气道是气管导管最初 8 日内发生肺炎的最重要的危险因素。气囊充气不足、压力过低，不能有效封闭气囊与气管间的间隙，导致气囊上方分泌物进入下呼吸道，增加肺炎的风险；气囊压力过高会导致气道黏膜血液循环障碍、黏膜水肿，甚至坏死，增加气道黏膜损伤的风险。

② 床头抬高 $30° \sim 45°$：减轻患者颅内压增高，减轻患者头痛，降低食物反流及误吸，

降低 VAP 的发生率，减轻肺部淤血、防止坠积性肺炎的发生。临床在降低患者床头前，如 ICU 转运或改变体位时，应抽吸气囊周围的分泌物，并尽快恢复床头抬高位。

③ 声门下分泌物抽吸：机械通气患者口咽部、胃或气管分泌物可聚集于气管导管的气囊上方，形成滞留物。吸痰管难以到达导管气囊上方彻底清除滞留物，导致插管期间、气囊放气及拔管时滞留物流入气管和支气管，增加医院获得性相关肺炎（HAP）发生的风险。声门下分泌物吸引气管导管，可用于气管导管患者定期或连续吸引积存于声门下气囊上方分泌物。

④ 避免重插管：重插管是 VAP 的重要危险因素。尽早拔管是减少 VAP 发生的重要措施。

3. 口腔卫生　口腔卫生通常是为了保持口腔清洁，去除牙菌斑，降低、清除口咽部细菌致病微生物的定植，并使口腔处于湿润状态，以保持口腔正常功能而进行的口腔卫生操作。临床上常见的口腔卫生方法包括刷牙、擦拭、冲洗、喷雾、药物涂抹等。

口腔卫生的频次可根据所选择的口腔护理液抑菌时间的长短来确定。临床上使用氯己定口腔卫生频率 1～4 次/日，用聚维酮碘口腔卫生频率 6 次/日。

4. 进行与气道相关操作时，严格遵守无菌技术操作规程。

5. 选择合适的插管方式，优先选择经口气管插管。

6. 保持气管切开部位的清洁、干燥。

7. 减少设备污染　呼吸机湿化罐使用过程中保持一定的水位，适时添加无菌水，湿化液 24h 更换，湿化罐每周更换；呼吸机使用过程中，集水杯中的冷凝水应及时清除（有水就清除），接水碗应垂直向下，位于管路的最低处，防止冷凝水倒流至气管插管或呼吸机内（冷凝水应按污物处理）。

8. 不宜常规更换呼吸机管道　VAP 的主要发病机制是口咽部分泌物误吸，而非呼吸道管路细菌污染；更换管路会增加翻动患者和呼吸机管路操作的频率，容易把管路内污染的冷凝水灌入患者气管；此危重症患者更换呼吸机管路时需要临时中断机械通气，代之以手动复苏器辅助通气，很容易将附着或存留在套囊远端的致病菌随分泌物泄漏至下呼吸道，反而增加感染机会。呼吸机管道常规更换 1 次/周，污染或出现故障时立即更换。

9. 落实呼吸机内外管路清洁、消毒。

10. 评估镇静药使用的必要性，尽早停用　不适当的长期过度镇静治疗会抑制患者咳嗽和延长机械通气时间。为减少死亡率，应减少插管时间和镇静药物暴露，采用每日唤醒试验配合自主呼吸试验进行拔管评估。

⚙ **知识链接**　▶▶

1. 呼吸机脱机方案　即常规通过停用镇静剂和使用其他技术，对患者的自主呼吸能力进行评估，以减少患者的机械通气时间。医务人员可通过填写纸质或电子评估表对机械通气患者进行评估，及时了解机械通气相关指征，减少机械通气时间。

2. 气囊压力测定　测量气管导管的气囊压力有 3 种方法，一是手捏气囊感觉法，即以手捏气囊感觉"比鼻尖软比口唇硬"作为判断标准，但很多因素可以影响手指的感觉，包括气管插管近端气囊的容量和形状以及气管的弹性和顺应性。通过触觉难以准确判断压力。二是气囊压力测量法，即采用专用压力表测量气囊的压力。三是定量充气法，即采用"最小封闭压力"与"最小封闭容积"方法确定气囊压力，此方法操作简单、安全可靠、不受经济条件限制。

第三节 ⟳ 中央导管相关血流感染的预防与控制

【定义】

中央导管相关血流感染（central line-associated bloodstream infection，CLABSI）指患者在留置中央导管期间或拔出导管 48h 内发生的原发性，且与其他部位感染无关的血流感染。

【病原学】

2006—2007 年，美国 CDC/NHSN 从 10064 例 CLABSI 患者获取的 11428 份病原学数据显示，凝固酶阴性葡萄球菌是导管相关血流感染最常见的病原体，见表 1-5-1。

表 1-5-1　美国 CDC/NHSN 2006—2007 年 CLABSI 病原菌分布

致病菌	数量	构成比（%）
凝固酶阴性葡萄球菌	3900	34.1
金黄色葡萄球菌	1127	9.9
粪肠球菌	627	5.5
屎场球菌	942	8.2
其他肠球菌	265	2.3
白假丝酵母菌	673	5.9
其他假丝酵母菌	669	5.9
大肠埃希菌	310	2.7
铜绿假单胞菌	357	3.1
肺炎克雷伯菌	563	4.9
阴沟肠杆菌	443	3.9
鲍曼不动杆菌	252	2.2
产酸克雷伯菌	99	0.9
其他	1201	10.5
合计	11428	100.0

【发病机制】

留置导管表面形成生物膜是留置导管发生感染的关键。生物膜生长的多少及部位取决于导管留置的时间：短期留置导管（<10 天）在导管外表面有较大生物膜形成；长期留置导管（30 天）在导管内表面有较大生物膜形成。生物膜通过蔓延、部分脱落或释放出浮游细菌等进行扩展，造成感染扩散。

【防控策略】

1. 严格掌握中央导管留置指征，每日评估留置导管的必要性，尽早拔除导管。

2. 置管时应严格执行无菌技术操作规程，遵守最大限度的无菌屏障要求，避免置管过程中长导丝等器具触碰其他带菌区域发生污染进而引发的中央导管相关血流感染。置管部位应当铺大无菌单（巾）；置管人员应当戴帽子、口罩、无菌手套、穿无菌手术衣。

3. 使用洗必泰醇浓度＞0.5％的消毒液进行皮肤消毒。

4. 根据患者病情尽可能使用管腔最少、管径最小的导管。

5. 选择合适的静脉置管穿刺点，成人中心静脉置管时，首选锁骨下静脉，尽量避免使用股静脉。常见的中央导管插管部位，成人有颈内静脉、锁骨下静脉和股静脉；儿童有股静脉、颈内静脉、锁骨下静脉、肘静脉；新生儿有脐静脉、肘静脉以及大隐静脉。

6. 保持穿刺点干燥，密切观察穿刺部位有无感染征象。

（1）使用无菌透明、透气性好的敷料覆盖穿刺点，对于高热、出汗、穿刺点出血、渗出的患者应当使用无菌纱布覆盖。

（2）定期更换置管穿刺点覆盖的敷料，更换间隔时间为：无菌纱布为1次/2日，无菌透明敷料为1次/周，如果纱布或敷料出现潮湿、松动、可见污染时应当及时更换。

（3）医务人员接触置管穿刺点或更换敷料时，应严格执行手卫生规范。

（4）尽量减少三通等附加装置的使用，保持导管连接端口的清洁。每次连接及注射药物前，应用消毒剂对端口周边进行消毒，待干后方可注射药物；如端口内有血迹等污染时，应当立即更换。

（5）告知置管患者在沐浴或擦身时，应当注意保护导管，不要把导管淋湿或浸入水中。

（6）输液1天或者停止输液后，应当及时更换输液管路。输血时，应在完成每个单位输血或每隔4h更换给药装置和过滤器。单独输注静脉内脂肪剂（IVFE）时，应每隔12h更换输液装置。

（7）紧急状态下的置管，若不能保证有效的无菌原则，应当在48h内尽快拔除导管，更换穿刺部位后重新进行置管，并作相应处理。

（8）外周及中心静脉置管后，应当用不含防腐剂的生理盐水或肝素盐水进行常规冲封管，预防导管堵塞。长期置管患者多次发生血管导管相关血流感染时，可预防性使用抗菌药物溶液封管。

7. 若无感染征象时，血管导管不宜常规更换。成人外周静脉导管3～4天更换一次。儿童及婴幼儿使用前评估导管功能正常且无感染时可不更换。外周动脉导管的压力转换器及系统内其他组件（包括管理系统，持续冲洗装置和冲洗溶液）应当每4天更换一次。不宜在血管导管局部使用抗菌软膏或乳剂。

8. 怀疑中央导管相关性血流感染时，如无禁忌，应立即拔管，导管尖端送微生物检测，同时送静脉血进行微生物检测。

第四节 ⊙ 导尿管相关性尿路感染的预防与控制

【定义】

导尿管相关性尿路感染（catheter-associated urinary tract infection，CAUTI）：患者留置尿管期间或拔除导尿管后48h内发生的尿路感染。

【发病机制】

留置导尿管可导致尿道黏膜损伤，破坏尿道黏膜的自然防御屏障。有利于细菌的入侵，同时黏膜损伤所导致的渗血和出血为细菌的生长繁殖提供和创造了条件。

【防控策略】

（1）严格掌握留置导尿指征，每日评估留置导尿管的必要性，尽早拔除导尿管，尽可能缩短留置导尿管时间。

（2）操作时应严格遵守无菌技术操作规程，正确铺无菌巾，避免污染尿道口，保持最大无菌屏障。

（3）妥善固定导尿管，避免打折、弯曲，保持集尿袋低于膀胱水平，避免接触地面，防止逆行感染。患者沐浴或擦身时应当注意对导管的保护，不应当把导管浸入水中。为了防止尿液逆流进入膀胱引起尿路感染，引流袋应低于膀胱水平和保持引流装置畅通。尿袋中的尿液过多，会影响引流的通畅性，同时尿液在尿袋中长时间留存，会造成尿液中细菌大量繁殖，增加逆行尿路感染的风险。

（4）保持尿液引流系统的密闭、通畅和完整。尿液引流装置密闭性破坏，容易造成接口处及环境中微生物逆行进入泌尿系统，引起外源性感染。

（5）留取小便标本进行微生物检测，要消毒尿管后，再使用无菌容器留取尿标本。清空集尿袋中尿液时，要遵循无菌操作原则，避免尿袋出口碰到容器。

（6）不应常规使用含氯消毒剂或抗菌药物的溶液进行膀胱冲洗或灌注以预防尿路感染。

（7）置管时间大于 3 天者，宜持续夹闭，定时开放，拔除导尿管前进行膀胱功能训练。

（8）应做好导尿管的日常维护，防止滑脱，保持尿道口及会阴部清洁，大便失禁的患者清洁后还应进行消毒。

（9）长期留置导尿管宜定期更换，普通导尿管 7～10 天更换，特殊类型导尿管按说明书更换。

（10）更换导尿管时应将集尿袋同时更换。

👆 **小结** ▶▶

本章节主要介绍了医院感染概况及相关内容，重点内容包括呼吸机相关肺炎、中央导管相关血流感染、导尿管相关性尿路感染的定义、病原学、发病机制、防控策略等。难点是各类感染的防控策略，同学们在学习时应抓住重点和难点，采用理解和记忆等多种学习方法。

（肖德才　罗丽娟　陈洁霞）

📚 **思考与练习** ▶▶

单选题

1.下列哪项不属于推荐的预防呼吸机相关肺炎（VAP）的措施（　　）

A.机械通气期间常规使用镇静药

B.每日评估插管的必要性，尽早脱机或拔管

C.抬高床头 30°～45°

D.使用氯己定进行口腔护理

2.规范的气道管理可有效预防呼吸机相关肺炎（VAP）的发生，下列气道管理措施，不恰当的是哪项（　　）

A.使用密闭式吸痰管时，应每日更换一次吸痰管

B.开放式吸痰管吸引气道分泌物时，每次吸引均应更换吸痰管

C.气管导管气囊压力至少保持在 25cmH₂O

D.气囊放气前，应先清除气囊上方的分泌物

3.在进行机械通气操作中，如患者病情允许或条件许可，为减少呼吸机相关肺炎（VAP）发生，下列选择中，您认为错误的是哪个（　　）

A.及早停用镇静药　　　　　　　　　B.首选经鼻气管插管

C.首选无创正压通气　　　　　　　　D.选择使用气囊上方带侧腔的气管插管

4.为预防中央导管相关血流感染（CLABSI），国内外指南推荐置管时穿刺部位的皮肤消毒剂是哪种（　　）

A.75%乙醇　　　　　　　　　　　　B.0.5%碘伏

C.0.5%～2%氯己定乙醇　　　　　　D.2%碘酊

5.中央静脉置管时，为了预防中央导管相关血流感染（CLABSI），要求采用最大无菌屏障，具体是指哪些（　　）

A.医务人员戴帽子、口罩、无菌手套，穿无菌手术衣、鞋套

B.医务人员戴帽子、口罩、无菌手套，穿无菌手术衣，铺至少 50cm×50cm 的无菌洞巾

C.医务人员戴帽子、口罩、无菌手套，穿无菌手术衣，患者佩戴外科口罩

D.医务人员戴帽子、口罩、无菌手套，穿无菌手术衣，铺覆盖患者整个身体的无菌布单（仅暴露静脉穿刺部位）

6.患者，男，52岁，留置中央导管入住重症监护室期间出现频繁出汗，为预防中央导管相关血流感染的发生，其穿刺点敷料的选用及护理，不妥的说法是哪项（　　）

A.选择透明敷贴，每周更换2次　　　B.选择无菌纱布，每2日更换一次

C.插管部位潮湿时及时更换敷料　　　D.敷料松动时，及时更换

7.为预防留置导尿患者发生导尿管相关性尿路感染，下列关于尿道口、会阴区清洁消毒的策略不推荐的是哪项（　　）

A.每日用生理盐水或无菌水清洗尿道口、会阴区

B.每日用温开水清洁尿道口、会阴区

C.每日使用抗菌软膏涂抹尿道口、会阴区

D.大便失禁患者在清洁后应进行消毒

第六章

临床心电图识别

学习目标

知识目标

1. **掌握** 心肌梗死、期前收缩、异位心动过速、房室传导阻滞的心电图特征。
2. **熟悉** 正常心电图，房室肥大、电解质紊乱的心电图特征。
3. **了解** 心电图产生的原理、导联体系。

技能目标

能识别临床常见心律失常心电图。

素质目标

通过实践读图，形成较好的心电图分析思路。

第一节 ⊙ 临床心电学的基本知识

一、心电图的产生原理

心电图（electrocardiogram，ECG）是利用心电图机从体表记录心脏每一次心动周期所产生电活动变化的曲线图形。

（一）心肌细胞电活动和离子流变化

心脏电活动的实质是心肌细胞的电活动，由细胞膜内外的电位发生变化而产生，称为跨膜电位（transmembrane potential）或膜电位（membrane potential）。细胞的跨膜电位大体上有两种表现形式，即安静状态下相对平稳的静息电位（resting potential，RP）和受刺激时发生的可兴奋、可传播的动作电位（action potential，AP）。

1. 静息电位 静息状态下，心肌细胞膜两侧存在着外正内负的电位差，在 $-80 \sim -90\text{mV}$，此时细胞膜所处的这种外正内负的相对稳定的状态称为极化（polarization）。

2. 动作电位 在适当的外来刺激作用下，心室肌细胞发生兴奋，离子通道的状态随即发生改变，膜内电位由静息时的 $-80 \sim -90\text{mV}$ 迅速上升至 $+30\text{mV}$ 左右，形成动作电位的升支，称之为去极化（depolarization），产生动作电位的 0 期；随后快速下降至 0mV 左右，形成动作电位复极化 1 相；当膜电位达 0mV 左右以后，动作电位图形变得较为平坦，称之为平台期，是心室肌细胞区别于神经细胞和骨骼肌细胞的主要特征；随后膜电位快速下降而形成复极化 3 相；进入动作电位 4 相，"钠-钾泵"活动增强，泵出 Na^+ 和泵入 K^+，同时"钠-钙交换"机制增强，使心肌细胞内离子分布恢复至静息电位水平，心室肌细胞恢复正常兴奋性（图 1-6-1）。

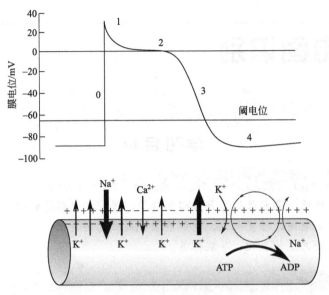

图 1-6-1　心室肌细胞动作电位模式图

（二）心肌细胞的生理特性

心肌细胞具有兴奋性、自律性、传导性和收缩性等生理特征。其中兴奋性、自律性和传导性属于心肌的电生理特性；心肌细胞的收缩性则是心肌细胞的机械特性。生理特性对心脏有序协调的功能活动具有十分重要的作用。

1. 兴奋性　心肌属于可兴奋组织，在受到适当刺激时可产生动作电位，即具有兴奋性。主要包括以下 2 个时期（图 1-6-2）：

（1）有效不应期：有效不应期（effective refractory period，ERP）内，膜的兴奋性完全丧失，又称为绝对不应期（absolute refractory period，ARP）。

（2）相对不应期：这段期间内给予一个阈上刺激（大于阈刺激强度的刺激）时，则可以产生一次新的动作电位，称为相对不应期（relative refractory period，RRP）。

2. 自律性　心肌细胞在没有外来刺激情况下具有自动发生节律性兴奋的能力或特性称为自动节律性（auto rhythmicity），简称自律性。窦房结自律性最高，每分钟 60～100 次，末梢浦肯野细胞的自律性最低，约每分钟 25 次，而房室结区和希氏束的自律性居中，分别为每分钟 50 次和 40 次左右。

3. 传导性　心肌细胞具有传导兴奋的能力或特性称为传导性（conductivity）。窦房结发出的兴奋通过心房肌传播到整个右心房和左心房，并沿着由心房肌组成的优势传导通路（preferential pathway）迅速传到房室交界区，再经希氏束和左、右束支传导至浦肯野纤维网，引起心室肌细胞兴奋。房室交界区的传导速度最慢，室上性兴奋经过房室交界区传至心室会有一段时间延搁，称为房-室延搁（atrioventricular delay）。房-室延搁使心房和心室的收缩在时间上不会发生重叠，这种功能对于心室可以有效充盈和射血十分重要。

4. 收缩性　心肌细胞的收缩是由动作电位引发的，从心肌兴奋时膜电位的变化到心肌收缩的整个过程，称为兴奋-收缩偶联（excitation-contraction coupling）。

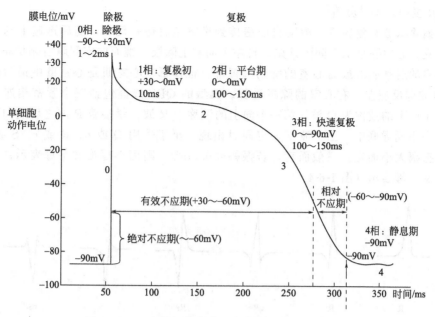

图 1-6-2　心室肌细胞动作电位分期与膜电位的关系

（三）心电图各波的形成

正常情况下，每个心动周期在心电图上均可记录到一系列波形，依次被命名为 P 波、Ta 波、QRS 波群、T 波及 u 波等。P 波即心房除极波，代表心房肌细胞除极过程的电位变化；QRS 波群即心室除极波，代表心室肌细胞除极过程的电位变化；Ta 波即心房复极波，代表心房肌复极过程的电位变化；T 波即心室复极波，代表心室肌复极过程的电位变化；u 波是 T 波之后低小的波，其意义尚有争议。这些波形出现的顺序与心脏各部分的激动顺序一一对应（图 1-6-3）。

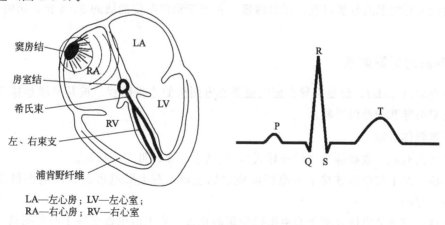

LA—左心房；LV—左心室；
RA—右心房；RV—右心室

图 1-6-3　心脏传导系统与心电波形

1. 心房除极波和复极波　窦房结位于上腔静脉与右心房交界处，激动由此处发出，经三条优势传导通路下传到房室结，同时沿普通心房肌扩布，先引起右心房除极，构成 P 波的前半部，左心房除极相对晚一些，因而构成 P 波的后半部分。正常情况下，心房肌较薄，因此 P 波较小而圆钝，历时 0.08～0.11s，振幅不超过 0.25mV。心房除极完毕，立即开始复极而形成 Ta 波。心房肌复极的顺序与除极顺序一致。Ta 波振幅较小，常常埋没在 QRS

波群或 PR 段中，不易分辨。

2. 心室除极波和复极波 激动自心房传到房室结后略有延缓，随后迅速下到希氏束及左、右束支。心室除极从室间隔开始，自左下向右上除极，继而向室间隔右侧扩布。一般认为，左心室的后基底部或右心室的肺动脉根部（椎体部）心室肌是心室壁中最后除极的部分。QRS 波群反应左、右心室的除极过程。典型的 QRS 波群包括三个紧密相连的电位波动，第一个向下的波称为 Q 波，第一个向上的波称为 R 波，紧接着 R 波之后的向下的波称为 S 波。在不同导联中，三个波不一定同时出现。至于采用 Q 或 q、R 或 r、S 或 s 表示，应根据其振幅大小而定。一般而言，若振幅<0.5mV，则用小写英文字母表示；否则，应用大写英文字母表示（图 1-6-4）。

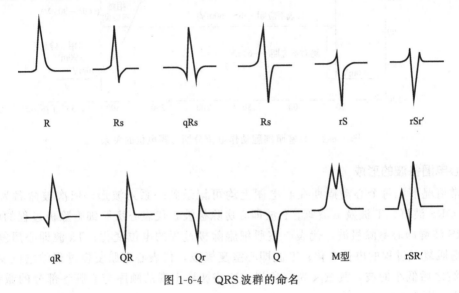

图 1-6-4　QRS 波群的命名

T 波代表心室肌的复极过程，相对缓慢，相当于动作电位曲线的 3、4 相，历时 0.05～0.25s。

二、心电图的导联体系

所谓导联（leads），就是引导心脏电流至心电图机的连接路程。按其导联连接方式的不同可分为双极导联和单极导联。

（一）标准肢体导联

最常用的双极导联被称为"标准导联"，包括 I、II、III 三个导联。

I 导联：左上肢电极连接于心电图机规定的正极，右上肢电极连于心电图机规定的负极，组成 I 导联。

II 导联：左下肢电极连接于心电图机规定的正极，右上肢电极连接于心电图机规定的负极，组成 II 导联。

III 导联：左下肢电极连接于心电图机规定的正极，左上肢电极连接于心电图机规定的负极，组成 III 导联。

（二）加压单极肢体导联

将中心电端作为无关电极，探查电极分别置于右上肢、左上肢及左下肢，获得 aVR、aVL 及 aVF 导联，由于提高了单极导联所测量的电压，故称为加压单极肢体导联

(augmented unipolar limb lead)。

将三个标准导联和三个加压单极肢体导联的轴线保持方向和角度不变，统一绘制在同一个中心点上，便可得到一个向四周均匀辐射的图形，此即为 Bailey 六轴系统。每个导联轴从中心点被分为正负两半，每个相邻导联间夹角为 30°（图 1-6-5）。

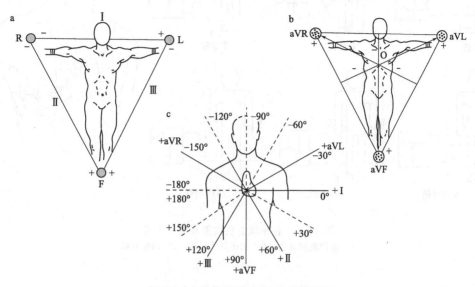

图 1-6-5　肢体导联及额面六轴系统

胸前导联　Wilson 根据心脏在胸腔中的位置，确定了 $V_1 \sim V_6$ 六个导联探查电极的安放部位：V_1 位于胸骨右缘第 4 肋间；V_2 位于胸骨左缘第 4 肋间；V_3 位于 V_2 与 V_4 两点连线的中点；V_4 位于左锁骨中线与第 5 肋间相交处；V_5 位于左腋前线与 V_4 同一水平处；V_6 位于左腋中线与 V_4 同一水平处。这 6 个胸前导联所记录的心电图是心电活动的横面向量环在各导联轴上的投影，它反映左右前后 6 个平面的心电活动，不反映心电活动的上下变化（图 1-6-6）。

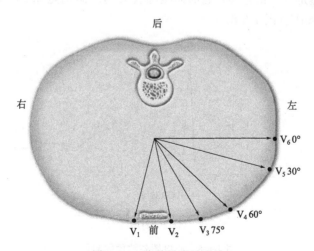

图 1-6-6　胸前导联导联轴

体表心电图标准的十二导联由 Einthoven 双极肢体导联，Wilson 单极胸前导联及 Goldberger 加压单极肢体导联组成（图 1-6-7）。

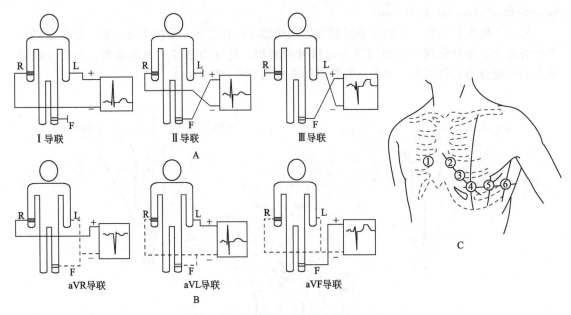

图 1-6-7　各导联电极位置及连接方式
A—标准肢体导联；B—加压肢体导联；C—胸前导联

第二节 ⟳ 心电图的测量和正常数据

一、心电图的测量

心电图通常会描记在特殊的记录纸上。心电图记录纸由纵线和横线划分成各为 1mm² 的小方格。当走纸速度为 25mm/s 时，每两条纵线间（1mm）表示 0.04s（即 40ms），当标准电压 1mV＝10mm 时，两条横线间（1mm）表示 0.1mV。每 5×5 个小方格可以构成一个大方格，大方格依然是一个正方形，它的横坐标代表的时间则是 0.2s（200ms），而纵坐标代表的电压则是 0.5mV（图 1-6-8）。

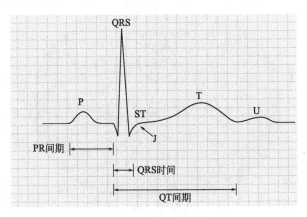

图 1-6-8　心电图各波段的测量

（一）心率的测量

在安静清醒状态下，正常心率范围在 60～100 次/分。测量心率时，根据心脏节律是否规整，可采取不同的测量方法：①在心脏节律规整的情况下，只需要用 60 除以测得的一个 RR 或 PP 间期的秒数，即可算出。②在心脏节律不规整的情况下，一般可以先统计 6s 的心搏数，然后乘以 10，即可求得。此外，还可以使用专门的心率尺直接测出心率。

（二）各波段振幅的测量

P 波振幅测量的参考水平以 P 波起始前的水平线为准。测量 QRS 波群、J 点、ST 段、T 波和 u 波振幅，统一采用 QRS 起始水平线作为测量参考水平。测量正向波的振幅时，应以参考水平线上缘垂直地测量至波形顶端；测量负向波的振幅时，应以参考水平线的下缘做至底端的垂直线进行测量。

（三）各波段时限的测量

随着 12 导联同步心电图记录仪的发展，各波、段的时限的测量应分别从 12 导联同步记录中最早的起点测量至最晚的终点。一般规定，测量各波时限应自波形起点的内缘测至波形终点的内缘。

（四）平均心电轴的测量

平均 QRS 心电轴（mean QRS axis）是心室除极过程中全部瞬间向量的综合，借以说明心室在除极过程中的平均电势的方向和强度。

通过计算 I 导联和Ⅲ导联 QRS 波群的振幅代数和，直接查表求得心电轴。或者计算I导联和Ⅲ导联 QRS 波群振幅的代数和，然后将这两个数值对应的点分别在I导联和Ⅲ导联上画出垂直线，求得两垂直线的交叉点。电偶中心 0 点与该交叉点相连即为心电轴，该电轴与I导联正侧的夹角为心电轴的角度（图 1-6-9）。更简便的方法便是目测电轴。需要注意的是，不同方法测定的心电轴略有不同。

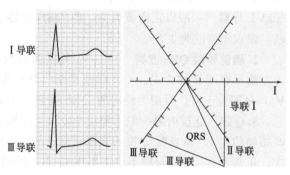

图 1-6-9　Ⅰ、Ⅲ导联测量心电轴的方法

心电轴的偏移受心脏在胸腔内的解剖位置、两侧心室的质量比例、心室内传导系统的功能、激动在室内传导状态以及年龄、体型等因素影响。左心室肥厚、左前分支传导阻滞等可使心电轴左偏；右心室肥厚、左后分支传导阻滞等可使心电轴右偏。

（五）心脏循长轴转位的判断

自心尖部向心底部方向观察，设想心脏可循其本身长轴作顺钟向或逆钟向转位。正常时 V_3、V_4 导联 R/S 大致相等，为左、右心室过渡区波形。当 V_3、V_4 本该出现的 R/S 特征出现在 V_5、V_6 导联，说明心脏循长轴上转向左心室方向，呈顺钟向转位（clockwise rotation）。当 V_3、V_4 的 R/S 特征出现在 V_1、V_2 导联时，说明心脏循长轴上转向右心室方向，呈逆钟向转位（counterclockwise rotation）。顺钟向转位可见于右心室肥厚，而逆钟向转位可见于左心室肥厚。

二、正常心电图各波段特点及正常值

（一）P 波

P 波代表心房肌除极的电位变化，即心房细胞动作电位 0 期去极化。P 波形态在大部分导联上呈圆钝形。心房除极的综合向量朝左、前、下，P波方向在Ⅰ、Ⅱ、aVF、$V_4 \sim V_6$导联向上，aVR导联向下，V_1导联可向上或呈正负双向。P波时限一般小于0.12s。肢体导联P波振幅一般小于0.25mV。

（二）PR间期

从P波起点至QRS波群的起点，代表心房开始除极至心室开始除极的时间。心率在正常范围时，成年人PR间期多在0.12～0.20s。在心动过速时或儿童中，PR间期可略有缩短。在心动过缓时或者老年人中，PR间期可略延长。

（三）QRS波群

代表心室肌除极的电位变化，即心室细胞动作电位的0期去极化。正常人QRS时限一般不超过0.11s，多在0.06～0.10s。QRS波群振幅随年龄增长而减低，40岁以后这种改变放缓。QRS波群的振幅在男性高于女性，并且还有明显的种族差异。

1. 肢体导联QRS波群 正常QRS电轴在$-30°\sim+105°$之间，正常QRS波群在肢体导联上的形态应符合以下规律：①Ⅰ导联：成人多以R波为主，儿童和青少年电轴可轻度右偏，此时可呈R/S≤1；②Ⅱ导联：R波总是大于S波，因为在正常QRS电轴范围内，QRS电轴总投影在Ⅱ导联的正侧；③Ⅲ导联：QRS波形态多变，正常个体在该导联R波常可出现粗顿和切迹，最易出现由呼吸运动导致的形态变化；④aVR导联：总以负向波为主；⑤aVL导联：一般以正向波为主，但QRS电轴大于60°时，则可以负向波为主；⑥aVF导联：常以正向波为主。

2. 胸前导联QRS波群 V_1、V_2导联为右胸导联，以负向波为主，多呈rS型，V_5、V_6为左胸导联以R波为主。心室前壁早期的激动和心室后壁的晚期激动，形成心前导联（$V_1 \sim V_4$）早期为正向、后期为负向的QRS波形，多表现为RS型。

3. Q波 Q波时限一般不超过0.03s（Ⅲ和aVR导联除外）。Q波深度不超过同导联R波振幅的1/4。Ⅲ导联Q波的宽度可达0.04s。aVR导联出现较宽的Q波或呈QS型均属正常。正常人V_1、V_2导联不应该出现Q波，但偶尔可呈QS型。

（四）J点

QRS波群的终末与ST段起始之交接点称为J点。J点大多在等电位线上，通常随ST段的偏移而发生移位。

（五）ST段

在正常情况下，约75%的正常成人肢体导联ST段呈等电位线。ST段抬高一般≤0.1mV，压低≤0.05mV。90%的正常人可见胸导联ST段抬高，男性抬高幅度明显大于女性，V_1和V_3导联ST段最高可达0.3mV。

（六）T波

T波代表心室快速复极时的电位变化。T波的方向大多与QRS主波方向一致。T波方向在Ⅰ、Ⅱ、$V_4 \sim V_6$导联向上，aVR导联向下，Ⅲ、aVL、aVF、$V_1 \sim V_3$导联可以向上、双向或向下。若V_1的T波方向向上，则$V_2 \sim V_6$导联就不应再向下。除Ⅲ、aVL、aVF、$V_1 \sim V_3$导联外，其他导联T波振幅一般不应低于同导联R波的1/10。T波在胸导联一般不超过0.6～0.8mV。

（七）QT间期

QT间期指QRS波群的起点至T波终点的间距，代表心室肌除极和复极全过程所需的时间。男性QTc间期>0.45s；女性QTc间期≥0.46s。QT间期长短也与心率的快慢密切相关，心率越快，QT 间期越短，反之则越长。

（八）u 波

在 T 波后 20～40ms 出现的一个低而宽的波形，是心电学中研究最少的波形。一般情况下，正常 u 波振幅较低，最大的 u 波常常出现在 V_2 和 V_3 导联，u 波的振幅是同导联 T 波振幅的 5%～25%。正常人心率快于 90～100 次/分时，u 波振幅明显降低而不易测定。反之，心率减慢则 u 波振幅增高。u 波明显增高可见于低血钾。u 波倒置可见于高血压和冠心病。

三、小儿心电图特点

小儿的生理发育过程迅速，其心电图变化较大。总的趋势可以概括为自出生时的右心室优势逐渐向左心室优势的转变过程，其具体特点如下：

1. 小儿心率较快，至 10 岁以后可大致保持为成人的心率水平（60～100 次/分）。小儿的 PR 间期较成人短，7 岁后趋于稳定（0.10～0.17s），小儿 QTc 间期较成人略长。

2. 小儿 P 波时限较短（儿童<0.09s），新生儿 P 波电压较高，以后逐渐降低至成人水平。

3. 婴幼儿常呈右心室占优势的 QRS 图形特征。

4. 小儿 T 波的变异较大，其肢体导联及胸前导联（V_1～V_4 导联）常出现 T 波低平或倒置。

第三节 ⊃ 异常心电图的识别

一、心房异常和心室肥厚心电图

（一）心房异常

心房异常的病理改变主要为心房扩张，很少伴有心房壁肥厚。心房异常的心电图表现为 P 波电压增高、时限增宽、电轴偏移和复极改变。此种心电图表现不仅见于心房肥大，也见于心房负荷（压力、容量）增加、房内传导阻滞等。

P 波是两侧心房共同除极的结果（图 1-6-10）。因此，P 波的向量环可以分为三部分：起始 0.03s 左右为右心房除极，除极向量向下、向前偏左；中间 0.03～0.08s 为左、右心房同时除极，除极向量向下、向左略偏前；终末 0.02s 为左心房除极，向量向左下偏后。高敏感度的心电图机可以描计出 P 波中间的切迹，以此把 P 波分为三个部分：切迹前波为右心房除极波，切迹后波为左心房除极波，切迹及邻近位置代表双心房共同除极。

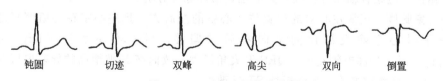

钝圆　　　切迹　　　双峰　　　高尖　　　双向　　　倒置

图 1-6-10　心房波的各种形态

1. 右心房异常　右心房异常时，P 波的额面向量环向前下明显增大，逆钟向转位最大向量＋75°左右，很少超过＋90°。

心电图表现：以 P 波振幅增高为主，Ⅱ、Ⅲ、aVF 导联的 P＞0.25mV；V_1、V_2 导联的 P≥0.15mV；心房复极波异常时，表现为 PR 段轻度压低。

部分患者（如房间隔缺损、法洛四联症、肺动脉狭窄或慢性阻塞性肺气肿、肺源性心脏病等患者），经治疗纠正右心房负荷过重后，P波可以恢复正常。

2. 左心房异常 左心房异常时主要是P波除极的终末向量发生改变。正常左心房除极向量的方向指向左下偏后，当左心房肥大或负荷过重时，P波的终末向量指向左上偏后。额面向量朝左上，位于+30°～-30°之间，故在Ⅰ、Ⅱ、aVF及aVL导联上出现宽而有切迹的P波，且前后峰距往往大于0.04s。而横面P环向量更偏向后方，因此在V₁、V₂呈正负双向，且正向部分较小，而负向波宽阔。V₁导联的终末负向波即为V₁导联P波的终末向量（P terminal force in lead V₁），简称Ptf$_{V1}$，是诊断左房异常最敏感的指标。

心电图表现：P波时限延长≥0.12s，Ptf$_{V1}$≤-0.04mm·s；P波双峰，且峰距≥0.04s；另外还有P/PR段比值（Macruz指数）增大，当该数值>1.6时，具有参考价值（图1-6-11）。左心房异常罕见于健康人，通常出现在左侧心脏疾病，往往提示左心房负荷增加，左心室舒张末期压力增高和左心功能不全等。

3. 双房异常 左、右心房异常时，心房除极顺序未发生改变，因此各自除极向量增大的部分均可以表现出来。心电图表现：Ⅱ、Ⅲ、aVF导联的P波振幅≥0.25mV，P波时限≥0.12s，V₁导联P波正负双向，起始正向波≥0.15mV，终末负向部分宽而深，Ptf$_{V1}$≤-0.04mm·s。

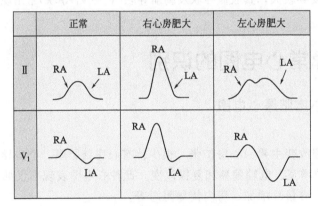

图1-6-11 心房异常除极的心电图表现
RA：右心房；LA：左心房

（二）心室肥厚

心室肥厚是由心室舒张期或（和）收缩期负荷过重所致，是器质性心脏病的常见后果。心电图的诊断指标在诊断心室肥厚方面存在一定的局限性，不能仅凭某一项指标而做出肯定或否定的结论，应结合临床资料以及其他检查结果综合分析。

1. 左心室肥厚 正常左心室的位置位于心脏的左后方，且左心室壁心肌明显厚于右心室，故正常时心室除极综合向量向左后方偏移，当左心室肥大（left ventricular hypertrophy）时，额面电轴左偏，QRS-T夹角增大，故而在R波增高的导联出现T波倒置和ST段下移，此种改变称之为继发性ST-T改变。

心电图表现：QRS波群电压增高、ST-T改变、QRS波群时限延长和QRS电轴左偏。

不同方法对左心室肥厚的诊断标准不同（表1-6-1）。为了提高诊断正确率，推荐采用计分法，其中Romhilt-Esters计分法包括的内容比较全面（表1-6-2）。

表 1-6-1　不同方法诊断左心室肥厚的标准

方法	诊断标准
Cornell 法	男 $R_{aVL}+S_{V_3}>2.8mV$、女 $R_{aVL}+S_{V_3}>2.0mV$
Lewis 法	$(R_I-R_{III})+(S_{III}-S_I)\geqslant1.7mV$

表 1-6-2　Romhilt-Esters 计分法诊断左心室肥厚

诊断条件	计分
QRS 振幅达到以下任何一项者	3分
A. 肢体导联的最大 R 波或 S 波≥2.0mV	
B. V_1 或 V_2 导联最深的 S 波≥3.0mV	
C. V_5 或 V_6 导联的 R 波≥3.0mV	
继发性 ST-T 改变	
A. 未服用洋地黄	3分
B. 服用洋地黄	1分
Ptf_{V_1} 绝对值≤0.04mm·s（无二尖瓣狭窄者）	3分
QRS 电轴左偏−30°或以上	2分
QRS 时限>0.09s	1分
V_5 或 V_6 导联 R 的 VAT>0.05s	1分

注：总分大于 5 分诊断为左心室肥厚，4 分可能为左心室肥厚，0～3 分为不存在左心室肥厚。

左心室肥厚常是高血压病、冠心病等疾病的重要的独立危险因素。心电图诊断左心室肥厚的敏感性有限，但是心电图诊断左心室肥厚的特异性较好，当心电图出现明确左心室肥厚证据时，高度提示器质性心脏病的存在。

2. 右心室肥厚　右心室壁厚度仅有左心室壁的1/3。只有当右心室壁厚度达到相当程度时，才会使心室除极综合向量右偏，并导致位于右心室面导联（V_1、aVR）的 R 波增高，而位于左心室面的导联（I、aVL、V_5）的 S 波变深。

心电图表现如下。

（1）V_1 导联 R/S≥1，呈 R 型或 Rs 型，重度右心室肥厚可使 V_1 导联出现 q 波（心肌梗死除外）；V_5 导联 R/S≤1 或 S 波比正常加深；aVR 导联以 R 波为主，R/q 或 R/S≥1。

（2）$R_{V1}+S_{V5}>1.05mV$；$R_{aVR}>0.5mV$。

（3）QRS 电轴右偏≥+90°。

（4）常伴有右胸导联（V_1、V_2）ST 段压低及 T 波倒置，属于继发性 ST-T 改变。

除了上述特点之外，临床上慢性肺源性心脏病的心电图特点为：V_1～V_6 导联呈 rS 型，即呈顺钟向转位；I 导联 QRS 低电压；常伴 P 波振幅增高等。一般来说，阳性指标越多，诊断可靠性越高。同样的，虽然心电图对明显的右心室肥厚诊断特异性较好，但敏感性较低。

3. 双心室肥厚　与双心房异常不同，双心室肥厚的心电图表现并不是单纯的左、右心室肥厚心电图表现的相加。可通过心电图及 Katz-Wachtel 征诊断。

心电图表现如下。

（1）大致正常心电图：由于双侧心室除极向量方向相反，互相抵消。

（2）单侧心室肥厚心电图：只表现为一侧心室肥厚。

（3）双侧心室肥厚心电图：心电图同时出现左心室肥厚和右心室肥厚的一项和多项诊断指标。当胸前导联出现左心室肥厚图形，同时出现以下心电图改变之一者：①QRS 电轴右偏超过＋90°；②胸前导联 QRS 波群呈显著顺钟向转位；③V_1 导联 R/S＞1；④V_5～V_6 导联 S/R＞1；⑤右心房异常；⑥aVR 导联 R＞Q 波，R＞0.5mV。

Katz-Wachtel 征：V_3、V_4 导联或两个肢体导联 QRS 波群呈双向，振幅≥2.5mV，又称为 K-W 征，是诊断双侧心室肥厚的重要指标，但敏感性较差。

二、心肌缺血与心肌梗死

当冠状动脉血流量相对或绝对减少，不能满足心肌代谢需要，心肌消耗其糖原储备进行无氧代谢时称为心肌缺血（myocardial ischemia）。如果心肌缺血时间过长，心肌细胞的糖原储备完全耗尽发生不可逆性损害，导致心肌坏死（梗死）（myocardial infarction）。

（一）心肌缺血

心肌缺血多发生于左心室。当冠状动脉供血不足时，往往是心内膜先发生缺血。当供血持续不足时，会扩展至心外膜或致透壁性心肌缺血。

1. 缺血型心电图改变　正常情况下，心外膜处的动作电位时程较心内膜短，心外膜完成复极早于心内膜。当心肌缺血时，复极进程发生改变，心电图上 T 波发生改变（图 1-6-12）。

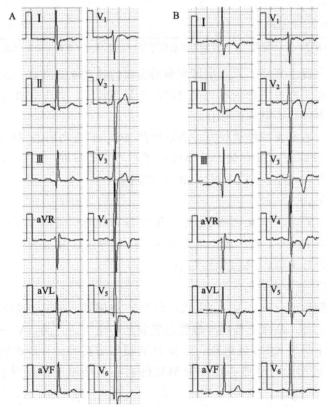

图 1-6-12　T 波改变提示心外膜下心肌缺血
分别于正常静息状态（A）、胸痛时（B）记录心电图，见 T 波形态呈动态变化，
Ⅰ，aVL，V_1～V_5 导联 T 波由低平或双向变为倒置或者倒置程度加深

（1）心内膜下缺血时：心内膜复极完成时间进一步延迟，使原来可以和心外膜复极相抗衡的向量减少或消失，使 T 波向量增加，出现高大的 T 波。

（2）心外膜下缺血时：心外膜复极速度减慢，引起复极顺序逆转，即心内膜早于心外膜完成复极，于是出现了与主波方向相反的倒置的 T 波。

2. 损伤型心电图改变 心肌缺血除了可出现 T 波改变，还可以出现损伤型 ST 段改变。当缺血进一步持续，就会出现损伤型 ST 段改变，表现为 ST 段压低或者抬高。心肌损伤（myocardial injury）时，ST 向量从正常心肌指向损伤心肌。心内膜下心肌损伤时，ST 向量背离心外膜指向心内膜，使位于心外膜面的导联出现 ST 段压低；心外膜下心肌损伤时（包括透壁性心肌损伤），ST 向量指向心外膜，心外膜面导联出现 ST 段抬高。同时，在发生损伤型 ST 段改变时，对侧部位导联常可记录到相应的镜像改变（图 1-6-13）。

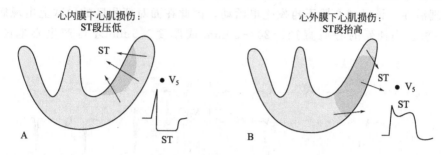

图 1-6-13　ST 段改变形成机制示意图

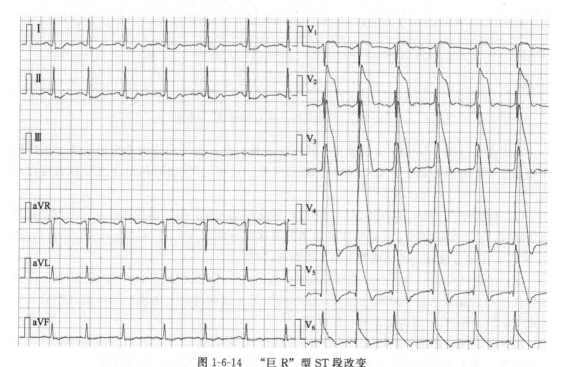

图 1-6-14　"巨 R"型 ST 段改变

胸痛发作时记录心电图，示 I 、II 、aVL 导联 ST 段水平压低 0.05～0.15mV，V_1 水平抬高 0.20mV，$ST_{V2～V6}$ 明显抬高与 QRS 波群降支融为一体呈"巨 R"型改变

心肌缺血的心电图可以仅表现为 ST 段改变或 T 波改变，也可以是 ST-T 改变。冠心病患者心电图上出现尖锐、倒置、双支对称的 T 波（称之为冠状 T 波），反映心外膜下心肌缺血或有透壁性心肌缺血，这种 T 波改变亦见于心肌梗死患者。变异型心绞痛患者心绞痛发作时多出现暂时性的 ST 段抬高并伴有高耸的 T 波以及对应导联的 ST 段压低，是急性严重

心肌缺血的表现（图 1-6-14）。如 ST 段持续抬高，提示可能发生心肌梗死。心电图上的 ST-T 改变可以是各种原因影响心肌复极异常的共同结果，除冠心病外，其他疾病如心肌病、心包炎、脑血管意外等，也可以引起类似的 ST-T 改变，应结合临床情况做出判断。

（二）心肌梗死

冠状动脉发生闭塞后，随着时间的推移在心电图上可先后有缺血、损伤和坏死 3 种类型的心电图改变。心肌梗死的心电图表现为心肌除极和复极的异常，主要为病理性 Q 波的出现和 ST-T 改变（图 1-6-15）。

1. 病理性 Q 波的形成机制 缺血进一步加重导致细胞变性、坏死。坏死的心肌细胞丧失了电生理活性，该区域心肌不再发生电活动，因此在面对坏死区的导联上出现病理性 Q 波或呈 QS 波。当梗死的心肌直径＞20～30mm 或厚度＞5mm 才可产生心电图病理性 Q 波。

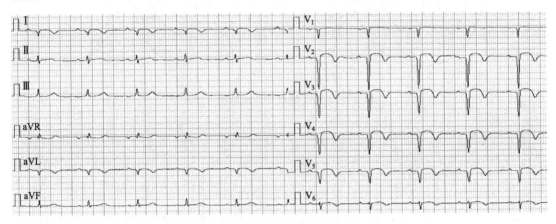

图 1-6-15　广泛前壁异常 Q 波伴 ST-T 改变

2. 等位性 Q 波 等位性 Q 波是指心肌发生梗死，但由于某种原因并未形成典型的病理性 Q 波，而产生各种特征性 QRS 波群的形态改变。这种 QRS 波群的形态改变和病理性 Q 波一样，可用于心肌梗死的诊断。

（1）胸前导联 q 波：当梗死面积较小时，仅能形成 q 波。当胸前导联的 q 波不再符合胸前导联 V_3～V_6 导联起始 q 波振幅逐导递增的规律时（即 $q_{v3}＞q_{v4}$、$q_{v4}＞q_{v5}$、$q_{v5}＞q_{v6}$），或 V_1～V_3 均出现 q 波时，考虑前壁有较小的坏死区存在。

（2）进展型 Q 波：指同一个患者在相同体位、相同导联位置的情况下，原来出现 Q 波的导联上 Q 波呈现进行性增宽或加深，或在原先无 q 波的导联上出现新的 q 波（排除间歇性束支阻滞或预激），则高度提示心肌梗死。

（3）Q 波区：是指在面向梗死区的导联周围均可记录到 Q 波的区域。当某导联存在可疑 Q 波时，可在该导联附近探查，了解是否存在 Q 波区，主要用于胸前导联。

（4）QRS 波群起始部的切迹、顿挫：QRS 波群起始 40ms 内，梗死相关导联的 R 波出现大于或等于 0.05mV 的负向波时，即为 QRS 波起始部切迹或顿挫，与 q 波机制相同，与小面积心肌梗死有关。

（5）R 波丢失：即心肌梗死引起相关导联 R 波振幅的降低。①V_1～V_4 导联 R 波递增不良：正常时胸前导联 V_1～V_4 导联 R 波振幅递增，即 $R_{V4}＞R_{V3}＞R_{V2}＞R_{V1}$。当这种递增顺序发生变化，就考虑存在心肌梗死，明确导联位置无误后，可诊断心前区 R 波递增不良

（图 1-6-16）。②同一导联 R 波进行性丢失。③当 $R_{\text{III}} < 0.25\,\text{mV}$，$R_{\text{aVF}} < 0.25\,\text{mV}$，伴 Q_{II} 存在，考虑下壁心肌梗死。

以上情况满足任一条，均考虑为等位性 Q 波，需与心室激动异常引起的 QRS 波群改变相鉴别。

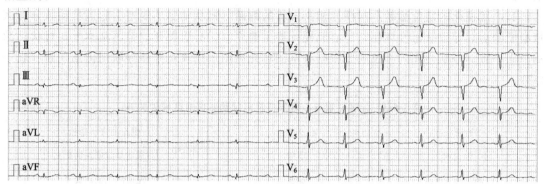

图 1-6-16　心前区 R 波递增不良
V_1 导联呈 QS 型，V_2 和 V_3 导联起始 r 波极小

3. 心肌梗死的心电图演变特点　典型的急性 Q 波型心肌梗死有其特有的演变规律。根据心电图变化的特点，可分为以下四个时期。

（1）超急性期：超急性损伤持续时间短暂，只有数分钟至数十分钟，心电图出现 T 波高耸，随后 ST 段抬高。部分患者还会出现 QRS 波群振幅增高。

（2）急性期：此期开始于梗死后数小时或数日，可持续到数周，心电图呈动态演变过程。ST 段弓背向上抬高，抬高显著者可形成单向曲线，继而逐渐下降；心肌坏死导致面向坏死区导联的 R 波振幅降低或丢失，出现病理性 Q 波或 QS 波；T 波由高耸变为倒置，并逐渐加深。病理型 Q 波、损伤型 ST 段抬高和缺血型 T 波倒置可以同时存在（图 1-6-17）。

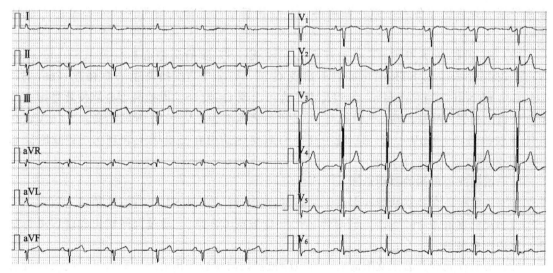

图 1-6-17　下壁心肌梗死和急性前壁心肌梗死
III 和 aVF 导联可见异常 Q 波伴 T 波双向；V_3 导联呈 QS 型；V_4～V_6 起始 q 波振幅递减并伴 ST 段抬高及 T 波双向

（3）亚急性期：出现于梗死后数周或数月，此期以坏死及缺血图形为主要特征。抬高的 ST 段恢复至基线，缺血型 T 波由倒置较深逐渐变浅，病理性 Q 波持续存在。

（4）陈旧期：常出现在急性心肌梗死数月之后，ST 段和 T 波恢复正常或 T 波持续倒置、低平，趋于恒定，留下病理性的 Q 波。随着瘢痕组织的收缩以及坏死区域周围心肌的代偿性肥大，其范围可在数年后明显缩小，Q 波的振幅和时限也有可能逐渐减小，甚至消失。

4. 心肌梗死的定位诊断及对梗死相关血管的判断 冠状动脉的闭塞引起冠状动脉分布区域心肌缺血并导致缺血性坏死，是心肌梗死最主要原因。心肌梗死的范围基本上与冠状动脉的分布一致。心肌梗死的部位主要根据心电图坏死型图形出现在哪些导联而做出判断（表 1-6-3）。

表 1-6-3　导联位置与心室部位及冠状动脉供血区域的关系

导联	心室部位	供血的冠状动脉
Ⅱ、Ⅲ、aVF	下壁	右冠状动脉或左回旋支
Ⅰ、aVL、V_5、V_6	侧壁	左前降支或回旋支
$V_1 \sim V_3$	前间壁	左前降支
$V_3 \sim V_5$	前壁	左前降支
$V_1 \sim V_5$	广泛前壁	左前降支
$V_7 \sim V_9$	正后壁	左回旋支或右冠状动脉
$V_{3R} \sim V_{4R}$	右心室	右冠状动脉

5. 心肌梗死的临床分类

（1）Q 波型和非 Q 波型心肌梗死：部分患者发生急性心肌梗死后，心电图可只表现为 ST 段抬高或压低及 T 波倒置，ST-T 可呈规律性演变，但不出现异常 Q 波。发生多部位梗死（不同梗死灶之间的向量相互抵消）、梗死范围弥漫或局限以及梗死区域位于心电图常规导联记录盲区（如右心室、基底部、孤立正后壁梗死等）均可产生不典型的心肌梗死图形。

（2）ST 段抬高型和非 ST 段抬高型心肌梗死：ST 段抬高型心肌梗死（ST-elevation myocardial infraction，STEMI）可以不出现 Q 波，而非 ST 段抬高型心肌梗死（non-ST-elevation myocardial infarction，NSTEMI）亦可出现 Q 波。ST 段抬高型心肌梗死是指 2 个或 2 个以上相邻的导联出现 ST 段抬高（ST 段抬高标准为：$V_2 \sim V_3$ 导联抬高≥0.2mV，在其他导联抬高≥0.1mV）；非 ST 段抬高型心肌梗死是指在心电图上表现为 ST 段压低和（或）T 波倒置或无 ST-T 异常。

6. 心肌梗死心电图的鉴别诊断

（1）心肌梗死合并室壁瘤（多发于左心室前壁）时，可见 ST 段持续性抬高达数月以上（ST 段抬高幅度通常≥0.2mV，同时伴坏死型 Q 波或 QS 波），通过询问病史和病程可与急性心肌梗死相鉴别。

（2）心肌梗死合并右束支阻滞时，心室除极初始向量表现出心肌梗死特征，终末向量表现出右束支传导阻滞特点，一般不影响二者的诊断。

（3）存在左束支传导阻滞的情况下，心肌梗死图形常被掩盖。可根据 ST 段偏移程度及动态演变来帮助判断。在 QRS 波群主波向上的导联，出现 ST 段抬高≥0.1mV；$V_1 \sim V_3$ 导联，出现 ST 段压低≥0.1mV；在 QRS 波群主波向下的导联，出现 ST 段抬高≥0.5mV，均提示左束支传导阻滞同时可能合并急性心肌缺血或心肌梗死。

三、心律失常

正常情况下激动起源于窦房结，通过心房内的优势传导通路传至房室结、希氏束、左右束支及浦肯野纤维，最后抵达心室。如果心脏激动的起源或（和）传导发生异常，称为心律失常（arrhythmias）。

（一）窦性心律及窦性心律失常

凡起源于窦房结的节律，称为窦性心律（sinus rhythm），是正常的心脏节律。窦房结位于右心房与上腔静脉交界处的心外膜下，通常 P 波会在Ⅰ、Ⅱ、aVF、$V_4 \sim V_6$ 导联直立，在 aVR 导联倒置。正常人的窦性心律的频率具有生理性波动，静息状态下心率 60～100 次/分。当窦性心律的频率≥100 次/分时，称之为窦性心动过速（sinus tachycardia），常见于运动、精神紧张、发热、甲状腺功能亢进、贫血、心肌炎和拟肾上腺素类药物作用等状态下。当窦性心律的频率＜60 次/分时，称为窦性心动过缓（sinus bradycardia）。老年人和运动员心率可以相对较缓；另外，窦房结功能低下、甲状腺功能减退等也可以引起窦性心动过缓。当窦性节律不整齐，在同一导联上的 PP 间期相差 0.16s，称之为窦性心律不齐（sinus arrhythmia）。窦性心律不齐常与窦性心动过缓同时存在，多与呼吸周期有关，称为呼吸性窦性心律不齐，常见于青少年。窦性停搏（sinus arrest）是指在规律的窦性心律中，有时因迷走神经张力增大或窦房结功能障碍，在一段时间内窦房结停止发放激动，在心电图上表现为规律的 PP 间期突然中断，出现较长的 PP 间期（往往大于 2 倍基础 PP 间期），且长 PP 间期与基础 PP 间期不成倍数关系（图 1-6-18）。窦性停搏后常出现逸搏及逸搏心律。

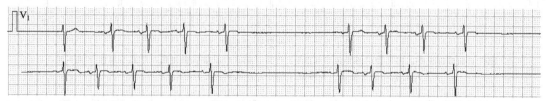

图 1-6-18　窦性停搏

V_1 导联连续记录，见突然出现长 PP 间期，长间期与基础 PP 间期无倍数关系

（二）期前收缩

期前收缩是指在窦性节律或异位节律的基础上，心脏某一起搏点及基础节律提前发出激动，提前引起了心脏某一部分或全部发生除极，是临床上最常见的心律失常。期前收缩的产生机制主要包括：①自律性增高；②触发活动；③折返激动。根据异位起源的部位，又分为房性期前收缩（premature atrial contraction）、交界性期前收缩（premature junctional contraction）和室性期前收缩（premature ventricular contraction），其中以室性期前收缩最常见，房性次之，交界性最少见。

联律间期（coupling interval）：指异位搏动与前次基础节律搏动之间的距离，激动的传导速度和发生频率均会影响联律间期的长短。

代偿间歇（compensatory pause）：指提前出现的异位搏动代替了一次窦性节律的搏动，其后出现一个较基础窦性节律心动周期长的间歇。房性期前收缩的代偿间歇往往小于 2 倍的基础节律间期，称为不完全代偿间歇。而交界性和室性期前收缩，往往不易逆传侵入窦房结重整窦性节律，交界性期前收缩和室性期前收缩的代偿间期往往等于2倍基础窦律的间期，称为完全性代偿间歇。

插入性期前收缩：指夹在两个相邻的正常窦性搏动之间的期前收缩，其后无代偿间歇。

多源性期前收缩：在同一个导联中出现2种或2种以上形态及联律间期互不相同的异位搏动。

1. 房性期前收缩　心电图表现为：①提前出现的异位 P′波，其形态与窦性 P 波不同；②P′R 间期＞0.12s；③大多数为不完全代偿间歇。有时 P′下传，恰遇前次心搏激动后的心室相对不应期，导致下传的 QRS 增宽变形，多呈类右束支传导阻滞形态，称为房性期前收缩伴差异性传导（图1-6-19）。若 P′恰好落于前次激动后交界区或心室的绝对不应期，则 P′后无下传的 QRS 波，称之为房性期前收缩未下传（图1-6-20）。

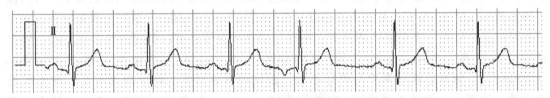

图 1-6-19　房性期前收缩伴差异性传导
提前的 P′波形态与窦性 P 波不同，P′R＞0.12s，代偿间歇不完全

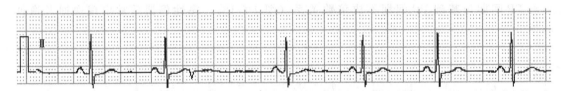

图 1-6-20　房性期前收缩未下传
窦性 P 波顺序发生，可见提前的异位 P′-QRS-T 序列，第3个 P 波提前出现，形态与窦性 P 波不同，
为 P′波，落于前一次心搏的 T 波中，P′波后未见下传的 QRS 波群

2. 交界性期前收缩　心电图表现：①提前出现的 QRS-T 波，其前无窦性 P 波，QRS-T 形态与窦律下传者基本相同；②其后可见逆行 P′波（P 波在 Ⅱ、Ⅲ、aVF 导联倒置，aVR 导联直立），可发生于 QRS 波群之前（P′R 间期＜0.12s）或在 QRS 波群之后（RP′间期＜0.20s），或与 QRS 波群重叠；③大多为完全性代偿间歇（图1-6-21）。

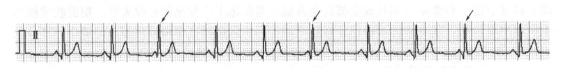

图 1-6-21　交界性期前收缩
Ⅱ导联连续记录，见窦性 P 波顺序发生，提前的室上性 QRS 波群（箭头所指），联律间期相近，
可见与之无关的窦性 P 波与 QRS 波群起始融合，代偿完全

3. 室性期前收缩　心电图表现为：①提前出现的宽大畸形 QRS-T 波，其前无相关 P 波；②QRS 往往宽大畸形，时限＞0.12s；③多为完全性代偿间歇（图1-6-22）。

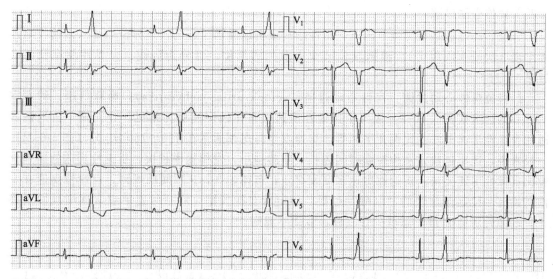

图 1-6-22 室性期前收缩二联律

窦性 P 波顺序发生，可见提前的宽大畸形的 QRS 波群，时限＞0.12s，其后见代偿，异位心搏与窦律交替发生形成二联律

（三）逸搏及逸搏心律

当窦房结或其他高位起搏点的自律性降低或丧失（如窦性停搏或窦性心动过缓）、传导障碍而不能下传（窦房传导阻滞或房室传导阻滞）或其他原因造成长间歇时（如期前收缩后的代偿间歇等），潜在的起搏点则按其固有频率发出有效激动，仅发生 1～2 个心搏称为逸搏，连续 3 个或以上则形成逸搏心律（escape rhythm）。按发生部位分为房性逸搏、交界性逸搏和室性逸搏。逸搏是延迟出现的被动节律，以保护机体不受心搏停止过久所造成的危害。临床上以交界性逸搏最常见，室性逸搏次之，房性逸搏较少见。

1. 房性逸搏及逸搏心律　心房内分布着很多潜在的节律点，频率多为 50～60 次/分，略低于窦房结，仅发生 1～2 次者为房性逸搏。当停搏时间较长，房性逸搏连续出现 3 次及以上者，称为房性逸搏心律。

2. 交界性逸搏及逸搏心律　最常见的逸搏心律，多见于窦性停搏以及三度房室传导阻滞等情况，其 QRS 波群呈交界性起源的特征，其前无相关 P 波或可见逆行 P 波，频率一般为 40～60 次/分，慢而规则，连续发生 3 次或 3 次以上（图 1-6-23）。

3. 室性逸搏及逸搏心律　多见于双结病变或发生于束支水平的三度房室传导阻滞。其 QRS 波群宽大畸形，频率一般为 20～40 次/分，缓慢而规则。

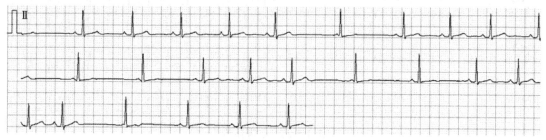

图 1-6-23　窦性心律不齐，交界性逸搏

PP 间期明显不齐，可见延迟出现的室上性 QRS 波，其前见无关的窦性 P 波，连续发生 1～2 次

（四）异位心动过速

异位心动过速是指异位节律点兴奋性增高或折返激动引起的快速异位心律（期前收缩连续出现 3 次或 3 次以上）。根据异位节律点发生的部位，可分为房性、交界性及室性心动过速。

1. 异位房性心动过速 房性心动过速（ectopic atrial tachycardia），简称房速，约占室上性心动过速病例的 10%。成人中折返性房速较自律性房速更为常见。在儿童，折返性房速和自律性房速的发生比例几乎相等。房速发生时房率通常在 100～180 次/分（图 1-6-24）。一般来说，速率越快，发作持续时间越长；年龄越小，发作速率越快；折返性房速的速率一般比自律性房速要快。折返性房速多突发突止，节律匀齐，P'P' 间期规则。自律性房速在发作初始有一段逐渐加快的"温醒"过程，稳定后节律规则，终止时速率也常逐渐减慢至终止。多源性房速 P' 波形态至少有三种，节律不规则。

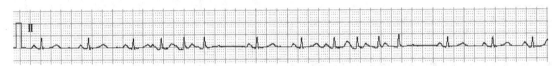

图 1-6-24 异位房性心动过速
窦性 P 波顺序发生，可见提前的 P' 波连续出现，持续 3 或 4 次心搏，其后见代偿

2. 心房扑动和心房颤动 心房扑动（atrial flutter，AFL）简称房扑，心房颤动（atrial fibrillation，Af）简称房颤，是两种常见的心律失常，后者更为常见。

（1）心房扑动：是一种较常见的房性心律失常，发生率大约是房颤的 1/10，多见于有器质性心脏病患者。房扑发作时心电图上没有 P 波，心房激动波表现为形态、方向、幅度完全相同的，近似锯齿状或波浪样的扑动波，称为 FL 波。FL 波之间间距匀齐，频率一般在 220～350 次/分（图 1-6-25）。

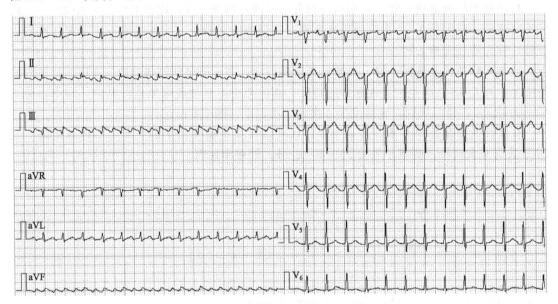

图 1-6-25 心房扑动
窦性 P 波消失，由锯齿状 FL 波取代，心房率 300 次/分，房室传导比为 2 : 1（FL : R=2 : 1），
QRS 波呈室上性，RR 间距基本匀齐，心室率 150 次/分

（2）心房颤动：最常见的心律失常之一，成人发生率0.3%～0.4%，随年龄增加，发生率成倍增长，超过75岁者发生率近10%。房颤亦好发于器质性心脏病患者。心电图表现为P波消失，代之以形态、振幅、时限、方向各异的颤动波（f波），等电位线消失；在房室传导功能正常的情况下心室律绝对不齐（图1-6-26）。

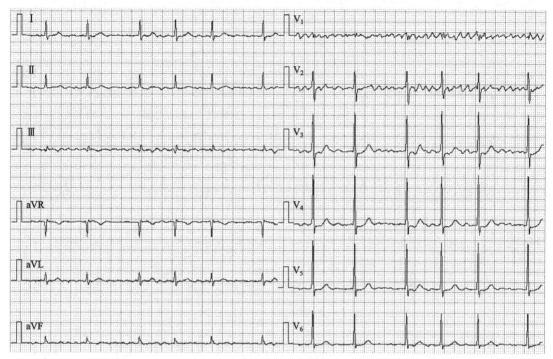

图 1-6-26　心房颤动

窦性 P 波消失，由大小、形态、振幅不一致的 f 波取代，心房率＞350 次/分，

RR 间期绝对不齐，QRS 波呈室上性，平均心室率 69 次/分

3. 交界性心动过速　交界区细胞具有自律功能，是窦房结以下的次级节律点，它本身的节律应在 40～60 次/分，超过了这个频率就称之为交界性心动过速（junctional tachycardia，JT），心率多在 100 次/分以上。

4. 阵发性室上性心动过速（paroxysmal supraventricular tachycardia，PSVT）　是起源于希氏束或希氏束以上的突发突止的心动过速，是快速型心律失常的主要类型。根据室上性心动过速的起源位置，在不伴有束支传导阻滞及旁路前传的情况下，均为窄 QRS 波心动过速，频率多在 160～250 次/分，节律快而规则。广义的阵发性室上性心动过速包括房室折返性心动过速、房室结折返性心动过速、交界性心动过速、异位房性心动过速等。

（1）房室结折返性室上性心动过速（atrioventricular nodal reentrant tachycardia，AVNRT）：是 PSVT 常见的一种形式，约占 50%，心率为 100～280 次/分，平均 170 次/分。典型的 AVNRT 几乎都是由房性期前收缩诱发，房性期前收缩引起一个长 PR 间期，并诱发心动过速，提示房室结双径路。P 波与 QRS 波群常呈以下三种位置关系：①P 波有时出现较早，致下壁导联呈现假性 Q 波表现。②心房激动波恰好融合在 QRS 波内，心电图上不能识别。③P 波出现较晚，心电图表现为 QRS 波群终末轻度扭曲，或出现假 r′ 波或假 s 波（图 1-6-27A、图 1-6-27B）。

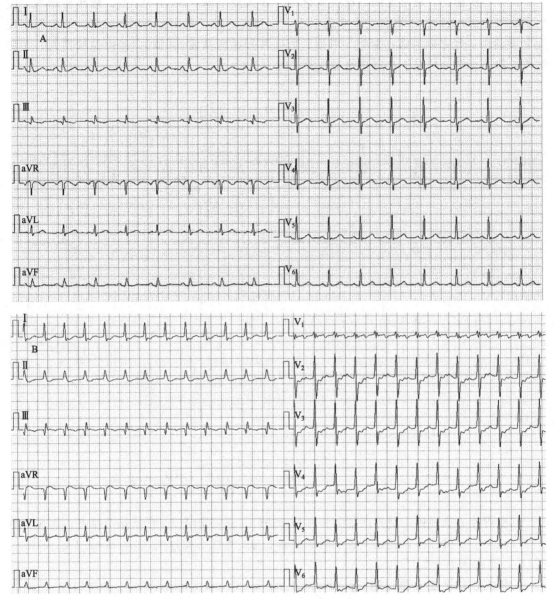

图 1-6-27　正常窦性节律心电图（A）和室上性心动过速发作心电图（B）

在患者心悸时记录心电图 B，未见窦性 P 波，可见室上性 QRS 波快速匀齐发生，频率约 160 次/分，P′波在 V_1 及 V_6 导联分别形成假性 r′波或假性 s 波，Ⅰ、Ⅱ、V_2～V_6 导联 ST 段水平型压低 0.05～0.20mV，Ⅰ、Ⅱ、aVL、V_2～V_6 导联 T 波双向

（2）房室折返性心动过速（atrioventricular reentrant tachycardia，AVRT）：是由旁路前传或者逆传，并且心房、心室及正常房室传导系统均参与形成的一种 PSVT。大多数 AVRT 也是由一次房性期前收缩诱发，但与 AVNRT 不同，AVRT 发作时，P 波与 QRS 波群的关系固定，旁路逆传引起的心房激动必须在心室激动后，故 P 波跟在 QRS 波群后面，RP 间期通常短于 PR 间期，即 RP/PR＜1。同时，RP 间期始终固定不变。

5. 室性心动过速（ventricular tachycardia）　属于宽 QRS 波心动过速类型，心电图表现为：①频率多在 140～200 次/分，节律可稍不齐；②QRS 波宽大畸形，时限通常＞0.12s；③如能发现 P 波，并且 P 波频率慢于 QRS 波频率，PR 无固定关系（房室分离），则可明确诊断；④偶尔可见室上性激动夺获心室或发生室性融合波，也支持室性心动过速的诊断（图1-6-28）。

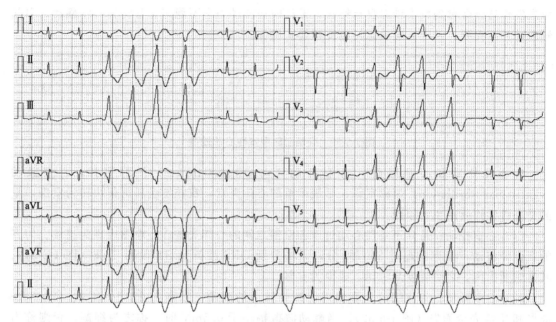

图 1-6-28　阵发性室性心动过速

窦性 P 波顺序发生，PP 间距匀齐，可见提前的宽 QRS 波连续发生 3 次以上，即时心率约 125 次/分，R′R′间期略有不齐

（1）双向性室性心动过速（bidirectional ventricular tachycardia，BVT）：是一种比较少见的室性心动过速的特殊类型。心电图特征为：宽 QRS 波心动过速，QRS 波群的主波方向在部分导联出现上、下交替改变，额面电轴交替左偏或者右偏，胸前导联常呈左右束支传导阻滞图形交替变化，或电压交替改变，心室率多为 140～180 次/分（图 1-6-29）。此类型心动过速除常见于洋地黄中毒之外，还可见于儿茶酚胺敏感性多形性室性心动过速等患者。

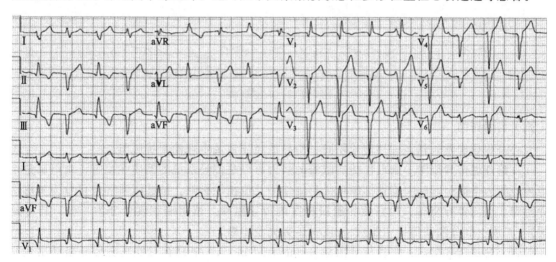

图 1-6-29　双向性室性心动过速

男性患者，54 岁。急性心力衰竭、洋地黄中毒，心电图显示规则的
宽 QRS 波心动过速呈 RBBB 型，心电轴交替左偏与右偏。可见房室分离

（2）尖端扭转型室性心动过速（torsade de pointes，TDP）：此类心动过速是一种严重

的室性心律失常，是多形性室性心动过速的一种。发作时可见一系列增宽变形的 QRS 波群，以每 3～10 个心搏围绕基线不断扭转其主波的正负方向，常伴有 QT 间期延长（图 1-6-30）。每次发作持续数秒到数十秒而自行终止，发作时血流动力学不稳定，常转为心室颤动，引起晕厥，甚至猝死。发现后应紧急行电复律终止发作。

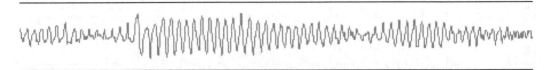

图 1-6-30　尖端扭转型室性心动过速

6. 心室扑动和心室颤动　心室扑动（ventricular flutter）简称室扑，心室颤动（ventricular fibrillation）简称室颤，是最严重的心律失常，室扑发生后可很快转为室颤，室颤是心脏性猝死的主要原因。

（1）心室扑动：是介于室性心动过速和室颤之间的心律失常。心电图表现为连续、匀齐的正弦样波动，频率常超过 200 次/分，无法分别 QRS 波群及 ST 段和 T 波（图 1-6-31）。其常短暂出现，之后或恢复窦律，或变为室颤。

（2）心室颤动：为连续的、不规则但振幅较小的波动，频率为 250～500 次/分，QRS 波群和 T 波完全消失（图 1-6-32）。当颤动波振幅小于 0.5mV 时，称之为细颤，否则称为粗颤。室颤发作之初，颤动波振幅较大，以后振幅逐渐减小，如不能立即终止，患者很快会出现脑缺氧、意识丧失、呼吸停止甚至死亡。

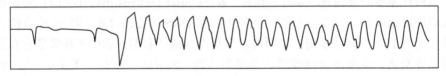

图 1-6-31　心室扑动

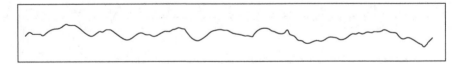

图 1-6-32　心室颤动

（五）传导异常

心脏传导异常包括病理性传导阻滞、传导途径异常及生理性干扰脱节。

1. 病理性传导阻滞　病理性传导阻滞的病因可以是传导系统的器质性损害，也可以是迷走神经张力增高引起的功能性抑制或是药物作用及位相性影响。按其阻滞部位可分为窦房传导阻滞、房内传导阻滞、房室传导阻滞和室内传导阻滞。按阻滞程度可分为一度（传导延缓）、二度（部分激动传导中断）、三度（传导完全中断）。

（1）窦房传导阻滞：窦房传导阻滞（sinoatrial block）中只有二度窦房传导阻滞出现心房波和心室波脱漏才能被诊断。当窦房传导时间逐渐延长，直至一次窦房结激动无法下传心房时，心电图表现为 PP 间期逐渐缩短，呈文氏现象，此后出现一次 P 波脱漏呈现 PP 间期明显延长，长 PP 小于 2 倍的基础 PP 间期，称为二度 I 型窦房传导阻滞（图 1-6-33），每次脱漏后的长 PP 间期相对固定，注意与窦性心律不齐相鉴别。当规律的 PP 间期中突然出现一个长 PP 间期，长 PP 间期等于基础 PP 间期的整倍数，称为二度Ⅱ型窦房传导阻滞（图 1-6-34）。

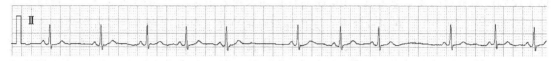

图 1-6-33　二度Ⅰ型窦房传导阻滞

Ⅱ导联连续记录见窦性 PP 间距逐渐缩短，直至出现一次长 PP 间距，呈"渐短-突长"的规律，
长 PP 间距小于任何 PP 间期的 2 倍，长间歇之前的 PP 间距最短

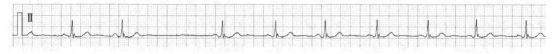

图 1-6-34　二度Ⅱ型窦房传导阻滞

Ⅱ导联连续记录可见突然延长的窦性 PP 间距，呈"等长-突长"的规律，长 PP 间距等于短 PP 间距的 2 倍

（2）房内传导阻滞：心房的优势传导通路连接窦房结与房室结，同时又有房间束（Bachmann 束）使激动从右心房传至左心房，当结间束和（或）房间束发生传导障碍时，称为房内传导阻滞（intra-atrial block）。房内传导阻滞一般不产生心律不齐，并以不完全性房内传导阻滞多见。心电图表现为 P 波时限增宽≥0.12s，出现双峰，峰距≥0.04s，与左心房异常的心电图表现相似。完全性房内阻滞较少见，其产生原因是局部心房肌周围形成传入、传出阻滞，引起心房分离。心电图表现为：心电图上出现两种不相关的心房波，如一个窦性 P 波和一个异位 P′波，互不影响，自成节律。

（3）房室传导阻滞（atrioventricular block，AVB）：是临床上常见的心脏传导阻滞类型。通常通过分析 P 波与 QRS 波群的关系，来判断阻滞程度。

①一度房室传导阻滞：心电图表现为 PR 间期延长。在成人，PR 间期＞0.20s，即可诊断。PR 间期可随年龄、心率的变化而变化，故成人和儿童的诊断标准略有不同。

②二度房室传导阻滞：心电图表现为部分 P 波后 QRS 波脱漏，分为两型：①二度Ⅰ型房室传导阻滞，可见 PR 间期逐渐延长，直至一次 P 波后 QRS 波群脱漏，脱漏后的 PR 间期恢复正常，然后又逐渐延长直至 P 波后 QRS 波脱漏，这种周而复始出现的逐渐延长的规律，被称为文氏现象（Wenckebach phenomenon）（图 1-6-35）；②二度Ⅱ型房室传导阻滞，表现为 PR 间期恒定，部分 P 波后无 QRS 波群（图 1-6-36）。

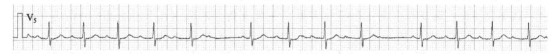

图 1-6-35　二度Ⅰ型房室传导阻滞

窦性 P 波匀齐，可见 PR 间期逐渐延长，并见 P 波后脱漏 1 次 QRS 波

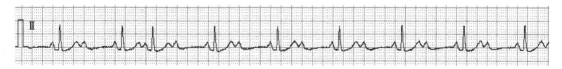

图 1-6-36　二度Ⅱ型房室传导阻滞

窦性 P 波顺序发生，PP 间距匀齐，PR 间期固定，并见 P 波后脱漏 QRS 波群，QRS 波呈室上性，
长 RR 间期等于 2 倍短 PP 间距，房室呈 2∶1 或 3∶2 传导

③ 2∶1房室传导阻滞：室上性激动每间隔一次才能下传，即呈2∶1比例传导时，为2∶1房室传导阻滞，既可以是Ⅰ型阻滞，也可以是Ⅱ型阻滞。在2∶1房室传导阻滞时，有助于区别两种类型的鉴别要点是：PR间期延长和不伴有束支传导阻滞的是二度Ⅰ型房室传导阻滞的特征，而PR间期正常伴有束支传导阻滞的则是二度Ⅱ型房室传导阻滞的特征。

④ 高度房室传导阻滞：是代表偶发的或交替脱落的心室激动和完全性阻滞的一个中间阶段。在"合适"的心房率（一般≤135次/分）时，有2次或2次以上的连续P波不能下传，并且是由阻滞引起而非干扰所致时，高度房室传导阻滞的诊断可以成立。

⑤ 三度房室传导阻滞：又称完全性房室传导阻滞。心电图表现为：心房P波按序发生，与其无关的QRS波群缓慢匀齐发生（图1-6-37）。心房率往往较快，心室率较慢，如果是交界性逸搏心律则QRS波群形态正常，频率一般为40～60次/分，如果是室性逸搏心律则QRS波群宽大畸形，频率一般为20～40次/分。一般以交界性逸搏心律较常见，如果出现室性逸搏心律，往往提示阻滞部位较低。

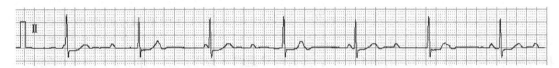

图1-6-37　窦性心律、三度房室传导阻滞、交界性逸搏心律
窦性P波顺序发生，PP间距匀齐，P波无论位于何时段均未能下传心室，
QRS波呈室上性，缓慢匀齐，RR间期1400ms，频率43次/分

（4）室内传导阻滞（intraventricular block）：指希氏束以下的室内传导系统或心室肌发生传导障碍，即在左、右束支分支，浦肯野纤维及心室肌，发生前向传导延缓或中断。

知识链接 ▶▶

希氏束传导进入心室后，在室间隔上方分为右束支和左束支，分别支配右心室和左心室。左束支又分为左前分支和左后分支，两分支可以分别发生传导障碍。束支和分支的末梢纤维组成浦肯野纤维网，浦肯野纤维网又和心室肌连接。

① 右束支传导阻滞：右束支为希氏束的延续，约50mm，直径1mm，主要由前降支供血，其不应期比左束支长，发生阻滞较多见。右束支传导阻滞（right bundle branch block，RBBB）时，心室除极仍始于间隔部，故QRS波群前半部接近正常，主要表现为后半部QRS波群时限增加，形态改变。完全性右束支发生传导阻滞时，心电图（图1-6-38）表现如下：a.QRS波群时限≥0.12s；b.右胸导联QRS波群呈rSr′、rsR′、rSR′型，R′或r′通常高于r或R波；c.Ⅰ、V_5、V_6导联S波增宽，时限≥0.04s；d.V_5、V_6导联R波时限正常，V_1导联呈R型无挫折时，R波时限＞0.05s。若QRS波群形态和完全性右束支传导阻滞相似，QRS波时限＞0.11s，而＜0.12s，诊断为不完全性右束支传导阻滞。

② 左束支传导阻滞：左束支传导阻滞（left bundle branch block，LBBB）多由器质性病变所致。完全性左束支传导阻滞时，心电图表现（图1-6-39）如下：a.QRS波群时限≥0.12s；b.Ⅰ、aVL、V_5、V_6导联可记录到宽阔而有切迹或顿挫的R波，偶见V_5、V_6导联呈RS型而取代了QRS波群移形；c.Ⅰ、V_5、V_6导联起始无q波，V_5、V_6导联R波

>0.06s；d. ST 段与 T 波方向通常与 QRS 波群主波方向相反。若 QRS 波群时限>0.11s，而<0.12s 时，诊断为不完全性左束支传导阻滞。

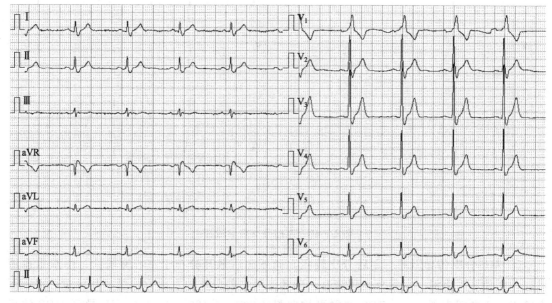

图 1-6-38　右束支传导阻滞

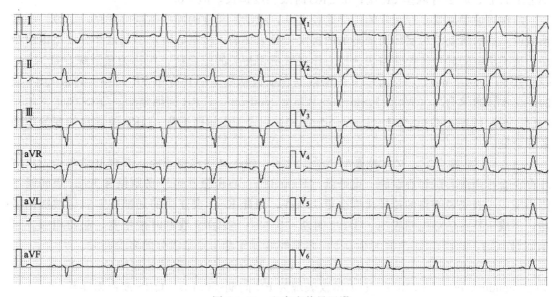

图 1-6-39　左束支传导阻滞

③ 左前分支传导阻滞：左前分支细长，支配左心室左前上方，主要由左前降支供血。左前分支阻滞（left anterior fascicular block，LAFB）时，激动沿左后分支下传，心室后下壁先除极，心室前上壁后除极。心电图表现（图 1-6-40）为：a. QRS 波群平均向量−45°～−90°；b. Ⅰ、aVL 导联可见起始 q 波；c. aVL 导联 R 波时限≥0.045s；d. QRS 时限延长，但<0.12s。

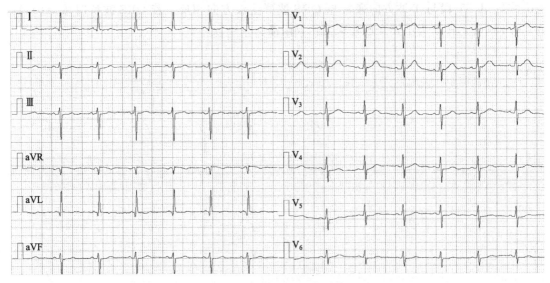

图 1-6-40　左前分支传导阻滞

　　④ 左后分支传导阻滞：左后分支较粗，向下向后散开分布于左心室隔面，由双重血液供应，因而不易阻滞。左后分支阻滞时，激动先沿左前分支向左前方除极，其后左心室后下方除极。心电图表现为：a. QRS 波群平均向量＋90°～＋180°；b. Ⅰ、aVL 导联 QRS 波呈 rS 型；c. Ⅲ、aVF 导联呈 qR 型；d. QRS 时限轻度延长，但＜0.12s。

　　2. 传导途径异常　在正常的传导途径之外，激动沿其他的异常途径（旁路）下传。心室预激就是心房激动沿房室环周围附加的房室传导束提前下传至心室，引起该部分心室提前激动。这类房室间异常传导并与快速型心律失常密切相关的综合征，统称为预激综合征（pre-excitation syndrome）。临床上广义的预激综合征包括心电图具有短 PR 间期、异常 QRS 波的经典型预激综合征（Wolff-Parkinson-White syndrome）；PR 间期缩短、QRS 波正常的短 PR 综合征（Lown-Ganong-Levine syndrome）；以及 PR 间期正常、QRS 波异常的变异型预激综合征。

　　（1）WPW 综合征：又称经典型预激综合征，属于显性房室旁路。其解剖学基础为房室环存在直接连接心房和心室的一束纤维（Kent 束）。心房激动可沿房室结和 Kent 束同时下传心室，一般来说旁路的传导速度会更快一些，因此 Kent 束连接的局部心室肌可被提前激动，形成了特殊的心电图表现：①PR 间期＜0.12s；②QRS 波群时限增宽，起始粗顿，可见 Δ 波（图 1-6-41）。Δ 波的大小及 PR 间期的缩短程度与预激成分的多少有关。

　　（2）LGL 综合征：又称短 PR 综合征。最常见的机制为房室结加速传导（enhanced AV nodal conduction，EAVNC）。心电图仅表现为 PR 间期＜0.12s，QRS 波群无异常。

　　（3）Mahaim 型预激综合征：该型心室预激形成的解剖学基础为右房束支，即起源于三尖瓣环上方右心房侧壁，并与右束支末梢相连，该连接纤维具有递减传递的特点，此类旁路只有前传功能，没有逆传功能。心电图表现为：PR 间期正常或稍有延长，QRS 波群增宽，起始粗顿，可见 Δ 波。Mahaim 型旁路可以引发宽 QRS 波心动过速并呈左束支传导阻滞图形。

　　3. 干扰与脱节　QRS 波后跟随一段复极的时间，与心肌细胞的动作电位时程相一致。这就意味着心肌细胞在每次激动后都会有一段不应期，当下次激动刚好落在心肌细胞的不应期时，不能使心肌细胞再次除极，由这一细胞生理特性所导致的传导延迟或中断，称之为干

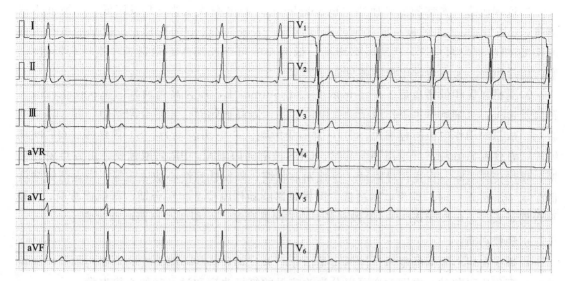

图 1-6-41　WPW 综合征的心电图表现
PR 间期小于 0.12s，QRS 波群时限增宽，起始粗顿，可见 Δ 波

扰（interference）。干扰现象可以发生在心脏的各个部位，最常见的部位是房室交界区。3次及以上的干扰连续发生称之为干扰性房室脱节（interference atrioventricular dissociation）。

四、电解质紊乱和药物影响

（一）电解质紊乱

电解质紊乱（electrolytes disturbance）是指血清电解质浓度增高或者降低。血清电解质水平会影响动作电位中各种离子通道的活性，影响心肌的除极与复极，并反映在心电图上。

1. 高钾血症　正常血清钾浓度为 3.5～5.5mmol/L，当血清钾浓度＞5.5mmol/L 时称为高钾血症（hyperkalemia），心电图上即可出现改变。最常见的心电图表现为：血清钾浓度＞5.5mmol/L 时，QT 间期缩短、T 波高尖、基底部变窄；血清钾浓度进一步升高＞6.5mmol/L 时，QRS 波群增宽，PR 间期及 QT 间期延长，R 波振幅降低、S 波加深，ST-T 压低；当血清钾浓度＞7mmol/L，QRS 波群进一步增宽，PR 间期及 QT 间期进一步延长，P波振幅增宽，振幅降低，甚至消失，称之为"窦室传导"（sino-ventricular conduction）。高钾血症的最后阶段，宽大的 QRS 波群与 T 波融合呈正弦波（图 1-6-42）。高钾血症可引起室性心动过速、心室扑动或颤动，甚至心搏骤停。

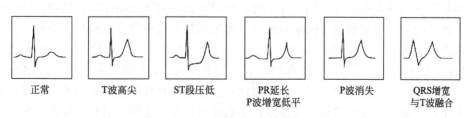

| 正常 | T波高尖 | ST段压低 | PR延长
P波增宽低平 | P波消失 | QRS增宽
与T波融合 |

图 1-6-42　高钾血症时的心电图改变

2. 低钾血症　典型的低钾血症（hypokalemia）心电图改变为 ST 段压低，T 波低平或倒置，u 波增高，QT 间期一般正常或轻度延长，表现为 QT-u 间期延长。明显的低钾血症可使 QRS 波群时限延长，P 波振幅增高。低钾血症可引起房性心动过速、室性心动过速、室内传导阻滞、房室传导阻滞等各种心律失常。

3. 高钙血症和低钙血症　血清钙浓度大于 3mmol/L，即为高钙血症（hypercalcemia）。钙离子进入心肌细胞后主要作用于动作电位 2 相，当高血钙时 2 相平台期缩短，而 3 相未受影响，故总的动作电位时程缩短，但 T 波不受影响。心电图表现为：ST 段缩短，QT 间期缩短，常伴明显 u 波。严重高钙血症时，QRS 波群时限增宽，PR 间期延长，可发生窦性停搏、窦房传导阻滞、房室传导阻滞、室性期前收缩、阵发性室性心动过速等。当血清钙浓度低于 1.75mmol/L 时，即为血钙过低。同样是影响动作电位 2 相平台期，低钙血症时，2 相平台期延长。心电图表现为：ST 段延长，QT 间期延长。一般很少出现心律失常。

（二）药物影响

1. 洋地黄对心电图的影响　洋地黄是治疗心力衰竭和某些心律失常的重要药物。洋地黄的电生理作用引起的心电图改变可以分为治疗量的复极改变和过量时的心律失常。

① 洋地黄效应：洋地黄直接作用于心室肌，使动作电位的 2 相平台期缩短，并减少 3 相的斜率，因而动作电位时程缩短。心电图特异性表现为：ST 段下垂呈"鱼钩"样改变（图 1-6-43）；T 波低平、双向或倒置；QT 间期缩短。

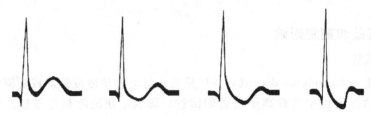

图 1-6-43　洋地黄效应引起的 ST-T 改变

随着洋地黄浓度的增加，心电图 ST 段和 T 波逐渐形成特征性（鱼钩样）改变

② 洋地黄中毒：洋地黄中毒可引起各种各样的心律失常，包括激动起源异常、激动传导异常等，其中以期前收缩最常见。常见的心律失常有：频发性及多源性室性期前收缩，严重时可见室性心动过速（特别是双向性心动过速），甚至室颤。交界性心动过速伴房室脱节、房性心动过速伴不同比例的房室传导阻滞也是洋地黄中毒的表现。洋地黄中毒还可出现房室传导阻滞，当出现二度和三度房室传导阻滞时，则是洋地黄严重中毒的表现。另外也可以发生窦性停搏或窦房传导阻滞、心房扑动、心房颤动等。

2. 奎尼丁对心电图的影响　奎尼丁属于 I_A 类抗心律失常药物，对心肌的电生理效应主要是中等程度地减慢动作电位 0 相上升速度，从而延长不应期及动作电位时程，抑制异常的自律性，减慢心房、心室肌及希氏束的传导，通过延长不应期降低应激性。奎尼丁治疗剂量时，心电图的表现为：①QT 间期延长；②T 波低平或倒置；③u 波增高；④P 波稍宽可有切迹，PR 间期稍延长。当奎尼丁中毒时，心电图表现为：QT 间期明显延长；QRS 时限明显延长；各种程度的房室传导阻滞，以及窦性心动过缓、窦性停搏或窦房传导阻滞；各种室性心律失常，严重时可发生尖端扭转型室性心动过速，甚至室颤，引起晕厥或猝死，即所谓的奎尼丁晕厥。

第四节 ⟩ 心电图的分析方法及临床应用

一、心电图的分析方法

心电图的分析，主要是测量从 P 波开始到 T 波结束之间的各波段参数，再从 P 波/QRS 波的形态变化以及 P 波与 QRS 波相关性判断节律的起源与传导。心电图的自动分析技术应该算得上人工智能的雏形。国际公认的排名前三位的心电图自动分析系统分别是通用公司的 GE 12SL 自动分析系统、飞利浦公司的 DXL 自动分析系统和格拉斯哥大学研究团队开发的自动分析算法。美国 ACC 协会将心电图诊断分为以下三个类型。

A 型：说明解剖学的损伤或病理生理状态，如肥大、梗死、缺血、肺部疾病、药物和代谢作用。这类诊断可以通过心电图以外的证据来证实。

B 型：说明心脏电生理功能状态，如心律失常和传导障碍。这类诊断可以通过心电图本身及心内电生理来证实。

C 型：单纯描述心电图特征，如非特异性 ST-T 变化、心电轴偏移等。这类诊断应用其他方法难以验证，目前以医生判断为准。

（一）操作的规范化

心电图的正确诊断首先依赖于一份采样准确无误的原始资料，所以在实际工作中强调操作的规范化非常重要。

1.环境要求

（1）室温要保持在 18℃以上，避免受检者因寒冷产生肌电干扰。

（2）检查床宽度要大于 80cm，避免过窄使患者肢体紧张产生肌电干扰。

（3）使用交流电源的心电图机应接好地线。

（4）心电图的电源线尽可能远离检查床和导线电缆，床边不要放置其它电器，并避免电源线相互穿行。

2.受检者准备

（1）对初次接受心电图检查者应事先做好解释工作，消除患者紧张情绪。

（2）检查前给患者短暂静卧休息时间，并嘱其放松肢体，平静呼吸。

3.皮肤的处理

（1）电极放置部分应适当清洁，污垢或毛发过多者应预先处理，必要时剃毛。

（2）不能使用生理盐水、酒精或者自来水代替导电膏，会引起皮肤接触阻抗增大、极化电位不稳定等导致基线漂移或其他偏差。

4.电极的安放

（1）严格按照国际统一标准安放 12 导联心电图电极。

（2）描记后壁导联时，应嘱患者仰卧而非侧卧位描记。

（3）不要将左右下肢电极都接在同一侧下肢，会降低右下肢反驱动电路对交流电干扰的抑制作用。

（二）测量的标准化

由于数字化采集、自动测量和电子标尺的应用，参数测量准确性大大提高。具体的测量方法前文中已详述，但是仍需要注意以下问题。

1. 基础参数的测量　心律不齐时，如果房室传导一致，则统计 6s 内的心搏数乘以 10 或者 10s 内的心搏数乘以 6，得出平均心室率；如果房室传导不一致，那么分别记录心房率和心室率，心室率的计算方法同前。

2. 振幅测量　P 波及 QRS 波群振幅的测量分别以 P 波或 QRS 波起始前的水平线作为测量起点。

3. 参考水平线 ST 段偏移程度的测量　则计算在 J 点后 60~80ms 处的 ST 段与经过 QRS 波起始的水平线之间的垂直距离。

4. 时间的测量　只测量某一个导联最宽的 P 波或 QRS 波的时限并不能精确反映真实的除极时间，因此，多导联同步心电图记录中，对于各波段时间测量规定如下：

（1）P 波/QRS 波时限：从 12 导联同步记录中最早的 P 波/QRS 波起点测量至最晚的 P 波/QRS 波终点。

（2）PR 间期：12 导联同步心电图记录中最早的 P 波起点至最早的 QRS 波起点。

（3）QT 间期：12 导联同步心电图记录中最早的 QRS 波起点至最晚的 T 波终点。

**5. 除特殊要求外，振幅测量单位统一用毫伏（mV）表示；时间测量单位统一用毫秒（ms）或者秒（s）表示。

二、临床应用

（一）在临床诊断中的应用

1. 解剖与形态学诊断　如单侧或双侧心房/心室的扩张或者肥厚。因为心脏在胸腔中的位置、呼吸干扰、自主神经张力的变化、心肌缺血以及心肌电活动的传导等因素影响，存在假阳性和假阴性的可能。

2. 病理学及病理生理学诊断　对心肌缺血和心肌梗死的诊断是实验室诊断心肌梗死的基石，对初始治疗有着极其重要的指导作用。电解质失衡、药物作用等在心电图上的特殊表现可以协助临床判断。

3. 心律失常的诊断　心电图对心律失常的诊断无可替代，是诊断心律失常的金标准。

（二）在指导临床治疗中的应用

1. 指导心肌梗死的治疗　AMI 时根据 ST 段抬高与否，来判断是否给予溶栓治疗以及用何种抗凝方案。并根据心电图 ST 段回降的程度以及出现再灌注心律失常来判断再灌注治疗是否成功。

2. 指导和监测抗心律失常药物的使用　根据心电图上各波段如 PR 间期、QRS 波时限、QT 间期等的变化以及心律失常的增减，判断和调整用药剂量。

3. 射频消融的术前准备和术后随访　通过心电图心动过速发作时的特征，基本上可以区分 AVNRT 和 AVRT 等心律失常性质，并初步判断室性期前收缩起源、心室预激旁路定位等，从而缩短射频消融时间。

4. 了解心脏起搏器及 ICD 的工作情况　通过体表心电图即可判断起搏器起搏或感知功能是否良好。

（三）在临床预测、判断预后及危险分层中的应用

1. 房颤的预测　P 波时限、房间传导阻滞、P 波离散度等，均可预测房颤发生的危险度。

2. 室颤的预测　心率变异性、压力反射敏感性试验及 T 波电交替以定量分析自主神经功能状态，从而用于预测室颤发生危险度。此外，QT 间期离散度、心室晚电位等也有助于预测患者发生室颤的危险度分层。

小结

　　本章主要介绍了临床心电学的基础知识，包括心电图产生的原理、心电图的导联体系、心电图的检查操作和分析测量、正常心电图波形特点以及临床常见异常心电图的表现。重点内容包括正常心电图波形特点，快速型心律失常、缓慢型心律失常、心肌缺血和心肌梗死等临床常见异常心电图的表现。难点是起源异常和传导异常所致的心律失常分析及诊断。同学们在学习时应抓住重点和难点，采用多看图、分组讨论等学习实践方法，注意对常见心律失常心电图特征性表现等知识点的复习和巩固。

（刘鸣　焦锦玉）

思考与练习

单选题

1.关于室性早搏的心电图特点不正确的是（　　）

A.提前出现的宽大 QRS 波　　　　　　　　　B.宽大 QRS 波前无 P 波

C.其 T 波方向与 QRS 主波方向相反　　　　　D.代偿间期不完全

2.致命性的心律失常是（　　）

A.房颤　　　　　　B.室性早搏　　　　　　C.房性早搏　　　　　　D.室颤

3.不是二度Ⅰ型房室阻滞的文氏现象心电图特征的是（　　）

A.PR 间期进行性延长　　　　　　　　　　　B.RR 间距进行性缩短

C.固定的房室 3∶1 传导　　　　　　　　　　D.有 QRS 波脱漏

4.急性心肌梗死最典型的心电图改变是（　　）

A.Q 波的时限≥0.03s，幅度≥同导联 R 波的 1/4

B.T 波深倒置

C.病理性 Q 波，ST 段弓背向上抬高伴 T 波倒置

D.ST 段缺血下移≥0.2mV，T 波倒置

第七章
心血管疾病的用药与护理

学习目标

第一节 抗心力衰竭药物临床应用及观察

心力衰竭（heart failure，HF）是指在静脉回流正常的情况下，由于原发的心脏损害引起心排血量减少，不能满足组织代谢需要的一种综合征。临床上以肺循环和（或）体循环淤血以及组织血液灌注不足为主要特征，又称充血性心力衰竭（congestive heart failure，CHF）。主要临床表现为呼吸困难、乏力和体液潴留，由于心脏受损的病因、部位、程度和功能等不尽相同，故可将心力衰竭分为急性心力衰竭和慢性心力衰竭。

抗心力衰竭药物主要分为以下几类。

1. 利尿药 呋塞米、氢氯噻嗪等。

2. 肾素-血管紧张素-醛固酮系统（RASS）抑制药

① 血管紧张素转换酶抑制药：卡托普利、依那普利等。

② 血管紧张素Ⅱ受体阻断药：氯沙坦等。

③ 醛固酮拮抗药：螺内酯等。

3. β肾上腺素受体阻断药　卡维地尔、美托洛尔、比索洛尔等。

4. 强心苷类　地高辛、去乙酰毛花苷、毒毛花苷 K 等。

5. 其他类　扩血管药、钙通道阻滞药、非苷类正性肌力药。

一、利尿药

利尿药是治疗 CHF 的基础药物，适用于体液潴留的 CHF 患者。目前仍作为一线药物用于各种心力衰竭的治疗。使用排钾利尿药应注意补钾或与保钾利尿药合用。主要药物有呋塞米（furosemide）、氢氯噻嗪（hydrochlorothiazide）、托拉塞米（torasemide）等。

呋塞米（furosemide）

【药理作用】

1. 利尿作用

① 抑制髓袢升支粗段皮质部和髓质部的 Na^+-K^+-$2Cl^-$ 同向转运系统。

② 降低了肾脏的稀释功能和浓缩功能。

③ 起效快，作用强，维持时间短。

④ 使尿中 Na^+、Cl^-、Ca^{2+}、K^+、Mg^{2+}、HCO_3^- 的排出增多。

2. 扩血管作用

① 扩张肾血管，增加肾血流量。

② 扩张全身静脉，降低前负荷和肺楔压。

【适应证】

治疗严重水肿、急性肺水肿、脑水肿、充血性心力衰竭、急性肾功能衰竭，促进毒物排泄及治疗高钙血症、高钾血症及抗利尿激素分泌过多症等。

【不良反应】

1. 水与电解质紊乱　表现为低血容量、低血钾、低血钠、低血镁、低氯性碱血症等，低血钾症最为常见。当低血钾与低血镁同时存在时，应纠正低血镁。

2. 耳毒性　肾功能不全或同时与其他有耳毒性的药物如氨基糖苷类抗生素等合用时更易发生耳毒性。

3. 胃肠道反应　宜饭后服用。

4. 其他　过敏反应、高尿酸血症。严重肝、肾功能不全者及孕妇慎用。

【护理注意事项】

1. 用药前　①应询问患者是否对该药有过敏史或对磺胺药和噻嗪类利尿药有过敏史，如有，应建议医生慎用该药；②应清楚患者是否正在应用强心苷类药物或是否有室性心律失常，是否正在应用氨基糖苷类抗生素以及其它有耳毒性的药物；③应清楚患者是否怀孕，如怀孕，尤其是妊娠前 3 个月应尽量避免应用；④应清楚低钾血症、低氯血症、低氯性碱中毒、低钠血症、低钙血症的早期临床症状；⑤合理确定给药时间，如果病情允许，尽量避开患者正常睡眠时间，以保障患者睡眠不受干扰；⑥提醒患者及家属本药利尿作用迅速、强大，事先做好排便准备，以免遗尿；⑦嘱咐患者用药期间多食含钾丰富的食物如香蕉、鱼、肉等。

2. 用药期间　①遵医嘱用药；②应严密监测患者的电解质、血压、脉搏，详细记录进出机体的液体量，能及时发现患者水与电解质紊乱的早期症状，并及时采取纠正措施；③对于同时应用强心苷类药物的患者，更应严密监测血钾水平和心律；④注意观察患者听力方面的变化，尤其当患者同时应用氨基糖苷类抗生素以及其它有耳毒性的药物时。

氢氯噻嗪（hydrochlorothiazide）

【药理作用】

1. 利尿作用　①抑制远曲小管近端 Na^+-Cl^- 共同转运系统；②作用温和、持久；③Na^+、Cl^-、K^+、HCO_3^- 排泄增多，Ca^{2+} 排泄减少。

2. 抗利尿作用　能明显减少尿崩症患者的尿量及口渴症状。

3. 降压作用　具有温和而持久的降压作用。

【适应证】

1. 水肿　用于各种原因引起的水肿。

2. 高血压病　本药作为基础降压药之一，多与其他降压药合用，可加强其他降压药效果，减少用药剂量，减少副作用。

【不良反应及护理注意事项】

1. 电解质紊乱　如低钾血症、低钠血症、低镁血症、低氯性碱血症等。以低钾血症最为常见，可诱发肝性脑病昏迷和强心苷中毒。

2. 高尿酸血症　痛风患者慎用。

3. 代谢变化　可导致高血糖、高血脂。

4. 其他　与磺胺类有交叉过敏反应。

二、肾素-血管紧张素-醛固酮（RAAS）系统抑制药

（一）血管紧张素转换酶（ACE）抑制药

临床用于各种原因引起的 CHF，是治疗 CHF 的基础药，所有 CHF 患者均需长期应用。主要药物有卡托普利（captopril）、贝那普利（benazepril）、培哚普利（perindopril）、雷米普利（ramipril）、福辛普利（fosinopril）、咪达普利（imidapril）等。

卡托普利（captropril）

【药理作用】

抑制血管紧张素（ACE）I 转化酶活性，减少血管紧张素 II（Ang II）的生成及醛固酮分泌，从而降低血压；抑制缓激肽的降解，抑制心室和血管的重构。

【适应证】

适用于轻、中、重度高血压，尤其是合并糖尿病、心力衰竭、心室重构等疾病的高血压患者。

【不良反应及护理注意事项】

1.低血压、咳嗽（干咳）、高钾血症。

2.低血糖、中性粒细胞减少、血管神经性水肿、胎儿畸形等；久用可致血锌降低而引起皮疹、脱发及味觉和嗅觉的缺失；双侧肾动脉狭窄患者使用后可加重肾损害。

3.妊娠期、双侧肾动脉狭窄等患者禁用。

4.食物影响本药的吸收，宜空腹给药。

（二）血管紧张素Ⅱ受体（AT$_1$）阻断药

不能耐受 ACE 抑制药的患者、使用 ACE 抑制药或肾上腺素受体阻断药后仍有症状的患者，推荐使用本类药。主要药物有氯沙坦（losartan）、缬沙坦（valsartan）、厄贝沙坦（irbesartan）、坎地沙坦（candesartan）等。

氯沙坦（losartan）

【药理作用】

选择性血管紧张素Ⅱ受体亚型 1（AT$_1$）阻断药，阻断血管紧张素Ⅱ（Ang Ⅱ）的作用，降低血压；只阻断 AT$_1$ 受体效应，不影响 AT$_2$、AT$_3$、AT$_4$ 受体，不影响缓激肽系统，不引起咳嗽。

【适应证】

轻、中、重度高血压，长期应用可逆转心血管重构。

【不良反应及护理注意事项】

1.较 ACE 抑制药少，不引起咳嗽及血管神经性水肿等。

2.妊娠期妇女在怀孕中期和后期用药时，可引起正在发育的胎儿损伤，甚至死亡。

3.哺乳期妇女停止哺乳或停用药物。

（三）醛固酮拮抗药

主要用于重度 CHF 患者，醛固酮等抗醛固酮制剂作为保钾利尿药能阻断醛固酮效应，抑制心血管重塑，改善心力衰竭的远期预后。

螺内酯（spironlactone）

【药理作用】

与醛固酮竞争远曲小管和集合管内的醛固酮受体，拮抗醛固酮的排钾保钠作用，促进钠和水的排出，抑制心血管重塑。作用缓慢、温和而持久，利尿作用依赖于醛固酮的存在。

【适应证】

1.用于治疗与醛固酮升高有关的顽固性水肿。

2.慢性心功能不全。

【不良反应及护理注意事项】

1.电解质平衡紊乱　以高钾血症最为常见，用药期间如出现高钾血症，应立即停药。关注患者电解质水平，观察是否有心律失常等表现。近期有肾功能不全、血肌酐升高或高钾血症者不宜使用。

2.胃肠道反应　应于进食时或餐后服药，以减少胃肠道反应，并可能提高本药的生物利用度。

3.其他　①低钠血症；②抗雄激素样作用（乳房增大、月经失调者慎用）；③中枢神经系统表现。

三、β 肾上腺素受体阻断药

β 受体阻断药通过阻断心脏 β 受体、拮抗过量儿茶酚胺对心脏的毒性作用，改善心肌重构，减少肾素释放，抑制 RAAS，上调心肌 β 受体恢复其信号转导能力，改善 β 受体对儿茶酚胺的敏感性。心力衰竭时应用 β 受体阻断药虽有抑制心肌收缩力，加重心功能障碍的可能，但长期应用可以改善 CHF 的症状，降低死亡率。目前已被推荐作为治疗慢性心力衰竭的常规用药。对严重心动过缓、严重左心室功能减退、明显房室传导阻滞、低血压及支气管哮喘者慎用或禁用。主要药物有美托洛尔（酒石酸美托洛尔）、美托洛尔缓释片（琥珀酸美托洛尔）、比索洛尔、卡维地洛。

美托洛尔（metoprolol）

【药理作用】

1. 拮抗交感活性。
2. 抑制 RAAS 的激活。
3. 上调肾上腺素 β 受体。
4. 抗心肌和血管重构。

【适应证】

用于高血压、心绞痛、心肌梗死、肥厚型心肌病、主动脉夹层、心律失常、心房颤动、甲状腺功能亢进症、心脏神经症、慢性心力衰竭、室上性快速型心律失常，预防和治疗急性心肌梗死患者的心肌缺血、快速型心律失常和胸痛。

【不良反应】

可见心率减慢、心脏传导阻滞、血压降低、心力衰竭加重、外周血管痉挛导致的四肢冰冷或脉搏不能触及、雷诺现象、疲乏和眩晕、抑郁、头痛、多梦、失眠、幻觉、恶心、胃痛、便秘、腹泻、气急、关节痛、瘙痒、腹膜后纤维变性、耳聋、眼痛等。

【护理注意事项】

1. 肝脏功能不全、低血压、心功能不全、慢性阻塞性肺疾病者慎用。
2. 心动过缓者，孕妇不宜使用。
3. 嗜铬细胞瘤应先行使用 α 受体拮抗药。
4. 对于要进行全身麻醉的患者，至少在麻醉前 48h 停用。

四、强心苷类药

强心苷是一类具有强心作用的苷类化合物，抑制心肌细胞膜上的强心苷受体 Na^+-K^+-ATP 酶的活性，使细胞内 Na^+ 量增加，K^+ 减少；又通过 Na^+-Ca^{2+} 双向交换机制，导致心肌细胞内 Ca^{2+} 增加，发挥正性肌力作用。

强心苷最严重、最危险的不良反应是心脏反应，约有 50％的病例发生各种类型心律失常。氯化钾是治疗由强心苷中毒所致的快速型心律失常的有效药物，对心律失常严重者还应使用苯妥英钠、利多卡因。胃肠道反应是强心苷最常见的早期中毒症状，视觉异常通常是强心苷中毒的先兆，可作为停药的指征。主要药物有地高辛片、地高辛口服液、去乙酰毛花苷注射液。

地高辛（digoxin）

【药理作用】

1. 正性肌力作用　选择性抑制心肌细胞膜上的 Na^+-K^+-ATP 酶，过量抑制时产生中毒。

① 使心肌收缩敏捷、有力，缩短收缩期，相对延长舒张期。

② 增加衰竭心脏排出量。

③ 降低衰竭心脏的耗氧量。

2. 负性频率作用　由于其正性肌力作用，使衰竭心脏心输出量增加，血流动力学状态改善，消除交感神经张力的反射性增高，并增强迷走神经张力，因而减慢心率。

3. 负性传导作用

4. 对神经及内分泌系统的影响　降低交感神经活性；提高迷走神经的兴奋性；降低 RAAS 活性；抑制去甲肾上腺素释放。

5. 利尿作用　心功能改善后，增加肾血流量；抑制肾小管 Na^+-K^+-ATP 酶，减少钠离子吸收。

6. 对血管的作用　直接收缩血管（非心力衰竭患者）。

7. 影响心肌电生理特性　降低窦房结自律性；提高浦肯野纤维自律性；减慢房室传导；缩短心房不应期；缩短浦肯野纤维不应期。

【适应证】

1. 充血性心力衰竭

① 高血压、先天心脏病、轻度心脏瓣膜疾病。

② 贫血、甲状腺功能亢进、维生素 B_1 缺乏、风湿性心脏病。

2. 心房颤动

3. 心房扑动

4. 阵发性室上性心动过速

【不良反应】

1. 胃肠道反应

2. 中枢神经系统症状（包括黄、绿视症等视觉障碍）

3. 心脏毒性反应　最早出现、最常见的是室性期前收缩；窦性心动过缓（停药指征）；最严重、致命的是心室颤动。

【护理注意事项】

1. 预防　去除中毒诱因。

① 防止低钾血症、低镁血症、高钙血症。

② 排钾利尿药使用时，注意补钾。

③ 肾衰竭、心肌缺氧、代谢障碍等应注意强心苷用量。

④ 补钾，阻止强心苷与酶结合。

2. 治疗心律失常不良反应

① 快速型心律失常：用利多卡因或苯妥英钠治疗。

② 缓慢型心律失常：用阿托品治疗。

③ 严重中毒：用地高辛抗体 Fab 片段作静脉注射抢救。

五、其他抗慢性心功能不全药

（一）血管扩张药

硝酸酯类（nitrate esters）

常用药物包括硝酸甘油、单硝酸异山梨酯。可扩张静脉，减少回心血量，降低心脏前负荷，降低肺楔压，缓解肺淤血及呼吸困难症状，同时选择性舒张心外膜的冠状血管，改善心肌供氧。

适用于冠心病、肺楔压增高的 CHF 患者。

硝普钠（nitroprusside sodium）

扩张小动脉和小静脉，降低心脏前、后负荷。静脉滴注 2min 左右发挥作用，可快速控制症状。

适用于需迅速缓解急性肺水肿的危重病例。

（二）非苷类正性肌力药

多巴酚丁胺（dobutamine）

激动 β_1 受体，增强心脏收缩力，降低外周血管阻力，提高衰竭心脏的排出量。有诱发心律失常和心绞痛的潜在危险，长期应用可产生耐受并增加 CHF 的死亡率。

主要用于使用强心苷效果差的严重左心功能不全、心肌梗死后心功能不全的短期治疗。

米力农（milrinone）

抑制磷酸二酯酶Ⅲ（PDE-Ⅲ），增加细胞内钙离子含量，使心肌收缩力增强、血管扩张。长期应用可引起严重心律失常，甚至缩短生存时间。

主要用于心力衰竭时短暂的支持疗法，特别是对强心苷、利尿药、血管扩张药反应不敏感的 CHF 患者。

（三）新型抗心力衰竭药物

左西孟旦（levosimendan）

【药理作用】

1. 正性肌力作用　以钙离子与心肌肌钙蛋白 C 结合而产生正性肌力作用，可增强心肌收缩力，不影响心室舒张。

2. 血管舒张作用　可通过使 ATP 敏感的 K^+ 通道（K^+-ATP）开放而产生血管舒张作用，使冠状动脉阻力血管和静脉容量血管舒张，改善冠脉的血流供应。

【适应证】

用于经传统治疗（如利尿药、血管紧张素转换酶抑制药、洋地黄类药治疗）疗效不佳，且需增加心肌收缩力的急性失代偿性心力衰竭（ADHF）的短期治疗。

【不良反应】

常见的不良反应有低钾血症、失眠、头晕、心动过速、心力衰竭、心肌缺血、早搏、恶心、便秘、腹泻、呕吐、血红蛋白减少。

【护理注意事项】

临床中最常见的不良反应是头痛、低血压和室性心动过速，用药期间若出现血压或心率的过度变化，应减慢滴速或停药。

重组人脑利钠肽（recombinant human brain natriuretic peptide）

【药理作用】

重组人脑利钠肽又称为新活素，人脑利钠肽是 B 型利钠肽，为人体分泌的一种内源性多肽，在病因诱导下发生心力衰竭后人体应激大量产生的一种补充代偿的机制。

脑利钠肽是肾素-血管紧张素-醛固酮系统（RAAS）的天然拮抗剂，可以拮抗心肌细胞、心纤维原细胞和血管平滑肌细胞内的内皮素，提高肾小球滤过率，增强钠的排泄，减少肾素和醛固酮的分泌，亦抵制后叶加压素及交感神经的保钠保水、升高血压作用，没有正性肌力作用，不增加心肌的耗氧。

【适应证】

用于休息或轻微活动时呼吸困难的急性失代偿性心力衰竭患者的静脉治疗。

【不良反应及护理注意事项】

① 最常见的不良反应为低血压，其它不良反应多表现为头痛、恶心、室速、血肌酐升高等。

② 采用注射方式给药时可能有过敏等反应的发生。

第二节 ➲ 抗心律失常药临床应用及观察

心律失常是指心脏冲动的节律、频率、起源部位、传导速度或激动次序异常。心律失常按发生原理分为冲动形成异常和冲动传导异常，按心律失常发生时心率的快慢分为快速型心律失常和缓慢型心律失常。

心肌细胞电生理特性如下。

1.自律性 自律性细胞可自动除极而发生节律性兴奋。

2.兴奋性 心肌细胞受到刺激后，发生除极和复极，形成动作电位。自律细胞可自动产生兴奋。

3.传导性 心肌细胞的兴奋可传导出去的性质。

4.收缩性 心肌细胞被兴奋后，通过兴奋-收缩偶联，产生收缩。

一、抗心律失常药的分类

1.Ⅰ类 钠通道阻滞药。

Ⅰa类：中度阻断钠通道，如奎尼丁、普鲁卡因胺。

Ⅰb类：轻度阻断钠通道，如利多卡因、美西律。

Ⅰc类：重度阻断钠通道，如普罗帕酮。

2.Ⅱ类 β肾上腺素受体阻断药，如普萘洛尔。

3.Ⅲ类 延长动作电位时程药，如胺碘酮、索他洛尔。

4.Ⅳ类 钙通道阻滞药，如维拉帕米。

5.其他 不属于上述分类而具有抗心律失常作用的药物，如腺苷。

二、常用抗心律失常药

（一）Ⅰ类抗心律失常药

普鲁卡因胺（procaininamide）

普鲁卡因胺为Ⅰa类抗心律失常药，中度（适度）阻滞钠通道。

【药理作用】

1. 降低自律性。
2. 减慢传导。
3. 绝对延长ERP。
4. 较弱的负性肌力作用及血管扩张作用。

【适应证】

广谱抗心律失常药，但对室性心律失常效果最好。临床主要用于室性期前收缩、室性心动过速等室性心律失常的治疗。

【不良反应及护理注意事项】

1. 胃肠道反应、过敏反应。
2. 静脉给药浓度过高可导致低血压、传导阻滞、心力衰竭等，静脉用药速度要慢。
3. 用量过大可引起白细胞减少，长期应用可导致红斑狼疮样综合征（发热、寒战、关节痛、皮肤损害、腹痛等）。
4. 房室传导阻滞、低血压、心力衰竭、肝肾功能不全者慎用。

利多卡因（lidocaine）

利多卡因为Ⅰb类抗心律失常药，轻度阻滞钠通道，可明显促进K^+外流。

【药理作用】

1. **轻度抑制钠离子内流**　降低浦肯野纤维自律性。
2. **明显促进钾离子外流**　相对延长有效不应期。
3. **对传导的影响**　取决于细胞外液钾离子浓度。

【适应证】

1. 治疗室性心律失常，是室性心律失常的首选药之一。
2. 可用于洋地黄类中毒、心脏外科手术及心导管引起的室性心律失常。

【不良反应】

1. **中枢神经系统反应**　如嗜睡、眩晕、听力减退、感觉异常，大剂量可引起局部抽搐或惊厥。
2. **心血管反应**　传导阻滞、血压下降等。
3. **眼震颤**　是中毒信号的表现。

【护理注意事项】

1. 口服有首过效应，故口服无效，常静脉注射或静脉点滴维持疗效。
2. 用于抗心律失常治疗时，50～100mg快速静脉推注，静注后15～30s起作用，无效时

5～10min 重复一次，初见疗效后可 1～4mg/min 静脉泵入维持，每小时剂量不超过 300mg。

普罗帕酮（propafenone）

普罗帕酮为Ⅰc类抗心律失常药，重度阻滞钠通道，可明显抑制 Na^+ 内流。

【药理作用】

1. 明显阻滞 Na^+ 通道。

2. 轻度阻滞钙通道。

3. β受体阻断作用。

4. 局麻作用（口服时舌头有麻木感）。

【适应证】

广谱抗心律失常药，用于室性期前收缩、室上性心动过速、心房纤颤等的治疗。对冠心病、高血压引起的心律失常疗效较好。

【不良反应】

常见恶心、呕吐、味觉改变、头痛、眩晕；严重可致传导阻滞、窦房结功能障碍、心力衰竭加重；用量过大可致房室传导阻滞、直立性低血压、心力衰竭，增加心肌梗死后患者的死亡率等。

【护理注意事项】

1. 食物可能提高普罗帕酮的疗效，宜在餐后 30min 左右服药。

2. 普罗帕酮有局部麻醉作用而且味道苦，可能导致口舌发麻。嘱患者服药时完整吞服药物，不要咀嚼。

3. 用药期间，需要定期监测血压和心电图，观察心率变化。

（二）Ⅱ类抗心律失常药

普萘洛尔（propranolol）

【药理作用】

1. 阻断心肌β受体。

2. 阻滞钠离子内流。

3. 直接促使钾离子外流。

【适应证】

普萘洛尔（propranolol）临床上主要用于室上性心律失常（窦性心动过速的首选药）的治疗。

【不良反应及护理注意事项】

1. 心血管系统　可致窦性心动过缓、房室传导阻滞。

2. 呼吸系统　可致支气管痉挛。哮喘或 COPD 患者禁用。

3. 长期应用　突然停药可产生反跳现象。如需停药，应根据病情逐渐减少剂量，以避免突然停药引起症状恶化或副作用。

4. 降低血糖　普萘洛尔可能降低血糖，并掩盖低血糖症状，用药期间请密切监测血糖水平。

（三）Ⅲ类抗心律失常药

胺碘酮（amiodarone）

【药理作用】

胺碘酮药理作用广泛，主要抑制电压依赖性钾通道，显著抑制钾离子外流。

1. 主要阻滞 K^+ 通道。

2. 较明显阻滞 Na^+、Ca^{2+} 通道。

3. 非竞争性阻断 α 受体，扩血管。

4. 非竞争性阻断 β 受体。

【适应证】

为广谱抗心律失常药，对心房颤动、心房扑动和室上性心动过速疗效最好，也是治疗预激综合征的常用药。静脉注射用于阵发性室上性心动过速及利多卡因治疗无效的室性心动过速。

【不良反应】

不良反应较多，与剂量大小及用药时间长短有关。

1. 胃肠道反应 恶心、呕吐、食欲减退。

2. 角膜沉积 角膜见黄色微型沉积，面部色素沉着，光敏性皮炎。

3. 甲状腺功能紊乱 本品含碘，可致甲状腺功能亢进或减退。

4. 肺纤维化 可致间质性肺炎，形成肺纤维化，是最严重的不良反应，是致死原因。应定期检查胸部 X 线片。

5. 心脏方面 可引起窦性心动过缓、房室阻滞、QT 间期延长、低血压、心功能不全。

【护理注意事项】

1. 用药期间检测心电图，发现 QT 间期延长＞0.48s 即停药。

2. 每日总量不超过 2000mg，以后逐渐减量，静脉用最好不超过 3～4 天，用药时监测血压、心率及心律。

3. 胺碘酮可通过胎盘，导致早产、胎儿神经发育异常等。孕妇禁用。

4. 用药后乳汁中含有胺碘酮，可能导致乳儿甲状腺功能减退。哺乳期妇女如需用药，则停止哺乳。

5. 由于光敏反应，用药期间可能会容易晒伤，需做好防晒防护措施。

6. 甲状腺功能异常或有既往史者、碘过敏者、二度或三度房室传导阻滞及双束支传导阻滞（除非已有起搏器）者、病态窦房结综合征者禁用。

伊布利特（ibutilide）

【药理作用】

伊布利特发挥Ⅲ类抗心律失常药物的作用。

【适应证】

用于逆转近期发作的心房颤动或心房扑动至窦性心律。

【不良反应及护理注意事项】

1. 心血管系统 室性心动过速、房室传导阻滞、束支传导阻滞、室性期前收缩、室上性期前收缩、低血压（包括直立性低血压）、心动过缓（包括窦性心动过缓）、QT间期延长等。

2.泌尿生殖系统 肾衰竭。

3.神经系统 昏厥、头痛。

4.胃肠道反应 恶心。

5.容易导致尖端扭转型室性心动过速，故禁止与胺碘酮合用，合用相互作用非常严重。

6.用药前应注意是否存在低钾血症、低镁血症，降低心律失常前兆风险。

（四）Ⅳ类抗心律失常药

维拉帕米（verapamil）

【药理作用】

1.降低窦房结自律性。

2.降低窦房结、房室结传导。

3.延长不应期。

【适应证】

室上性心动过速的首选药物，亦可用于房颤、房扑的治疗。

【不良反应】

1.口服可有便秘、腹胀、头痛、瘙痒等不良反应。

2.静脉给药可致血压降低，暂时窦性停搏。

【护理注意事项】

1.一般不与β受体阻断药合用，二者均抑制心肌收缩力，减慢传导，合用有产生心脏停搏危险。

2.本药可抑制地高辛经肾小管排出，合用时要减少地高辛的剂量。

3.本药的缓释制剂，建议进餐时或餐后30min左右服药，胃内有食物时可更好地达到缓释效果。

4.维拉帕米可通过胎盘屏障，怀孕6个月以内的妇女尽量避免用药。

5.用药后可进入乳汁，哺乳期妇女如果用药，建议停止哺乳。

第三节 ⊃ 抗高血压药临床应用及观察

抗高血压药（antihypetensive drugs）是一类能降低血压、减轻靶器官损伤的药物。降压药主要通过影响交感神经系统、肾素-血管紧张素-醛固酮系统和内皮素系统等对血压的生理调节起重要作用的系统而发挥降压效应。抗高血压药物分为以下几类：

1.利尿药 氢氯噻嗪、吲哒帕胺等。

2.β肾上腺素受体阻断药 普萘洛尔、美托洛尔等。

3.钙通道阻滞药 硝苯地平、氨氯地平等。

4.血管紧张素转换酶抑制药 卡托普利、依那普利等。

5.血管紧张素Ⅱ受体阻断药 氯沙坦等。

6. 血管扩张药 硝普钠。

一、利尿药

利尿药属于治疗高血压的基础药物，常用的代表药为氢氯噻嗪，该药物尤其适用于老年高血压、单纯性收缩期高血压或伴心力衰竭患者。

氢氯噻嗪（hydrochlorothiazide）

【药理作用】

1. 利尿作用

① 抑制远端小管前段和近端小管对氯化钠的重吸收。

② 使尿钠、钾、氯、磷和镁等离子排泄增加，对尿钙排泄减少。

2. 降压作用

① 用药初期因排钠利尿使有效血容量减少，导致心输出量减少而降压。

② 长期用药则因持续排钠，血管平滑肌细胞内 Na^+ 减少，Na^+-Ca^{2+} 交换减少，细胞内 Ca^{2+} 含量降低，导致血管平滑肌扩张，血压下降。

【适应证】

适应于水肿性疾病、高血压病 、中枢性或肾性尿崩症。

【不良反应】

1. 水、电解质紊乱 长期大量应用氢氯噻嗪可引起低钾血症。表现为口干、恶心、呕吐和极度疲乏无力、肌肉痉挛、肌痛、腱反射消失等。

2. 高血糖症 本品可使糖耐量降低，血糖、尿糖升高，可能与抑制胰岛素释放有关。一般患者停药即可恢复，但糖尿病患者病情可加重。

3. 高尿酸血症 本品能干扰肾小管排泄尿酸，少数可诱发痛风发作。

4. 脂代谢紊乱 长期用药可致血胆固醇、甘油三酯、低密度脂蛋白和极低密度脂蛋白水平升高，高密度脂蛋白降低，有促进动脉粥样硬化的可能。

【护理注意事项】

1. 服用利尿药时要注意补钾，定期监测电解质。

2. 夜晚不宜服用（人在睡眠时，血液流动缓慢，晚上服用利尿药会使血液黏稠度增高，容易诱发心脑血管疾病）。

3. 注意预防直立性低血压。

4. 与磺胺类药物、呋塞米、布美他尼、碳酸酐酶抑制剂有交叉反应。

5. 高尿酸血症或有痛风病史者慎用。

6. 对高血压综合征无预防作用。能通过胎盘屏障。故孕妇使用应慎重。

吲哒帕胺（indapamide）

吲哒帕胺是一种非噻嗪类氯磺酰胺衍生物，为新型强效、长效降压药。具有轻度利尿和钙通道阻滞作用。作用强而持久，每天用药 1 次。可单独用于 I 级、II 级高血压患者，也可与其他降压药合用以增强疗效。不良反应少，偶见头晕、头痛、恶心、失眠、轻度低钾血症和高尿酸血症等。对血脂、血糖代谢无明显影响。长期应用注意监测血钾水平，防止低钾血症的发生。

二、肾上腺素受体阻断药

普萘洛尔（propranolol）

【药理作用】

普萘洛尔为非选择性 β 受体阻断药，对 β_1 和 β_2 受体具有同样的亲和力。通过选择性地与 β 受体结合产生多种降压效应，如降低心输出量、减少肾素释放及中枢交感神经冲动等。

【适应证】

1.高血压 各型原发性高血压。可作为抗高血压的首选药单独应用，也可与其他抗高血压药合用。

2.心律失常 多种原因所致的心律失常。

3.心绞痛 常与硝酸酯类合用，可提高疗效。

【不良反应】

一般不良反应有恶心、呕吐、轻度腹泻等消化道症状，偶尔见过敏性皮疹和血小板减少等。严重不良反应有以下几种。

1.心脏功能抑制 特别是心功能不全、窦性心动过缓和房室传导阻滞的患者。

2.诱发或加重支气管哮喘 由于本类药物有阻断支气管平滑肌 β_1 受体作用。

3.反跳现象 长期应用 β 受体阻断药时如突然停药，可使原来病情加重。

【护理注意事项】

1.禁用于严重左心功能不全、窦性心动过缓、重度房室传导阻滞和支气管哮喘的患者。

2.心肌梗死及肝功能不良者应慎用。在疾病得到控制后应逐渐减量直至停药。

3.在消化道出血情况下，服用普萘洛尔可能增加循环衰竭危险。

阿替洛尔（atenolol）

阿替洛尔降压机制与普萘洛尔相同，但对心脏的 β_1 受体有较大的选择性，而对血管及支气管的 β_2 受体影响较小。口服用于治疗各种程度高血压。降压作用持续时间较长，每日服用 1 次。

美托洛尔（metoprolol）

美托洛尔为选择性 β_1 受体阻断药，无内在拟交感神经活性。口服吸收完全。服药后 1～2h 作用达高峰，美托洛尔的控释剂 1 次给药后降压作用可维持 24h。用于治疗各种程度高血压。

三、钙通道阻滞药

血管平滑肌细胞的收缩与细胞内游离的钙密切相关，钙通道阻滞药通过使 Ca^{2+} 的跨膜转运受到抑制，使细胞内游离 Ca^{2+} 浓度下降。钙通道阻滞药通过减少细胞内钙离子含量而松弛血管平滑肌，进而降低血压。

硝苯地平（nifedipine）

【药理作用】

扩张小动脉，降低外周血管阻力，使血压下降。同时又反射性地引起交感神经兴奋使心率增快、心输出量增加，若合用β受体阻断剂或使用缓释剂、控释剂可避免这些作用并能增强降压效果。

【适应证】

1.高血压 适用于各种类型的高血压患者。尤其适用于老年高血压、高血压合并周围血管疾病、妊娠、冠心病、心绞痛、肺源性心脏病、糖耐量异常、肾脏损害的患者。

2.心绞痛 变异型心绞痛、不稳定型心绞痛、慢性稳定型心绞痛。

【不良反应及护理注意事项】

1.头晕、头痛、恶心、乏力和面部潮红 常用剂量不良反应发生主要与快速扩张血管有关。硝苯地平缓释片可明显降低不良反应发生率。

2.β受体阻滞剂"反跳"症状 突然停用β受体阻滞剂而启用硝苯地平，偶可加重心绞痛，须逐步递减前者用量。

3.外周水肿 与动脉扩张有关。水肿多初发于下肢末端，可用利尿药治疗。

4.其他 硝苯地平在老年人的半衰期延长，应用时注意调整剂量。

氨氯地平（amlodipine）

氨氯地平作用与硝苯地平相似，但降压作用较硝苯地平平缓，降压时间较硝苯地平延长。每日口服1次。不良反应有心悸、头痛、面红、水肿。

尼群地平（nitrendipine）

尼群地平与硝苯地平作用相似，但对血管松弛作用较硝苯地平强。尤其适用于老年性高血压患者，每日口服1~2次。不良反应发生率较硝苯地平低。

拉西地平（iacidipine）

拉西地平用于Ⅰ、Ⅱ级高血压。降压作用起效慢，维持时间长，每日口服1次。具有抗动脉粥样硬化作用。不良反应有心悸、头痛、面红、水肿等。

四、血管紧张素转换酶抑制药

血管紧张素转换酶抑制药（ACEI）通过抑制血管紧张素转换酶（ACE）的活性，减少AngⅡ的生成，可产生良好的降压效果。还可抑制心室和血管的重构，已经成为临床治疗高血压、慢性心功能不全等心血管疾病的重要药物。

卡托普利（captopril）

【药理作用】

卡托普利降压作用起效快。本药通过抑制血浆与组织中的血管紧张素转换酶，减少循环组织中的血管紧张素Ⅱ而降低外周血管阻力。同时通过抑制血管平滑肌增生和血管构型重建，改善动脉顺应性。还可直接减少肾组织 Ang Ⅱ，减弱其抗利尿作用及减少醛固酮分泌，减轻水钠潴留。

【适应证】

卡托普利可单独应用或与其他抗高血压药合用治疗各型高血压。尤其适用于高血压伴有左心室肥厚、左心室功能不全或心力衰竭、心肌梗死后心室重构、糖尿病伴微量蛋白尿。卡托普利与其他抗高血压药如利尿药、β 受体阻断药合用，对于重型或顽固型高血压疗效好。

【不良反应及护理注意事项】

1. 咳嗽 卡托普利毒性小，耐受性良好。刺激性干咳为常见不良反应。

2. 低血压 首次用量过大可发生低血压，宜从小剂量开始试用，并密切监测血压变化。

3. 高钾血症 肾功能不全及合用保钾利尿药、β 肾上腺素受体阻断药、非甾体抗炎药时易发生高钾血症。

4. 青霉胺样反应 如皮疹、嗜酸性粒细胞增多、味觉异常或消失等。

5. 其他 食物影响本药的吸收，宜空腹给药。双侧肾动脉狭窄患者及孕妇禁用。

依那普利（enalapril）

依那普利降压机制与卡托普利相似。1 次给药作用可持续 24h 以上，每日用药 1 次即可。不良反应、药物相互作用与卡托普利相似。因不含—SH 基团，故无典型的青霉胺样反应。但因作用较强，引起不良反应明显，合并有心力衰竭时低血压较多见，应适当调整剂量。

福辛普利（fosinopril）

福辛普利对心脑-肾素-血管紧张素系统抑制作用强而持久，对肾素-血管紧张素系统抑制作用弱而短暂。福辛普利可在乳汁中分泌，哺乳期妇女禁用。福辛普利临床主要适用于Ⅰ、Ⅱ、Ⅲ级高血压及心力衰竭。常见的不良反应是头晕、咳嗽、上呼吸道症状、胃肠道症状、疲劳或味觉异常等。

五、血管紧张素Ⅱ受体（AT₁受体）阻断药

血管紧张素Ⅱ受体分为两类，即 AT_1 受体、AT_2 受体。AT_1 受体分布于血管平滑肌、心肌组织、脑、血管。紧张素Ⅱ的心血管作用主要由 AT_1 受体介导，对心血管功能的稳定有调节作用。

氯沙坦（losartan）

【药理作用】

氯沙坦及其活性代谢物能选择性地拮抗血管紧张素Ⅱ与 AT_1 受体的结合，降低外周血管阻力，使血压下降。尚可减轻左心室肥厚，抑制心肌细胞增生，延迟或逆转心肌重构，改善左心室功能。

【适应证】

糖尿病合并高血压患者的首选药物，也可用于服用 ACEI 引起剧烈干咳而不能耐受的高血压患者。

【不良反应及护理注意事项】

1.氯沙坦不良反应较 ACEI 少，偶有眩晕、高钾血症、胃肠道不适、乏力等，极少发生血管神经性水肿等。

2.妊娠妇女绝对禁用，因可致胎儿畸形。

3.肾血管性高血压尤其是双侧肾动脉狭窄者禁用。

4.用药期间应慎用保钾利尿药及补钾药。

六、血管扩张药

硝普钠（sodium nitroprusside）

【药理作用】

硝普钠为快速、强效而短暂的血管扩张药。可直接松弛小动脉和静脉血管平滑肌，在血管平滑肌内代谢产生一氧化氮，一氧化氮具有强大的舒张血管平滑肌作用。

【适应证】

适用于高血压急症的治疗和外科手术麻醉时的控制性降压以及难治性心力衰竭。也可用于高血压合并心力衰竭或嗜铬细胞瘤发作引起的血压升高。

【不良反应】

1.静脉滴注时可出现头痛、心悸、恶心、呕吐、肌肉痉挛、出汗、发热等症状，与强烈的血管扩张和降压有关。减慢滴速或停药后可使此反应减轻或消失。

2.长期或过量给药可因血中氰化物或硫氰化物浓变升高而发生蓄积中毒，引起定向障碍、急性精神病等。

【护理注意事项】

1.本品不可静脉注射，应缓慢点滴或使用微量输液泵。

2.需避光使用，同时调整滴注速度使血压控制在所需水平。

3.配制好的药物应在 12h 内用完。

4.肾功能不全者禁用。

5.若静脉滴注时间超过 72h，需检测血中氰化物水平，若超过 0.12mg/mL，应停药或减量。

第四节 ⊚ 调节血脂药及抗动脉粥样硬化药临床应用及观察

血脂在血浆中分别与载脂蛋白（Apo）结合，形成血浆脂蛋白（Lp），溶于血浆进行转运与代谢。人体血浆中的脂蛋白可分为乳糜微粒（CM）、极低密度脂蛋白（VLDL）、中间密度脂蛋白（IDL）、低密度脂蛋白（LDL）和高密度脂蛋白（HDL）。一种或多种血脂高于正常称为高脂血症。由于血脂以 Lp 形式进行转运，故高脂血症常是高脂蛋白血症的反映，一般将原发性高脂蛋白血症分为 6 型（表 1-7-1）。其中，高胆固醇血症相当于 Ⅱa 型，高甘油三酯血症相当于 Ⅳ 型，混合型高脂血症相当于 Ⅱb 型。脂代谢失常是动脉粥样硬化（atherosclerosis，AS）的危险因素。

表 1-7-1　原发性高脂蛋白血症的分型

分型	脂蛋白变化		血脂变化	
			TG	TC
Ⅰ	CM	↑	↑↑↑	↑
Ⅱa	LDL	↑		↑↑
Ⅱb	VLDL 及 LDL	↑	↑↑	↑↑
Ⅲ	IDL	↑	↑↑	↑↑
Ⅳ	VLDL	↑	↑↑	↑
Ⅴ	CM 及 VLDL	↑	↑↑↑	↑

调血脂药是指能改善脂蛋白代谢异常，对动脉粥样硬化具有防治作用的药物，分为以下五类。

1.羟甲基戊二酸单酰辅酶 A 还原酶抑制药　他汀类。

2.胆汁酸结合树脂　考来烯胺等。

3.烟酸类　烟酸。

4.苯氧酸类　贝特类。

5.其他类　普罗布考、依折麦布。

⚙ 知识链接　▶▶

脂蛋白的运转代谢

脂蛋白的运转代谢可分为外源性和内源性两条途径。外源性途径运转自小肠进入的外源性脂质，饮食摄入的甘油三酯和胆固醇在小肠细胞内形成大颗粒的乳糜微粒。CM 是运输外源性甘油三酯及胆固醇的主要形式。

内源性途径运转来自肝脏和小肠以外的内源性脂质，VLDL 是运输内源性甘油三酯的主要形式，LDL 是转运肝合成的内源性胆固醇的主要形式。LDL 功能之一是为许多肝外细胞供应胆固醇。HDL 主要由肝合成，主要功能是参与胆固醇的逆向转运，即将肝外组织细胞内的胆固醇转运到肝脏，具有保护血管的作用。

一、羟甲基戊二酸单酰辅酶 A 还原酶抑制药

羟甲基戊二酸单酰辅酶 A（HMG-CoA）还原酶抑制药是目前最强的降低血浆胆固醇的药物，也称为他汀类药物。主要药物有辛伐他汀、阿托伐他汀、瑞舒伐他汀、普伐他汀、氟伐他汀等。

辛伐他汀（simvastatin）

【药理作用】

1.调脂作用　对 LDL-C 的降低作用最强，TC 次之，降 TG 作用最弱；而 HDL-C 略有升高。调血脂作用呈剂量依赖性，用药 2 周出现明显疗效，4～6 周达高峰。

2.非调脂作用

（1）改善血管内皮功能，提高血管内皮对扩血管药物的反应性。

（2）抑制血管平滑肌细胞（VSMCs）的增殖和迁移，促进血管平滑肌细胞凋亡。

（3）减少动脉壁巨噬细胞及泡沫细胞的形成，使动脉硬化斑块稳定和缩小。

（4）降低血浆 C 反应蛋白，减轻动脉粥样硬化过程的炎症反应。

（5）抑制单核巨噬细胞的黏附和分泌功能。

（6）抑制血小板聚集和提高纤溶酶活性。

【适应证】

治疗以胆固醇升高为主的高脂蛋白血症，特别是伴有 LDL-C 升高者可作为首选药，对杂合子家族性或非家族性Ⅱa 型高脂蛋白血症疗效最好。也可用于Ⅱb 型和Ⅲ型高脂蛋白血症以及 2 型糖尿病、肾病综合征引起的高胆固醇血症。

【不良反应】

轻度胃肠症状、头痛或皮疹等。偶见肝毒性，少数患者出现转氨酶升高，停药后可恢复。大剂量用药者可出现肌痛、无力、肌酸磷酸激酶（CPK）升高等肌病表现。

【护理注意事项】

用药期间应定期检查肝功能，有肌痛者应检测 CPK，必要时停药。孕妇、哺乳期妇女及转氨酶持续升高者禁用。

阿托伐他汀（atorvastatin）

【药理作用】

同辛伐他汀。

【适应证】

用于高胆固醇血症、冠心病和脑卒中的防治。

【不良反应】

常见胃肠道不适（便秘、胃胀气、消化不良、腹痛），头痛，头晕，感觉异常，失眠，皮疹，瘙痒，视觉模糊，味觉障碍；少见厌食，呕吐，血小板减少症，脱发，高糖血症，低糖血症，胰腺炎，外周神经病，阳痿；罕见肝炎，胆汁淤积性黄疸，肌炎，肌痛，横纹肌溶解（表现为肌肉疼痛、乏力、发热，并伴有血肌酸激酶升高、肌红蛋白尿等）。

【护理注意事项】

1. 告知患者服药遵从医嘱。

2. 长期服药患者，建议每 3 个月复查一次肝功能。

3. 对本品过敏，活动性肝脏疾病及血清 AST 及 ALT 持续超过正常上限 3 倍且原因不明者、肌病者、孕期妇女、哺乳期妇女禁忌使用。

二、胆汁酸结合树脂

考来烯胺（cholestyramine）

【药理作用】

考来烯胺为阴离子交换树脂类药物，口服不经胃肠道吸收，与胆汁酸结合形成络合物，阻断胆汁酸的肝肠循环，促其从肠道排泄。通过结合肠道内胆汁酸并抑制胆汁酸的重吸收和肠肝循环，以及增加粪便排泄而使血中胆汁酸减少。

【适应证】

用于治疗高胆固醇血症为主的高脂蛋白血症，主要用于Ⅱa型高脂蛋白血症。

【不良反应】

影响多种药物吸收减少；可引起脂溶性维生素缺乏。

三、烟酸类

烟酸（nicotinic acid）

【药理作用】

烟酸属广谱调血脂药。大剂量用药能迅速降低血浆 VLDL 和 TG 浓度，LDL-C 浓度也下降，还可使 HDL-C 浓度增高。还具有抑制血小板聚集和扩张血管作用。

【适应证】

对Ⅱ、Ⅲ、Ⅳ型高脂血症均有效，其中对Ⅱb、Ⅳ型者最佳。用于高脂血症的辅助治疗（除Ⅰ型外），用于防治烟酸缺乏病（糙皮病等）及小血管扩张。

【不良反应】

常见皮肤潮红、瘙痒、头痛等皮肤血管扩张表现。可引起胃肠刺激症状，可诱发溃疡病。大剂量可引起血糖升高、尿酸增加、肝功能异常。

四、苯氧芳酸类（贝特类）

非诺贝特（fenofibrate）

【药理作用】

非诺贝特能明显降低患者血浆 TG、VLDL-C、IDL 含量，而使 HDL 升高。也有降低血小板黏附性和聚集性、有抗凝血和降低血浆黏滞度、增加纤溶酶活性等作用。

【适应证】

主要用于以甘油三酯增高为主的高脂血症，即以 TG 或 VLDL 升高为主，如Ⅱb、Ⅲ、Ⅳ型高脂血症，尤以Ⅲ型效果更好。也用于2型糖尿病的高脂血症。

【不良反应及护理注意事项】

1.可见胃肠道反应，饭后服用可减轻。

2.偶有皮疹、脱发、视物模糊、血象异常、血清谷丙转氨酶增高等，故用药期间应定期检查肝功能和血象。当 AST、ALT 升高至正常值 3 倍以上时，应停止治疗。

3.肝、肾功能不全者，孕妇及哺乳妇女慎用。

五、其他类

普罗布考（probucol）

【药理作用】

1.调血脂 抑制胆固醇的合成、抑制食物中胆固醇的吸收、促进胆汁酸排泄等，降低

TC、LDL 和 HDL 水平。

2. 抗氧化及抗动脉粥样硬化 阻断脂质过氧化，减少脂质过氧化物的产生，减缓动脉粥样硬化，降低冠心病的发病率。

【适应证】

可治疗各型高胆固醇血症。与其它调血脂药合用作用增强。

【不良反应及护理注意事项】

常见胃肠道反应，偶见肝功能异常，个别患者 QT 间期延长，用药期间注意 ECG 变化。心肌损害者禁用。孕妇及小儿禁用。

依折麦布（ezetimibe）

【药理作用】

依折麦布附着在小肠绒毛上皮的刷状缘，抑制胆固醇的吸收，减少血液中胆固醇水平，减少小肠中胆固醇向肝脏转运，使得肝脏胆固醇贮存量降低从而增加血液中胆固醇的清除。

【适应证】

用于原发性高胆固醇血症、纯合子家族性高胆固醇血症、纯合子谷甾醇血症。

【不良反应】

常见头痛、腹痛、腹泻；此药与他汀类联合应用可致头痛、乏力、腹痛、便秘、腹泻、腹胀、恶心、ALT 升高、AST 升高、肌痛。

【护理注意事项】

1. 食物不影响依折麦布的药效，可在一天中任何时间服药，但需固定在同一时间。
2. 孕妇及哺乳期妇女慎用。应权衡利弊后决定是否使用。
3. 小于 10 岁儿童不推荐应用。
4. 对本品过敏者；活动性肝病或不明原因的血清 AST 及 ALT 持续升高的患者禁用。

多廿烷醇（policosanol）

【药理作用】

从蔗蜡中提取的含有八种高级脂肪醇的混合物，可降低正常及内源性高胆固醇动物的血清中胆固醇和低密度脂蛋白（LDL-C）水平；增加 LDL 与受体的结合和内在化过程，促进 LDL-C 的分解代谢，从而降低血浆中 LDL-C 的水平；增加高密度脂蛋白（HDL-C）水平，降低甘油三酯及极低密度脂蛋白（VLDL-C）水平。

【适应证】

用于原发性Ⅱa（TC、LDL-C 升高）和Ⅱb（TC、LDL-C 及 TG 升高）高脂血症。从 5mg 每日一次开始，最大可用至 20mg 每日 2 次。

【不良反应及护理注意事项】

1. 胆固醇的合成在夜间最活跃，可以在晚饭后服药，一日 2 次时可在中午和晚上各服 1 次。
2. 用药期间坚持低胆固醇饮食。多吃蔬菜、水果、粗纤维食物、鱼类，少吃肥肉、内脏、煎炸食品和奶油糕点。

3.非常安全且耐受性较好，用药后仅有 0.2%的患者出现轻微、短暂的副作用。

第五节 ● 抗心绞痛药物临床应用及观察

心绞痛是因冠状动脉供血不足引起的心肌急剧的、暂时的缺血与缺氧综合征，其典型临床表现为阵发性的胸骨后压榨性疼痛并向左上肢放射。心绞痛持续发作得不到及时缓解则可能发展为急性心肌梗死。心绞痛的主要病理生理机制是心肌需氧与供氧的平衡失调，致心肌暂时性缺血缺氧。

抗心绞痛药物分类如下。

1.硝酸酯类 硝酸甘油、硝酸异山梨酯等。

2.β 肾上腺素受体阻断药 普萘洛尔、美托洛尔等。

3.钙通道阻滞药 硝苯地平、氨氯地平等。

4.其他类 曲美他嗪。

一、硝酸酯类

主要药物有硝酸甘油（nitroglycerin）、硝酸异山梨酯（isosorbide dinitrate）、单硝酸异山梨酯（isosorbide mononitrate）。硝酸甘油是硝酸酯类的代表药，由于其具有起效快、疗效肯定、使用方便、经济等优点，是防治心绞痛最常用的药物。

硝酸甘油（nitroglycerin）

【药理作用】

1.硝酸甘油为有机硝酸酯类抗心绞痛药，主要通过释放一氧化氮刺激鸟苷酸环化酶，使环磷酸鸟苷（cGMP）增加而使血管扩张。

2.扩张动静脉血管床，以扩张静脉为主，其作用强度呈剂量相关性。动静脉扩张使心肌耗氧量减少，缓解心绞痛。治疗剂量可降低收缩压、舒张压和平均动脉压，有效冠状动脉灌注压常能维持。

【适应证】

1.用于预防和迅速缓解因冠状动脉疾病引起的心绞痛发作。

2.用于治疗充血性心力衰竭。

3.用于降低血压。

4.用于治疗肛裂并缓解肛裂引起的疼痛。

【不良反应】

1.头痛 可于用药后立即发生，可为剧痛和呈持续性。

2. 偶可发生眩晕、虚弱、心悸和其他直立性低血压的表现，尤其是直立、制动的患者更易发生。

3. 治疗剂量可发生明显的低血压反应，表现为恶心、呕吐、虚弱、出汗、面色苍白和虚脱。

4. 晕厥、面部潮红、药疹和剥脱性皮炎均有报告。

【护理注意事项】

1. 严格控制药物入量，告知家属不可私自调节滴速。

2. 向患者介绍可能出现的不良反应及表现。

3. 需要时半卧位给药，坐起时动作应缓慢。

4. 不用聚氯乙烯材质输液器，以免药物被容器吸收。

5. 告知患者药物应避光保存。

6. 口服首关效应明显，舌下含服效果好。经舌下给药后 2～3min 起效，5min 达最大效应，作用持续 10～30min，15min 无效不可重复使用。

二、β 肾上腺素受体阻断药

β 肾上腺素受体阻断药可使心绞痛患者心绞痛发作次数减少、改善心电图缺血性特征、增加患者运动耐量、减少心肌耗氧量、改善缺血区代谢、缩小心肌梗死范围，现已作为一线防治心绞痛的药物。

普萘洛尔（propranolol）

【药理作用】

1. 降低心肌耗氧量 β 肾上腺素受体阻断药通过阻断 β 受体使心肌收缩力减弱、心肌纤维缩短速度减慢、心率减慢及血压降低，可明显减少心肌耗氧量。它抑制心肌收缩力又可增加心室容积，延长心室射血时间，导致心肌耗氧量增加，但总效应仍是减少心肌耗氧量。

2. 改善心肌缺血区供血 冠脉血管 β 受体阻断后，非缺血区与缺血区血管张力差增加促使血液流向已代偿性扩张的缺血区，从而增加缺血区血流量。其次，由于心率减慢，心室舒张期相对延长，有利于血液从心外膜血管流向易缺血的心内膜区。此外，β 受体阻断药也可增加缺血区侧支循环，增加缺血区血液灌注量。

3. 本类药物因拮抗 β 受体，可抑制脂肪分解酶活性，减少心肌游离脂肪酸含量；改善心肌缺血区对葡萄糖的摄取和利用，改善糖代谢，减少耗氧量；促进氧合血红蛋白结合氧的解离而增加组织供氧。

【适应证】

心绞痛（不宜单独用于变异型心绞痛的治疗）。

【不良反应】

可致窦性心动过缓、房室传导阻滞；可致支气管痉挛。哮喘或 COPD 患者禁用。

【护理注意事项】

1. 长期应用的患者突然停药可产生反跳现象。如需停药，应根据病情逐渐减少剂量，以避免突然停药引起症状恶化或副作用。

2. 普萘洛尔可能降低血糖，并掩盖低血糖症状，用药期间请密切监测血糖水平。

3. 禁用于支气管哮喘、心源性休克、心脏传导阻滞（二-三度房室传导阻滞）、重度或急性心力衰竭、窦性心动过缓等患者。

三、钙通道阻滞药

钙通道阻滞药是临床用于预防和治疗心绞痛的常用药，特别是对变异型心绞痛疗效最佳。

硝苯地平（nifedipine）

【药理作用】

1. 降低心肌耗氧量 钙通道阻滞药能使心肌收缩力减弱，心率减慢，血管平滑肌松弛，血压下降，心脏负荷减轻，从而使心肌耗氧量减少。

2. 舒张冠状血管 本类药物对冠脉中较大的输送血管及小阻力血管有扩张作用，特别是对处于痉挛状态的血管有显著的解除痉挛作用，从而增加缺血区的血液灌注。此外还可增加侧支循环，改善缺血区的供血和供氧。

3. 保护缺血心肌细胞 Ca^{2+}通道阻滞药通过抑制外钙内流，减轻缺血心肌细胞的Ca^{2+}超负荷而保护心肌细胞，对急性心肌梗死者，能缩小梗死范围。

【适应证】

用于各型心绞痛的治疗，是变异型心绞痛首选药。

【不良反应】

常见面部潮红、头晕、头痛、恶心、下肢（踝部）肿胀、低血压、心动过速。较少见呼吸困难。

【护理注意事项】

1. 本药控释片的外壳不能被人体吸收，用药后可能在粪便中找到完整的空药片外壳，为正常现象。

2. 直肠结肠切除后做回肠造口的患者禁用缓释、控释片，制剂含有不可变形的物质，可能造成梗阻。

3. 硝苯地平可进入胎儿体内，孕妇禁用。

4. 部分患者服用硝苯地平可能影响驾驶能力，用药初期、换药时更明显。请尽量避免驾驶或操作机械。

5. 用药期间，如果坐或躺后迅速起身，可能出现头晕或晕倒。应告知患者缓慢起身，爬楼梯时也请注意这种反应。

四、其他类

曲美他嗪（trimetazidine）

【药理作用】

通过保护细胞在缺氧或缺血情况下的能量代谢，阻止细胞内 ATP 水平的下降，从而保证离子泵的正常功能和透膜钠-钾流的正常运转，维持细胞内环境的稳定。

【适应证】

用于心绞痛发作的预防性治疗，以及眩晕和耳鸣的辅助性对症治疗。

【不良反应】

常见眩晕、头痛。也可能引起或加重帕金森病症状（震颤、运动不能、张力亢进）。

【护理注意事项】

1. 食物不影响药效，可以在进餐时服药。为避免引起毒副作用，应完整吞服缓释片，不要掰开、咀嚼、碾碎后服用。

2.曲美他嗪可能引起头晕、嗜睡等症状，用药期间请尽量避免驾驶或操作机械。

3.不能排除致畸的危险，最好避免在妊娠期间服用。

4.哺乳期妇女在治疗期间应暂停哺乳。

5.曲美他嗪可能引起或加重帕金森病的症状（如震颤、肌张力亢进、运动不能）。如果出现以上症状，请停药就诊。

第六节 ● 口服降血糖药

糖尿病（diabetes mellitus，DM）是由遗传和环境因素两者共同作用引起体内胰岛素相对或绝对缺乏或组织对胰岛素敏感性的降低，其主要特点是血糖升高。临床上表现为多饮、多食、多尿以及体重减少。糖尿病主要分为 1 型和 2 型，1 型糖尿病患者的胰岛 B 细胞被破坏，导致胰岛素绝对缺乏，需依赖胰岛素治疗；2 型糖尿病患者发生胰岛素抵抗或胰岛素分泌缺陷，可应用口服降血糖药治疗为主。

口服降血糖药物分类如下。

1.磺酰脲类促泌剂 甲苯磺丁脲、格列本脲等。

2.双胍类 二甲双胍、苯乙双胍等。

3.噻唑烷二酮类 罗格列酮、吡格列酮等。

4.α-葡萄糖苷酶抑制剂 阿卡波糖、伏格列波糖、米格列醇等。

5.格列奈类促泌剂 瑞格列奈、那格列奈等。

6.二肽基肽酶-4 抑制剂 西格列汀、沙格列汀等。

一、磺酰脲类促泌剂

磺酰脲类（sulfonylureas，SU）是应用最早、品种最多，也是临床应用最广泛的口服降血糖药。第一代磺酰脲类药物包括甲苯磺丁脲（tolbutamide）和氯磺丙脲（chlorpropamide）；第二代包括格列本脲（glibenclamide）、格列吡嗪（glipizide）、格列喹酮（gliquidone）等；第三代有格列齐特（gliclazide）（表 1-7-2）。

表 1-7-2 常用磺酰脲类药物特点比较

药物	半衰期/h	血药浓度达峰时间/h	作用持续时间/h	每日服药次数
甲苯磺丁脲	5	2～4	6～12	2～3
氯磺丙脲	32	10	30～60	1
格列本脲	10～16	2～6	16～24	1～2
格列吡嗪	2～4	1～2	6～10	1～2
格列喹酮	1～2	2～3	8	1～2
格列齐特	12	2～6	10～12	1～2

【药理作用】

本类药对胰岛功能尚存的糖尿病患者均有降血糖作用，但对严重糖尿病，如 1 型糖尿病患者或完全切除胰腺的糖尿病患者无效。

1. 刺激胰岛 B 细胞释放胰岛素。

2. 增强胰岛素与靶组织及受体的结合能力。

3. 减慢肝脏对胰岛素的消除。

4. 抑制胰高血糖素的分泌，长期应用本类药物治疗的患者，可降低血清胰高血糖素水平。

【适应证】

1.2 型糖尿病　主要用于单用饮食控制无效的胰岛功能尚存的轻、中度 2 型糖尿病，与胰岛素或双胍类药物合用有协同作用。

2. 尿崩症　氯磺丙脲可明显减少尿崩症患者尿量。

【不良反应】

1. 消化道反应　食欲减退、恶心、呕吐、上腹部不适、腹胀、腹痛、腹泻等，一般反应轻，不需中断治疗。

2. 低血糖　常因药物过量所致，处理不当可引起不可逆性损伤或死亡。

3. 其他　偶见皮肤过敏反应，也可见嗜睡、眩晕，以及白细胞和血小板减少、溶血性贫血，因此也需定期检查血常规。

【护理注意事项】

1. 乙醇抑制糖原异生和肝葡萄糖输出，故患者饮酒会导致低血糖。

2. 轻微的低血糖反应通过及时进食即可纠正，但仍需密切监护；严重的低血糖反应则需给予葡萄糖治疗，并密切监视血糖 24h 以上。

3. 对磺胺过敏者禁用磺酰脲类。

4. 氯丙嗪、噻嗪类利尿药、糖皮质激素、口服避孕药、雌激素、β 受体阻断药、苯妥英钠和利福平等均可降低磺酰脲类的降血糖作用或掩盖低血糖症状，应注意。

二、双胍类

国内主要有二甲双胍（metformin）、苯乙双胍（phenformin）。口服易吸收，二甲双胍吸收较快，几乎全部经肾排出，肾功能损害者及老年人慎用。

【药理作用】

本类药物均可明显降低糖尿病患者的血糖，但对正常人血糖无影响。其机制可能是促进脂肪组织对葡萄糖的摄取和利用，减少葡萄糖经肠道吸收，抑制肝糖原异生，抑制胰高血糖素的释放等多环节降低血糖。

【适应证】

主要用于肥胖性轻、中度 2 型糖尿病，尤其适用于胰岛素耐受的患者。也可与胰岛素和（或）磺酰脲类药物合用于中、重度糖尿病患者。

【不良反应】

消化道反应如食欲下降、恶心、腹部不适及腹泻、口中有金属味等反应；肝、肾功能损害；酮症酸中毒、巨幼红细胞贫血、乳酸性酸中毒等。

【护理注意事项】

此药宜餐后服用；从小剂量开始，根据血糖调整用药剂量，必要时可与磺酰脲类降糖药联合；定期检查肝、肾功能；严重心、肝、肾疾病的患者禁用此药。

三、噻唑烷二酮类

噻唑烷二酮类（thiazolidinediones，TZDs）主要有罗格列酮（rosiglitazone）、吡格列酮（pioglitazone）等，是一类新型的胰岛素增敏剂，能改善胰岛B细胞功能，改善胰岛素抵抗以及相关代谢紊乱，对2型糖尿病及其心血管并发症均有明显疗效。

【药理作用】

1. 改善胰岛素抵抗、降低高血糖　该类药能提高细胞对葡萄糖的利用，对餐后血糖及胰岛素也有明显的降低作用。

2. 改善脂肪代谢紊乱　能显著降低血浆中游离脂肪酸、甘油三酯水平，增加高密度脂蛋白水平。

3. 对2型糖尿病血管并发症的防治作用　可抑制血小板聚积、炎症反应和内皮细胞的增生，抗动脉粥样硬化，降低血管并发症的病死率。

【适应证】

主要用于治疗胰岛素抵抗和2型糖尿病。

【不良反应】

可见体重增加、水肿、嗜睡、肌肉和骨骼疼痛、头痛、胃肠道反应。

【护理注意事项】

1. 噻唑烷二酮类药物的作用机制决定其仅在胰岛素存在的前提下才可发挥作用，故不宜用于1型糖尿病。

2. 有肾功能损害患者单用本药无需调整剂量，老年患者服用本药时无需因年龄而调整使用剂量。

3. 不推荐18岁以下患者服用本品。

四、α-葡萄糖苷酶抑制剂

α-葡萄糖苷酶抑制剂（α-glucosidase inhibitors）可在小肠上皮竞争性抑制α-葡萄糖苷酶，使淀粉、糊精和双糖在小肠中吸收减少，控制餐后血糖的升高。主要副作用为胃肠道反应。临床常用药主要有阿卡波糖（acarbose）、伏格列波糖（voglibose）、米格列醇（miglitol）等。

【适应证】

主要用于通过饮食和运动治疗血糖得不到满意控制的糖尿病患者。可延缓大分子多糖/双糖的分解和吸收，降低餐后高血糖，是2型糖尿病患者，特别是老年患者临床治疗药物的理想选择。服用时须与第一口饭一起服用。

【不良反应】

不良反应较少，主要表现为腹胀、腹痛、腹泻、恶心、呕吐，也可出现胃肠痉挛性疼痛、顽固性便秘等。少数患者可见乏力、眩晕及皮肤瘙痒等。从小剂量开始，逐渐加量是减少不良反应的有效方法。

【护理注意事项】

严重肾功能损害者、18岁以下患者、孕妇以及哺乳期的妇女禁用。与其他口服降糖药或胰岛素联合应用时，如发生低血糖，应静注或口服葡萄糖治疗，服用蔗糖或一般甜食无效。

五、格列奈类促泌剂

格列奈类促泌剂瑞格列奈（repaglinide）为苯甲酸衍生物。口服给药后迅速经胃肠道吸收入血，15min 起效，1h 内血药浓度达峰值，适合餐前用药。主要适用于 2 型糖尿病患者，老年糖尿病患者及糖尿病肾病也可用。因其结构中不含硫，因此对磺酰脲类药物过敏者仍可使用。对衰弱和营养不良者应谨慎调整剂量，本品可影响服药者驾车和操作机器的能力。

六、二肽基肽酶-4 抑制剂

二肽基肽酶-4（DPP-4）抑制剂，如西格列汀、沙格列汀等。该类药物通过抑制胰高血糖素多肽-1（GLP-1）的灭活，提高内源性 GLP-1 的水平（GLP-1 可增强胰岛素分泌、抑制胰高血糖分泌、延缓胃排空，并通过中枢性的食欲抑制来减少进食量），使得胰岛素水平增加，降低血糖。该药降糖疗效确切、低血糖风险小、不增加体重、无胃肠道反应、安全性及耐受性高。只需每天一次用药，患者依从性好。该类药物有头痛、鼻咽炎、咳嗽、便秘、头晕和增加出汗量等副作用，但发生率很低。

第七节 ⊙ 胰岛素

胰岛素（insulin）是由胰岛 B 细胞分泌的一种酸性蛋白质，目前药用的胰岛素多从猪、牛胰腺中提取。此外通过 DNA 重组技术人工合成的人胰岛素在临床应用比例逐渐增加。目前胰岛素给药方式仍以皮下注射为主。根据起效快慢、达峰时间和作用的持续时间，将胰岛素制剂分为速效胰岛素、短效胰岛素、中效胰岛素以及长效胰岛素（表 1-7-3）。

表 1-7-3　胰岛素制剂的分类及特点

分类	药物	给药途径	给药时间	作用时间		
				起效	达峰/h	持续/h
速效	赖脯胰岛素	皮下	餐前 0.5h,3~4 次/天	15~20min	0.5~1	4~5
短效	正规胰岛素	静脉	急救	立即	0.5	2
中效	低精蛋白锌胰岛素	皮下	早餐前,1 次/天	3~4h	8~12	18~24
	珠蛋白锌胰岛素	皮下	早餐前,1 次/天	1~2h	6~12	18~24
长效	精蛋白锌胰岛素	皮下	餐前,1 次/天	4~6h	14~20	24~36
	甘精胰岛素	皮下	傍晚,1 次/天	1~2h	6~24	>24

【药理作用】

胰岛素是调节糖代谢，使血糖保持在正常水平的主要激素，同时对脂肪、蛋白质等代谢也有一定影响，从总的作用看主要表现为增强合成代谢。

1. 糖代谢　加速葡萄糖利用，促进糖原合成并抑制葡萄糖生成而降低血糖。

2. 脂肪代谢　通过增加脂肪合成酶活性促进脂肪合成及贮存，同时抑制脂肪酶生成，使脂肪分解减慢。

3. 蛋白质代谢　通过增加氨基酸转运促进核酸、蛋白质的合成，并抑制蛋白质的分解。

4. 钾离子转运　可激活细胞膜 Na^+-K^+-ATP 酶，促进 K^+ 内流，使细胞内 K^+ 浓度增加。

【适应证】

对于胰岛素缺乏的各型糖尿病均有效。主要用于 1 型糖尿病、2 型糖尿病、伴有急性或严重并发症的糖尿病以及糖尿病合并重症感染、消耗性疾病、高热、妊娠、创伤及手术的患者。

【不良反应】

1. 低血糖反应　是胰岛素最常见同时也是最严重的不良反应，多为胰岛素用量过大或未按时进食所致。早期可表现为饥饿感、出汗、虚弱、心悸、震颤、焦虑等症状。严重时出现低血糖休克，抢救不及时可引起死亡。轻者可口服糖水，重者需静脉注射 50% 葡萄糖注射液。同时为防止低血糖所致的严重后果，需教会患者知其前兆症状，并随身携带糖类食品，以便随时补充。

2. 过敏反应　可出现皮肤瘙痒、红斑、丘疹等，偶可出现全身性荨麻疹，甚至引发过敏性休克，系胰岛素及其制剂的抗原性所致。可改用其他种属动物的胰岛素，或用人胰岛素。必要时用抗组胺药和糖皮质激素治疗。

3. 胰岛素抵抗（insulin resistance，IR）　也称胰岛素耐受性，是指各种原因引起的胰岛素敏感性降低。发生急性胰岛素抵抗时，在短期内加大胰岛素剂量，诱因消除后胰岛素抵抗即可消失。

4. 局部反应　胰岛素注射部位可出现红肿、硬结、皮下脂肪萎缩等，女性常多于男性。换用高纯度胰岛素制剂或人胰岛素，并有计划地更换注射部位可减少该反应。

5. 反应性高血糖　当胰岛素用量略超需要而发生轻度低血糖时，可不出现明显症状，却能引起调节机制的代偿反应。胰高血糖素分泌增加而引起高血糖，被误认为胰岛素用量不足而得不到正确处理，在护理上需引起重视。

【护理注意事项】

1. 用药前　①明确用药目的。②应清楚患者是否患有低血糖、肝硬化、急性肝炎、溶血性黄疸、肾炎等病症，如有，则应提醒医生慎用本药。③应询问患者是否有动物胰岛素过敏史，如有，需提醒医生应用人胰岛素。④应清楚患者是否正在应用口服降血糖药、糖皮质激素类药、β受体阻断药等药物。⑤应熟知低血糖早期临床症状并对患者及家属进行宣教，提醒患者随身携带糖类食品以防止低血糖的发生。⑥合理确定给药时间，如用餐时间改变，用药时间也应相应改变。⑦教会患者及家属正确贮存及注射胰岛素的方法和尿糖监护方法，提醒患者经常更换注射部位。⑧提醒患者及家属严格控制饮食。

2. 用药期间　疗效观察与评价的同时应密切观察患者的症状和体征，通过监测血糖、尿糖、酮体、视力、眼底血管、肾功能等评价疗效，使血糖维持在正常范围内，并能阻止并发症的发生和发展。

第八节 ◈ 抗血栓药物临床应用及观察

一、抗血小板药物

抗血小板药（antiplatelet drugs）可抑制血小板聚集，从而抑制动脉中血栓形成，是预防动脉血栓性疾病的重要治疗药物。

抗血小板药按其作用机制可分为四大类。

1. 环氧化酶抑制药 主要为阿司匹林和吲哚布芬。

2. 二磷酸腺苷（ADP）受体拮抗药 包括氯吡格雷和替格瑞洛。

3. 磷酸二酯酶抑制剂 包括双嘧达莫和西洛他唑。

4. 血小板膜糖蛋白Ⅱb/Ⅲa受体拮抗药 包括阿昔单抗（单克隆抗体）、依替巴肽（肽类化合物）和替罗非班（非肽类化合物）。

（一）环氧化酶抑制药

阿司匹林（aspirin）

【药理作用】

1. 阿司匹林对血小板聚集具有不可逆的抑制作用。

2. 使环加氧酶乙酰化，不可逆地抑制血小板内血栓素 A_2（一种能促进血小板聚集和引起血管收缩的前列腺素）的形成，从而实现抗血小板作用；此为长期作用，通常持续血小板的整个 8 天的生命周期。

3. 抑制血管壁内皮细胞内的前列环素（一种抑制血小板聚集，但具有血管舒张作用的前列腺素）的形成。此为暂时性作用。

【适应证】

1. 不稳定型心绞痛（标准治疗的一部分）。

2. 急性心肌梗死（标准治疗的一部分）。

3. 预防心肌梗死复发。

4. 动脉血管手术或介入手术后，如主动脉冠状动脉静脉搭桥术、经皮冠状动脉腔内血管成形术。

5. 预防短暂性脑缺血发作（transient ischemic attack，TIA）和已出现早期症状后预防脑梗死。

【不良反应】

1. 消化系统 比较常见，有恶心、呕吐、上腹部不适、疼痛、溃疡、胃肠出血、ALT及 AST 升高。

2. 血液系统 凝血酶原减少、凝血时间延长、贫血、粒细胞减少、血小板减少、出血倾向。

3. 中枢神经系统 头晕、头痛、耳鸣、听力下降、精神障碍等。

4. 呼吸系统 呼吸困难（阿司匹林哮喘）、鼻息肉、肺水肿。

5. 内分泌系统 血尿酸增高。

6. 皮肤 过敏、味觉异常、脱发、皮疹。

7.水杨酸中毒。

【护理注意事项】

1.交叉过敏，对本药过敏也可能对其他非甾体抗炎药过敏。

2.严重的肝功能障碍者慎用，肝功能减退时可加重肝毒性反应，加重出血倾向，肝功能不全和肝硬变患者易出现肾脏不良反应。

3.易于通过胎盘屏障，怀孕 20 周内用药可能增加流产风险。

4.用药后乳汁中含有阿司匹林。哺乳期妇女如果用药，请停止哺乳。

5.儿童或青少年服用可能发生少见但致命的 Reye 综合征。

6.老年患者肾功能下降时容易出现不良反应。

7.阿司匹林对胃肠道有刺激，除肠溶片以外，其他剂型建议在餐后 30min 左右服药，以减少胃肠道不适。

8.本药泡腾片，请用温水将药片溶解后再服用。千万不要直接吞服，以免药片在口腔和胃肠道内迅速释放大量气体，刺激黏膜，造成意外。

9.下列情况慎用 对其他镇痛药、抗炎药或抗风湿药过敏；花粉性鼻炎、鼻息肉或慢性呼吸道感染（特别是过敏性症状）者；同时使用抗凝药物（低剂量肝素治疗除外）；支气管哮喘；慢性或复发性胃或十二指肠病变；肾损害；严重的肝功能障碍；葡萄糖-6-磷酸脱氢酶缺乏者（偶见引起溶血性贫血）；痛风（可影响排尿酸药的作用，小剂量时可能引起尿酸滞留）。活动性消化道出血、阿司匹林过敏、曾服阿司匹林不能耐受、严重肝病禁忌使用。

（二）二磷酸腺苷（ADP）受体拮抗药

氯吡格雷（clopidogrel）

【药理作用】

氯吡格雷是前体药物，其代谢产物之一是血小板聚集抑制剂，属于 ADP 受体拮抗药，为一线抗血小板药物，不可逆拮抗血小板。临床用于治疗和预防因血小板高聚集状态引起的冠心病、心肌梗死、脑卒中。

【适应证】

用于预防动脉粥样硬化血栓形成事件。

1.近期心肌梗死患者（从几天到小于 35 天），近期缺血性卒中患者（从 7 天到小于 6 个月）或确诊为外周动脉性疾病的患者。

2.急性冠脉综合征的患者

（1）非 ST 段抬高型急性冠脉综合征（包括不稳定型心绞痛或非 Q 波心肌梗死）患者，包括经皮冠状动脉介入术后置入支架的患者，与阿司匹林合用。

（2）用于 ST 段抬高型急性冠脉综合征患者，与阿司匹林联合，可合并在溶栓治疗中使用。

【不良反应】

1.偶见胃肠道反应（腹痛、消化不良、便秘或腹泻），皮疹，皮肤黏膜出血。

2.罕见白细胞减少和粒细胞缺乏。

【护理注意事项】

1.肾功能不全时不需要调整剂量，但经验有限，需慎用。

2.怀孕期间避免使用。

3.下列情况慎用 创伤、外科手术或其他病理状态使出血危险性增加者，接受阿司匹林、非甾体抗炎药、肝素、血小板膜糖蛋白Ⅱb/Ⅲa抑制药与规格或溶栓药物治疗者，出血性疾病（尤其是胃肠及眼内疾病）者。

4.用药期间监测异常的出血情况、白细胞和血小板计数。择期手术且无需抗血小板治疗者，术前1周停用本药。

5.忌与CYP2C19抑制剂类药物合用，如奥美拉唑、西咪替丁等。

替格瑞洛（ticagrelor）

【药理作用】

1.替格瑞洛是一种环戊三唑嘧啶（CPTP）类化合物。替格瑞洛及其主要代谢产物能可逆性地与血小板P2Y12 ADP受体相互作用，阻断信号传导和血小板活化，发挥抗血小板作用。替格瑞洛及其活性代谢产物的活性相当。

2.替格瑞洛还可通过抑制平衡型核苷转运体-1（ENT-1）增加局部内源性腺苷水平。

【适应证】

1.与阿司匹林合用，用于急性冠脉综合征（ACS）患者或有心肌梗死病史且伴有至少一种动脉粥样硬化血栓形成事件高危因素的患者，降低心血管死亡、心肌梗死和卒中的发生率。

2.至少在ACS发病后最初12个月内，疗效优于氯吡格雷。

【不良反应】

1.心血管系统 低血压、心动过缓。

2.呼吸系统 呼吸困难。

3.血液 出血（包括颅内出血、心包出血伴心包填塞、低血容量性休克、严重低血压、眼内出血伴永久性视力丧失）、血红蛋白降低、红细胞比容降低。

4.胃肠道 恶心、腹泻、消化不良、便秘等。

【护理注意事项】

1.出血风险 如果存在活动性病理性出血，如消化性溃疡、颅内出血或曾发生过颅内出血、重度肝功能不全时应注意出血风险评估。

2.用药期间可能出现呼吸困难，合并有COPD、支气管哮喘等患者可能加重，若不能耐受者建议医生停药或换药。

3.食物不影响替格瑞洛的疗效，餐前或餐后服药都可以。

4.停药可能增加发生心肌梗死、中风的风险，告知患者不能擅自停药。

（三）磷酸二酯酶抑制药

双嘧达莫（dipyridamole）

【药理作用】

磷酸二酯酶抑制剂，双相抑制ADP、TXA_2，抗血小板聚集作用。

【适应证】

用于缺血性心脏病，血栓栓塞性疾病，诊断心肌缺血的药物试验（注射剂）。

【不良反应】

胃肠道反应、头痛、眩晕、疲劳、皮疹、潮红。

【护理注意事项】

1.请在餐前服用双嘧达莫。如果是分散片，可直接吞服，也可将药物放入100mL温水中溶解后服用。

2.与肝素合用可能引起出血倾向。

3.不宜与葡萄糖以外的其他药物混合注射。

4.严重冠脉病变患者使用后缺血可能加重（窃血现象）。

5.下列情况慎用 低血压，有出血倾向者，哺乳期妇女。

西洛他唑（cilostazol）

【药理作用】

1.本药及其代谢产物为环磷酸腺苷（cAMP）磷酸二酯酶Ⅲ抑制药，可通过抑制磷酸二酯酶活性而减少cAMP的降解，升高血小板和血管内cAMP水平，从而发挥抑制血小板聚集和舒张血管的作用。

2.本药能可逆性地抑制凝血酶、二磷酸腺苷（ADP）、胶原、花生四烯酸、肾上腺素等引起的血小板聚集。

【适应证】

1.改善由于慢性动脉闭塞症引起的溃疡、肢痛、冷感及间歇性跛行等缺血性症状。

2.预防脑梗死复发（心源性脑梗死除外）。

【不良反应】

1.西洛他唑可能引起出血（如颅内出血、肺出血、消化道出血、鼻出血、眼底出血）、间质性肺炎（表现为发热、咳嗽、呼吸困难等）、肝功能异常（表现为黄疸、乏力、食欲减退等）。

2.用药后可能出现腹痛、背痛、头痛、感染、水肿等副作用。

【护理注意事项】

1.食物可能影响西洛他唑的吸收，请在餐前至少半小时或餐后2h服药。

2.西洛他唑可以通过胎盘屏障，可能对胎儿有损害，孕妇禁用。

（四）血小板膜糖蛋白Ⅱb/Ⅲa受体拮抗药

替罗非班（tirofiban）

【药理作用】

抗血小板聚集药物中最强效的一类。为血小板膜GPⅡb/Ⅲa可逆性受体拮抗药。GPⅡb/Ⅲa受体被认为是血小板聚集的最后共同途径。特点是起效快，维持时间短。

【适应证】

用于不稳定型心绞痛或非ST段抬高型心肌梗死，用于急性冠状动脉综合征患者进行冠脉血管成形术或冠脉内斑块切除术。

【不良反应】

1. 出血 颅内出血、腹膜后出血、心包积血、肺出血和脊柱硬膜外血肿、致死性出血。

2. 急性和（或）严重血小板计数减少可伴有寒战、轻度发热或出血并发症。

3. 过敏反应、恶心、发热、头痛、血红蛋白下降、血细胞比容下降。

【护理注意事项】

1. 仅供静脉使用。本品可与肝素联用，从同一液路输入。必须注意避免长时间负荷输入。

2. 妊娠安全性不确定，孕妇使用应权衡利弊。

3. 哺乳期妇女权衡利弊决定中断哺乳还是中断药物治疗。

4. 轻中度肝功能不全者不需调整剂量。血浆清除率＜30mL/min（包括需要血液透析）的患者，剂量应减少50％。

5. 以下情况慎用 1年内出血；已知的凝血障碍、血小板异常或血小板减少病史；1年内的脑血管病史；1个月内的外科手术或严重躯体创伤史；未控制的高血压（收缩压大于180mmHg和/或舒张压大于110mmHg）；急性心包炎；出血性视网膜病；慢性血液透析。

6. 禁忌证 对本品任何成分过敏者；有活动性内出血、颅内出血史、颅内肿瘤、动静脉畸形及动脉瘤；主动脉夹层；既往使用替罗非班出现血小板减少的患者。

⚙ **知识链接** ▶▶

血栓形成有三个主要因素：

1. 血管壁改变（内皮细胞损伤、抗栓功能减弱）。
2. 血液成分改变（血小板活化、凝血因子激活、纤维蛋白形成）。
3. 血流改变（血流缓慢、停滞、旋涡形成）。

二、抗凝药物

抗凝药物主要是通过抑制凝血过程中某些凝血因子而发挥抗凝作用。抗凝药物分为以下几类。

1. 常规口服抗凝药 华法林。

2. 静脉抗凝药 肝素、低分子肝素。

3. 新型抗凝药 达比加群酯、利伐沙班、阿加曲班、比伐芦定等。

（一）常规口服抗凝药

华法林（warfarin）

华法林是常用的香豆素类抗凝血药，口服吸收易受食物的影响，血浆蛋白结合率高。

【药理作用】

竞争性对抗维生素K的作用，延长凝血时间。还具有抑制凝血酶诱导的血小板聚集作用。

【适应证】

用于预防及治疗深静脉血栓及肺栓塞，预防心肌梗死后血栓栓塞并发症（卒中或体循环栓塞），预防心房颤动、心瓣膜疾病或人工瓣膜置换术后引起的血栓栓塞并发症（卒中或体循环栓塞）。

【不良反应】

1. 出血　早期表现有瘀斑、紫癜、牙龈出血、鼻衄、伤口出血经久不愈、月经量过多等；肠壁血肿可致亚急性肠梗阻、硬膜下颅内血肿和穿刺部位血肿。

2. 偶见恶心、呕吐、腹泻、瘙痒性皮疹、过敏反应及皮肤坏死。

3. 罕见双侧乳房坏死，微血管病或溶血性贫血以及大范围皮肤坏疽。

4. 阿司匹林、保泰松等可使香豆素类抗凝作用增强；肝药酶诱导剂能加速香豆素类的代谢，降低其抗凝作用。

【护理注意事项】

1. 少量华法林可由乳汁分泌，常规剂量对婴儿影响较小。

2. 老年人及妇女经期慎用，孕妇禁用。

3. 严格掌握适应证，在无凝血酶原测定的条件时，不可滥用本品。

4. 本品个体差异较大，治疗期间应严密观察病情及出血情况，并依据凝血酶原时间、INR 值调整用量，理想的 INR 应维持在 2.0～3.0 之间。

5. 严重出血可静注维生素 K，必要时可输全血、血浆或凝血酶原复合物。

6. 本品起效缓慢，如需快速抗凝，先用肝素治疗。之后，开始使用华法林同时延续肝素最少 5～7 天直至 INR 在目标范围内 2 天以上，才可停用肝素。

（二）静脉抗凝药

目前临床常用有普通肝素（heparin），低分子量肝素（LMWH）制剂有依诺肝素（enoxaparin）、那屈肝素（nadroparin）、达肝素（dalteparin）等。

肝素（heparin）

【药理作用】

1. 抗凝作用　在体内和体外均有迅速和强大的抗凝作用。

2. 降血脂作用

3. 抗炎作用

【适应证】

用于防治血栓形成或栓塞性疾病（如心肌梗死、血栓性静脉炎、肺栓塞等），各种原因引起的弥散性血管内凝血，血液透析、体外循环、导管术、微血管手术等操作中及某些血液标本或器械的抗凝处理。

【不良反应】

1. 过量易引起自发性出血，自发性出血倾向有黏膜、伤口、齿龈渗血，皮肤瘀斑或紫癜，月经量过多等，严重时有内出血征象、麻痹性肠梗阻、咯血、呕血、尿血、便血及持续性头痛。偶见过敏反应，逾量甚至可使心脏停搏。肌内注射可引起局部血肿，静脉注射可致短暂血小板减少症［肝素诱导性血小板减少症（HIT）］，可缓慢静脉注射硫酸鱼精蛋白对抗。

2. 用药前应测定凝血酶原时间，长期使用有时反可形成血栓。并观察皮肤及黏膜有无出血及尿、便颜色。

3. 偶有过敏反应，发生后立即停药，并进行抗过敏治疗。

【护理注意事项】

1. 用药前 ①应清楚用药目的和用药后可能发生的不良反应。②应清楚患者是否患有严重肝肾功能不全、出血性疾病、出血倾向、消化性溃疡、严重高血压等病症，如有，应提醒医生慎用本药。③应询问患者是否对本药有过敏史。④应清楚患者是否怀孕，妊娠前 3 个月应提醒医生尽量避免应用。⑤教会患者观察出血的症状（如有无牙龈出血、有无皮下出血点及瘀斑等）和防治措施。

2. 用药期间 ①遵医嘱用药。②用药期间严密观察生命体征，如有血压下降、脉搏增快、发热、出血等情况，应及时处理；要定时检查血象、凝血时间。③肝素因刺激性较大，一般不宜肌内注射。静脉注射或滴注肝素时，确定针头在血管内方可给药，要注意经常更换注射部位。④不要将肝素钠直接涂在溃烂的伤口和黏膜（如口、鼻）上，避免肝素注射液进入眼睛。

低分子量肝素（LMWH）

【药理作用】

1. 低分子量肝素，为一新型抗血栓形成药物，由粗制肝素裂解而成，是一种短链制剂。低分子肝素的药理作用与普通肝素基本相似，但其对因子 Ⅹa 的抑制作用强于抗凝血酶（Ⅱa）活性，且其对血小板聚集功能等的影响较普通肝素小，故使用后较少发生出血并发症。生物利用度高、$t_{1/2}$ 长，皮下注射的 $t_{1/2}$ 为 200～300min，是普通肝素的 2～4 倍。引起出血并发症少，一般不需检测抗凝活性等。

2. 促进组织型纤溶酶原激活物（t-PA）的释放，发挥纤溶作用，并能保护血管内皮，增强抗栓作用。

【适应证】

1. 用于预防静脉血栓栓塞性疾病，特别是与骨科或普外手术有关的血栓形成。

2. 用于治疗已形成的深静脉栓塞，伴或不伴有肺栓塞。

3. 与阿司匹林合用，用于治疗不稳定型心绞痛及非 Q 波性心肌梗死。

4. 用于血液透析或体外循环时防止血栓形成。

【不良反应及护理注意事项】

1. 可见出血，部分注射部位（腹部皮下注射）出现瘀点、瘀斑。

2. 罕见注射部位坚硬炎症结节，局部或全身过敏反应，血小板减少症，免疫性血小板减少症伴有血栓形成，骨质疏松倾向，氨基转移酶升高。

（三）新型抗凝药

新型抗凝药有达比加群酯、利伐沙班、阿加曲班、比伐芦定等。新型口服抗凝药物相对于华法林而言，脑出血风险相对更低，患者依从性也会更高，在服用过程中不需要定期监测 INR（国际标准化比值），但价格比较昂贵。

达比加群酯（dabigatran etexilate）

【药理作用】

1. 继华法林之后 50 年来首个口服抗凝药。为小分子前体药物，经代谢后形成活性分子达比加群，为凝血酶直接抑制剂。

2.达比加群及其乙酰葡糖醛酸苷为竞争性直接凝血酶抑制药。在凝血级联反应中，凝血酶（丝氨酸蛋白酶）使纤维蛋白原转化为纤维蛋白，抑制凝血酶可预防血栓形成。可抑制游离凝血酶、与血块结合的凝血酶和凝血酶诱导的血小板聚集。

【适应证】

1.预防成人非瓣膜性心房颤动患者（NVAF）的卒中和全身性栓塞（SEE）。

2.治疗和预防急性深静脉血栓形成（DVT）和（或）肺栓塞（PE），以及预防相关死亡。

【不良反应】

1.胃肠道反应　呕吐、吞咽困难、消化不良、恶心、腹痛、腹泻、腹部不适、胃炎样症状［包括胃食管反流病（GERD）、食管炎、糜烂性胃炎、出血性胃炎、出血性糜烂性胃炎和消化性溃疡］。

2.血液系统　贫血、血红蛋白减少、血小板减少、红细胞比容减少、出血。

3.免疫系统　过敏反应（荨麻疹、皮疹、瘙痒、支气管痉挛、血管神经性水肿、过敏性休克）。

4.肝脏　肝酶升高（包括丙氨酸氨基转移酶升高、天冬氨酸氨基转移酶升高）、高胆红素血症。

利伐沙班（rivaroxaban）

【药理作用】

1.利伐沙班是一种口服抗凝药，选择性 X_a 抑制药，通过内源性及外源性途径活化 X 因子为 X_a 因子（FX_a），进而减少凝血酶的产生，在凝血级联反应中发挥抗凝血作用。

2.对血小板聚集无直接影响，可间接抑制凝血酶诱导的血小板聚集。

【适应证】

1.用于择期髋关节或膝关节置换术患者，以预防静脉血栓形成（VTE）。

2.用于治疗深静脉血栓形成（DVT）、肺栓塞（PE），亦可用于降低初始治疗 6 个月后 DVT 和 PE 的复发风险。

3.用于降低具有一种或多种风险因素（如充血性心力衰竭、高血压、年龄 ≥75 岁、糖尿病、有脑卒中或短暂性脑缺血发作病史）的非瓣膜性房颤患者发生脑卒中和全身性栓塞的风险。

【不良反应】

1.出血　颅内出血（包括脑实质内、脑室内、硬膜下、蛛网膜下腔出血，硬膜外血肿）；胃肠道出血［包括上消化道、下消化道或直肠出血；腹膜后出血、眼内出血、关节内出血、肺出血（伴或不伴支气管扩张）、鼻出血、牙龈出血、泌尿生殖道出血（如月经过多）等］。

2.可能导致粒细胞缺乏、血小板减少。

【护理注意事项】

1.用药期间注意患者出血风险，可观察和询问患者是否有出血倾向，如皮肤瘀斑、牙龈出血、便血等。

2.片剂规格为 10mg 时，食物对药效无明显影响，可与或不与食物同服。规格为 15mg 和 20mg 时，食物可增加药物疗效，应与食物同服。

3.过早停用利伐沙班可能导致血栓栓塞，应在医生指导下停药，嘱患者不要擅自停药。

4.利伐沙班可通过胎盘屏障，可能引起胎儿出血或畸形，孕妇禁用，具有生育能力的妇女在用药期间建议采取有效避孕措施。

阿加曲班（argatroban）

【药理作用】

1.阿加曲班是一种凝血酶抑制药，可逆地与凝血酶活性位点结合。抗血栓作用不需要辅助因子抗凝血酶Ⅲ，对凝血酶具有高度选择性。

2.阿加曲班对游离的及与血凝块相联的凝血酶均具有抑制作用。

【适应证】

1.用于缺血性脑梗死急性期（发病48h内），以改善神经症状（运动麻痹）和日常活动。

2.用于慢性动脉闭塞症，以改善四肢溃疡、静息痛及冷感等。

3.用于防治肝素诱导性血小板减少症（HIT）患者的血栓形成（FDA批准适应证）。

4.用于HIT或有其风险患者的经皮冠状动脉介入术（PCI）（FDA批准适应证）。

【不良反应】

1.出血性脑梗死　可能出现出血性脑梗死的症状，需进行密切观察，一旦发现异常情况应终止给药，进行适当的处理。

2.脑出血、消化道出血　可能有脑出血、消化道出血出现，需进行密切观察，一旦发现异常情况应终止给药，进行适当的处理。

3.休克、过敏性休克　可能有休克、过敏性休克（荨麻疹、血压降低、呼吸困难等）出现，需进行密切观察，一旦发现异常情况应终止给药，进行适当的处理。

【护理注意事项】

1.用药期间注意出血风险，与其他抗凝、抗血小板药物合用时可能增加出血风险。

2.注意监测患者的凝血指标，告知医生及时调整用量。

比伐芦定（bivalirudin）

【药理作用】

比伐芦定是凝血酶的直接抑制剂，与游离及血栓上凝血酶的催化位点和阴离子外结合位点特异结合起抑制作用；与凝血酶的结合过程是可逆的。

【适应证】

1.作为抗凝剂，用于成人择期经皮冠状动脉介入（PCI）治疗。

2.作为抗凝剂，用于肝素诱导性血小板减少症/血栓综合征（HIT/HITTS）患者或高危人群进行经皮冠状动脉介入治疗。

【不良反应】

主要不良反应为出血，如颅内出血、腹膜后出血、穿刺部位出血等。

【护理注意事项】

1.比伐芦定不能用于肌内注射，主要用于静脉注射和静脉滴注。

2.不明原因的红细胞比容、血红蛋白或血压下降提示可能有出血，如果出现出血或怀疑出血应停止给药。

3.患者若患有荨麻疹、全身性荨麻疹、胸闷、气喘、低血压和过敏反应需提前告知,可能会加重。

三、溶栓药物

链激酶(streptokinase,SK)

链激酶又名溶栓酶,为第一代溶栓药,现可用基因重组技术合成,为重组链激酶。

【药理作用】

1.注射用重组链激酶的成分为重组链激酶,重组链激酶与纤溶酶原以1:1分子比结合成复合物,然后把纤溶酶原激活成纤溶酶,纤溶酶催化血栓主要基质纤维蛋白水解,从而使血栓溶解,血管再通;同时重组链激酶的溶栓作用因纤维蛋白的存在而增强。

2.重组链激酶能有效特异地溶解血栓或血块,能治疗以血栓形成为主要病理变化的疾病。

【适应证】

用于治疗血栓栓塞性疾病。静脉给药治疗动静脉内新鲜血栓形成和栓塞,如肺栓塞和深部静脉血栓。也可用于心肌梗死早期治疗。在血栓形成不超过6h内用药,效果更佳。

【不良反应及护理注意事项】

1.主要不良反应为皮肤黏膜出血、尿血、咯血,注射部位可发生血肿。严重出血可用氨甲苯酸对抗。少数患者可发生过敏反应。

2.不能用酸性液体稀释,药液宜现用现配,否则易分解失效。不作肌内注射,以免发生血肿,静脉注射后穿刺部位要加压。

尿激酶(urokinase,UK)

【药理作用】

由人尿或人胚肾培养液提取,类似胰蛋白酶的丝氨酸蛋白水解酶。为纤溶酶原直接激活剂,直接激活纤溶酶原,裂解其精氨酸560-缬氨酸561键,转化为纤溶酶,可使纤维蛋白溶解,发挥溶血栓作用。无抗原性,故不会产生抗体和过敏反应。

【适应证】

1.用于血栓栓塞性疾病的溶栓治疗。包括急性广泛性肺栓塞、胸痛6~12h内的冠状动脉栓塞和心肌梗死、症状短于3~6h的急性期脑血管栓塞、视网膜动脉栓塞和其他外周动脉栓塞、症状严重的髂-股静脉血栓形成者。

2.用于人工心瓣手术后预防血栓形成,保持血管插管和胸腔及心包腔引流管的通畅等。溶栓的疗效均需后继的肝素抗凝加以维持。

【不良反应及护理注意事项】

1.临床最常见的不良反应是出血倾向。以注射或穿刺局部血肿最为常见,其次为组织内出血,发生率5%~11%,多轻微,严重者可致脑出血。

2.本品不得用酸性溶液稀释,以免药效下降。

3.已配制的注射液在室温(25℃)8h内使用,冰箱内(2~5℃)可保存48h。

4.用药期间应密切观察患者反应，如脉率、体温、呼吸频率、血压、出血倾向等，至少每4h记录1次。如发现过敏症状如皮疹、荨麻疹等应立即停用。

组织型纤溶酶原激活剂（t-PA）

【药理作用】

常用剂型为注射用重组人组织纤维蛋白溶酶原激活剂（rt-PA），为第二代溶栓药，活性分是一种糖蛋白，可直接激活纤溶酶原转化为纤溶酶，发挥选择性溶栓作用，因此不产生链激酶常见的出血并发症。当静脉给药时，其在循环系统中表现出相对非活性状态，与纤维蛋白结合后被激活，诱导纤溶酶原转化为纤溶酶，导致纤维蛋白降解和血块溶解。

【适应证】

1.急性心肌梗死

（1）对于症状发生6h以内的患者，采取90min加速给药法。

（2）对于症状发生6～12h以内的诊断明确的患者，采取3h给药法。

2.血流不稳定的急性大面积肺栓塞　可能的情况下应借助客观手段明确诊断，如肺血管造影或非侵入性手段如肺扫描等。

3.急性缺血性脑卒中　必须预先经过恰当的影像学检查排除颅内出血之后，在急性缺血性脑卒中症状发生后的3h内进行治疗。

【不良反应及护理注意事项】

1.最常见的不良反应就是出血，包括颅内出血、胃肠道出血、泌尿生殖器出血、注射部位处出血等。

2.由于可能导致出血风险增加，在本品溶栓后的24h内不得使用血小板聚集抑制剂治疗。

👆 **小结** ▶▶

　　本章主要介绍了心血管药物护理，包括抗心力衰竭药物、抗心律失常药、抗高血压药、调节血脂药及抗动脉粥样硬化药、抗心绞痛药、口服降血糖药、胰岛素、抗血栓药，并从药理作用、适应证、不良反应和护理注意事项进行阐述。重点内容包括抗心力衰竭药物、抗心律失常药、抗高血压药的不良反应和护理注意事项，难点是各类药物的药理作用。同学们在学习时应抓住重点和难点，采用对比记忆、结合临床等多种学习方法，注意归纳整理、活学活用。

（黄年旭　张敏丽）

📚 **思考与练习** ▶▶

单选题

1.依据生物钟规律，他汀类调脂药物最佳服用时间是（　　）

A.清晨　　　　　B.餐中　　　　　C.睡觉前　　　　　D.餐后

2.下列不属于强心苷不良反应有哪些（　　）

A.恶心、呕吐　　　　B.黄视、绿视　　　　C.室性早搏　　　　D.多尿

3.易引起干咳的抗高血压药是（　　）

A.普萘洛尔　　　　B.依那普利　　　　C.氯沙坦　　　　D.氨氯地平

4.药物的何种不良反应与用药剂量的大小无关（　　）

A.副作用　　　　B.毒性反应　　　　C.继发反应　　　　D.变态反应

5.变异型心绞痛不宜使用（　　）

A.硝酸甘油　　　　B.硝酸异山梨酯　　　　C.硝苯地平　　　　D.普萘洛尔

6.心绞痛急性发作时，硝酸甘油常用的给药方法是（　　）

A.口服　　　　B.气雾吸入　　　　C.舌下含化　　　　D.静脉滴注

7.硝酸甘油常见的不良反应是（　　）

A.心悸，心率加快　　　　　　　　B.体位性低血压

C.颅内压和眼压升高　　　　　　　D.面颈部潮红、眩晕、头痛

8.对室上性心律失常无效的药物是（　　）

A.奎尼丁　　　　B.利多卡因　　　　C.普萘洛尔　　　　D.维拉帕米

第八章

重症监护室的监护技能

学习目标

知识目标

1. **掌握** 各系统功能的观察和护理要点。
2. **熟悉** 各系统功能监测指标及临床意义。
3. **了解** 各系统功能的监测方法。

技能目标

具有运用系统功能监测指标综合分析评估患者的脏器功能的能力。

素质目标

明确以患者为中心的理念和爱伤意识的培养；培养学生的观察能力，评判性思维，独立思考的能力；提高其应急意识。

第一节 ⊙ 水、电解质和酸碱平衡监测

一、概述

（一）体液分布

成年男性体液量占体重的 60%，女性占 50%，新生儿可达 80%。体液分为细胞内液（男性占体重 40%，女性占 35%）和细胞外液（男女均占 20%）。正常血浆渗透压 290～310mmol/L。渗透压的稳定对维持细胞内、外液平衡具有非常重要的意义。细胞外液主要阳离子是 Na^+，主要阴离子是 Cl^-、HCO_3^- 和蛋白质。细胞内液主要阳离子是 K^+ 和 Mg^{2+}，主要阴离子是 HPO_4^{2-} 和蛋白质。

（二）体液平衡及渗透压的调节

体液平衡及渗透压的调节包括渗透压的维持和血容量的维持。正常渗透压主要通过下丘脑-垂体后叶素-抗利尿激素（ADH）系统进行调节，血容量主要通过肾素-血管紧张素（AT）-醛固酮系统进行调节。

1. 下丘脑-垂体后叶素-抗利尿激素系统调节机理

渗透压↑→下丘脑渗透压感受器兴奋　　　　　　　　　　　　重吸收水↑

血容量↓→左房胸腔大静脉容量感受器兴奋 ⟩ADH↑ 肾远曲小管⟨尿量↓

动脉压↓→颈动脉窦压力感受器兴奋　　　　　　　　　　　　尿比重↑

2. 肾素-血管紧张素-醛固酮系统（RAAS）调节机理

循环血量↓→肾入球小动脉感受器兴奋、致密斑兴奋、交感神经兴奋刺激近球细胞分泌肾素↑→肝脏分泌的血管紧张素原在肾素作用下转化为血管紧张素Ⅰ→血管紧张素Ⅱ→血管紧张素Ⅲ→肾上腺皮质分泌醛固酮↑→保Na^+、保水、排K^+↑→血容量恢复。

二、水、钠代谢紊乱

水、钠代谢紊乱在临床上关系密切，往往同时或相继发生，故二者可同时考虑。根据体液容量和渗透压的变化，将水、钠代谢紊乱分为：脱水、水中毒和水肿。

（一）脱水

脱水（dehydration）是指人体由于饮水不足或消耗、丢失大量水而无法及时补充，导致细胞外液减少而引起新陈代谢障碍的一组临床综合征。根据脱水伴有的血钠和渗透压的改变分三类：低渗性脱水、等渗性脱水、高渗性脱水，其中等渗性脱水是外科患者中最常见的一种脱水。

1. 等渗性脱水　又称急性脱水，是外科患者中最常见的一种脱水。失水＝失钠，Na^+浓度及血浆渗透压仍保持在正常范围内。

（1）病因：严重的呕吐和腹泻；持续胃肠减压、肠梗阻；大量放腹水、胸腔积液；大面积烧伤；大量出汗；利尿药过量；腹腔感染等。

（2）病理生理：等渗性脱水主要造成细胞外液（循环血量）急剧减少。

代偿机制：体液丧失→肾小球、远曲小管→钠感受器→肾素-醛固酮系统兴奋后，分泌增加→远曲小管→水、钠再吸收增加→循环血量增加。

（3）临床表现：口舌干燥，眼窝凹陷，皮肤干燥、弹性降低；尿量减少；恶心、呕吐、厌食、乏力。当体液丧失达体重6%～7%时（相当于丧失细胞外液的30%～35%），会出现心率加快、低血压、休克、酸中毒。

（4）辅助检查：Na^+浓度及血浆渗透压正常，尿比重增高，血红蛋白（Hb）、血细胞比容（HCT）升高。

（5）处理原则

① 治疗原发病，纠正脱水。

② 补液量（mL）＝［（测得血Hb值或HCT值－病前值）/正常值］×体重×20%×1000。

③ 液体种类：0.9%氯化钠（大量输入会引起高氯性酸中毒），复方林格液。

④ 速度：第1个8h补充总量的1/2，余量16h匀速输入。

⑤ 尿量＞40mL后，适当补钾。

（6）护理评估

① 健康史：了解是否存在严重呕吐和腹泻；持续胃肠减压、肠梗阻；大量放腹水、胸腔积液；大面积烧伤；大量出汗；利尿药过量；腹腔感染等导致等渗性脱水的各种原因。

② 身体状况：是否有口舌干燥，眼窝凹陷，皮肤干燥、弹性降低；尿量减少；恶心、呕吐、厌食、乏力等症状。

（7）护理诊断

① 体液不足：与高热、呕吐、腹泻等大量丧失体液有关。

② 营养失调：与禁食、呕吐、腹泻等摄入减少和代谢增加有关。

（8）护理目标：体液量恢复；营养改善。

（9）护理措施

① 维持正常体液量：补充生理需要量（水 2500mL，氯化钠 4.5～9g，氯化钾 2～3g，葡萄糖 150g 左右）。补充丧失量。补充继续丧失量：体温大于 40℃，补充 600～1000mL 液体；汗湿衣裤补充 1000mL 液体；气管切开患者每日补充 700～1000mL 液体。

② 改善营养状况：肠内或肠外营养支持。

（10）护理评价：体液恢复平衡、生命体征稳定、皮肤恢复弹性、口唇黏膜恢复正常、食欲恢复、体重增加。

2. 高渗性脱水　以水的丢失为主，失水＞失钠，Na^+ 浓度＞150mmol/L，血浆渗透压＞310mOsm/L。

（1）病因

① 水摄入不足：常见于厌食、吞咽困难、意识昏迷、精神病等不能自行饮水的患者。

② 水排出过多：高热、大量出汗、神经性多尿、肾小管重吸收功能障碍、尿崩症、使用利尿药等。

（2）病理生理：高渗性脱水主要造成细胞外液呈高渗状态，细胞内液→外液转移→内外都脱水。

代偿机制：高渗→口渴→饮水→增加水分→降低细胞外液渗透压。高渗→刺激下丘脑，ADH 分泌增加→肾小球、远曲小管→钠感受器→肾素-醛固酮系统兴奋后，分泌增加→远曲小管→水钠再吸收增加→尿量减少，循环血量增加。

（3）临床表现

① 轻度脱水：失水量为体重的 2%～4%，口渴、尿少、尿比重升高。

② 中度脱水：失水量为体重的 4%～6%，口渴明显、尿量明显减少、尿比重明显升高、皮肤弹性下降、眼窝凹陷、嗜睡、烦躁不安。

③ 重度脱水：失水量为体重的 6% 以上，除以上症状外，出现低血压、躁狂、幻觉、谵妄及昏迷，红细胞压积升高。

（4）辅助检查：Na^+ 浓度＞150mmol/L；血浆渗透压＞310mOsm/L；尿比重、Hb、HCT 轻度升高。

（5）处理原则

① 治疗原发病，鼓励饮水，不能饮水者经静脉补充。

② 补失水量（mL）＝（测得血钠值－正常血钠值）×体重×4。

③ 液体种类：5%GS、0.45% 低渗盐水。

④ 补液速度：第一日补给计算量的一半＋需要量，3～5 天补足。

⑤ 补水同时适当补钠。

（6）护理评估

① 健康史：了解是否存在水摄入不足、水排出过多导致高渗性脱水的各种原因。

② 身体状况：是否有口渴明显、尿量减少、尿比重升高、皮肤弹性下降、眼窝凹陷、嗜睡、烦躁不安等症状。

（7）护理诊断

① 体液不足：与大量丧失体液与摄入不足有关。

② 皮肤完整性受损：与体液缺乏及不适当的组织灌流引起皮肤黏膜干燥、弹性降低有关。

③ 潜在并发症：体位性低血压、脑损伤进一步加重。

（8）护理目标：体液量恢复；维持皮肤黏膜的完整性；避免直立性低血压、脑损伤的发生。

(9) 护理措施

① 维持正常液体量：密切观察并记录意识、生命体征、体重、出入量、尿比重；当出现体温增高、血压降低、心率增快、皮肤弹性降低、尿量增多，常提示病情加重；尿量<30mL/h，可出现发热、休克、肾衰竭、昏迷等并发症；补液过程中，注意肺水肿发生；补充5％GS时要监测血糖；应用利尿药时注意补钾。

② 维持皮肤黏膜的完整性：保持皮肤清洁，增加饮水，注意口腔卫生，每日观察并记录皮肤黏膜状况。不能下床者注意防止压疮发生。防止意外损伤。血压低者辅助缓慢坐起，避免直立性低血压；有意识障碍的应采取适当的保护措施。

(10) 护理评价：患者水钠恢复正常值；皮肤黏膜无损伤；安全无意外；并发症得到预防或及时处理。

3. 低渗性脱水 失水<失钠，Na^+浓度<135mmol/L，血浆渗透压<280mOsm/L。

(1) 病因：消化液大量丢失（呕吐、腹泻、胃肠梗阻）；大面积创面的慢性渗出；从尿中排出大量水（尿崩、利尿）；治疗等渗性脱水时过多补水而未补钠；其他（大量出汗，反复放胸腔积液、腹水）。

(2) 病理生理：失钠>失水，细胞外液呈高渗状态→刺激下丘脑，ADH分泌减少→远曲小管→水、钠再吸收减少→尿量增加→提高细胞外液渗透压→细胞间液进入循环。

(3) 临床表现：

① 轻度缺钠：血清钠<135mmol/L，软弱、乏力、头晕、手足麻木，但口渴不明显，尿中Na^+减少。

② 中度缺钠：血清钠<130mmol/L，除以上症状外，还有恶心、呕吐、脉细速、血压下降、脉压小、视物模糊、站立性晕倒、尿量明显减少、尿比重明显升高。

③ 重度缺钠：血清钠<120mmol/L，患者昏迷、四肢发凉、抽搐、腱反射减弱或消失，常伴休克。

(4) 辅助检查：Na^+浓度<135mmol/L；血浆渗透压<280mOsm/L；尿比重在1.010以下。

(5) 处理原则：轻中度患者补充5％糖盐水。重度缺钠患者先输入晶体液后输入胶体液以补足血容量，最后输入高渗盐水。补钠公式：1g钠＝17mmol钠离子，补钠（mmol）＝（正常值－测得值）×体重×0.6（女性0.5）；补钠速度：当天补1/2钠量＋日需钠量＋4.5g＋日需液体量2000～2500mL，其余量第二日补给。

(6) 护理评估

① 健康史：了解是否存在导致低渗性脱水的各种原因。

② 身体状况：是否有软弱疲乏、头晕、手足麻木、脉速、血压下降、视物模糊等症状。

(7) 护理诊断

① 体液不足：与水钠丢失过多、摄入不足有关。

② 潜在并发症：低钠性休克。

③ 知识缺乏：缺乏低渗性脱水方面的知识。

(8) 护理目标：体液量恢复；无并发症发生。

(9) 护理措施：密切观察并记录意识、生命体征、每日体重、出入量、尿比重，监测血钠值；合理应用利尿药减轻脑水肿；并发稀释性低钠性血症，应限液；口服含钠液体。补液过程中，注意肺水肿发生。

(10) 护理评价：体液补足，血钠恢复正常。并发症得到预防。

（二）水中毒和水肿

水中毒（water intoxication）是指水潴留使体液量明显增多，血清 Na^+ 浓度＜130mmol/L，血浆渗透压＜280mOsm/L，但体钠总量正常或增多，又称为高容量性低钠血症。水肿（edema）是指过多液体在组织间隙或体腔内聚集。

1.病因 抗利尿激素分泌过多；肾功能不全，排尿能力下降；机体摄入或输注水分过多等。

2.临床表现 急性水中毒：水过多→脑细胞肿胀→颅内压增高→引起一系列神经精神症状；慢性水中毒：症状往往被原发病的症状所掩盖→可有乏力、恶心、呕吐、嗜睡等表现。

3.治疗 原发病的防治十分重要，对于急性肾衰竭、心力衰竭者应严格限制水的摄入。轻度水中毒停止或限制水分摄入；严重者除严格限制水摄入外，可给予利尿药（20％甘露醇、25％山梨醇等）。

三、钾代谢紊乱

血钾正常值为 $3.5\sim5.5$ mmol/L。钾代谢紊乱（disturbance of potassium metabolism）主要是指细胞外液中钾离子浓度的异常变化，包括低钾血症和高钾血症（表1-8-1、图1-8-1）。低钾血症和高钾血症的鉴别见表1-8-1。

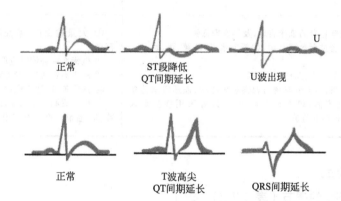

图 1-8-1　钾代谢紊乱心电图
（上图为低钾血症心电图、下图为高钾血症心电图）

表 1-8-1　低钾血症和高钾血症的鉴别

鉴别要点	低钾血症	高钾血症
血钾	＜3.5mmol/L	＞5.5mmol/L
病因	①摄入不足；②丢失过多（呕吐、肠瘘、持续性胃肠减压、排钾性利尿药的使用、醛固酮增多症、肾衰竭多尿期）；③分布异常（大量葡萄糖＋胰岛素、碱中毒）	①摄入过多（口服或静脉给予过量氯化钾、大量输入库存血）；②排出障碍（肾衰竭、保钾利尿药的使用、醛固酮缺乏）；③分布异常（急性酸中毒、溶血、挤压伤综合征）
临床表现	①神经肌肉系统：最早是肌无力，从四肢、躯干至呼吸肌；腱反射减弱 ②中枢神经系统：精神萎靡、冷漠、嗜睡 ③消化系统：肠蠕动减弱、腹胀、恶心 ④心脏：早期可表现为心肌应激性增加、心动过速，可有房性、室性期前收缩表现，后期可出现传导阻滞、节律异常 ⑤酸碱紊乱：低钾性碱中毒、反常性酸性尿	临床表现无特异性： ①神经肌肉系统：肢体软弱无力，感觉异常 ②中枢神经系统：神志模糊 ③心脏：心动过缓、室颤、心音低弱 ④酸碱平衡紊乱：高钾性酸中毒、反常性碱性尿

鉴别要点	低钾血症	高钾血症
ECG	早期 T 波降低、变平、倒置,ST 段下移,QT 间期延长。典型表现为 U 波高尖	早期 T 波高尖,P 波波幅下降,后出现 QRS 波增高。典型表现为 T 波高尖
合并症	碱中毒,反常性酸性尿	酸中毒,反常性碱性尿
治疗	① 补钾:轻度(>3mmol/L),口服补钾 3～6g/d,或进食含钾丰富的食物,如水果蔬菜;中度(<3mmol/L)及重度(<2mmol/L)需经静脉补充,首次 1000mL 液体中加 10% 氯化钾 3～4g,缓慢滴注,以后根据血钾测定结果调整,1g KCl 相当于 13.4mmol 钾,约提高血钾浓度 0.37mmol/L ② 补钾原则:10% 氯化钾严禁直接静脉推注,因其短时间内血钾突然升高会造成心搏骤停。注意肾功能及尿量,尿量 30～40mL/h 以上补钾安全;剂量不可过多,3～6g/d,补钾过程中 2～4h 监测血钾一次,血钾达到 3.5mmol/L 应缓慢补钾 补钾浓度不可过高(不超过 40mmol/L,即 1000mL 液体中氯化钾含量不超过 3g);补钾速度不可过快(不超过 20～40mmol/h,60 滴/分);严重低钾的患者,高浓度补钾效果不好时,注意补充镁剂	① 停止一切含钾的药物、溶液和食物 ② 促进 K+ 转入细胞内:5% NaHCO₃ 溶液 250mL 静脉滴注;或者 10% 葡萄糖液 300～500mL+10U 正规胰岛素静脉滴注 ③ 透析 ④ 增加钾排出 ⑤ 对抗心律失常:使用钾离子拮抗剂→静推 10% 葡萄糖酸钙 10～20mL
护理要点	① 动态观察患者的临床表现,及早发现低钾 ② 指导患者进食含钾食物,如新鲜水果、蔬菜、蛋、奶、肉、果汁等 ③ 防止意外伤害:防跌倒、坠床 ④ 防止并发症:补钾时密切观察患者心律、血压等病情变化,保持环境安静,较大剂量补钾时,最好采用静脉泵入(3g/h)和进行心电监护	① 大量输血时,避免输存放长时间的库存血。 ② 低钾血症补钾时应严格遵守补钾原则 ③ 纠正高钾血症,严密观察生命体征 ④ 疼痛护理,适当应用止痛药 ⑤ 促进胃肠功能恢复,观察并记录腹泻的次数、量、性状。必要时使用止泻药物

四、酸碱平衡紊乱

(一)机体酸碱平衡的调节 (表 1-8-2)

临床上反映机体酸碱平衡的三大要素为:pH、HCO_3^-、H_2CO_3($PaCO_2$)。其中血液 pH 作为观察酸碱平衡失调的指标,正常范围为 7.35～7.45;HCO_3^- 反映代谢性因素,HCO_3^- 的原发性减少或增多可分别引起代谢性酸中毒或代谢性碱中毒;H_2CO_3($PaCO_2$)反映机体的呼吸性因素,H_2CO_3($PaCO_2$)的原发性减少或增多可分别引起呼吸性酸中毒或呼吸性碱中毒。因而要维持 pH 在正常范围,就必须保持 $HCO_3^-/H_2CO_3=20:1$。

表 1-8-2 HCO_3^-/H_2CO_3 的调节

项目	HCO_3^- 的调节	H_2CO_3 的调节
调节器官	肾	肺
调节机制	Na^+-H^+ 交换;HCO_3^- 的重吸收 $NH_3+H^+=NH_4$ 排出;尿酸化排 H^+	呼出 CO_2
备注	HCO_3^- ↓——代谢性酸中毒 HCO_3^- ↑——代谢性碱中毒	H_2CO_3 ↑——呼吸性酸中毒 H_2CO_3 ↓——呼吸性碱中毒

（二）常见的酸碱平衡紊乱的特点（表 1-8-3）

表 1-8-3　常见的酸碱平衡紊乱的特点

	代谢性酸中毒	代谢性碱中毒	呼吸性酸中毒	呼吸性碱中毒
特征	血浆原发性 HCO_3^- 减少，是最常见的酸碱平衡紊乱的类型	血浆原发性 HCO_3^- 增多	血浆 H_2CO_3 浓度原发性升高	血浆 H_2CO_3 浓度原发性减少
病因	酸性物质产生过多；碱性物质丢失过多；肾功能不全	碱性物质摄入过多；酸性物质丢失过多（幽门梗阻最常见）；缺钾、利尿药的使用	通气不足——全身麻醉过深，镇静剂过量等；换气不畅——肺组织纤维化、重度肺气肿	癔症、忧虑、疼痛、发热、创伤、低氧血症、肝衰竭、呼吸机过度通气等
症状	轻度，一般无明显症状。重度，可出现呼吸深快，呼出气味带有酮味，面红，肌张力↓，腱反射↓	一般无症状，可有呼吸浅慢、嗜睡、昏迷等神经系统症状	胸闷，呼吸困难，躁动不安，头痛，发绀，谵妄昏迷等	呼吸急促，眩晕，手足口周麻木感，肌震颤等
pH	降低	升高	降低	降低
处理	病因治疗是关键。$HCO_3^- > 16 \sim 18mmol/L$ 无须补碱；$HCO_3^- < 10mmol/L$ 应立即输液和补碱	积极治疗原发病，对丧失胃液者可给予等渗盐水或葡萄糖盐水静脉滴注	急性呼吸性酸中毒应治疗原发病，改善通气功能，积极纠正缺氧；慢性呼吸性酸中毒应针对性地控制感染、扩张小支气管、促进排痰，以改善换气功能和减轻酸中毒程度	积极治疗原发病，并给予辅助通气

（三）酸碱平衡紊乱的血气分析特点（表 1-8-4）

表 1-8-4　酸碱平衡紊乱的血气分析特点

项目	代谢性酸中毒	代谢性碱中毒	呼吸性酸中毒	呼吸性碱中毒
血 pH 值	<7.35（代偿期可正常）	>7.45（代偿期可正常）	<7.35（代偿期可正常）	>7.45（代偿期可正常）
HCO_3^-	↓	↑	↑	↓
$PaCO_2$	↓	正常或↑	↑	↓
剩余碱（BE）	↓	↑	↑	↓
实际碳酸氢盐（AB）	↓	↑	↑	↓
标准碳酸氢盐（SB）	↓	↑	↑	↓
备注	AB<SB	AB>SB	AB>SB	AB<SB

五、血气分析

血气分析（blood gas analysis）是医学上常用于判断机体是否存在酸碱平衡失调以及缺氧和缺氧程度等的检验手段，也是检测呼吸机治疗效果的重要指标。血气分析因其检查结果为临床诊断和治疗急慢性呼吸衰竭、慢性阻塞性肺气肿、肺源性心脏病及各科危重患者救治提供了及时准确的依据而被各科采用。血气分析采血前后诸多因素直接影响检验结果，为了提高血气分析检验结果的可靠性，必须正确操作，以及做好采血前后患者的护理。因临床多采集动脉血进行血气分析，故仅对动脉血气分析进行阐述。

（一）采血部位

血气分析的最佳标本是动脉血，能真实地反映体内的氧化代谢和酸碱平衡状态，常取部位是肱动脉、股动脉、前臂动脉等。

（二）动脉血气分析的操作流程（图1-8-2）

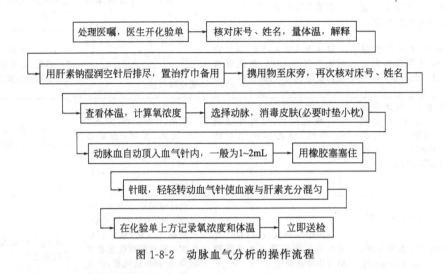

图1-8-2　动脉血气分析的操作流程

（三）动脉血气采集注意事项

1. 采血前需了解患者诊断，如有经血传染的传染病患者，要做好自我保护的措施。

2. 护士在操作前要向患者或其家属做好解释工作，以取得理解及配合。

3. 选择合适的穿刺部位，严格无菌操作。

4. 股动脉穿刺必须垂直进针，斜刺易穿入静脉或神经，在膀胱充盈时斜刺过深可造成出血感染。

5. 标本中混入气泡会导致血气结果pH过高，氧分压过高，而二氧化碳分压偏低。

6. 有凝血机制障碍、高血压或服用抗凝药、溶栓治疗的患者应延长压迫时间直到不出血为止，方可松手离开。婴幼儿压迫止血时，用力要适度，注意观察末梢血液循环及温度。

7. 活动后喘憋明显的患者应先休息半小时后再采血气，吸痰后20min后方可采血气。

第二节 ⊙ 呼吸系统功能监测

一、呼吸基本功能监测

【监测项目】

平静呼吸时，成人呼吸频率为16～20次/分，儿童呼吸频率为30～40次/分，儿童的呼吸频率随年龄的增长而减少，逐渐到成人的水平。呼吸次数与脉搏的比例为1∶4。

【处理要点】

1. 监护仪上开通呼吸通道，通过电极导联将呼吸信号传到监护仪，监测呼吸的频率和节律。

2.观察患者胸腹部的起伏次数，危重患者呼吸微弱，可用少许棉絮置于患者鼻孔前，观察棉花吹动的次数，计时 1min。

3.气管插管或者气管切开用机械通气的患者，用呼吸机监测患者自主呼吸的次数。

【监测评估】

1.正常呼吸有胸式呼吸和腹式呼吸两种方式。胸式呼吸，多见于正常女性和年轻人；腹式呼吸，多见于男性和儿童。

2.呼吸增快　成人呼吸次数大于 24 次/分。正常人见于情绪激动、运动、进食、气温增高。异常见于高热、肺炎、哮喘、心力衰竭、贫血等。

3.呼吸减慢　成人呼吸次数小于 10 次/分。见于颅内压增高、颅内肿瘤、麻醉剂镇静剂使用过量、胸膜炎等。

【护理要点】

1.保持环境整洁、安静、舒适，室内空气流通、清新，温度、湿度适宜，利于患者放松和休息。

2.加强观察　打开监护仪上的呼吸通道，阈值报警调到合适的范围。呼吸频率过快或过慢，提示呼吸功能不全，应及时处理。

3.保持呼吸道通畅　定时给患者翻身拍背，加强体疗，防止痰液堵塞气道。对于气管插管机械通气的患者，定时听诊，按需吸痰，做好气道的湿化；气管切开的患者要控制好吸气的温度和湿度。

二、脉搏血氧饱和度监测

【监测项目】

脉搏血氧饱和度（SpO₂）：用无创连续的方法监测动脉血中血红蛋白和氧气结合率，正常值 $SpO_2 > 95\%$（表 1-8-5）。

表 1-8-5　SpO_2 与 PaO_2 的对应关系

项　目	数　值												
SpO_2/%	50	60	70	80	90	91	92	93	94	95	96	97	98	99
PaO_2/mmHg	27	30	37	45	57	60	63	66	69	74	81	92	110	159

【处理要点】

1.根据患者的年龄选择合适的监测部位，成人选择指套监测手指或者脚趾；儿童或者婴儿选择饱和度夹监测耳垂。

2.谵妄或不合作的患者采取监测耳垂或者贴敷于皮肤。

3.SpO_2 监测时基线准确（和有创血压的波形基本一致）才能记录，否则可能出现伪值。

【监测评估】

1.评估患者的年龄、病情　根据患者的年龄，选择合适的监测探头；根据患者的病情情况选择合适的监测部位，确保监测部位组织灌注良好，皮肤无色素沉着，指（趾）甲无染色等。

2.评估患者的精神状态　对于清醒合作的患者告知其监测的重要性，取得配合。对于不合作的患者选用不易受到干扰的探头和部位。

【护理要点】

1.指套测量的患者，2h更换一次部位，防止形成压疮。

2.确保监测探头良好接触，避免受压，避免在同侧肢体测无创的血压。

3.对于休克或末梢循环障碍的患者注意保暖，及时更换监测部位。

4.认真观察和记录SpO_2值，正确分辨是真值还是伪值。当SpO_2降低时排除指甲油、传感器放置不到位、静脉注射、室内强光、末梢循环不良等干扰，协助医生找出原因。

三、静态肺容量监测

【监测项目】

1.潮气量（tidal volune，VT） 指平静呼吸时，一次吸入或呼出的气量。它反映人体静息状态下的通气功能。正常成年人8～12mL/kg，小儿10～15mL/kg。潮气量增加见于中枢神经病变、酸中毒等患者；潮气量减少见于呼吸肌无力、肺部感染、肺纤维化、肺水肿、血气胸等患者。

2.补吸气量（inspiraory reserve volume，IRV） 指在平静吸气末，再用力做最大深吸气所能吸入的气量，或称吸气储备量。它反映肺胸的弹性和吸气肌的力量。正常成年男性为2100mL，女性为1400mL。

3.补呼气量（expiratory reserve volume，ERV） 指在平静呼气末，再用力做最大呼气所能呼出的气量，或称呼气储备量。反映肺胸的弹性和呼气肌的力量。正常成年男性为900mL，女性为560mL。

4.残气量（residual volume，RV） 亦称余气量，是指深呼气末肺内残留的全部气量。正常为1000～1500mL。RV增高见于肺组织弹性减退、末梢支气管狭窄或任何原因引起的呼气受阻或胸廓畸形等。RV减少则见于各种原因引起的胸肺弹性回缩力增加。

5.深吸气量（inspiratory capacity，IC） 指在平静呼气末，做最大吸气时所能吸入的气量。正常成年男性为2600mL，女性为2000mL。IC与吸气肌的力量大小、肺弹性和气道通畅情况有关，是衡量最大通气潜力的一个重要指标。

6.功能残气量（functional residual capacity，FRC） 指平静呼气末肺内所残留的气量，功能余气量等于ERV＋RV。正常成年男性为2300mL，女性1600mL。FRC减少说明肺泡缩小和塌陷。

7.肺活量（vital capacity，VC） 指最大吸气之后缓慢呼出的最大气量（呼气肺活量）或最大缓慢呼气后用力吸入的最大气量（吸气肺活量）。正常成年男性为3500mL，女性为2500mL。VC减少见于任何使呼吸幅度受限的疾病，如胸廓活动受限、肺组织损害、膈肌活动受限等。VC增高见于罕见的肺巨大症者。

8.肺总量（total lung capacity，TLC） 指最大吸气后存留于肺部的全部气量即肺所能容纳的最大气体总量。正常成年男性为5000mL，女性为3500mL。TLC增加见于呼吸锻炼后，呼吸肌力增强者；肺气肿、支气管哮喘等慢性阻塞性肺疾病等患者。TLC减少见于呼吸肌肌力衰弱、胸廓畸形、肺切除后、肺纤维化、肺水肿、气胸和胸腔积液等限制性疾患者。

【处理要点】

1.评估患者的呼吸状态。

2.自主呼吸的患者潮气量通过呼吸的深浅来评估。

3.机械通气的患者潮气量通过呼吸机设置，并通过血气分析进行调节。

4.静态肺容量均可以通过呼吸机或者简易呼吸训练器测定。

【监测评估】

1.监测设备 肺功能检测设备、血气分析仪。

2.患者状况

（1）健康史：患者既往有无肺部疾病，有无吸烟史、手术史，用药及抢救情况等。

（2）疾病史：患者有无肺气肿、支气管扩张、肺结核等。

（3）评估患者的身高、体重。对于肥胖的患者或者消瘦的患者，根据患者的身高算出标准体重，根据患者的实际体重和标准体重计算潮气量。

（4）评估患者社会心理状况。

【护理要点】

1.根据肺功能检测设备、血气分析仪测得的数据评估患者的潮气量是否合理。

2.当呼吸机监测潮气量低时，分析下降主要原因：报警数值和潮气量设置的合理性；是否有接口漏气，管道脱落等。深潮气量及通气量上升主要原因为分泌物堵塞，管道扭曲等；气道有痉挛、肺纤维化、肌肉张力增加、肺间质水肿、感染等。当潮气量过高时，见于报警设置得不合理，或者患者过于肥胖，潮气量设置得过高。

四、动态肺容量监测

动态肺容量为单位时间内进出肺的气体量，主要反映气道的状态。

【监测项目】

1.肺通气量（pulmonary ventilation） 指每分钟吸入或者呼出的气体总量，等于潮气量与呼吸频率的乘积。正常成年人平静呼吸时，肺通气量为 $4 \sim 8L/min$。它是肺通气功能常用的测定项目之一。成人肺通气量 $>10 \sim 12L/min$ 常提示通气过度；肺通气量 $<3 \sim 4L/min$ 则提示通气不足。

2.最大通气量（maximal voluntary ventilation，MVV） 指在尽力深、快呼吸时，每分钟所能吸入或者呼出的最大气体量，反映了通气功能的储备能力。正常成年男性为 $104L/min$，女性为 $82.5L/min$。

3.肺泡通气量（alveolar ventilation，VA） 在静息状态下每分钟吸入气量中能达到肺泡进行气体交换的有效通气量。每次呼吸吸入的气体，一部分留在鼻或口与终末细支气管之间，不参与肺泡与血液的气体交换，这部分容积称解剖无效腔。所以每次呼吸到达肺泡的新鲜空气即为潮气量与无效腔气量之差，与呼吸频率的乘积即为 VA。VA 正常值为 $4.2L/min$，它反映真正的气体交换量。

4.用力肺活量（forcde vital capacity，FVC） 为深吸气后用最大速度、最大用力呼气所能呼出的全部气量。

5.最大呼气中段流量（maximal mid expiratory flow，MMEF 或 FEF25%～75%） 根据 FVC 曲线而计算获得用力呼出肺活量 $25\% \sim 75\%$ 平均流量。正常成年男性为 $3.36L/s$，女性为 $2.28L/s$。

6.最大呼气流量容积曲线（MEFV 曲线或 F-V 曲线） 指受试者在最大用力呼气过程中，将其呼出的气体容积及相应的呼气流量描记成的一条曲线图形。应用肺功能测定仪描记。

7. 流量-容积环 指在用力吸入和呼出肺活量过程中，连续记录流量和容积的变化而绘成的环。

【处理要点】

通过肺功能监测、呼吸机监测、血气分析仪测量、红外线旁气流和主气流测定法测得呼吸功能监测数据。

【监测评估】

1. 监测设备 评估肺功能检测设备、血气分析仪、呼吸机是否能正常使用，管道及导联连接是否正确。

2. 患者状况

(1) 健康史：患者既往有无肺部疾病，有无吸烟史、手术史，用药及抢救情况等。

(2) 诱发因素：患者有无支气管扩张、肺结核等。

(3) 症状和体征：患者有无咳嗽、咳痰、胸闷、气促、咯血、呼吸困难等症状，严重者还应评估患者的神志等。

(4) 辅助检查及实验室检查：肺功能检测、血气分析的结果等。

(5) 评估患者社会心理状况。

【护理要点】

1. 根据肺功能检测值评估患者的通气功能。

2. 评估呼吸机测得潮气量及通气量的数值，分析下降主要原因并及时进行处理。

3. 根据血气分析值分析呼吸性酸碱失衡的类型。

五、换气功能监测

【监测项目】

1. 一氧化碳弥散量（DLco） 指一氧化碳在肺泡毛细血管两侧的分压差为 $1mmHg$ 时，单位时间内通过肺毛细血管膜的量。反映气体通过肺泡毛细血管界面的能力，正常值 $26.5 \sim 32.9mL/(min \cdot mmHg)$。降低见于肺泡-毛细血管膜增厚或者通气血流比失调，增高见于肺循环血流量增加。

2. 肺泡-动脉血氧分压差 $[P_{(A-a)}O_2]$ 指肺泡氧分压与动脉血氧分压之差值。它是反映肺内气体交换率的指标。在吸入空气时是 $10 \sim 15mmHg$，吸入纯氧时是 $25 \sim 75mmHg$。

3. 肺内分流量（Qs） Qs 指每分钟右心排血量中未经肺内氧合而直接进入左心的血流量，正常值 $3\% \sim 8\%$。增加见于肺弥散功能障碍如 ARDS、肺水肿等；肺内通气血流比失调如肺炎、肺不张等；右向左分流的先天性心脏病等。

4. 动脉血氧分压/（PaO₂）与氧合指数（PaO₂/FiO₂） 评价肺内换气功能的指标，PaO_2/FiO_2 正常值为 $420 \sim 560mmHg$，如 $\leqslant 200mmHg$ 是 ARDS 的诊断标准之一。

【处理要点】

通过肺功能监测、监护仪、血气分析仪测量、红外线旁气流和主气流测定法测得呼吸功能监测数据。

【监测评估】

1. 监测设备 评估肺功能检测设备、心电监护仪、血气分析仪、呼吸机是否能正常使用，管道及导联连接是否正确。

2.患者状况

（1）健康史：患者既往有无肺部疾病，有无吸烟史、手术史，用药及抢救情况等。

（2）监测患者脉搏氧饱和度时，观察有无涂指甲油、四肢末梢情况，皮肤是否存在黑色素沉着，若有会影响监测结果。

（3）诱发因素：患者有无支气管扩张、肺结核等。

（4）症状和体征：患者有无咳嗽、咳痰、胸闷、气促、咯血、呼吸困难等症状，严重者还应评估患者的神志等。

（5）辅助检查及实验室检查：肺功能检测、血气分析的结果等。

（6）评估患者社会心理状况。

【护理要点】

1.根据肺功能检测设备测得数据，评估患者肺功能。

2.血气分析测得动脉血氧分压，分析体内缺氧情况。

3.动态监测脉搏氧饱和度。当出现脉搏氧饱和度下降时，应查找原因，处理低氧血症。

4.PaO_2/FiO_2 是目前临床上评估呼吸衰竭严重程度的指标，也是 ARDS 诊断的指标之一。

第三节 ● 循环系统功能监测

对于心血管疾病的重症患者来说，循环功能的监测非常关键，有效的监测可为抢救和治疗患者提供及时、可靠的信息，可极大提高危重患者的抢救成功率。临床上医护人员要结合病情具体分析，辨识信息的真伪，合理规范地使用各类监测仪器，以便正确地医治患者。

一、心率和心律

【监测项目】

1.心率　正常成人安静时的心率为 60～100 次/分。小儿心率较快，老年人心率较慢。

2.心律　是心脏病患者监护的最主要的内容，识别各类常见心律失常是心血管重症监护室的护士所具备的基本功。管床护士需密切观察心电图，有效正确地使用床边心电监护仪，尽早发现异常心律，及时通知医生处理。

【处理要点】

1.通过有线或无线装置监测心率与心律。标Ⅱ导联是最常见的监测导联。

2.酌情行床边心电图检查，常规使用 12 导联心电图，必要时行 18 导联心电图检查。

【监测评估】

1.监测设备　评估心电监护仪、心电图机是否能正常使用，导联连接是否正确。

2.患者状况

（1）健康史：患者既往有无心脏疾病，有无跌倒史、晕厥史，用药及抢救情况等。

（2）诱发因素：患者有无药物中毒、电解质紊乱、精神不安等。

（3）症状和体征：患者有无胸闷、黑矇、晕厥、头晕、心悸、呼吸困难等症状，严重者还应评估患者的神志等。

（4）辅助检查及实验室检查：心电图的特征、血气分析的结果等。

（5）评估患者社会心理状况。

【护理要点】

1. 心电监护可能会由于严重的交流电干扰、基线漂移等原因使描记的图形失真，或看不清心电图各片段，或造成各种严重心律失常的伪像。

2. 选择最佳的监护导联放置部位。

3. 发现心律失常及时报告、协助医生处理。导致心律失常的原因复杂，常见的主要原因是心功能不全、电解质紊乱和酸碱失衡、心肌缺血、手术创伤、术中心肌保护不佳、药物影响、血容量不足、心包填塞、急性缺氧、发热等。

（1）窦性心动过速：在低心排出量综合征、血容量不足或躁动等情况时常见，临床上需针对病因采取不同的处理措施。及时处理低心排出量综合征，血容量不足时补充血容量，躁动的患者酌情给予镇静。

（2）窦性心动过缓：多见于原有心房颤动转律后及窦房结功能障碍者，无症状的窦性心动过缓通常无需治疗。如因心率过慢，出现心排血量不足症状，可应用阿托品或异丙肾上腺素等药物治疗，必要时考虑心脏起搏治疗。

（3）房室传导阻滞：如果考虑是手术中损伤传导系统，可用异丙肾上腺素或阿托品，同时给予激素、钾盐，纠正酸中毒等治疗。对于三度房室传导阻滞，经上述治疗无效，则应安装临时起搏器或永久起搏器。

（4）室上性心动过速：心率＞160次/分时需紧急处理，遵医嘱给予西地兰、胺碘酮等抗快速型心律失常药物治疗。血容量不足时补充血容量，调整心功能等。

（5）心房颤动：治疗目的是控制心室率，血流动力学不稳定伴心室率过快需要立即同步电复律（除了药物治疗）紧急控制心率。快速心房颤动可选用胺碘酮、西地兰等药物治疗。

（6）室性期前收缩：调整患者内环境和电解质，低钾给予补钾治疗，纠正患者缺氧状态，根据病情给予胺碘酮、利多卡因等药物治疗。

（7）频发室性期前收缩、短阵室性心动过速：频发室性期前收缩、短阵室性心动过速是严重的心律失常，不及时处理可发展为心室颤动、心搏骤停。

① 快速准备利多卡因、胺碘酮等抗心律失常药物，交感兴奋（心室电风暴）引起的心律失常首选β受体阻滞药如艾司洛尔，遵医嘱及时正确给药。

② 药物治疗无效或心律失常影响血流动力学时立即行非同步电复律，复律后药物维持。必要时将除颤仪连接多功能电极片置于患者相应部位，调整除颤仪为"PADS"状态，持续监测心律，可及时行电复律。

③ 急查血气分析，查看电解质情况，低血钾及时给予补钾治疗，纠正酸中毒。

④ 如果与心肌缺血有关，应积极进行相关治疗。

（8）持续室性心动过速伴低血压、心室扑动、心室颤动：按CPR的抢救程序处理，对于心脏术后复苏困难的心搏骤停、心室颤动，做好紧急床旁开胸，建立体外循环的准备。

二、有创动脉血压

【监测项目】

动脉血压是血液在血管里流动时对血管壁产生的压力，是重要的循环监测指标，动脉血压值的大小取决于心排量和外周阻力。动脉血压根据测量方法分为有创血压和无创血压。

1. 无创血压的监测 最常用的是袖带自动无创动脉血压监测。

2. 有创血压的监测 将导管置于动脉内直接测量动脉血压。通过内置动脉套管借充满液体的管道与外部压力换能器相连接，压力换能器将压力转换为电信号，再经滤波后显示于屏幕上。

【处理要点】

1. 选择合适的穿刺部位 常见的穿刺部位有桡动脉、股动脉、足背动脉、肱动脉。临床上通常首选桡动脉。

2. 有创动脉血压监测的方法 正确连接测压装置，有创动脉血压监测装置由冲洗装置、传感器和连接管道三部分组成。测压装置连接后将换能器置于与患者心脏的同一水平（平卧时腋中线平第四肋间）进行换能器调零，校零后扭动三通开关使动脉测压管与动脉留置针相通后，监护仪上显示动脉压波形及数值。

3. 严格遵循无菌操作置管。

【监测评估】

1. 病情评估 有创动脉血压监测适用于血流动力学不稳定的各种急危重患者、需频繁采集动脉血标本者、心脏大血管手术后及无法用无创测量血压的患者。

2. 测压装置 评估测压装置（包括监护仪、压力监测模块和导线）是否处于备用状态；确认一次性使用压力传感器的包装完好、在有效期内。

3. 评估测量部位 在周围动脉不同部位测压时要考虑到不同部位的动脉压差，一般股动脉收缩压较桡动脉高 $10\sim20\text{mmHg}$，而舒张压低 $15\sim20\text{mmHg}$。

【护理要点】

1. 换能器校零 将换能器置于与患者心脏的同一水平（平卧时腋中线平第四肋间）进行换能器调零。更换卧位或交接班均应重新进行校零，变换患者体位时始终保持换能器与右心房水平一致。

2. 肝素盐水持续冲管 为保证动脉测压管的通畅，应用肝素盐水持续冲管，加压包内的压力应 $>300\text{mmHg}$，即出现绿色标志为止。压力包内肝素盐水每 24h 更换 1 次，用完后及时更换。

3. 妥善固定管道 动脉测压管的各个接头要连接紧密，防止脱开，妥善固定管道，防止导管受压或扭曲。将置管的肢体暴露或勤观察，防管道松脱时不能及时发觉，造成大量出血。

4. 观察动脉压波形 动脉压波形分为上升支和下降支，在心室快速射血期，动脉血压迅速上升，管壁被扩张，形成脉搏波形中的上升支。下降支上有一个切迹，称为降中峡，降中峡发生在主动脉关闭的瞬间，提示心脏收缩期结束，舒张期开始。降中峡的后面有一个短暂的向上的小波，称为重搏波，是主动脉瓣关闭时产生的振动和反射所致，下降支的最低点为舒张末期。当动脉波形出现异常、低钝、消失时，应排除护理操作不准确。若是病情变化，应及时通知医生。

5. 严格无菌操作 保持动脉测压管的密闭性和无菌状态，预防感染。抽取血标本时，严格无菌操作，用 0.5% 活力碘消毒三通，保证三通区域各口均无血迹，管道有回血时及时手动快速冲洗。

6. 及时更换动脉穿刺处贴膜 保证动脉穿刺点的局部干燥，若有渗血应及时更换 3M 贴膜。更换贴膜时应用 0.5% 活力碘消毒穿刺点，范围应大于皮肤保护膜的范围。

7. 定时观察穿刺肢体末梢的血运情况 观察置管侧皮肤颜色、皮温、肢体有无肿胀、疼痛，局部不宜包扎过紧，以免发生肢端坏死。若发现远端发白、肿胀或湿冷，应立即通知医生，拔除动脉留置管道。

8. 正确拔除动脉测压管 患者病情稳定后，遵医嘱及早拔除动脉测压管，拔管时用0.5%活力碘消毒，拔除管道后局部压迫 5～10min，观察无出血及血肿后，再用无菌纱布覆盖。置管侧肢体不宜立即用无创袖带测血压，以防穿刺点再次出血。

9. 并发症的护理

（1）出血及血肿：穿刺损伤、应用抗凝药物、拔管后处理不当均可引起穿刺处出血及血肿。在进行穿刺时，应尽量减少对动脉的损伤，避免反复穿刺。

（2）血栓形成与动脉栓塞：Allen's 试验阳性或并发动脉病变者，避免用桡动脉穿刺置管。发现血栓形成和远端肢体缺血，应立即拔除测压导管，必要时可手术取血栓，以挽救肢体。

（3）感染：保持穿刺处皮肤干燥、清洁、无渗血。局部出现红、肿、热、痛等感染征象时通知医生，及时拔除导管。

（4）气栓：在采集动脉血标本及校零时注意防止空气进入。压力包内肝素盐水用完，更换肝素盐水时注意排尽管道中的空气，严防空气进入血液。

三、中心静脉压

【监测项目】

中心静脉压（central venous pressure，CVP）是指血液经过右心房及上下腔静脉时产生的压力。正常值为 6～12cmH$_2$O（4～9mmHg）。中心静脉压反映全身静脉的回心血量，可判断患者的血容量、心功能及血管张力的情况。

【处理要点】

1. 中心静脉压监测的方法 中心静脉压监测装置由冲洗装置、传感器和连接管道三部分组成。测压装置连接后将换能器置于与患者心脏同一水平（平卧时腋中线平第四肋间）进行换能器调零，校零后扭动三通开关使中心静脉测压管与静脉导管相通后，监护仪上显示中心静脉压波形及数值。

2. 选择合适的穿刺部位 常见穿刺部位为颈内静脉、锁骨下静脉、股静脉。临床上最常选择右颈内静脉。相对于左颈内静脉而言，右颈内静脉与头臂静脉、上腔静脉几乎成一条直线，更易穿刺且右侧胸膜顶低于左侧，同时右侧无胸导管，穿刺时不易造成损伤。

3. 规范操作 置管操作要遵循最大无菌屏障的原则，严格无菌操作。

【监测评估】

1. 评估适应证

（1）严重创伤、各类休克及急性循环功能衰竭等危重患者。

（2）各类大、中手术，尤其是心血管、颅脑和腹部的大手术患者。

（3）需长期输液或接受完全肠外营养的患者。

（4）需接受大量、快速输血补液的患者。

2. 测压装置 评估测压装置（包括监护仪、压力监测模块和导线）是否处于备用状态；确认一次性使用压力传感器的包装完好、在有效期内。

3. 中心静脉管道 评估管道的通畅性；是否正在使用测压管道进行输血、静脉营养治疗或输注血管活性药，若是则影响测量结果的准确性。

【护理要点】

1.换能器校零 要求换能器必须与患者心脏处于同一水平（平卧时腋中线平第四肋间）进行换能器调零，更换卧位或交接班均应重新进行校零，变换患者体位时始终保持换能器与右心房水平一致。

2.肝素盐水持续冲管 为保证动脉测压管的通畅，用肝素盐水持续冲管，加压包内的压力应＞300mmHg，即出现绿色标志为止。动脉压力袋内肝素盐水每24h更换1次，用完后及时更换。

3.合理安排三腔中心静脉管的使用 三腔中心静脉管（俗称三毛），管道前端有一主孔，管壁依次有两个侧孔，分别与三支管道相通。通常与最外侧的侧孔相通的管道用以监测CVP，此管道应处于持续冲管状态，保证通畅，不可泵入血管活性药，可用以静脉推注药物、输液或泵入非血管活性药。另外两支管道可泵入血管活性药。未使用的管道每班正压封管一次，防止堵管。如管道有血栓，立即用注射器抽出，再封管，若已堵管，勿强行冲管，以防将血栓冲入静脉，做好已堵塞的标识并交班。

4.准确测量CVP 测压时必须保证压力管和中心静脉导管单一相通（可暂停补液），测CVP时应避免在吸痰前后、初醒状态、躁动、寒战、抽搐等情况下测量。

5.妥善固定管道 每班交接班时应观察及记录深静脉管道在体内的刻度，当患者拍X线片、坐起、翻身、躁动时妥善固定管道，及时查看管道刻度，防止管道移位或脱出。每班检查所有管路的连接是否紧密和通畅，勿打折，勿用卡子卡住使用中的管道，防止脱落、阻塞，各三通接头处不可有残留血液。

6.注意无菌操作 每3日用0.5％活力碘消毒穿刺点，消毒直径＞15cm，3M贴膜覆盖，穿刺点渗血及污染时应及时更换，标明穿刺及更换时间。每班密切观察穿刺点有无红肿、渗液、脓液，周围有无气肿，如有异常及时通知医生。

7.正确识别中心静脉压波形 中心静脉波形由a、c、v波组成。

a波：心房收缩，房内压增高，形成a波，通常是最大的波。a波出现于心电图的P波后，相当于右心室舒张末期。

c波：右心室收缩时，血液向上推已关闭的三尖瓣，使之凸向右心房，右心房压力增高形成c波。c波出现于心电图的QRS波后。

v波：心房舒张期，静脉不断回流入右心房，此时三尖瓣处于关闭状态，房内压不断升高，形成V波。V波出现于心电图的T波之后。

当CVP波幅消失或短时间内出现测量差距较大时，应排除护理操作不准确，如换能器未与心脏水平一致，静脉血栓阻塞或管道打折等（带呼吸机者使用较大的PEEP时，CVP测量值增大）。

8.并发症的护理

（1）误穿动脉：动脉损伤是中心静脉穿刺时最易发生的并发症之一。细小探测针误伤到动脉，应该局部按压数分钟防止血肿形成。大的穿刺针误伤动脉依据情况来定，按压穿刺点或立即行外科暴露血肿清除。

（2）气胸：气胸是锁骨下静脉穿刺置管较常见的并发症。如果穿刺后患者出现呼吸困难、同侧呼吸音降低，应考虑气胸可能，X线可确诊。如发生气胸，如果是局限性气胸，可对患者进行严密观察，一般可自行闭合，若患者呼吸困难症状显著，应在无菌条件下穿刺抽气或胸腔闭式引流。

(3) 神经和淋巴管损伤：中心静脉穿刺置管时有可能损伤神经，常见臂丛神经损伤。神经损伤与穿刺技术熟练程度及穿刺次数有关，多次反复地操作会使损伤的可能性增大，最好的预防办法是插管前使患者处于头低位，穿刺置管时让患者行短暂屏气以增加胸内压，使静脉尽可能充盈。如果损伤淋巴管，穿刺处会持续有清亮的淋巴液渗出。

(4) 心包填塞：心包填塞是中心静脉穿刺置管时最致命的并发症之一。导管插入过深，进入右心房或右心室，如导管质地较硬，还可造成心肌穿孔引起心包积液，甚至心包填塞。

(5) 感染：主要表现为发热、寒战或置管部位红肿、硬结或有脓液渗出等。操作中应严格遵守无菌操作原则，保持局部敷料的干燥和密闭性，密切观察穿刺点及周围皮肤的状况，发现异常及时通知医生。在怀疑导管相关感染时，应遵医嘱留取血培养标本，结合体温、血常规及培养结果予以相应处理，若需拔除导管，常规进行导管尖端的微生物培养。

四、肺动脉压、肺毛细血管楔压、心输出量

【监测项目】

肺动脉漂浮导管（Swan-Ganz 导管）主要用于危重患者血流动力学监测，以评估心脏功能、外周血管舒缩状况、肺循环变化等情况，为治疗提供依据的同时评价治疗效果。

（一）前负荷相关参数

1. 中心静脉压（CVP） 正常值为 6~12cmH$_2$O。CVP 小于 6cmH$_2$O，可能反映低血容量；CVP 大于 12mmHg，可能反映右心衰竭或循环负荷过重。

2. 肺毛细血管楔压（PCWP） 亦称肺动脉楔压（PAWP），正常值为 8~12mmHg。PAWP 小于 6mmHg，可能存在低血容量；PAWP 大于 18mmHg，反映左心室容量负荷重，可能存在左心功能衰竭。

（二）后负荷相关参数

1. 肺动脉压（PAP） 正常值为 18~25mmHg（收缩压）/8~15mmHg（舒张压），PAP 主要反映肺动脉血管张力。PAP 升高多见于肺动脉高压、COPD、ARDS、肺栓塞、左心功能衰竭、输液超负荷等。

2. 体循环阻力（SVR） 正常值为 900~1500dyn·s/cm^{-5}，体循环阻力代表外周血管阻力。SVR<900dyn·s/cm^{-5} 提示全身血管阻力低，如药物影响；SVR>1500dyn·s/cm^{-5} 提示全身血管阻力高。

3. 肺循环阻力（PVR） 正常值为 150~250dyn·s/cm^{-5}。PVR>250dyn·s/cm^{-5} 提示肺血管阻力高。

（三）心肌收缩力参数

1. 心输出量（CO）和心脏指数（CI） CO 是指左心室或右心室每分钟射入主动脉或肺动脉的血容量。正常成人的 CO 为 4~8L/min，CI 为 2~4L/min·m^2。

2. 每搏量（SV） SV 是指心脏每次收缩的射血量，正常值 60~90mL，主要反映心脏的泵血功能。

（四）全身氧供需平衡参数

混合静脉血氧饱和度（SvO$_2$）：衡量机体氧供需平衡的综合指标，不仅反映呼吸系统的氧合功能，也反映循环功能和代谢的变化，正常值 68%~77%。SvO$_2$ 小于 60% 反映全身组

织氧合受到威胁，小于 50% 表明组织缺氧严重，大于 80% 提示氧利用不充分，大于 90% 通常为测定不准。

【处理要点】

1. 选择合适的穿刺部位　置管部位选择右颈内静脉，因颈内静脉鞘管易从患者颈部置入，且气胸发生机会少，插入肺动脉漂浮导管后大多数导管终止于右肺动脉。

2. 规范操作　临床上常选用六腔漂浮导管，六腔漂浮导管全长 110cm，每 10cm 有一刻度，气囊距导管顶端约 1mm，充气后，可随血流漂动。先置入颈内静脉鞘管，然后将六腔漂浮导管前端经颈内静脉鞘管送入肺动脉，操作过程中依据所监测的不同部位的压力波形与数值，辅助参考导管的长度标记来判断导管的位置，置入后可通过 X 线来进一步确定导管的位置。当导管置入近 30cm 时，显示 CVP 波形，此时将气囊充气 1.0～1.5mL，然后导管继续前行依次进入右心室、肺动脉、肺毛细血管，当获得肺毛细血管楔压（PCWP）波形时停止送管，将气囊放气，此时 PCWP 波形转换为肺动脉波形。

【监测评估】

1. 病情评估　肺动脉导管监测适用于急性心肌梗死伴休克、原因不明的低血压、多器官功能障碍、肺动脉高压等。仅在明确诊断或指导治疗的意义超过其置管危险性及相关并发症时方可应用。

2. 测压装置　评估测压装置（包括监护仪、心排仪及监测模块、导线）是否处于备用状态；肺动脉漂浮导管与心排仪及心电监护仪连接是否正确。

3. 肺动脉漂浮导管　评估管道的通畅性、三通的方向是否正确。

【护理要点】

1. 准确测量肺动脉压力　监护仪调出 PAP 波形，漂浮导管接头与心排仪连接，压力换能器与监护仪接头连接，换能器与心脏置同一水平，PAP 校零后显示肺动脉收缩压及舒张压，连续监测肺动脉压力和波形。

2. 观察波形，及时排除故障

（1）若监护仪上没显示正确的压力波形，应抽取肺动脉血，检查是否有回血，结合床旁拍片结果，排除导管在心内盘绕、导管打折等问题。

（2）肺动脉压力曲线消失而持续出现肺动脉楔压曲线，表示导管移位入小的肺动脉分支并嵌入其中，应及时调整导管位置。

（3）肺动脉压力曲线出现振幅减弱或呈直线而导管刻度不变，管腔可能有血栓形成，应及时将血栓抽出而禁忌冲洗导管。

3. 肺动脉楔压测量　监护仪调到测肺动脉楔压状态，根据提示用注射器充气 1.5mL，然后将气囊送入，导管刻度一般为 50～55cm，观察压力波形及数值。测完后先抽出空气，退管至原来刻度，观察波形及数值有无变化。

4. 保持导管通畅，防止血栓形成　持续用肝素生理盐水冲洗，确保冲洗袋内压力在 300mmHg。当冲管时遇有阻力，切忌用力推注液体，以防栓子脱落造成栓塞。如果出现上肢水肿、颈部疼痛和静脉扩张的患者，提示有深静脉血栓形成和栓塞，在低血压和高凝状态及抽取血标本后没有冲洗则更容易发生。

5. 预防感染　定期消毒和更换穿刺部位的敷贴，注意无菌操作。如敷料变湿或被污染，随时更换并注意观察穿刺部位有无红肿及分泌物。固定导管时切忌将胶布粘贴在附在管道上的无菌包装薄膜上，以防挪动管道时薄膜撕破而暴露膜内无菌管道。采集肺动脉血标本时严格无菌操作，及时冲洗。

6. 及时拔管　在病情平稳的情况下尽早拔管，一般不超过 72h，以防导管周围血栓形成。

7. 并发症的护理

（1）心律失常：漂浮导管进入右心室，容易诱发室性心律失常。为防止或减少心律失常的发生，操作时要密切观察心电图的变化。

（2）导管堵塞：定时或持续用肝素盐水对导管各腔进行冲洗，注意肺动脉压图形的改变，保持导管通畅。

（3）肺栓塞：常见原因为深静脉血栓形成、原有附壁血栓脱落、气囊过度膨胀或长期嵌入、导管周围血栓形成、高凝状态或抽血后未冲洗管道等。预防方法：持续监测 PAP 及波形，持续肝素盐水冲洗导管。

（4）肺动脉破裂：Swan-Ganz 导管所致的肺动脉破裂常发生在高龄、低温和肺动脉高压的患者，女性较多。肺动脉破裂的主要原因包括导管插入过深、导管较长时间嵌顿、肺动脉高压。充气肺动脉破裂常见临床表现为突发性咯血，多为鲜红色，要立即行气管插管、补充血容量等处理。

（5）气囊破裂：常见于重复多次使用的导管，为气囊弹性丧失所致。预防：气囊充气量≤1.5mL，如怀疑气囊破裂，立即将注入的气体抽出，同时拔除导管。

第四节 ◈ 中枢神经系统功能监测

中枢神经系统的严密监护与恰当处理关系重大，应高度重视。如果处理不当，可引起或加重神经系统的损害。例如，严重低心排血量综合征或呼吸功能障碍引起的脑缺血、缺氧等，可通过严密监测，使患者得到及时的处理，顺利地度过危险期。术后需监护的要点如下。

【监测项目】

（一）意识状态的监测

意识障碍是指人对周围环境以及自身状态的识别和觉察能力出现障碍。意识状态监测是神经系统功能监测中最简单、最常用、最直观的观察法。

1. 以兴奋性降低为特点　表现为嗜睡、意识模糊、昏睡直至昏迷。

2. 以兴奋性增高为特点　表现为高级中枢急性活动失调的状态，包括定向力丧失、感觉错乱、躁动不安、言语杂乱等。

3. 谵妄是一种特殊类型意识障碍　在意识模糊的同时，伴有明显的精神运动兴奋，如躁动不安、喃喃自语、抗拒喊叫等；有丰富的视幻觉和错觉，夜间较重，多持续数日。事后可部分回忆而有如梦境，或完全不能回忆。

（二）格拉斯哥昏迷程度评分（CCS）

根据患者睁眼反应、语言反应及运动反应的不同表现进行评分，分数越低患者昏迷程度越重。

格拉斯哥昏迷程度评分（CCS）

睁眼反应	得分	言语反应	得分	运动反应	得分
正常睁眼	4	回答正确	5	按吩咐做动作	6
呼唤睁眼	3	回答错误	4	对疼痛刺激能定位	5
刺痛睁眼	2	言语错乱	3	对刺痛有躲避反应	4
无睁眼	1	含糊不清	2	刺痛时肢体屈曲（去皮层状态）	3
		无反应	1	刺痛时肢体过伸（去大脑强直）	2
				无反应	1

（三）瞳孔的监测

1.瞳孔的大小、形状和对光反射　正常成人瞳孔呈圆形，直径为2～5mm，双侧对称等大等圆，对光反射灵敏。

2.瞳孔变化临床意义

（1）伤后一侧瞳孔扩大、对光反射消失是颅内血肿的表现。如果伤后患者神志清醒，而一侧瞳孔散大，可能为动眼神经损伤。

（2）伤后单侧瞳孔进行性散大，对侧肢体瘫痪，意识障碍，提示脑受压或脑疝。

（3）双侧瞳孔散大，对光反射消失，眼球固定伴深昏迷，则提示临终状态。

（4）双侧瞳孔缩小，对光反射迟钝，则可能是脑桥损害、蛛网膜下腔出血，有机磷农药、吗啡、氯丙嗪中毒。

（5）双侧瞳孔时大时小、变化不定，对光反射差，常为脑干损伤的特征。

（四）眼球的位置和角膜反射

（1）角膜反射：浅反射时角膜反射存在，中度昏迷时角膜反射常减弱，深度昏迷时角膜反射消失。

（2）眼球的位置：浅昏迷时双眼呈自发性缓慢水平活动；深昏迷时双眼球固定于中央；眼球震颤为小脑或脑干损伤；双眼凝视瘫痪肢体一侧，提示脑桥损害；双眼球水平性同向凝视正常肢体一侧，提示大脑半球额叶损害。

（五）肌力检查

肌力检查也是神经损伤患者的常用检查。检查时嘱患者做肢体屈伸动作，操作者从反方向加阻力，并感觉阻力的大小。肌力分为0～5级，0级趋于完全瘫痪，5级趋于患者对抗阻力的动作和力量正常。

（六）神经反射

神经反射是神经活动的基础，是神经系统检查的重要部分。神经反射包括生理反射和病理反射，根据刺激部位不同，生理反射又分为浅反射和深反射。浅反射包括角膜反射、咽反射、腹壁反射、提睾反射等。深反射包括膝腱反射、肱二头肌反射。病理反射包括巴宾斯基征、奥本海姆征、戈登征。脑膜刺激征亦可见于脑炎、蛛网膜下腔出血，各种原因的颅内压增高、脑疝等。脑膜刺激征检查包括屈髋伸膝试验和抬颈试验。

（七）颅内压（ICP）监测

利用颅内压测量仪对颅内压（ICP）连续监测并记录，可以对 ICP 实行动态观测，能及时准确地瞬间反应 ICP 的变化。加强颅内压的监测为及时诊断、合理治疗颅脑疾病有重要意义。ICP 分级：ICP15～20mmHg 为颅内压轻度增高；ICP21～40mmHg 为颅内压中度增高；ICP＞40mmHg 为颅内压重度增高；ICP＞20mmHg 是临床必需采取降压措施的最高临界。

（八）其他辅助检查

1.脑电图监测 脑电图（EEC）是通过电极放大并记录脑细胞群的自发性、节律性的电活动。

2.影像学检查

（1）经颅多普勒检查（TCD）用于探测脑血管有无狭窄、闭塞、畸形、痉挛。

（2）X 线检查（头颅平片、脊椎平片）观察外形，有无钙化、狭窄等，电子计算机 X 线断层扫描（CT）用于颅内肿瘤、脑血管病、脊柱和脊髓病变的诊断。

【处理要点】

1.无创监测 神经系统常用监测指标采用无创监测法，包括如下。

（1）瞳孔观察：观察时要用聚光集中的电筒对准两眼中间照射，对比观察两侧瞳孔大小、形状及对光反射，再将光源分别移向双侧瞳孔中央，观察瞳孔的直接反射和间接对光反射，注意对光反射是否灵敏。

（2）身体检查：评估运动系统和神经反射时，神志清楚患者嘱其完全放松配合检查，护士叩击的力量要均匀，注意双侧肢体对比。

2.有创监测 颅内压监测采用有创监测法，包括如下。

（1）腰部蛛网膜下腔穿刺：方法简单易行，但可能发生神经损伤、出血、感染等并发症。当病情严重或怀疑 ICP 极高有形成脑疝危险时为禁忌。当颅内炎症使蛛网膜粘连或椎管狭窄导致脑脊液循环梗阻时，测量值不准确。

（2）脑室内监测：ICP 监测的金标准。方法简便、直接客观、测压准确，同时可以引流脑脊液。当颅内压增高、脑肿胀导致脑室受压变窄、移位甚至消失时，穿刺置管较困难，穿刺超过 5 天感染率增大。

（3）硬膜外测压：将压力换能器放在硬膜和颅骨之间进行监测。此方法感染率较低，可长期监测。

（4）硬脑膜下测压：经颅骨钻孔后，透过硬脑膜将中空的颅骨螺栓置于蛛网膜，螺栓内注入液体，外接监护仪进行监测。此方法感染率较大。

【监测评估】

1.病史 评估患者的患病经过，既往史、生活史及家族史。

2.身体评估

（1）一般状态：生命体征、精神、意识、营养状态。

（2）皮肤与黏膜：全身皮肤黏膜是否完好，有无发红、皮疹、破损、水肿。

（3）头颈部检查：瞳孔、头颅、面部及五官的检查，颈部的视、触、听诊。

（4）四肢及躯干：注意脊柱有无畸形、有无活动受限；四肢有无震颤、抽搐、肌阵挛等不自主运动或瘫痪，患者站立和行走时步态姿势是否异常。

3.实验室及其他检查：了解脑脊液、血常规、病理报告等有无异常。

【护理要点】

1. 意识状态观察　应严密观察患者的意识、表情、瞳孔大小、对光反射及肢体活动情况。观察有无头痛、呕吐、烦躁不安、谵妄、嗜睡、昏迷及呼唤患者姓名有无反应、视物是否清楚，以了解大脑皮质的功能状态，判断有无脑缺血、缺氧、脑栓塞及脑水肿等。

2. 生命体征观察　积极观察呼吸、脉搏、血压等的改变。颅内压增高时，血压不稳定，血压先升高，随病情进展转为血压下降，脉搏加快；呼吸可出现深、慢或节律不整等改变，颅内出血或脑疝时体温可明显升高。当出现呼吸缓慢不规则、呼吸暂停或叹息样呼吸时，提示延髓衰竭。

3. 安全护理　运动障碍、意识障碍的患者防坠床、拔管等意外事件的发生。

4. 康复锻炼　对长期卧床患者注意有无失用综合征的危险，积极进行综合康复锻炼。

5. 生活护理　对长期卧床患者保持床单位整洁、干燥，帮助患者采取舒适卧位。

第五节　肝功能监测

　　肝脏是人体内最大的实质性腺体，具有重要和复杂的生理功能。由于肝细胞不断地从血液中吸取原料，难以避免遭受有毒物质或病毒、毒素和寄生虫的感染或损害，轻者丧失一定的肝功能，重者造成肝细胞坏死，最后发展为肝硬化、肝癌及肝功能衰竭，甚至发生肝性脑病。肝功能检查指标在临床上具有十分重要的意义。

【监测项目】

（一）反映肝细胞损伤的指标

　　血清酶学反映肝实质细胞损伤程度。目前常用的血清酶学监测包括谷丙氨酸氨基转氨酶（ALT）、天冬氨酸氨基转氨酶（AST）、腺苷脱氨酶（ADA）及其同工酶、乳酸脱氢酶（LDH）及其同工酶、谷胱甘肽-5-转移酶（GST）、谷氨酸脱氢酶（GDH）、胆碱酯酶（CHE）等。正常人血清 ALT 为 5～40U/L，血清 AST 为 8～40U/L，肝细胞受损时 AST 和 ALT 的活性都会随之升高。

（二）反映肝脏储备功能的指标

1. 蛋白质代谢监测　包括血清总蛋白（STP）、白蛋白（ALb）和球蛋白（Glu）比值等。正常生理状态下，血清总蛋白 60～80g/L，其中白蛋白占 70%，球蛋白占 30%。白蛋白水平与肝功能损坏程度成正比。

2. 糖代谢监测　肝脏在维持血糖的稳定性方面起重要作用。当肝脏受到实质性损害时，易引起肝糖代谢异常，血糖升高。

3. 血清乳酸　当肝脏功能受损时，肝细胞对乳酸的清除能力下降，且坏死的肝细胞释放出大量乳酸，血清乳酸水平增高，对肝衰竭病情变化及预后有参考价值。血清乳酸水平大于 3.5mmol/L，提示预后不良。

4. 凝血因子及活化部分凝血活酶时间（APTT）、凝血酶原时间（PT）　肝病患者的凝血因子合成均减少。最早出现、减少最多的是因子Ⅶ，其次是因子Ⅱ和Ⅹ，最后出现、减少最少的是因子Ⅴ。PT 是反映肝细胞损害程度及判断预后较敏感的指标，正常值为 11～14s。APTT 是反映内源凝血途径特别是第一阶段的凝血因子综合活性的一项凝血功能检查指标，正常值 30～42s。

（三）反映肝脏分泌和排泄功能的指标

血清中的胆红素大部分由衰老红细胞被破坏后产生出来的血红蛋白衍化而成，在肝内经过葡萄糖醛酸化的叫做直接胆红素，未在肝内经过葡萄糖醛酸化的叫做间接胆红素，二者的和就是总胆红素。总胆红素的正常值为 $3.4 \sim 17.1 \mu mol/L$（$1 \sim 10 mg/L$），直接胆红素的正常值为 $0 \sim 6.8 \mu mol/L$，间接胆红素的正常值为 $1.7 \sim 10.2 \mu mol/L$。临床上主要用于诊断肝脏疾病和胆道梗阻。血清总胆红素增高时，人的皮肤、眼睛巩膜、尿液和血清呈现黄色，故称黄疸。以直接胆红素升高为主常见于原发性胆汁型肝硬化、胆道梗阻等，以间接胆红素升高为主常见于溶血性疾病、新生儿黄疸或者输血错误等。

（四）反映肝脏物质代谢异常的指标

1. 吲哚菁绿（ICG）清除试验　用脉搏光度法进行色素密度测定，对注入体内的 ICG 浓度进行实时分析，快速定量监测肝储备功能。该监测方法无创、快捷、操作简便。

2. 血氨监测　血氨主要依靠肝脏清除，慢性肝功能衰竭时血氨常升高，急性肝功能衰竭时血氨升高较少。当血氨浓度超过 $2.0 mg/L$ 时，常可出现不同程度意识障碍，即继发性肝昏迷。

（五）影像学监测

1. B 超　可在床边进行，并可导引介入进行穿刺抽液、活检、药物注入，分辨率也较高，对肝内占位、胆管系统诊断价值很大。

2. 多普勒彩超　有助于肝血管系统的观察，对肝移植后肝血供的判断很有价值。

3. CT　分辨率高，能发现肝内小占位，对腹膜后、肝脏周围组织器官显示清楚，解剖结构直观；增强检查可发现血运变化等。

【处理要点】

（一）静态检验

1. 肝功能检查前不能进食，不能喝水，必须保持空腹，空腹时间为 8～12h。

2. 肝功能检查前一晚不可饮酒，不能吃辛辣食物，不可熬夜，不能服用利福平、抗痛风药物、胆囊造影剂等，以免影响肝功能的检测结果。

3. 肝功能检查前一天患者不食含有丰富胡萝卜素、叶黄素的食物，以免影响黄疸指数测定结果。

4. 影响 ICG 清除试验结果的因素很多，包括患者的血氧饱和度、脉搏不稳定，以及周围环境存在强光照射探头、手机电池辐射，需协助试验人员规范操作。

（二）动态检验

吲哚菁绿（ICG）清除试验：静注 ICG 后，采用 ICG 15min 滞留率监测方法，评估肝储备功能。该监测方法无创、快捷、操作简便，可实现床边监测。

【监测评估】

1. 病史评估　了解患者饮酒史、肝炎史、长期用药史、血吸虫病史、肝硬化相关疾病。

2. 身体评估　评估患者神志情况，了解患者有无乏力、发热、体重下降、腹水、黄疸、肝性脑病；了解有无消化系统表现，如恶心、呕吐、呃逆、腹胀。

3. 实验室及其他检查　了解谷丙氨酸氨基转氨酶（ALT）、天冬氨酸氨基转氨酶（AST）的动态变化，监测胆红素、直接胆红素、白蛋白、凝血酶原时间、胆碱酯酶等。

【护理要点】

1. 根据监测项目的要求，在操作前告知患者注意事项，取得患者配合。

2. 加强营养，保证足够热量，补充维生素 B、维生素 C、维生素 K，控制蛋白质入量 [0.5g/（kg·d）]，纠正水电解质紊乱。

3. 注意观察病情的发展情况 随时记录症状和体征表现以及变化。

（1）观察神志、瞳孔、四肢活动情况。如有无头晕、头痛、精神异常、性格及行为异常表现、双手扑翼样震颤等，预防肝功能衰竭患者出现脑水肿及肝昏迷。

（2）观察消化系统症状，一旦出现恶心呕吐、腹水、消化道出血应立即处理。

（3）肝功能不全的患者免疫力低下，易发生感染。临床上关注体温、白细胞和培养结果，及时发现感染，及时有效处理。

（4）观察皮肤有无黄疸、瘀斑、水肿等情况。腹水者要监测腹围和体重。

（5）血糖：由于糖原移动，糖异生和胰岛素代谢障碍可出现低血糖。注意观察低血糖的临床表现。

（6）血氨升高需警惕肝性脑病出现，严密观察防治出血。

第六节 ● 肾功能监测

肾脏是调节体液的重要器官，它担负排泄体内代谢废物，维持水、电解质、酸碱平衡及细胞内外渗透压平衡，保证机体内环境相对恒定的重要作用。危重症患者多伴有严重的循环功能障碍和呼吸功能不全等现象，易出现的低血压、低氧血症、酸中毒等并发症，对肾脏构成严重的损害。同时，危重症患者肾功能的状态对整个机体或各个病损脏器功能的治疗均有明显的影响。因此在危重症患者的诊治过程中，对肾功能进行严密地监测是一项十分关键的工作。

【监测项目】

（一）尿液监测

尿液检查包括尿常规检查、尿细菌学检查和尿液的特殊检查。

1. 尿常规检查 包括尿液一般性状检查、尿液化学检查和尿沉渣检查三部分内容。正常人的尿液一般呈淡黄色，透明，pH 值 5～7，比重 1.01～1.03，尿蛋白（-），尿糖（-），尿酮体（-），尿乳糜（-），尿红细胞<3 个/高倍视野（highpower field，HP），尿白细胞<5 个/HP，尿管型<1 个/HP，尿细菌（-）。

2. 尿液细菌学检查 尿沉渣涂片检查，革兰氏染色，若每个油镜下见 1 个以上细菌，相当于 10^5/mL。清洁中段尿细菌培养计数，革兰氏染色阴性杆菌菌落数>10^5/mL，阳性球菌菌落数>10^4/mL，为有意义菌尿。

3. 尿液的特殊检查 尿蛋白凝胶电泳、尿蛋白凝胶电泳尿酶的测定、尿维生素 A 结合蛋白及 $β_2$-微球蛋白测定、尿微量白蛋白测定等。

（二）肾功能检查

1. 肾小球功能测定

（1）内生肌酐清除率：内生肌酐清除率正常值为 80～120mL/min。

（2）血尿素氮：尿素（urea）是人体蛋白质代谢的终末产物，血尿素氮水平常受很多因素的影响，成人正常值为 3.2～7.1mmol/L。

（3）血肌酐（Scr）和血尿素氮（BUN）浓度测定：在摄入食物及体内分解代谢比较稳

定的情况下，其肌酐和尿素氮的血浓度取决于肾排泄能力，因此在一定程度上反映了肾小球滤过功能的损害程度。

2. 肾小管功能检查

（1）近端小管功能检查：包括酚红排泄试验、肾小管葡萄糖最大重吸收量测定、肾小管对氨马尿酸钠最大排泌量等。

① 酚红排泄试验（PSP）：肾小管功能损害 50% 时，开始表现为 PSP 排泄率下降。降低见于慢性肾小球肾炎、慢性肾盂肾炎、肾血管硬化症、范可尼综合征、心力衰竭、休克、重症水肿、妊娠后期、尿路梗阻、膀胱排尿功能不全等。正常参考值：15min 为 0.25～0.51 (0.53)；30min 为 0.13～0.24 (0.17)；60min 为 0.09～0.17 (0.12)；120min 为 0.03～0.10 (0.06)；120min 总量 0.63～0.84 (0.70)。

② 肾小管葡萄糖最大重吸收量测定：正常人的尿糖为阴性，当血糖在 8.96～10mmol/L (160～180mg/dL) 时，可出现糖尿，将此数值称为肾糖阈。如果血糖正常，糖耐量试验正常，而尿糖阳性，称为肾性糖尿，为近端小管重吸收功能减退所致。正常参考范围：男性为 1.67～2.5mmol/L，女性为 1.39～1.94mmol/L。

③ 肾小管对氨马尿酸钠最大排泌量：正常参考范围 1.0～1.5mg/s。排泌量降低为各种病变引起的有功能的肾小管数目较明显减少所致，见于慢性肾小球肾炎、慢性肾盂肾炎，肾动脉硬化症等。

（2）远端肾小管功能检查：包括尿比重测定、尿浓缩稀-释试验、尿渗透压测定、纯水清除率等。

① 尿比重测定：反映肾小管的浓缩功能，尿比重一般在 1.010～1.025 之间，比如大量饮水，可使尿比重低至 1.003，而少饮水多出汗之后，尿比重可升高到 1.030 以上。单次最高尿比重与最低尿比重之差，应大于 0.008。如果尿比重固定在 1.010 左右，说明肾脏浓缩功能差。

② 尿浓缩-稀释试验：昼尿量 1000～2000mL。夜尿量＜750mL。夜尿量/昼尿量 1:（3～4）。夜尿比密＞1.018。昼尿最高比密＞1.018。昼尿最高与最低比密差 0.008～0.009。为慢性肾功能衰竭的协助诊断项目。

③ 尿渗透压测定：尿渗透量浓度又称尿渗透量、尿渗量，是指肾脏排泄尿内全部溶质的微粒总数量，如电解质、尿素、糖类、蛋白质等。正常值 600～1000mmol/L。

④ 纯水清除率：测定清除率不仅可以了解肾的功能，还可以测定肾小球滤过率、肾血流量和推测肾小管转运功能。

（3）肾小管酸化功能试验　包括氯化铵负荷试验、HCO_3^- 负荷试验等。氯化铵负荷试验：服用氯化铵 2h 后，正常情况尿 pH＜5.5；如尿 pH＞5.5，提示远端小管酸化功能减弱。HCO_3^- 负荷试验：正常人尿中无 HCO_3^-，排泄分数≤1%；如排泄分数＞15%，可诊断为近端肾小管功能缺陷；如排泄分数＜5%，则为远端肾小管功能缺陷。

（4）夜尿量：正常成人 24h 尿量约 1000～200mL，其中夜尿量（晚 8 点至晨 8 点）小于 750mL，夜尿量增加提示肾小管浓缩功能障碍。

3. 肾血流量测定　常用对氨马尿酸钠清除率或核素 99m 锝测定，一般为 90～120mL/min。

（三）肾活检

肾活检是创伤性检查，但在明确肾脏病理诊断、指导治疗、判断预后方面，尚无替代手段。

（四）辅助检查

1. B超检查　一种无创诊断技术，对肾的大小、结构、结石、肿瘤、积水、肾下垂、肾血流等可提供重要信息。

2. X线和磁共振成像检查　泌尿系统平片对肾脏外形、位置，泌尿系统阳性结石、钙化，能提供重要信息。静脉肾盂造影能提供肾盂、肾盏、输尿管的结构及其结石、占位等信息。逆行肾盂造影适用于静脉肾盂造影显影不好的患者，能提供肾盂、肾盏、输尿管的相关信息。肾动脉或肾静脉血管造影或者 CT 血管造影能显示肾动脉和肾静脉的发育状况、有无狭窄、有无受压等信息。肾脏 X 线计算机断层扫描和磁共振成像平扫及其增强检查，可以对肾脏的占位病变性质做出准确判断。

【处理要点】

1. 尿标本的收集应以清洁容器留取新鲜尿液，以晨尿为佳。

2. 严格的尿培养标本应在消毒后膀胱穿刺抽取尿液标本。

3. 尿浓缩稀释试验　试验日正常进食的条件下，早晨 7 点排尿弃去，然后定时收集以下各时段的尿液于做有相应标记的容器内，7～9 点、9～11 点、11～13 点、13～15 点、15～17 点、17～19 点、19 点至次日 7 点。分别测定各时段的尿比重，最高和最低的比重差应该 >0.009。

4. 尿渗透压测定　晚 10 时至次日 6 时禁饮水，弃第一次尿液，留第二次尿作试样，记录尿总量及两次排尿时间间隔，测定禁水 8h 后尿渗透压。正常成人禁水 8h 后晨尿渗透压应 >700～800mOsm/（kg·H_2O）。

5. 肾小球滤过功能监测　清晨起收集 24h 的尿，合并起来计算其尿量，并测定混合尿中的肌酐浓度。取少量晨起时静脉血，测定血浆中的肌酐浓度。

【监测评估】

1. 病史　询问水肿发生的初始部位、时间、诱因及原因；水肿的特点、程度、进展情况，是否出现全身性水肿；有无尿量减少、头晕、乏力、呼吸困难、心跳加快、腹胀等伴随症状。

2. 身体评估　评估患者的精神状况、生命体征、尿量及体重的改变；检查水肿的范围、程度、特点以及皮肤的完整性；注意有无肺部啰音、胸腔积液；有无腹部膨隆和移动性浊音。

3. 实验室及其他检查　了解尿常规、尿蛋白定性和定量检查、血电解质、肾功能指标、尿浓缩-稀释试验等有无异常。

【护理要点】

1. 按着检验项目的要求，采用不同的方式，正确留送各种尿检验标本，并将留尿方法和注意事项提前告知患者。

2. 准确记录每小时尿量、尿比重、尿色及性状。

3. 注意观察病情的发展情况　随时记录症状表现以及变化，如有没有水肿、高血压、发热、乏力、食欲不振等症状，同时还要注意避免感染。

4. 若血尿素氮持续增高、肌酐持续增高、血肌酐清除率下降、血钾 >5.5mmol/L、尿钠浓度下降，应警惕有无急性肾衰竭发生。

5. 连续监测血清电解质水平，注意观察急性肾衰竭的进程，一旦出现高钾血症，应立即处理。

6. 做好血液透析、血液滤过、腹膜透析的准备工作。

第七节 ➲ 出血、凝血功能监测

危重患者由于原发性疾病、基础疾病、手术麻醉应激、手术大量输血输液及术后严重并发症等因素，影响小血管功能、血小板数量与功能、凝血/抗凝机制及纤维蛋白溶解系统等几个止血机制，造成出血或血栓形成。所以，对出血、凝血功能的监测必须贯穿于危重患者的救治过程中，以便及时了解病情的变化，采取有效的治疗措施。

【监测项目】

（一）毛细血管脆性试验（CFT）

又称束臂试验，试验对毛细血管施以压力，观察血管壁、血管内皮细胞、血小板等因素的综合止血作用。正常血管壁对血液的压力有一定耐受力，如果血管脆性增加或血管内膜受损，以及血小板量或质异常，则在正常压力下即可出现多数出血点，正常 6.7kPa，15min，成年男性：0~5 个新出血点，儿童和成年女性：0~10 个新出血点。

（二）凝血功能检测

包括激活全血凝固时间（ACT）、活化部分凝血酶原时间（APTT）、凝血酶原时间（PT）、国际标准化比值（INR）、血浆凝血因子活性测定。

1. 激活全血凝固时间（ACT） 是国内外在临床血液体外循环手术时，监测血凝时间的一种客观、有效的方法。正常 ACT 参考值为 90~130s。

2. 活化部分凝血活酶时间（APTT）测定 是临床上最常用的反映内源性凝血系统凝血活性的敏感筛选试验，正常参考值为 30~42s。

3. 凝血酶原时间（PT）测定 是检查机体外源性凝血系统功能有无障碍的过筛试验，也是临床抗凝治疗的重要监测指标。时间：11~14s；活动度：75%~115%；INR：0.90~1.15。

4. 国际标准化比值（INR） 是患者凝血酶原时间与正常对照凝血酶原时间之比的 ISI 次方（ISI：国际敏感度指数），心外科换瓣术后常用检测指标。正常值范围 0.8~1.2。

5. 血浆凝血因子活性测定 临床常检测的凝血因子有Ⅷ、Ⅺ、Ⅻ，以及Ⅱ、Ⅴ、Ⅶ、Ⅹ促凝活性（Ⅷ：C、Ⅸ：C、Ⅺ：C、Ⅻ：C 和Ⅱ：C、Ⅴ：C、Ⅶ：C、Ⅹ：C）。以上各因子的促凝活性的正常范围为 70%~130%。依减低活性的因子不同，提示不同的疾病。

（三）纤维蛋白溶解试验

包括血浆纤维蛋白原定量、血浆鱼精蛋白副凝试验（3P 试验）、D-二聚体（D-dimmer）。

1. 纤维蛋白原定量 可用于辅助诊断先天性或后天性纤维蛋白原缺乏、监测凝血酶治疗或防凝抗栓剂治疗等，正常值范围 200~400mg/dL。

2. 血浆鱼精蛋白副凝试验（3P 试验） 是检测纤维蛋白降解产物的试验，结果为阳性代表弥散性血管内凝血（DIC）的早期或中期、血栓性疾病、溶栓治疗期、血液高凝状态等，正常为阴性。

3. D-二聚体质量浓度 主要反映纤维蛋白溶解功能。D-二聚体的临床检测主要应用于静脉血栓栓塞（VTE）、深静脉血栓形成（DVT）和肺栓塞（PE）的诊断，正常值范围 <0.3mg/L 或 <0.5mg/L。

（四）抗凝物质检测

1. 抗凝血酶（AT）Ⅲ活性（AT-Ⅲ：C） 正常值为（96.6±19.4）%，指标降低多见于 DIC、血栓形成、严重肝病等。

2. 循环抗凝物质测定 包括血浆游离肝素时间和狼疮样抗凝物质测定。血浆中肝素样抗凝物质增多见于过量应用肝素、严重肝病、DIC 以及放疗、化疗后等。狼疮样抗凝物质正常呈阴性，阳性见于有狼疮样抗凝物质存在的患者，如系统性红斑狼疮(SLE)、自发性流产等。

3. 血栓弹性图（TEC）　可提供且能全面地分析凝血形成反应时间及快速的 ACT 测定时间，血块溶解的全过程以图形表示，数字量化指标，且可分析凝血异常的原因，能动态地评估血小板与血浆凝血因子的相互作用以及其他细胞成分对血浆因子的影响。

（五）血小板试验

包括查血浆血小板第 4 因子、血小板相关免疫球蛋白、血小板聚集试验等了解血小板的数量和质量。

1. 血浆血小板第 4 因子（P4 因子）　为反映血小板激活的指标。P4 因子正常值：2.89～3.20μg/L。如 P4 因子大于正常值，常提示血栓形成前期或血栓形成期。

2. 血小板相关免疫球蛋白（PAIg）　PAIg 包括 PAIgG、PAIgM 和 PAIgA，正常参考值：PAIgG 为 0～78.8ng/10^7 血小板，PAIgM 为 0～7ng/10^7 血小板，PALgA 为 0～2ng/10^7 血小板。PAIg 升高见于特发性血小板减少性紫癜、淋巴瘤等。

3. 血小板聚集试验（PAgT）和血小板黏附试验（PAdT）　分别检测血小板的聚集功能和黏附功能。PAgT 以血小板最大聚集率为观察指标，正常参考值：（62.7±16.1）%。PAdT 正常参考值：（62.5±8.61）%。PAgT 和 PAdT 增高，见于血栓前状态和血栓性疾病；PAgT 和 PAdT 减低，见于血管性血友病、血小板无力症、尿毒症以及服用抗血小板药物等。

【处理要点】

1. 正确采集血标本，严格按照试管规定刻度采集血量，血量不足可能会导致结果不准确。

2. 采集的血标本应尽快倒置 5～8 次，以便将试管底部的抗凝剂与血液混合。充分混匀后不要摇动试管，否则会导致溶血。

3. 从静脉留置管取血样时，首先取出的血样被丢弃，避免封管液或其他液体影响检验值的变化。

4. 关注凝血功能监测项目，观察患者有无出血倾向或血标本极易凝固等凝血功能亢进表现，有异常及时通知医生。

【监测评估】

1. 评估病史　评估患者的既往史、现病史、治疗用药。

2. 评估患者

（1）评估患者有无出血点，了解出血部位、时间、频率以及出血程度。

（2）评估患者生命体征，尤其血压、心率和神志情况。

（3）评估患者有无血栓形成征象，如下肢疼痛、红肿、压痛。

（4）留置引流管患者注意评估引流液色、质、量，如颜色由暗红转为鲜红，引流量增加，应考虑活动性出血。

【护理要点】

1. 病情动态监测　观察患者出血的量、出血部位及生命体征；有无突发的呼吸困难、胸痛等症状。动态了解凝血功能检验指标。

2. 操作快、轻、准，避免诱发或加重出血

（1）操作轻柔，防止损伤患者皮肤黏膜。如翻身过重导致皮下出血或脏器出血等。

（2）侵入性操作要做到快、准，操作后应延长按压时间直至不出血为止。

3. 加强宣教，指导患者自我观察和防护

（1）使用抗凝药物的患者，要观察有无出血情况，如牙龈出血、眼结膜充血、大便出血、皮肤瘀斑等。

（2）凝血功能亢进患者要观察有无下肢疼痛、红肿、压痛等情况。

（3）保持大便通畅，不可用力排大便。

（4）长期行抗凝治疗患者，要定期监测抗凝指标。

第八节 ⊃ 体温监测

体温是指机体温度，它是重要的生命体征之一。身体的产热和散热是动态平衡的，当这一平衡紊乱时，就出现体温上升或下降，这种体温的剧烈变化，将对机体产生不良的生理影响。体温测定是临床各科患者的监测常规之一，对于疾病的诊断、转归、治疗有重要的指导意义。

【监测项目】

（一）测量工具

1.玻璃内汞温度计　玻璃内汞温度计是最常用的温度计。其缺点是准确性差，易碎，测量费时且不易读取。

2.电子温度计　电子温度计具有测量精确灵敏、直接数字显示及远距离测温的优点。常用于手术麻醉期间和危重患者的体温监测。测量探头随测温部位不同，有各种外形可供选择，并由重复使用发展为一次性使用，以避免交叉感染。

（二）测温部位

根据测温部位不同，可以分为中心温度和体表温度两种。

1.口腔温度　将温度计置于舌下热窝测得温度，正常值36.3～37.2℃，如患者张口呼吸、测温前冷热饮食可造成误差。麻醉和昏迷患者、婴幼儿及不合作者不适用。

2.腋窝温度　腋窝测量体温方便无不适，是体温监测的常用部位，腋温比口腔温度低0.3～0.5℃。

3.直肠温度（肛温）　直肠为传统测量深部体温的部位，探头置入直肠的深度成人应为6cm，小儿为2～3cm。正常的直肠温度范围为36.5～37.7℃。

4.鼻咽温度和深部鼻腔温度　鼻咽部或鼻腔顶部是测量中心温度的常用部位，可反映脑部温度。优点是随血温变化迅速，缺点是受自主呼吸温度影响。

5.食管温度　食管内测温是体外循环期间降温和复温时监测中心温度的好方法。正常的食管内温度范围是36.9～37.7℃。优点是食管温度对血温的改变反应迅速。

6.鼓膜温度　鼓膜血供丰富，位置与下丘脑体温调节中枢接近，是测量中心温度最准确的部位。

7.膀胱温度　应用测温导尿监测膀胱温度，是一种安全、简便、可连续测定的体温测量方法。膀胱温度通常比直肠温度高0.2℃，比食管温度高0.7℃，比皮肤（拇指）温度高3.5℃。在身体外部冷却及再加热的过程中，尿道、膀胱的温度比直肠温度变化得更快，特别是在体外加热时。

【处理要点】

1.口腔温度测量　将体温计前端放舌下位置，测量时要将口完全紧闭。麻醉和昏迷患者、婴幼儿及不合作者不宜选用口腔测量。

2.直肠温度测量　在体温计前端部分涂上水溶性润滑液，将探头置入直肠。患者进行低位骨盆手术或对免疫抑制患者进行肝移植手术时，为避免感染的危险，禁忌直肠测温。意识不清或者不合作的患者测量体温时，护理人员应当守候在患者身旁。

3.腋窝温度测量 测量前确保腋下无汗，将体温计放置于腋下，接触皮肤，手臂紧靠身体，以确保体温计被完全覆盖且不受空气影响。极度消瘦的患者不宜测腋温，发现体温和病情不符时，应当复测体温。

4.鼻咽温度和深部鼻腔温度测量 将探头置于鼻咽部或鼻腔顶部测量。此测量方法易导致鼻黏膜损伤、鼻出血，有明显出血倾向及已肝素化的患者不宜使用。

5.食管温度测量 将体温探头置于食管1/3处，靠近心房。

6.鼓膜温度测量 将装有红外辐射探测器的体温计插入耳道，测量鼓膜温度。测量时动作要轻柔，避免造成耳道和鼓膜损伤。耳道感染的患者不适用此方法测量。

【监测评估】

1.评估病史 评估患者的现病史、治疗用药史，了解病因。

2.评估患者

（1）评估患者的精神状态、生命体征及皮肤黏膜等情况。

（2）评估患者体温的动态变化及规律。

【护理要点】

1.病情动态监测 观察患者精神状态、呼吸、心率、血压及皮肤黏膜等情况。

2.观察体温的变化以及变化的规律 定时测量体温，一般每日测量 4 次，体温异常患者每 4h 测量体温 1 次，体温恢复正常后，改为每日 2 次。

3.体温过高者，积极治疗原发病并进行对症治疗，如物理降温、药物降温、变温毯降温及维持水、电解质平衡。

4.体温过低者，积极保暖复温，维持稳定的循环，必要时给予营养支持。

5.加强基础护理，注意口腔和皮肤护理。

6.加强健康宣教

（1）指导患者进食高热量、高蛋白、高维生素，易消化的流质或半流质饮食。

（2）鼓励高热患者多饮水，每日饮水量达到 2500～3000mL。

（3）嘱患者减少活动，多休息。

👉 **小结** ▶▶

　　本章主要介绍了水、电解质和酸碱平衡监测，呼吸系统功能监测，循环系统功能监测，中枢神经系统功能监测，肝功能监测，肾功能监测，出血、凝血功能监测的相关内容。重点内容包括监测项目及护理要点；难点是异常检查、检验值的判断及处理；同学们在学习时应抓住重点和难点，采用认真学习、记忆理论知识、课堂情景模拟操作、课外网上查询等多种学习方法，注意理论紧密联系模拟操作，充分理解护理措施，根据异常情况及时采取有效的防治措施，以确保患者安全。

（余薇　杨煜　夏俊　徐静）

单选题

1. 中心静脉压升高而血压仍低于正常提示 （　　　）

A. 心脏压塞　　　　　　　B. 容量负荷过重　　　　　　C. 心功能不全

D. 有效血容量不足　　　　E. 缩窄性心包炎

2. GCS 昏迷评分法中度意识障碍的分数是 （　　　）

A. 13～15 分　　　B. 10～13 分　　　C. 9～12 分　　　D. 8～5 分　　　E. ＜5 分

3. 机械通气模式中，同步间歇正压通气是 （　　　）

A. BIPAP　　　B. CPAP　　　C. SIMV　　　D. PRVC　　　E. A/C

4. 对于昏迷的患者，处理上首先要做的是 （　　　）

A. 减轻脑水肿

B. 开放呼吸道，维持呼吸循环功能

C. 加强支持疗法

D. 降低脑代谢

E. 严密监测生命体征

5. 关于肾功能的监测，错误的是 （　　　）

A. 尿量监测是最直接的指标

B. 肾浓缩-稀释试验用于监测肾小管的重吸收功能

C. BUN 和血肌酐是判断肾小球滤过功能的指标

D. 内生肌酐清除率反映肾小管排泄功能

E. 尿/血渗透压比值反映肾小管浓缩功能

6. 正常人昼夜尿量比为 （　　　）

A.（1～2）：1　　　　　　　B.（2～3）：1

C.（3～4）：1　　　　　　　D.（4～5）：1

E. 以上都不对

7. BE 正值增大，提示 （　　　）

A. 呼吸性酸中毒　　　　　　B. 呼吸性碱中毒

C. 代谢性酸中毒　　　　　　D. 代谢性碱中毒

E. 混合性酸碱失衡

第九章

心血管疾病及其护理

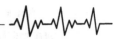

学习目标

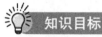

知识目标

1. **掌握** 心血管疾病的临床表现及护理措施。
2. **熟悉** 心血管疾病的健康宣教。
3. **了解** 心血管疾病的病因及发病机制。

技能目标

具备对心血管疾病实施护理技术的能力。

素质目标

具有良好的职业道德修养和行为习惯，运用系统功能监测指标及时综合分析评估患者病情，关心、体贴、爱护患者。

第一节 ☞ 高血压病及其护理

【定义】

高血压分为原发性高血压（primary hypertension）和继发性高血压（secondary hypertension）。前者是指不明原因的以体循环动脉压升高为主要表现的心血管综合征，占所有高血压患者的 95% 以上；后者是由某些确定的疾病或病因（如原发性醛固酮增多症、嗜铬细胞瘤、肾血管性高血压等）引起的血压升高，可通过手术得到根治或改善。

高血压定义：在未使用降压药物的情况下，非同日 3 次测量诊室血压，诊室收缩压（systolic blood pressure，SBP）≥140mmHg 和（或）舒张压（diastolic blood pressure，DBP）≥90mmHg。SBP≥140mmHg 和 DBP＜90mmHg 为单纯收缩期高血压。患者既往有高血压史，目前正在使用降压药物，血压虽然低于 140/90mmHg，仍应诊断为高血压。根据血压升高水平，将高血压分为 1 级、2 级和 3 级（表 1-9-1）。此分类适用于 18 岁以上成年人。

表 1-9-1　血压水平分类和定义

分类	SBP/mmHg	DBP/mmHg
正常血压	＜120 和	＜80

上篇　心血管专科护理基础　**137**

分类	SBP/mmHg	DBP/mmHg
正常高值	120~139 和（或）	80~89
高血压	≥140 和（或）	≥90
1 级高血压（轻度）	140~159 和（或）	90~99
2 级高血压（中度）	160~179 和（或）	100~109
3 级高血压（重度）	≥180 和（或）	≥110
单纯收缩期高血压	≥140 和	<90

注：当 SBP 和 DBP 分属于不同级别时，以较高的分级为准。

【病因】

高血压是多因素、多环节、多阶段和个体差异性较大的疾病。

（一）遗传因素

具有明显家族聚集性，约 60％高血压患者有高血压家族史。

（二）环境因素

1. 饮食

（1）摄盐过多导致血压升高主要见于对盐敏感的人群。

（2）钾摄入量与血压呈负相关。

（3）高蛋白质摄入属于升压因素。

（4）饮食中饱和脂肪酸或饱和脂肪酸/多不饱和脂肪酸比值较高也属于升压因素。

（5）饮酒量与血压水平线性相关。

2. 精神应激 脑力劳动者高血压患病率超过体力劳动者，从事精神紧张度高的职业者和长期在噪声环境中工作者患高血压较多。

3. 吸烟

（三）其他因素

1. 体重 体重增加是血压升高的重要危险因素。腹型肥胖者容易发生高血压。

2. 药物 口服避孕药引起的高血压一般为轻度，并可逆转；其他如麻黄碱、肾上腺皮质激素等也使血压增高。

3. 睡眠呼吸暂停综合征 此类患者 50％有高血压，且血压升高程度与疾病病程和严重程度有关。

【发病机制】

1. 神经机制 各种原因使大脑皮质下神经中枢功能发生变化，最终可使交感神经系统活性亢进，外周血管阻力增高和血压上升。

2. 肾脏机制 各种原因引起肾性水钠潴留，机体为避免心输出量增加使组织过度灌注，全身阻力小动脉收缩增强，使外周血管阻力增高。

3. 激素机制 肾素-血管紧张素-醛固酮系统（RAAS）激活。以下作用均可使血压升高。

（1）作用于血管紧张素Ⅱ受体，使小动脉平滑肌收缩，外周血管阻力增加，使交感神经冲动发放增加，刺激肾上腺皮质球状带，增加醛固酮的分泌，从而使肾小管远端集合管再吸收加强，使水钠潴留，血容量增加。

（2）通过交感神经末梢突触前膜的正反馈使去甲肾上腺素分泌增加。

4. 血管机制　大动脉和小动脉结构和功能的变化在高血压发病中发挥着重要作用。

5. 胰岛素抵抗（insulin resistance，IR）　约 50% 高血压患者存在 IR，尤其在肥胖、甘油三酯增高、高血压及糖耐量减退同时并存的四联症患者中最为明显。

【临床表现】

（一）原发性高血压

1. 症状　常见症状有头晕、头痛、疲劳、心悸、耳鸣等，但并不一定与血压水平成正比。

2. 体征　高血压时体征一般较少。周围血管搏动、血管杂音、心脏杂音等是重点检查项目。心脏听诊可闻及主动脉瓣区第二心音亢进、收缩期杂音或收缩早期喀喇音。

3. 并发症

（1）脑血管病。

（2）心力衰竭和冠心病。

（3）慢性肾衰竭。

（4）主动脉夹层。

（二）继发性高血压

1. 原发性醛固酮增多症　肾上腺皮质增生或肿瘤分泌过多醛固酮所致。以长期高血压伴低血钾为特征，可有肌无力、周期性瘫痪、烦渴和多尿等症状。实验室检查有低血钾、高血钠、代谢性碱中毒、血浆肾素活性降低、醛固酮增多。

2. 肾实质性高血压　多种肾脏疾病（如急、慢性肾小球肾炎，糖尿病肾病，肾移植后）引起的高血压，是常见的继发性高血压。其特点：血压升高、蛋白尿、血尿和贫血、肾小球滤过功能减退、肌酐清除率下降。

3. 肾血管性高血压　单侧或双侧肾动脉主干或分支狭窄引起的高血压。

4. 嗜铬细胞瘤/副神经节瘤　起源于肾上腺髓质、交感神经节和体内其他部位嗜铬组织，肿瘤间歇或持续释放过多肾上腺素、去甲肾上腺素与多巴胺。典型表现为阵发性血压升高伴心动过速、头痛、出汗和面色苍白。

5. 皮质醇增多症　80% 患者有高血压，同时伴有向心性肥胖、满月脸、水牛背、皮肤紫纹、毛发增多、血糖增高等表现。24h 尿中 17-羟和 17-酮类固醇增多、地塞米松抑制试验和肾上腺皮质激素兴奋试验有助于诊断。

6. 主动脉狭窄　临床表现为上臂血压增高，下肢血压不高或降低。胸部 X 线检查可见肋骨受侧支动脉侵蚀引起的切迹。

　　知识链接　

　　高血压急症（hypertensive emergencies）：指高血压患者在某些诱因作用下，血压突然和显著升高（一般超过 180/120mmHg），同时伴有进行性心、脑、肾等重要器官功能不全的表现。高血压急症包括高血压脑病、颅内出血（脑出血和蛛网膜下腔出血）、脑梗死、急性心力衰竭、肺水肿、急性冠状动脉综合征、主动脉夹层动脉瘤、子痫等。

　　高血压亚急症（hypertensive urgencies）：是指血压显著升高但不伴器官损害，患者可以有血压明显升高造成的症状，如头痛、胸闷、鼻出血和烦躁不安等。高血压亚急症与高血压急症的唯一区别标准是有无新近发生的急性进行性的严重靶器官损害。

【护理评估要点】

1. 确定血压水平及其危险因素 既往有无冠心病、心力衰竭、脑血管病、外周血管病、糖尿病、血脂异常、支气管哮喘、睡眠呼吸暂停综合征等疾病；患高血压的时间，血压最高水平，是否接受过降压治疗及其疗效与副作用；生活方式，如脂肪、盐、酒摄入量，吸烟支数，体力活动量以及体重变化等情况；心理社会因素。

2. 判断高血压的原因 患者有无高血压、糖尿病、血脂异常、冠心病、脑卒中或肾脏病的家族史。

3. 评估靶器官损害情况

(1) 心脏：左心室肥厚 (LVH) 是心血管事件独立的危险因素，常用的检查方法包括心电图、超声心动图。其他评估高血压心脏损害的方法：胸部 X 线检查、运动试验、心脏同位素成像、计算机断层扫描冠状动脉造影 (CTA)、心脏磁共振成像 (MRI) 及磁共振血管造影 (MRA)、冠状动脉造影等。

(2) 肾脏：肾脏损害主要表现为血清肌酐升高、估算的肾小球滤过率 (cGFR) 降低，或尿白蛋白排出量增加。应定期检查尿白蛋白排泄量，监测 24h 尿白蛋白排泄量或尿白蛋白/肌酐比值。

(3) 大血管：颈动脉内膜中层厚度 (IMT) 可预测心血管事件，粥样斑块的预测作用强于 IMT。大动脉僵硬度增加预测心血管风险的证据日益增多。脉搏波传导速度 (PWV) 增快是心血管事件和全因死亡的强预测因子。颈-股 PWV (carotid-femoral PWV，cfPWV) 是测量大动脉僵硬度的金标准。踝臂血压指数 (ankle-brachial index，ABI) 能有效筛查和诊断外周动脉疾病、预测心血管风险。

(4) 眼底：视网膜动脉病变可反映小血管病变情况，高血压伴糖尿病患者的眼底镜检查尤为重要。常规眼底镜检查的高血压眼底改变，按 Keith-Wagener 和 Barker 四级分类法，3级或 4 级高血压眼底改变对判断预后有价值。

(5) 脑：头颅 MRA 或 CTA 有助于发现脑腔隙性病灶、无症状性脑血管病变（如颅内动脉狭窄、钙化和斑块病变、血管瘤）以及脑白质损害。

【护理措施】

（一）一般护理

提供安静、舒适的环境，尽量减少探视时间及次数，护理操作应相对集中，动作轻巧。头痛、头晕时嘱患者卧床休息。应避免劳累、情绪激动和精神紧张等不良因素。向患者解释不适症状出现的主要原因，消除或减轻其紧张心理。

（二）用药护理

1. 用药原则 降压药物应用的基本原则如下。

(1) 起始剂量：一般患者采用常规剂量；老年人及高龄老年人初始治疗时通常采用较小的治疗剂量，根据病情，逐渐调整剂量。

(2) 长效降压药物：优先使用长效降压药物。如使用中、短效制剂，则需每天 2～3 次给药，以达到平稳控制血压。

(3) 联合治疗：对血压≥160/100mmHg 或高于目标血压 20/10mmHg 的高危患者，或单药治疗未达标的高血压患者应进行联合降压治疗。

(4) 个体化治疗：根据患者的合并症和药物疗效及耐受性，以及患者个人意愿或长期承受能力，选择适合患者个体的降压药物。

（5）药物经济学：高血压需终身治疗，需要考虑成本/效益。

2.常用降压药物的种类和作用 常用降压药物包括CCB、ACEI、ARB、利尿药和β受体阻滞药五类，以及由上述药物组成的固定配比复方制剂。

3.直立性低血压的护理

（1）宣教指导：向患者解释直立性低血压的表现，即出现直立性低血压时可有乏力、头晕、心悸、出汗、恶心、呕吐等不适症状；特别是当患者联合用药、服首剂药物或加量时应特别注意直立性低血压的出现。

（2）体位：一旦发生直立性低血压，应平卧，且取下肢抬高位，以促进下肢血液回流。

（3）指导：指导患者预防直立性低血压的方法，如避免长时间站立，尤其在服药后最初几小时；改变姿势，特别是从卧位、坐位起立时动作宜缓慢；选在平静休息时服药，且服药后应继续休息一段时间再下床活动；避免用过热的水洗澡；不宜大量饮酒。

（4）避免受伤：患者出现头晕、眼花、耳鸣和视物模糊等症状时，嘱患者卧床休息，如厕时应有人陪伴；头晕严重时，应协助患者在床上大小便。伴恶心、呕吐的患者，应将容器放在患者伸手可及处，防止取物时跌倒。病室内应避免有障碍物、地面湿滑、厕所无扶手等危险因素，必要时病床加用床栏。

4.高血压急症的护理

（1）病情监测：监测血压变化，一旦发现血压急剧升高、剧烈头痛、呕吐、大汗、视物模糊、肢体运动障碍等症状，立即通知医生。

（2）急症护理：告知患者应绝对卧床休息，避免一切不良刺激和不必要的活动，协助生活护理，给予持续低浓度吸氧。对昏迷或抽搐的患者应加强护理，保持呼吸道通畅，防止咬伤、舌后坠或窒息，安抚患者情绪，必要时应用镇静剂。进行心电、血压、呼吸及血氧饱和度监测。迅速建立静脉通路，遵医嘱尽早应用降压药物进行控制性降压。应用硝酸酯类降压药，如硝普钠和硝酸甘油时，应注意避光，采用避光输液器，严格遵医嘱控制滴速；密切观察药物的不良反应，如头痛、颜面潮红等；并注意定时监测血药浓度，防止氰化物中毒。

（3）避免诱因：避免情绪激动、劳累、寒冷刺激和随意增减药量。

【健康教育】

1.疾病知识教育 让患者了解病情，包括高血压、危险因素及同时存在的临床疾患；了解控制血压及终身治疗的必要性；向患者解释改变生活方式的重要性，如低盐饮食、戒烟戒酒、按时规律作息、避免紧张焦虑等。

2.用药管理 高血压患者一般须终身治疗，应对其强调遵医嘱按时服药。患者的血压若长期控制，可以逐步地减少服药次数或剂量，尤其是可以进行非药物治疗。长期用药者指导其详细记录药物及疗效，以备调药所用。

3.高血压患者的自我管理 指导患者利用自己的知识和技能、资源及喜欢的方式来增强防治高血压的主动性及降压药物治疗的依从性。与居委会或村委会合作，开展高血压者的教育。指导患者开展家庭自我测量血压，建议有条件的患者使用经过国际标准认证合格的上臂式自动血压计自测血压。指导患者掌握测量技术和规范操作，如实记录血压测量结果，随访时提供给医务人员作为治疗参考。

家庭血压监测培训：

① 使用经过验证的上臂式全自动或半自动电子血压计。

② 建议每天早晨和晚上测量血压，每次测2～3遍，取平均值；血压平稳者，可每周1天测量血压。详细记录每次测量血压的日期、时间以及所有血压读数，应尽可能向医生提供完整的血压记录。

③ 对于精神高度焦虑患者，不建议自测血压。

——中国高血压防治指南（2018修订版）

4. 院外急救知识　院外出现高血压急症时，为避免病情加重和途中出现意外，不要慌忙急诊入院，应采取以下急救措施：稳定患者情绪；舌下含服快速降压药；当血压下降，病情平稳后再积极入院诊治。

5. 随访　根据患者的心血管总危险分层及血压水平决定随访频次。

（1）若当前血压水平仅属正常高值或1级，危险分层属低危者或仅服一种药物治疗者，可安排每1～3个月随访一次。

（2）新发现的高危及较复杂病例的随诊间隔应缩短，高危患者血压未达标的，每2周至少随访一次。

（3）血压达标且稳定的，每1个月随访1次。若治疗后血压降低达到目标，且其他危险因素得到控制可以减少随诊次数。

第二节　心律失常及其护理

【定义】

心律失常（cardiac arrhythmia）是由于窦房结激动异常或激动产生于窦房结以外，激动的传导缓慢、阻滞或经异常通道传导，即心脏活动的起源和（或）传导障碍导致心脏搏动的频率和（或）节律异常。心律失常是心血管疾病中重要的一组疾病。它可单独发病，亦可与其他心血管病伴发。其预后与心律失常的病因、诱因、演变趋势、是否导致严重血流动力学障碍有关，可突然发作而致猝死，亦可持续累及心脏而致其衰竭。

【病因】

遗传性心律失常多为基因突变导致的离子通道病，如Brugada综合征、长QT间期综合征、短QT间期综合征等。后天获得性心律失常可见于各种器质性心脏病，其中以冠状动脉粥样硬化性心脏病（简称冠心病）、心肌病、心肌炎和风湿性心脏病（简称风心病）为多见，尤其在发生心力衰竭或急性心肌梗死时更为多见。健康者或植物神经功能失调者发生心律失常也不少见。其他病因尚有电解质或内分泌失调、麻醉、低温、胸腔或心脏手术、药物作用和中枢神经系统疾病等，部分病因不明。

【发病机制】

心律失常的发生机制包括激动起源异常和（或）激动传导异常。

1. 激动起源异常

（1）窦房结起搏点本身激动的程序与规律异常。

（2）心脏激动全部或部分起源于窦房结以外的部位，称为异位节律，异位节律又分为主动性和被动性。

2. 激动传导异常　最多见的一类为传导阻滞，包括传导延缓或传导中断；另一类为激动传导通过房室之间的附加异常旁路，使心肌某一部分提前激动，属传导途径异常。

3. 其他　激动起源异常和激动传导异常同时存在，相互作用则可引起复杂的心律失常表现。按照心律失常发生时心率的快慢，可将其分为快速型心律失常与缓慢型心律失常两大类。

【临床表现】

（一）窦性心律失常

正常窦性心律的激动起源于窦房结，成人频率为 60～100 次/分。窦性心律失常是由窦房结冲动发放频率的异常或窦性冲动向心房的传导受阻所导致的心律失常。

1. 窦性心动过速　成人窦性心律的频率超过 100 次/分，称为窦性心动过速。患者可完全无症状，或表现为心悸、疲劳、活动耐力下降等。

2. 窦性心动过缓　成人窦性心律的频率低于 60 次/分，称为窦性心动过缓。患者一般无临床症状，心率过于缓慢时可出现头晕、胸闷、黑矇或晕厥等心脑血管供血不足症状。

3. 窦性停搏　指窦房结不能产生激动。暂时或一过性窦性停搏，一般无症状或可出现头晕、心悸等症状；过长时间的窦性停搏，并且无逸搏发生时，患者可出现黑矇、短暂意识障碍或晕厥，严重者可发生阿-斯综合征，甚至死亡。一般见于迷走神经张力增高者。此外，急性下壁心肌梗死、窦房结变性与纤维化、脑血管意外等病变，以及应用洋地黄类药物及乙酰胆碱等药物亦可引起窦性停搏。

4. 病态窦房结综合征（sick sinus syndrome，SSS）　简称病窦综合征，是由窦房结病变导致功能减退，产生多种心律失常和多种症状的综合表现。临床表现可归纳为心动过缓和心动过速，晕厥和严重的晕厥先兆是该病的典型临床表现。心动过缓时，患者出现心、脑等脏器供血不足的症状，如发作性头晕、黑矇或晕厥、疲劳、运动耐力下降等；心动过速发作时，则可出现心悸、心绞痛和晕厥等症状。

（二）房性心律失常

1. 房性期前收缩　是指起源于窦房结以外心房任何部位的心房激动。患者一般无明显症状，频发房性期前收缩者可感胸闷或心悸。

2. 房性心动过速　简称房速，是指起源于心房而无需房室结参与维持的心动过速。发生机制包括自律性增加、折返与触发活动。患者可有胸闷、心悸、头晕、胸痛、憋气、乏力等症状，发作呈短暂、间歇或持续性，有些患者可能无任何症状。心肌梗死、慢性阻塞性肺疾病、大量饮酒、代谢障碍等均可成为致病原因。外科手术或射频消融术后所导致的手术瘢痕也可以引起房性心动过速。

3. 心房扑动　简称房扑，是心房快速而规律的电活动，房扑是介于房性心动过速和房颤之间的快速型心律失常。患者的症状主要与房扑的心室率有关，心室率不快时，患者可无症状，或仅有心悸、乏力等；房扑伴极快的心室率，持续时间较长时，可诱发心绞痛与心力衰竭。房扑患者也可产生心房血栓，进而引起体循环栓塞。常见于风湿性心脏病、冠心病、高血压性心脏病、心肌病等，少见于无器质性心脏病者。

4. 心房颤动 简称房颤，是指心房肌发生无节律的、不协调的微弱颤动，心房丧失了有效收缩，是最常见的具有临床意义的快速型心律失常。常见症状为心慌、胸闷、气短、呼吸困难、头晕及疲乏等。2010年欧洲心律协会（EHRA）制订了房颤相关症状的分级方案（表1-9-2）。

表 1-9-2　AF 相关症状分级

EHRA 级别	内容
EHRA Ⅰ	无症状
EHRA Ⅱa	轻微症状,正常的日常活动不受影响
EHRA Ⅱb	中度症状,正常的日常活动不受影响
EHRA Ⅲ	严重症状,正常的日常活动受到影响
EHRA Ⅳ	致残性症状,不能进行正常的日常活动

（三）房室交界区性心律失常

1. 房室交界区性期前收缩（atrioventricular junctional premature contraction） 简称交界性期前收缩，其激动起源于房室交界区，可前向和逆向传导，分别产生提前发生的 QRS 波群与逆行 P 波。患者可完全无症状或主诉心慌、气短、乏力等，听诊可闻及提前心搏，后随一个略为长的间歇。

2. 房室交界区性逸搏（AV junctional escape beats） 当窦房结或心房内的激动，不能按时传到房室交界区，其间歇超过交界区组织内潜在起搏点的自律周期的时限，潜在起搏点即发放冲动，由此引起的一次异位心搏，称为交界区性逸搏。连续3个或3个以上的交界区性逸搏即构成交界区逸搏心律。多数患者出现的症状系原发性心脏病所致，如心悸、气短等，心率40~60次/分。如系过缓的交界性心律，心率＜40次/分，可有头晕、心悸、晕厥等症状发生。较长时间的交界性逸搏心律，心室率过缓时，可出现晕厥、低血压等并发症。

3. 房室交界区相关的折返性心动过速 又称为阵发性室上性心动过速简称室上速。患者通常无器质性心脏病表现，不同性别与年龄均可发生。心动过速发作突然起始与终止，持续时间长短不一，发作时患者出现心悸、胸闷、呼吸困难、焦虑不安、头晕，少见有晕厥、心绞痛、心力衰竭与休克等症状。

4. 预激综合征 又称 Wolf-parkinson-White 综合征（WPW综合征），是指心房的激动部分由正常房室传导系统以外的先天性附加束（旁路）下传，使心室某一部分心肌预先激动，造成以异常心电生理和（或）伴发多种快速型心律失常为特征的一组疾病。

（四）室性心律失常

1. 室性期前收缩 是指起源于心室肌或心室肌内浦肯野纤维的提前出现的异常电激动，是最常见的心律失常之一。最常见的症状是心悸，若室性期前收缩触发其他快速型心律失常则可出现黑矇及晕厥症状。

2. 室性心动过速 简称室速，是指起源于希氏束以下水平至少连续3个或3个以上的快速型心律失常。室速的临床症状轻重取决于基础心脏病变的有无和严重程度，室速发作时的频率、持续时间等诸多因素。非持续性室速（发作时间短于30s，能自行终止）的患者通常无症状。持续性室速（发作时间超过30s，需药物或电复律方能终止）可引起明显血流动力学障碍与心肌缺血，出现低血压、少尿、晕厥、气促、心绞痛等症状，严重者可出现晕厥，甚至猝死。

尖端扭转型室速（torsades de pointes，TDP） 是多形性室速的一个特殊类型，因发作时 QRS 波群的振幅和波峰呈周期性改变，宛如围绕等电位线连续扭转而得名。频率200~250 次/分，QT 间期常超过 0.5s，u 波显著。当室性期前收缩发生在舒张晚期、落在前面 T 波的终末部时可诱发室速，并可进展为心室颤动或猝死。常见病因为先天性、电解质紊乱、抗心律失常药物、颅内病变、心动过缓（特别是三度房室传导阻滞）等。

3. 心室扑动与心室颤动 均为致命性心律失常。心室扑动是一种介于室速和心室颤动之间的恶性心律失常。主要临床表现包括意识丧失、抽搐、呼吸由表浅转为停止。听诊心音消失、不能触及大动脉搏动、血压测不到。如未能得到及时救治，多在数分钟内因组织缺氧而导致器官损害或死亡。

（五）心脏传导阻滞

激动在心脏传导系统任何部位的传导均可发生延缓或阻滞，按照传导阻滞的严重程度，通常可将其分为三度。传导阻滞发生在窦房结与心房之间，称窦房传导阻滞；在心房与心室之间，称房室传导阻滞，也称房室阻滞；位于心房内，称房内阻滞；位于心室内，称为室内阻滞。

1. 一度房室传导阻滞（first degree atrioventricular block） 是指房室传导时间超过正常范围，一度房室阻滞患者通常无症状。病理情况可见于冠状动脉疾病、慢性缺血性心脏病、风湿性疾病、感染性疾病、心脏手术、电解质紊乱及药物中毒等。

2. 二度房室传导阻滞（second degree atrioventricular block） 是指激动自心房至心室过程中有部分传导中断，即有心室脱漏现象，可同时伴有房室传导延迟，分为两型，即莫氏（Mobitz）Ⅰ型和Ⅱ型，亦称二度Ⅰ型和二度Ⅱ型房室阻滞，前者又称为文氏现象。二度Ⅰ型阻滞表现为传导时间进行性延长，直至一次激动不能传导；二度Ⅱ型阻滞表现为间歇出现的传导阻滞。二度房室阻滞患者症状取决于传导阻滞的程度及心室率，轻者可有心悸症状，重者可出现头晕、乏力，甚至黑矇。

3. 三度房室传导阻滞（third degree atrioventricular block） 即完全性房室阻滞，是由于房室传导系统某部分传导能力异常降低，来自心房的激动全部不能传导至心室，引起房室分离。三度（完全性）房室阻滞患者可出现暂时性意识丧失，甚至抽搐，即阿-斯综合征，严重者可致猝死。

【护理评估要点】

1. 明确心律失常的类型及发作情况 评估心律失常发生的原因、主要症状、严重程度、有无发作的诱因；发作的频率、持续时间、起止方式以及发作时的心电图表现；心律失常发作对患者日常生活、心理状况的影响等，尤其注意心律失常对患者血流动力学的影响，如脉率、血压、意识及尿量等。心律失常患者常见症状如下。

① 心悸、心跳漏搏感。
② 头晕、乏力及晕厥。
③ 胸闷、胸痛。
④ 脉搏短绌。

⑤ 血栓栓塞的症状，常见脑栓塞、肢体动脉栓塞等。

⑥ 心搏骤停。

2. 患病及诊疗经过 询问患者是否有心脏本身的疾病或伴有其他系统疾病；患病后采取了哪些检查和治疗手段；是否服用抗心律失常药物，其名称、服用方法、效果及副作用等；是否行电复律、起搏器植入术、射频消融术及外科手术等，效果如何。

3. 辅助检查 评估心电图、心脏超声、心电生理及实验室等辅助检查及结果，为诊断治疗提供依据。

【护理措施】

（一）一般护理

根据患者心律失常的类型及临床表现，合理安排患者的休息与活动，并加强病情监测，注意观察患者的意识状态、心率、呼吸、血压、皮肤黏膜状况、电解质变化等。伴呼吸困难、发绀等缺氧表现时给予氧气吸入，流量为 2～4L/min。准备好各种抢救器材，如除颤器、临时起搏器等。针对高危患者，应留置静脉通道，备好抗心律失常药物及其他抢救药品，一旦发生猝死的表现立即进行抢救。

（二）心电监护

监测心律失常发作的时间、次数、持续时间、间隔时间，心率和心律变化，同时监测生命体征、血氧饱和度等。对严重心律失常者，应持续心电监护。发现频发（每分钟在 5 次以上）、多源性、成对或呈 R-on-T 现象的室性期前收缩，室速、预激伴发房颤、窦性停搏、二度Ⅱ型或三度（完全性）房室传导阻滞等，立即报告医生。安放监护电极前注意清洁皮肤，电极放置部位应避开胸骨右缘及心前区，以免影响做心电图和紧急电复律。1～2 天更换电极片 1 次或电极片松动时随时更换，观察有无皮肤发红、瘙痒等过敏反应。

（三）用药护理

严格按医嘱给予抗心律失常药物，注意药物的给药途径、剂量、给药时间和速度等。严密观察用药后的疗效和有无不良反应，如胺碘酮静脉用药易引起静脉炎，应选择大血管，配制药物浓度不要过高。严密观察穿刺局部情况，谨防药物外渗。观察患者意识和生命体征，必要时监测心电图，注意用药前、用药过程中及用药后的心率、心律、PR 间期、QT 间期等的变化，以判断疗效和有无不良反应。常用抗心律失常药物的分类（表 1-9-3）及不良反应（表 1-9-4）如下。

表 1-9-3 常用抗心律失常药物的分类

分类	电生理效应	代表药物
Ⅰ类	阻断快速钠通道	
ⅠA	减慢动作电位 0 相上升速度，延长动作电位时限	奎尼丁、普鲁卡因胺、丙吡胺
ⅠB	不减慢 Vmax，缩短动作电位时限	美西律、苯妥英钠、利多卡因
ⅠC	减慢 Vmax，减慢传导与轻微延长动作电位时限	氟卡尼、恩卡尼、普罗帕酮
Ⅱ类	阻断 β 肾上腺素能受体	美托洛尔、阿替洛尔、比索洛尔
Ⅲ类	阻断钾通道与延长复极	胺碘酮、索他洛尔
Ⅳ类	阻断慢钙通道	维拉帕米、地尔硫䓬

表 1-9-4　常用抗心律失常药物的不良反应

药物	不良反应
奎尼丁	心脏方面:窦性停搏、房室传导阻滞、QT 间期延长、尖端扭转型室速、晕厥、低血压 其他:畏食、恶心、呕吐、腹痛、腹泻;视听觉障碍、意识模糊;皮疹、发热、血管神经性水肿、血小板减少、溶血性贫血
普鲁卡因胺	心脏方面:中毒浓度抑制心肌收缩力,引起低血压、传导阻滞、QT 间期延长与多形性室速 其他:胃肠道反应,如恶心、呕吐、腹泻等;中枢神经系统反应较利多卡因多见;发热、粒细胞减少症;药物性狼疮
利多卡因	心脏方面:少数引起窦房结抑制、室内传导阻滞 其他:眩晕、感觉异常、言语不清、意识极模糊、谵妄、昏迷
普罗帕酮	心脏方面:窦房结抑制、房室传导阻滞、加重心力衰竭 其他:眩晕、昧觉改变、视物模糊;胃肠道不适;加重支气管痉挛
β受体阻滞药	心脏方面:低血压、心动过缓、心力衰竭 其他:乏力、加重哮喘与慢性肺部疾病;间歇性跛行、雷诺现象、精神抑郁;糖尿病患者可能出现低血糖
胺碘酮	心脏方面:心动过缓,致心律失常很少发生,偶有尖端扭转型室速 其他:最严重的心外毒性为肺间质纤维化;转氨酶升高,偶致肝硬化;甲状腺功能亢进或减退;光过敏、角膜色素沉着;胃肠道反应
维拉帕米	心脏方面:已应用 β受体阻滞药或有血流动力学障碍者易引起低血压、心动过缓、房室传导阻滞、心搏停顿 其他:偶有肝毒性,使地高辛血药浓度增高
腺苷	心脏方面:可有短暂窦性停搏、室性期前收缩或非持续性室性心动过速 其他:面部潮红、呼吸困难、胸部压迫感,通常持续短于 1min

【健康教育】

1. 生活方式干预　对于无器质性心脏病的良性心律失常患者鼓励其正常工作和生活;有器质性心脏病者,应限制活动,注意休息;有晕厥史者避免单独外出,防止发生意外,指导患者建立健康的生活方式,合理膳食、戒烟限酒;保持生活规律,适量运动、劳逸结合;保持心理健康。

2. 控制发作和预防复发　教育患者积极配合治疗,控制原发疾病;指导患者识别并避免心律失常的诱发因素,控制和减少心律失常发作。

3. 用药管理　指导患者遵医嘱用药,严禁随意增减药物剂量或停药;必须坚持个体化用药原则,不得擅自参考其他心律失常患者用药;教会患者观察药物疗效和不良反应,发现异常及时就诊。

4. 自我监测　部分心律失常患者有先兆症状或前驱症状,若能及时发现并及时采取措施,可减少甚至避免再发心律失常。指导患者及家属监测脉搏的方法及可以控制心律失常发作的院外紧急措施。对反复发生严重心律失常危及生命者,教会家属掌握基本心肺复苏术,以备紧急需要时应用。

5. 随访　抗心律失常药物可影响电解质及脏器功能,指导患者出院后按时复诊,定期复查心电图、电解质和肝功能等,以利于观察用药效果和调整用药剂量,及早发现病情变化。

第三节 ➲ 心力衰竭及其护理

心力衰竭简称心衰，是由于各种心脏结构或功能异常导致心室充盈和（或）射血能力受损而引起的一组复杂的临床综合征，其主要临床表现是呼吸困难、乏力（活动耐力受限）和体液潴留（（肺淤血、体循环淤血及外周水肿）。根据心力衰竭发生的时间、速度、严重程度可分为慢性心力衰竭和急性心力衰竭，临床以慢性心力衰竭居多。

一、慢性心力衰竭

【定义】

慢性心力衰竭是指在原有慢性心血管疾病的基础上逐渐出现心力衰竭的症状和体征。慢性心力衰竭症状体征稳定1个月以上可称为慢性稳定性心力衰竭。慢性稳定性心力衰竭病情恶化称为失代偿性心力衰竭，如失代偿突然发生则称为慢性心力衰竭急性失代偿。

【病因】

几乎所有类型的心脏、大血管疾病均可引起心力衰竭。原发性心肌损害和异常是引起心力衰竭最主要的病因。除心血管疾病外，某些非心血管疾病也可引起心力衰竭。

（一）基本病因

主要由原发性心肌损害和心脏负荷过重导致心肌功能由代偿最终发展为失代偿两大类。

1. 心肌损害　主要包括原发性和继发性心肌损害。

（1）原发性心肌损害：①冠状动脉疾病导致缺血性心肌损害如心肌缺血、心肌梗死是引起心衰最常见的原因之一；②免疫及炎症介导的心肌损害，如心肌炎和系统性红斑狼疮等；③遗传性心肌病，如肥厚型心肌病、扩张型心肌病、限制型心肌病、右心室心肌病、心肌致密化不全等。

（2）继发性心肌损害：①内分泌代谢性疾病，如糖尿病、甲状腺疾病；②心肌浸润性病变，如心肌淀粉样变、肿瘤转移或浸润等；③结缔组织病；④心脏毒性药物（如抗肿瘤药、抗抑郁药、抗心律失常药、非甾体类抗炎药、麻醉药等）并发的心肌损害。

2. 心脏负荷过重

（1）压力负荷（后负荷）过重：见于高血压、主动脉瓣狭窄、肺动脉高压、肺动脉瓣狭窄等左、右心室收缩期射血阻力增加的疾病。

（2）容量负荷（前负荷）过重：见于瓣膜关闭不全等引起的血液反流；先天性心脏病如间隔缺损、动脉导管未闭等引起的血液分流。此外，伴有全身循环血量增多的疾病，如慢性贫血、甲状腺功能亢进症、动静脉瘘等，心脏的容量负荷也会增加。

3. 心室前负荷不足　二尖瓣狭窄、心脏压塞、缩窄性心包炎等，引起心室充盈受限，体循环和肺循环淤血。

（二）诱发因素

有基础心脏病的患者，往往会因一些增加心脏负荷的因素而诱发心力衰竭。常见的诱发因素有以下几点。

1. 感染　包括全身性或局部感染及其他无关的疾病感染，其中呼吸道感染最常见。

2. 心律失常　心房颤动是诱发心力衰竭最重要的因素；各种类型的快速和严重缓慢型心律失常也可诱发心力衰竭。

3. 血容量增加

4. 过度体力消耗或情绪激动　如劳累过度、剧烈运动、妊娠后期或分娩过程、暴怒、精神过于紧张等。

5. 治疗不当

6. 原有心脏疾病加重或并发其他疾病　如冠心病发生心肌梗死；风湿性心瓣膜病出现风湿活动；心脏病合并贫血、甲状腺功能亢进症等。

【发病机制】

心力衰竭始于心肌损伤，神经、内分泌系统激活导致心肌重塑是引起心力衰竭发生和发展的关键因素。临床表现为心室容量的增加和心室形状的改变。

（一）Frank-Starling 机制

增加心脏前负荷使回心血量增多，心室舒张末期容积增加，从而增加心排血量及心脏做功量。同时，导致心室舒张末期压力增高，心房压、静脉压随之升高。达到一定程度时可出现肺循环和（或）体循环静脉淤血，图 1-9-1 示左心室功能曲线。

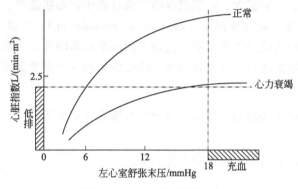

图 1-9-1　左心室功能曲线

（二）神经体液机制

当心脏排血量不足，心腔压力增高时，机体全面启动神经体液机制进行代偿，主要包括以下几种。

1. 交感神经兴奋性增强　慢性心力衰竭时低心排血量通过压力感受器反射性激活交感神经系统，使循环中儿茶酚胺水平升高，动脉血中去甲肾上腺素（NE）浓度升高，作用于心肌 β_1 肾上腺素能受体，增强心肌收缩力并提高心率，从而提高心排血量。但同时，周围血管收缩和心脏后负荷增加及心率加快，均可使心肌耗氧量增加。心力衰竭时循环中较高浓度的 NE 对心脏有较强的毒性，可导致心肌细胞的损伤。

2. RAAS 激活　心力衰竭时交感神经系统激活或组织灌注不足，尤其肾脏的低灌注使 RAAS 被激活，心肌收缩力增强，周围血管收缩维持血压，保证心、脑等重要脏器的血液供应，并促进醛固酮分泌，水、钠潴留，增加体液量及心脏前负荷，起到代偿作用。但同时 RAAS 激活促进心脏和血管重塑，导致心肌损伤加重和心功能恶化。

3. 其他体液因子的改变　心力衰竭时除了上述神经内分泌系统的代偿机制外，还有许多体液调节因子如利钠肽类、精氨酸加压素参与心血管系统调节，并在心肌和血管重塑过程中发挥重要作用。

（1）利钠肽类：目前人类有三种利钠肽类，包括心钠肽（atrial natriuretic peptide，ANP）、脑钠肽（brain natriuretic peptide，BNP）和 C 型利钠肽（C-type natriuretic peptide，CNP）。ANP 主要由心房分泌，心房压力增高时释放，其生理作用为扩张血管和利尿排钠，对抗肾上腺素、肾素-血管紧张素和 AVP 系统的水、钠潴留效应。BNP 主要由心室肌细胞分泌，生理作用与 ANP 相似但较弱，BNP 水平随心室壁张力而变化并对心室充盈压具有负反馈调节作用。CNP 主要位于血管系统内，其生理作用尚不明确，目前被认为可能参与或协同 RAAS 的调节作用。心力衰竭时心室壁张力增加，BNP 及 ANP 分泌明显增加，其增高的程度与心衰的严重程度呈正相关，可作为评定心衰进程和判断预后的重要指标。

（2）精氨酸加压素（arginine vasopressin，AVP）：由垂体释放，具有抗利尿和促周围血管收缩的作用。其释放受心房牵张感受器调控。心力衰竭时心房牵张感受器敏感性下降，不能抑制 AVP 释放而使血浆 AVP 水平升高。AVP 通过 V_1 受体引起全身血管收缩，通过 V_2 受体减少游离水清除，致水潴留增加，同时增加心脏前、后负荷。在心衰早期 AVP 的效应有一定的代偿作用，而长期的 AVP 增加将使心力衰竭进一步恶化。

（三）心室重塑

在心脏功能受损，心腔扩大、心肌肥厚的代偿过程中，心肌细胞、胞外基质、胶原纤维网等均会发生相应变化，即心室重塑（ventricular remodeling），它是心力衰竭发生发展的基本病理机制。除了因为代偿能力有限、代偿机制的负面影响外，心肌细胞的能量供应不足及利用障碍导致心肌细胞坏死、纤维化也是失代偿发生的一个重要因素。

【临床表现】

慢性心力衰竭的临床表现与心房或心室受累程度有密切关系。

（一）左心衰竭

主要表现为肺循环淤血和心排血量降低。

1. 症状

（1）呼吸困难：呼吸困难是左心衰竭最主要的症状。包括：①劳力性呼吸困难：是左心衰最早出现的症状。②夜间阵发性呼吸困难：患者平卧位入睡后因憋气而惊醒，多于半卧位或端坐位休息后可缓解。③端坐呼吸：严重肺淤血时，患者完全不能平卧，被迫采取高枕卧位、半卧位，甚至端坐位。④急性肺水肿：是左心衰呼吸困难最严重的形式，重者可闻及哮鸣音，称为"心源性哮喘"。

（2）咳嗽、咳痰和咯血：常于夜间发生，坐位或立位时咳嗽可减轻，多为干咳或白色泡沫痰，偶有痰中带血。长期慢性肺淤血可使肺静脉压力升高，导致肺循环和支气管血液循环之间在支气管黏膜下形成侧支，血管一旦破裂则可引起咯血。

（3）少尿及肾功能损害：左心衰导致肾血流量减少，可出现少尿。持续肾血流量减少可导致肾功能不全。

（4）疲乏无力、头晕、心慌：主要由心排血量降低，器官、组织血液灌注不足及代偿性心率加快所致。

2. 体征

（1）肺部湿啰音：由于肺毛细血管压增高，液体渗出到肺泡而出现湿啰音。随着病情进展，肺部湿啰音可从局限于肺底部直至全肺。

（2）心脏体征：除基础心脏病的相应体征外，一般均出现心脏扩大，以左心室增大为主（单纯舒张性心衰除外），可闻及相对性二尖瓣关闭不全的杂音、肺动脉瓣区第二心音亢进及舒张期奔马律。

（二）右心衰竭

以慢性体循环淤血所致的各脏器功能改变为主要表现。

1. 症状

（1）消化道症状：胃肠道及肝淤血引起恶心、呕吐、腹胀、纳差等症状，是右心衰最常见的症状。

（2）劳力性呼吸困难：常继发于左心衰。单纯性右心衰为分流性先天性心脏病或肺部疾病所致时，也会出现明显的呼吸困难。

2. 体征

（1）水肿：为右心衰常见体征，多表现为对称性、下垂性、凹陷性水肿，重者可出现全身水肿。部分患者可伴有胸腔积液、腹水、心包积液。

（2）颈静脉征：颈静脉充盈、怒张是右心衰的主要体征，也可见肝颈静脉反流征阳性。

（3）肝脏体征：肝脏常因淤血而肿大及压痛。长期慢性右心衰可出现心源性肝硬化、黄疸及腹水。

（4）心脏体征：除基础心脏病的相应体征外，可出现右心室显著扩大、三尖瓣关闭不全的反流性杂音。

（三）全心衰竭

右心衰继发于左心衰可形成全心衰竭，右心衰时右心排血量减少，其呼吸困难等肺淤血症状反而有所减轻。扩张型心肌病等表现为左、右心室衰竭时，左心衰以心排血量减少的相关症状和体征为主，肺淤血症状一般不严重。

【护理评估要点】

（一）病史评估

1. 有无冠心病、心肌病、高血压等基础心脏病病史；有无呼吸道感染等诱发因素；询问患者病程经过、症状及体征，相关检查结果、用药情况及效果。

2. 评估发病情况；食欲、饮水量、摄盐量；睡眠状况；大小便情况；日常生活自理能力及活动受限程度等。

3. 心理-社会状况 慢性心衰患者常因长期受疾病的折磨、病情反复发作及体力活动受限、生活自理能力下降甚至完全依赖他人照顾、经济负担等，易陷入焦虑、抑郁、孤独、绝望甚至恐惧情绪之中，家庭照顾者常因身心劳累及经济负担而忽视患者的心理感受。

（二）身体评估

1. 一般状态 包括生命体征（如呼吸状况、脉搏快慢及节律、血压水平）、意识与精神状态、体位等。

2. 心肺 双肺是否有湿啰音或哮鸣音；心脏是否扩大、心尖搏动的位置和范围、心率是否加快，有无心尖区舒张期奔马律及病理性杂音。

3. 其他 有无心力衰竭的症状和体征，如颈静脉怒张、肝颈静脉反流征阳性等；水肿的部位及程度、体重，有无胸腔积液、腹水征；皮肤状况，有无皮肤黏膜发绀、压疮等。

（三）心功能的评估

1. 心功能分级 临床通常采用美国纽约心脏病学会（New York Heart Association, NYHA）的心功能分级方法来评估心力衰竭的严重程度，该方案主要是根据患者自觉的活动能力划分为四级。此种分级方案简单易行，临床广泛应用至今，但其缺点是仅凭患者的主观感受来评价，其评价结果与客观检查发现可能不一致，且个体间的差异较大（见表 1-9-5）。

表 1-9-5　美国纽约心脏病学会（NYHA）心功能分级

心功能分级	依据及特点
Ⅰ级	患者患有心脏病但日常活动量不受限制，平时一般活动不引起疲乏、心悸、呼吸困难或心绞痛等症状
Ⅱ级	心脏病患者体力活动轻度受限，休息时无自觉症状，一般活动可出现疲乏、呼吸困难等心衰症状
Ⅲ级	心脏病患者体力活动明显限制，低于平时一般活动即引起心衰症状
Ⅳ级	心脏病患者不能从事任何体力活动，休息状态下也出现心衰的症状，活动后加重
Ⅳ级 A级	无须每天给予静脉血管活性药物，可平卧或半卧位，可在床边或室内走动
Ⅳ级 B级	必须每天给予静脉血管活性药物，已几乎不能下床，甚至需要非药物的器械辅助治疗

2. 心力衰竭分期　由美国心脏病学会及美国心脏协会（ACC/AHA）于 2001 年提出，是以心力衰竭相关的危险因素、心脏的器质性及功能性改变、心衰的症状等为依据分为 A、B、C、D 四个阶段，旨在强调心力衰竭重在预防。此评估方法主要以客观检查发现为依据，揭示心衰发生发展的基本过程，有利于指导临床工作，更有针对性地进行防治性干预（表 1-9-6）。

表 1-9-6　心力衰竭 4 个阶段与 NYHA 心功能分级的比较

心力衰竭阶段	定义	NYHA 心功能分级
A 期（前心衰阶段）	患者为心力衰竭的高危人群，无心脏结构或功能异常，无心力衰竭症状和体征	无
B 期（前临床心衰阶段）	已发展成器质性心脏病，但无心力衰竭的症状和体征	Ⅰ级
C 期（临床心衰阶段）	患者有器质性心脏病，既往或目前有心力衰竭症状和体征	Ⅰ级到Ⅳ级
D 期（难治性终末期心衰阶段）	患者器质性心脏病不断进展，虽经积极的内科治疗，休息时仍有症状	Ⅳ级

3. 6min 步行试验（6 minutes waik test，6MWT）　6min 步行试验是独立预测心力衰竭致残率和致死率的方法，可以评定患者心脏储备功能。其运动量较小，较为安全，患者容易接受。根据 US Carvedilol 研究设定的评价标准，6min 步行距离＜150m 为重度心衰，150～450m 为中度心衰，＞450m 为轻度心衰。

（四）实验室及其他检查

重点了解 BNP 和 NT-proBNP、超声心动图、X 线检查等。查看血常规、肝功能、肾功能和电解质、血气分析等检查结果。

（五）护理风险评估

基本的护理风险评估包括压疮风险、跌倒/坠床风险、日常生活自理能力、疼痛、营养状况、深静脉血栓、管道滑脱风险等，在住院过程中，应根据患者病情变化及时进行阶段性复评。

【护理措施】

（一）一般护理

1. 体位　呼吸困难者给予高枕卧位或半卧位；端坐呼吸者可使用床上小桌，让患者扶桌休息，必要时双腿下垂；伴胸腔积液或腹水者宜采取半卧位；下肢水肿者如无明显呼吸困难，抬高下肢，以利于静脉回流，增加回心血量，从而增加肾血流量，提高肾小球滤过率促进水钠排出；无明显呼吸困难的患者采取自感舒适体位，半坐卧位角度以 30°以下为宜。注意患者体位的舒适与安全，加用床栏防止坠床。

2. 休息与运动 提供安静的休息环境，减少环境干扰，保证有效的睡眠时间。呼吸困难者，协助患者采取适当的体位。教会患者放松疗法，如局部按摩、缓慢有节奏地呼吸或深呼吸等。根据患者的病情制订运动计划，鼓励患者动静结合，循序渐进增加活动量。

（1）制订个体化的运动处方：运动训练前对患者进行心肺功能评估。运动处方包括运动种类、运动强度、运动时间和频率，其中运动强度是制订运动处方的重要内容，直接关系到运动的安全性和效果。

（2）运动频率及时间：住院期间根据患者 6min 步行试验结果，评估患者的运动耐力。每周可运动 3～5 次，每次 20～30min 为宜；运动过程中做好监测，以不出现心慌、气急等症状为宜；根据患者实际情况循序渐进地进行调整，先取半坐卧→坐起→床边摆动肢体→床边站立→室内活动→短距离步行，然后可逐步过渡到散步、快步走等有氧运动。

（3）运动强度：在病情允许时，鼓励患者尽可能生活自理。教会患者保存体力、减少耗氧量的技巧。

（4）活动过程监测：患者在活动过程中出现心悸、心前区不适、呼吸困难、头晕眼花、大汗、极度疲乏等现象时，应立即停止活动，安静休息，并报告医护人员以调整活动计划。

3. 饮食护理 心力衰竭患者由于胃肠道黏膜淤血水肿，消化功能减退，常常食欲下降，胃口不佳，应让患者在食欲最佳的时间进食，提供令人愉快、放松的进餐环境，尽量避免进餐时间实施治疗。

（1）饮食原则：宜进食低盐、低脂、易消化、富含维生素及粗纤维的食物，避免生硬、辛辣、油炸及产气食物，因胃肠胀气易加重患者腹胀不适感。忌浓茶、咖啡。尽量多食蔬菜、水果，供给充足的维生素、无机盐和微量元素。少量多餐，不宜过饱，每餐以七八分饱为宜。

（2）限制钠盐摄入：对于一般心衰患者每日食盐摄入量控制在 5g 以下，中度心衰控制在 2.5～3g，重度心衰患者控制在 1g 以下。心衰患者每日钠摄入量一般控制在＜2g/d。对使用利尿药患者，由于在使用利尿药时，常伴有体内电解质的排出，因此饮食中钠盐的控制不必过严。低钠饮食不仅是限制食盐、酱油等调味品的摄入，还要限制含钠量高的食品，如腌制食品、海产品等。但过分的低盐饮食会感觉乏味，可用糖、醋等作调味以增进食欲。用利尿药的患者可指导其多食香蕉、菠菜、苹果、橙子等含钾高的食物。

（3）严格控制烟、酒：酒精对心脏有抑制作用，可诱发心房颤动。吸烟是导致缺血性心脏病的一个重要危险因素，应指导患者戒烟。肥胖患者应控制体重。

（4）预防便秘：慢性心衰患者由于长时间卧床休息，活动量减少，肠蠕动减慢，较易发生便秘。指导患者多食新鲜蔬菜、水果，保持大便通畅，避免便秘；顺时针方向环形按摩腹部，养成定时排便的习惯，排便时避免用力，必要时使用开塞露或缓泻剂协助排便。

4. 氧疗 常用鼻导管吸氧、面罩吸氧、无创正压通气吸氧。临床中可根据患者缺氧程度调节氧流量，使患者 $SaO_2 \geqslant 95\%$。

（二）容量管理

1. 控制液体入量 轻中度心衰患者不必常规限制液体；严重心力衰竭患者每日入量限制在 1500～2000mL，有助于减轻充血症状，包括饮水量、食物中的含水量和静脉输液的液体量都应计算在内。24h 饮水量一般不超过 600～800mL，应尽量安排在白天间歇饮用。难治性终末期心衰患者应合理控制 24h 液体出入量，保持出量多于入量 500～1500mL，可行床旁超滤治疗以减轻液体潴留。

2. 监测体重 注意监测患者体重变化。在每日清晨同一时间、空腹、排便后及穿着同类衣物状态下测量体重以避免误差。

3. 准确记录 24h 出入量　护士应详细记录患者每日出入量，如患者尿量＜30mL/h，应及时报告医生，遵医嘱用药。腹水患者每日测量腹围。

（三）用药护理

见第七章第一节抗心力衰竭药物临床应用及观察。

（四）并发症预防

1. 深静脉血栓形成（DVT）　对卧床患者定时行深静脉血栓风险评估，根据评估风险等级采取相应的护理措施。低危患者采取基本预防；中危患者采取基本预防和物理预防，并根据病情需要遵医嘱采取药物预防；高危和极高危患者在病情允许的情况下，三种预防方法联合使用。①基本预防：在病情允许的情况下，鼓励患者多饮水，避免血液浓缩；建议患者改变生活方式；正确指导和协助患者床上活动；不宜在下肢行静脉穿刺；避免在膝下垫硬枕和过度屈髋；病情允许时可抬高患肢，促进静脉回流。②物理预防：主要包括使用梯度压力袜、间歇充气加压装置和静脉足底泵。对于充血性心力衰竭、肺水肿或下肢严重水肿患者禁用或慎用。③常用预防药物：包括普通肝素、低分子肝素、Ⅹa因子抑制药、维生素K拮抗药等。用药前须评估患者，做好患者用药健康指导，密切观察患者有无出血倾向和寒战、发热、荨麻疹等过敏反应；同时遵医嘱定期监测凝血功能、肝肾功能等。

2. 肺部感染　做好预防措施，包括保持环境温湿度适宜、严格执行消毒隔离管理制度、遵循无菌操作原则、加强手卫生、保持患者口腔清洁等。

3. 压疮　加强皮肤护理，每2h更换一次体位，严重水肿者使用气垫床。对于骨突处易发生压疮的部位可垫软枕或使用加压贴等减轻局部压力。保持皮肤的清洁与干燥，使用便盆或挪动患者时，动作轻柔，避免拖、拉、推等动作，以免皮肤擦伤。对于小便不能控制的患者，小便后及时清理，必要时行持续导尿；对于大便不能控制的患者，及时清理皮肤及床单位，避免对皮肤的刺激及潮湿。衣服应柔软、宽松、舒适、易穿脱。

（五）心理护理

慢性心衰患者由于病程长、病情易反复、治疗效果不佳，加上长期卧床、反复住院导致经济负担加重等原因，常存在焦虑、抑郁等不良心理，且心功能越差，抑郁发生率越高。为避免诱发心衰，定期用量表筛查和评估患者是否存在焦虑、抑郁状态，并给予适当的心理疏导，必要时请心理科会诊，使用抗焦虑或抗抑郁药物。

⚙ **知识链接** ▶▶

慢性心力衰竭运动试验与训练的禁忌证：

（1）运动试验禁忌证：急性冠状动脉综合征早期（2天内）、致命性心律失常、急性心力衰竭、未控制的高血压、高度房室传导阻滞、急性心肌炎和心包炎、有症状的主动脉狭窄、严重梗阻性肥厚型心肌病、急性全身性疾病、心内血栓。

（2）运动训练禁忌证：近3～5天静息状态进行性呼吸困难加重或运动耐力减退；低功率运动负荷出现严重的心肌缺血；未控制的糖尿病；近期栓塞；血栓性静脉炎；新发心房颤动或心房扑动。

（3）运动训练可增加风险：过去1～3天内体重增加＞1.8kg；正接受间断或持续的多巴酚丁胺治疗；运动时收缩压降低；NYHA心功能分级Ⅳ级；休息或劳力时出现复杂性室性心律失常；仰卧位时静息心率≥100次/分。

【健康教育】

1. 疾病预防指导

（1）向患者讲解心力衰竭的病因、诱发因素、诊治和管理。

（2）在心衰高危阶段的早期即应开始强调积极预防。指导患者积极治疗原发病，控制血压、血糖、血脂水平等。

（3）避免增加心力衰竭的危险行为，如吸烟、饮酒、饮浓茶或咖啡等。因为酒精对心脏有抑制作用，可诱发心房颤动。吸烟是导致缺血性心脏病的一个主要危险因素，应指导患者戒烟。育龄妇女应在医生的指导下决定是否妊娠和自然分娩。

2. 用药指导

（1）向患者强调遵医嘱服药，不随意增减药物或换药。向患者详细讲解用药清单、药名、剂量、时间、频次、用药目的、副作用及注意事项等，提高患者用药的依从性。

（2）患者出现以下一个或多个症状时及时就诊：①3天内体重增加2kg以上；②气短症状加重或者休息时感觉气促；③足部、腿部、双手及腹部肿胀；④一直感觉疲意，甚至不能进行正常活动；⑤频繁咳嗽；⑥平卧呼吸困难，需要高枕卧位；⑦感觉眩晕或者抑郁。

3. 病情监测

（1）指导患者自我管理：教会患者自测血压、心率的方法，将血压、心率控制在合适范围。自我监测体重、出入量，每天同一时间、同一条件下测量并记录体重。

（2）定期门诊随访：向患者及家属详细讲解随访目的及时间安排，随访时间可个体化定制，如出院后2周、1个月、3个月、6个月、1年。出院后2年进行重点随访，监测血脂、血糖、肾功能、电解质等，根据结果及时给予相应的干预措施，防止病情进一步发展。如病情加重时，应及时就诊。病情不稳定期和药物调整期应适当增加随访频率，有利于强化患者的健康管理意识，及时发现问题指导治疗。

（3）症状自我评估及处理：指导患者尽早发现心力衰竭恶化的症状及应对措施，一旦出现心力衰竭加重的症状和（或）体征，如疲乏加重、呼吸困难加重、活动耐量下降、静息心率增加≥15次/分、水肿（尤其下肢）再现或加重、体重增加（3天内突然增加2kg以上）时，应及时就诊。

4. 照顾者指导

（1）教育家属应给予患者积极的精神及心理支持，帮助其树立战胜疾病的信心，以保持稳定的情绪，积极配合治疗。

（2）向主要照顾者介绍心衰患者自我管理手册的使用，及时记录患者的各项指标；告知其与医护人员沟通的途径、方式，指导其紧急情况时处理方法，必要时教会主要照顾者掌握基本的心肺复苏技术，以备紧急时所需。

二、急性心力衰竭

【定义】

急性心力衰竭（acute heart failure，AHF）是由多种病因导致心力衰竭的症状和体征迅速发生或急性加重的一种临床综合征。临床上以急性左心衰竭较为多见，常表现为急性肺水肿或心源性休克，是严重的急危重症，需要立即进行医疗干预。预后很差，住院病死率为3%，6个月的再住院率约50%，5年病死率高达60%。

【病因】

1. 基本病因 对于急性心衰患者，应积极查找病因。新发心衰的常见病因为急性心肌坏死和（或）损伤（如急性冠状动脉综合征、重症心肌炎等）和急性血流动力学障碍（如急性瓣膜关闭不全、高血压危象、心包压塞等）。慢性心力衰竭急性加重也是基本病因之一。

2. 诱因 慢性心力衰竭急性失代偿的常见诱因较多，如血压显著升高、急性冠状动脉综合征伴机械性并发症（如室间隔穿孔、二尖瓣腱索断裂）；心律失常如快速型心律失常或严重心动过缓；感染、贫血、急性肺栓塞、慢性阻塞性肺疾病（COPD）急性加重、围手术期、肾功能恶化、甲状腺功能异常、药物（如非甾体抗炎药、皮质激素、负性肌力药物）、治疗依从性差等。

【发病机制】

心肌收缩力突然严重减弱，或左心室瓣膜急性反流，心排量急剧减少，左心室舒张末压迅速升高，肺静脉回流不畅，导致肺静脉压快速升高，肺毛细血管压随之升高使血管内液体渗入到肺间质和肺泡内，形成急性肺水肿。肺水肿早期可因交感神经激活出现血压升高，但随着病情的发展，血压将逐步下降。

【临床表现】

急性心力衰竭临床表现以肺淤血、体循环淤血以及组织器官低灌注为特征。

1. 早期表现 患者突然出现原因不明的疲乏或运动耐力明显减低，以及心率增加 15～20 次/分，可能是左心功能降低的最早期征兆。

2. 肺循环淤血的症状及体征 患者突发严重呼吸困难，呼吸频率可达 30～50 次/分，端坐呼吸、频繁咳嗽、咳粉红色泡沫痰，极度烦躁不安，大汗淋漓，伴有濒死、恐惧感。听诊肺部满布湿啰音和哮鸣音，肺动脉瓣区第二心音亢进，心尖区可闻及舒张期奔马律。

3. 心源性休克 在血容量充足的情况下出现持续性低血压（收缩压＜90mmHg 且持续30min 以上）、少尿［尿量＜0.5mL/（kg·h）］、四肢皮肤湿冷、苍白和发绀、意识模糊、头晕等组织低灌注的表现。

【护理评估要点】

（一）急性心力衰竭的分类

根据患者的充血及灌注情况，急性心力衰竭分类见表 1-9-7。

表 1-9-7 急性心力衰竭的分类

分类	无充血	有充血
无低灌注	干暖	湿暖
有低灌注	干冷	湿冷

1. 干湿冷暖的判断 ①低灌注状态：四肢湿冷、尿量减少、神志模糊、脉压下降；②充血状态：颈静脉扩张，肺部湿啰音、呼吸困难，纳差、腹胀、腹水及双下肢水肿。

2. 严重程度判断 "干暖"型是最轻的状态，临床上"湿暖"型最常见，"湿冷"型是最危重的状态。

（二）Killip 分级

适用于急性心肌梗死所致的急性心力衰竭（表 1-9-8）。

表 1-9-8　急性心力衰竭的 Killip 分级

分级	症状与体征
I	无心力衰竭
II	有心力衰竭,两肺中下部有湿啰音,占肺野下 1/2,可闻及奔马律,X 线检查有肺淤血征象
III	严重心力衰竭,有肺水肿,两肺遍布细湿啰音(超过肺野下 1/2)
IV	伴心源性休克、低血压(收缩压≤90mmHg)、发绀、出汗、少尿

（三）Forrester 分级

根据血流动力学指标分级,适用于有创监测的患者（表 1-9-9）。

表 1-9-9　有创血流动力学监测的 Forrester 分级

分级	PCWP(肺毛细血管楔压)/mmHg	心脏指数/[L/(min·m²)]	组织灌注状态
I	≤18	>2.2	无肺淤血,无组织灌注不良
II	>18	>2.2	有肺淤血
III	<18	≤2.2	无肺淤血,有组织灌注不良
IV	>18	≤2.2	有肺淤血,有组织灌注不良

【抢救配合与护理】

（一）体位

患者取端坐位或半坐卧位,两腿下垂,以减少回心血量,降低心脏前负荷。如患者常处于烦躁不安状态,应注意预防坠床。

（二）氧疗

无低氧血症的患者不应常规吸氧;当动脉血氧饱和度（SpO_2）<90％或动脉血氧分压（PaO_2）<60mmHg 时,应通过氧疗将 SpO_2 维持在≥95％（伴 COPD 者 SpO_2>90％）。在开放气道的前提下,立即给予鼻导管吸氧,根据血气分析结果调整氧流量,开始低氧流量 1～2L/min,若无二氧化碳潴留,可采用高流量 6～8L/min 给氧;面罩给氧适用于伴呼吸性碱中毒的患者。病情严重者应采用面罩呼吸机持续加压或双水平气道正压给氧。

（三）药物治疗

见第七章第一节抗心力衰竭药物临床应用及观察。

（四）非药物治疗

1. 连续性肾脏替代治疗（CRRT）　用于难治性容量负荷过重,对液体复苏无效的少尿、严重高钾血症（K^+≥6.5mmol/L）、严重酸中毒（pH<7.2）、血清尿素氮≥25mmol/L（≥150mg/dL）及血肌酐≥300mmol/L（≥3.4mg/dL）的患者。透析治疗时应密切观察患者生命体征,尤其血压低时应及时处理。

2. 主动脉内球囊反搏（IABP）　是指将一球囊导管置于胸主动脉部位,其顶端位于左锁骨下动脉开口下 2cm 处,尾端置于肾动脉上方的位置,当心脏舒张时气囊充气,使血流向前,提高舒张压和冠脉的灌注;心脏收缩之前气囊放气,可降低收缩压（心脏后负荷）,从而改善左室射血。临床主要适用于急性心肌梗死合并心力衰竭的治疗。

3. 机械循环辅助装置　对于药物治疗无效的急性心衰或心源性休克患者,可短期（数天至数周）采用机械循环辅助治疗,包括经皮心室辅助装置、体外生命支持（extracorporeal life support,ECLS）装置和体外膜肺氧合（extracorporeal membrane oxygenation,

ECMO）装置。其中 ECLS 或 ECMO 可作为急重症心衰或心源性休克的过渡治疗，以便进一步评估是否需要接受心脏移植或长期机械循环辅助治疗。

（五）容量管理

准确记录 24h 出入量。肺淤血、体循环淤血及水肿明显者应严格限制饮水量和静脉输液速度。重度心衰患者每天液体量限制在 1500～2000mL，有助于减轻症状和充血。保持每天出入量负平衡约 500mL，严重肺水肿患者每天水负平衡为 1000～2000mL，甚至可达 3000～5000mL，以减少水钠潴留，缓解症状。同时注意防止低血容量、低钾血症、低钠血症的发生。3～5 天后，如水肿明显消退，应减少水负平衡量，逐渐过渡到出入量大体平衡状态。同时限制钠摄入每日＜2g。

（六）病情监测

（1）监测患者的血压、呼吸频率及节律、心率及心律、血氧饱和度，观察唇周、指趾甲有无发绀及呼吸困难表现，经过氧疗后是否有改善；检查心电图、电解质、血气分析等。

（2）观察患者意识、精神状态，皮肤温度及出汗情况；监测肾功能和电解质变化，观察有无低钾血症、低钠血症的表现。

（3）血流动力学不稳定、心功能恶化机制不明、病情严重且治疗效果不佳的患者，尽早使用有创血流动力学监测。

（4）每天需评估心衰的相关症状、容量负荷、药物不良反应。应针对原发疾病进行积极有效的治疗和康复。注意避免诱因，以免再次诱发急性心衰。

（七）心理护理

心力衰竭患者普遍存在不同程度的焦虑、抑郁等负面情绪，特别是急性左心衰发作时，患者因不适而烦躁、恐惧等。医护人员在抢救时要保持镇静，操作熟练、忙而不乱，这样才能让患者产生信任与安全感。护士要以亲切语言安慰患者，告知患者缓慢深呼吸，精神放松、稳定情绪，积极配合治疗及护理，才能较快缓解症状。医护人员避免在患者面前讨论病情，以减少误解。护士与患者及家属应保持密切接触，提供情感支持。

第四节 ⊃ 冠状动脉粥样硬化性心脏病及其护理

【定义】

冠状动脉粥样硬化性心脏病（coronary atherosclerotic heart disease）是指冠状动脉粥样硬化使血管腔狭窄或阻塞，或（和）因冠状动脉功能性改变即冠状动脉痉挛，导致心肌缺血、缺氧或坏死而引起的心脏病，简称冠心病，亦称缺血性心脏病（ischemic heart disease）。

【病因】

本病病因尚未明确，目前认为是多病因导致的疾病，即多种因素作用所致冠状动脉粥样硬化，这些因素称为危险因素。主要的危险因素如下。

1.年龄、性别 本病多见于 40 岁以上人群，49 岁以后进展较快。但近年来，发病年龄有年轻化趋势，男性与女性相比，女性发病率较低，绝经期后女性的发病率迅速增加，年龄和性别均为不可改变的危险因素。

2.血脂异常 TC、TG、LDL 或 VLDL 增高，HDL 尤其是它的亚组分 Ⅱ（HDL$_{Ⅱ}$）降低，载脂蛋白 A 降低和载脂蛋白 B 增高都被认为是危险因素。

3. 高血压 冠状动脉粥样硬化患者中，60％～70％的人有高血压。高血压患者患本病的概率较血压正常者高 3～4 倍，收缩压和舒张压增高都与本病密切相关。

4. 吸烟 吸烟者与不吸烟者比较，本病的发病率和病死率增高 2～6 倍，且与每日吸烟的支数成正比，被动吸烟也是冠心病的危险因素。吸烟可造成动脉壁氧含量不足，促进动脉粥样硬化的形成。

5. 糖尿病和糖耐量异常 糖尿病是冠心病的重要危险因素，比非糖尿病者的心血管病风险高数倍，且动脉粥样硬化进展迅速。本病患者中糖耐量减低者也常见。

6. 其他

(1) 肥胖：尤其是以腹部脂肪过多为特征的腹型肥胖。

(2) 缺少体力活动，脑力活动紧张者。

(3) 进食较高的热量，过多的动物脂肪、胆固醇、糖和钠盐食物者。

(4) 遗传因素。

(5) A 型性格者。

(6) 血中同型半胱氨酸增高。

(7) 血中纤维蛋白原及一些凝血因子增高。

(8) 病毒或衣原体感染。

(9) 微量元素铬、锰、锌、硒等的摄取减少，铅、镉、钴摄取增加。

【发病机制】

正常情况下，冠状动脉循环有很大的储备，通过神经和体液调节，其血流量可随身体生理情况而有显著变化，使冠状动脉供血与心肌需血之间保持动态平衡。在剧烈活动时，冠状动脉扩张使血流量增加到休息时的 6～7 倍，当冠状动脉管腔存在狭窄（＞50％～75％），可导致短暂的心肌供氧和需氧间的不平衡，称为"需氧增加性心肌缺血"。

心肌缺血后产生疼痛感觉的直接因素是缺血缺氧导致体内积聚过多的代谢产物（如乳酸、丙酮酸、磷酸等酸性物质，或类似激肽类的多肽类物质），刺激心脏内自主神经传入纤维末梢，经第 1～5 胸交感神经节和相应的脊髓段，传至大脑，产生疼痛感觉。这种痛觉反映在与自主神经进入水平相同脊髓段的脊神经所分布的区域，即胸骨后及两臂的前内侧与小指，尤其是在左侧。

⚙️ **知识链接** ▶▶

根据冠状动脉病变的部位、供血范围、血管阻塞程度以及供血不足发展速度的不同，分为 5 型。

1. 隐匿型或无症状型冠心病 患者无自觉症状，但静息、动态心电图或负荷试验心电图有 ST 段压低，T 波低平或倒置等心肌缺血的改变；通常通过体检查出。

2. 心绞痛 患者有一过性心肌供血不足引起的发作性胸骨后疼痛。

3. 心肌梗死 患者症状严重，持续性胸痛，为冠状动脉闭塞导致心肌急性缺血坏死所致。

4. 缺血性心肌病 患者的临床表现与扩张型心肌病类似，为长期心肌缺血导致心肌纤维化所引起的心脏增大、心力衰竭和心律失常。

5. 猝死 多为缺血心肌局部发生电生理紊乱，引起严重的室性心律失常等所致的心搏骤停而猝然死亡。

近年来，根据发病特点和治疗原则将本病分为急性冠状动脉综合征（acute coronary syndrome，ACS）与慢性冠状动脉疾病（chronic coronary artery disease，CAD）或称慢性心肌缺血综合征（chronic ischemic syndrome，CIS）两大类。ACS 包括不稳定型心绞痛（unstable angina，UA）、非 ST 段抬高型心肌梗死（non-ST-segment elevation myocardial infarction，NSTEMI）、ST 段抬高型心肌梗死（ST-segment elevation myocardial infarction，STEMI）。

一、稳定型心绞痛

【定义】

稳定型心绞痛（stable angina pectoris）亦称劳力性心绞痛，是在冠状动脉固定性严重狭窄的基础上，由心肌负荷的增加而引起心肌急剧的、暂时的缺血与缺氧的临床综合征。

【病因及发病机制】

当冠状动脉狭窄或部分闭塞时，其扩张性减弱，血流量减少，对心肌的供血量相对减少。当心脏负荷突然增加（如劳累、情绪激动、饱餐、受寒等），心肌耗氧量突然增大时，心脏对血液的需求增加，而冠状动脉的供血却不能相应增加，心肌血液的供求出现矛盾时就会导致心绞痛。

【临床表现】

（一）症状

以发作性胸痛为主要临床表现，也可为胸部压迫样不适感，可伴有呼吸困难、全身软弱、疲乏、嗳气等。

1. 部位 主要在胸骨体上段或中段之后，可波及心前区，有手掌大小范围，甚至横贯前胸，界限不清楚，常放射至左肩、左臂内侧达无名指和小指，也可至牙床、颈、咽、下颌部。

2. 性质 胸痛多为压迫性或紧缩性，可有发闷、堵塞、烧灼感，无锐痛或刺痛，偶伴濒死恐惧感。有的患者仅感觉轻度压迫样不适，或不舒服的麻木样感觉而不觉有痛，甚至很难说清楚。

3. 诱因 体力劳动（如走路、上楼、爬坡、顶风骑车等）最为常见，其次为情绪激动（如急躁、兴奋、愤怒等），饱餐、寒冷、吸烟、心动过速、休克等亦可诱发。典型心绞痛多发生于劳累或情绪激动的当时，并且可在相似的条件下重复发生。

4. 持续时间 疼痛出现后常逐渐加重，3～5min 内逐渐消失，可数天或数周发作一次，也可一日内多次发作。

5. 缓解方式 停止诱发因素的活动并休息后症状很快缓解，含服硝酸甘油也可迅速缓解。

（二）体征

发作时常见患者面色苍白、皮肤湿冷、心率增快、血压升高、表情痛苦。听诊有时会出现第三或第四心音奔马律，乳头肌缺血致功能失调引起二尖瓣关闭不全时可有暂时性心尖部收缩期杂音。

（三）分级

1972年，加拿大心血管病学会（CCSC）对心绞痛制定了分级标准（表1-9-10）。

表1-9-10　加拿大心血管病学会（CCSC）心绞痛分级标准

分级	特点
Ⅰ级	一般日常活动（如走路、登楼）不引起心绞痛，心绞痛发生在剧烈、速度快或长时间的体力活动或运动时
Ⅱ级	日常活动轻度受限。心绞痛发生在快步走路、登楼、餐后行走、冷空气中行走、逆风行走或情绪波动后
Ⅲ级	日常活动明显受限，心绞痛发生在平路一般速度行走时
Ⅳ级	轻微活动即可诱发心绞痛，患者不能做任何体力活动，但休息时无心绞痛发生

【护理评估要点】

1. 心绞痛发作及临床情况　评估患者症状（如出现的部位、性质、严重程度、持续时间、发作频率、缓解因素及诱因），有无伴随症状，是否呈进行性加重，有无并发症；患者目前的日常休息及活动量、活动耐受能力和自理能力；睡眠、饮食、体重和排泄情况；患者对疾病相关知识的理解和掌握情况。

2. 患者的诊治经过及相关病史　既往检查结果、治疗经过及效果。是否遵从医嘱治疗，包括药物治疗（如药物种类、剂量和用法）和非药物治疗（如运动情况、是否进行过手术）；目前相关的辅助检查结果；患者有无与心血管病相关的疾病，如糖尿病、甲状腺功能亢进、贫血等，是否已进行积极的治疗，疗效如何；患者直系亲属中有无与遗传相关的心血管病，如原发性高血压、冠心病等。

3. 患者的心理-社会状况及个人生活状况

【护理措施】

1. 一般护理　指导患者减少或避免诱因；帮助患者合理安排休息与活动，避免过劳；调节患者饮食，切勿暴饮暴食；保持排便通畅，切忌用力排便；注意保暖，勿受寒冷刺激；禁烟酒，远离毒品；保持心境平和。

2. 疼痛护理　结合患者疼痛的部位、性质、程度、持续时间等结果，观察心率、心律、血压变化。疼痛发作时患者立即休息，遵医嘱给予硝酸甘油药物舌下含服，有低氧血症者立即给予吸氧，必要时应用吗啡等其他药物。

3. 用药护理　心绞痛发作时给予舌下含服硝酸甘油，用药后注意观察患者胸痛情况，服药后3～5min仍不缓解可重复使用。对于心绞痛发作频繁者，可给予硝酸甘油静脉泵入，改变体位时动作宜缓慢，以防发生低血压。部分患者用药后出现面部潮红、头部胀痛、头晕、心动过速、心悸等不适。应用硝酸酯类以外的其他药物，如β受体阻滞药、钙通道拮抗药、抗凝药、抗血小板药物等应密切监测药物疗效，观察有无药物不良反应并及时处理。

4. 血管重建治疗　稳定型心绞痛患者的血管重建治疗，常通过经皮冠状动脉介入治疗和冠状动脉旁路移植术完成。此时应按介入或外科治疗的术前、术后要求进行相关护理。

【健康教育】

1. 用药管理　让患者了解并掌握用药的目的，药物的名称、剂量、用法、常见的副作用，用药禁忌，告知患者及家属出现异常及时就诊，指导患者出院后遵医嘱服药，不要擅自增减药量或更改药物，自我监测药物的疗效及判断药物副作用。

2. 病情监测管理　教会患者及家属心绞痛发作时的判断及缓解方法，胸痛发作时应立即停止活动或舌下含服硝酸甘油。如服用硝酸甘油不缓解，而且心绞痛发作比以往频繁且程度加重，应立即到医院就诊，警惕心肌梗死的发生。不典型心绞痛发作时可能表现为牙痛、上腹痛等，为防止误诊，可先按心绞痛发作处理并及时就医。告知患者即使心绞痛不发作也应定期复查心电图、血糖、血脂、血压、肝功能等。

3. 生活方式管理

（1）对患者及家属进行健康教育：使其认识影响心血管健康的主要危险因素，提高疾病预防的意识。

（2）倡导健康的生活方式和养成良好的生活习惯：合理膳食，低热量、低脂、低盐饮食，多食蔬菜、水果和粗纤维食物，保持饮食均衡，注意少量多餐，切忌暴饮暴食。养成锻炼的好习惯，按个体耐受和心功能恢复情况选择合适的有氧运动方式与运动强度，控制体重在理想的范围内，保持平和的心态。

（3）避免诱发因素：如过劳、情绪激动、饱餐、寒冷刺激等。

二、急性冠状动脉综合征

急性冠状动脉综合征（ACS）是一组由急性心肌缺血引起的临床综合征，主要包括UA、NSTEMI 及 STEMI。

（一）不稳定型心绞痛和非 ST 段抬高型心肌梗死

【定义】

UA/NSTEMI 是由于动脉粥样斑块破裂、糜烂，伴有不同程度的表面血栓形成、血管痉挛及远端血管栓塞所导致的一组临床症状，合称为非 ST 段抬高型急性冠状动脉综合征（non-ST-segment elevation acute coronary syndrome，NSTE-ACS）。UA/NSTEMI 有着相似的病因和临床表现，但程度不同，主要不同表现在缺血严重程度及是否导致心肌损害。

【病因及发病机制】

UA/NSTEMI 病理机制为在不稳定性粥样硬化斑块破裂或糜烂基础上血小板聚集、并发血栓形成、冠状动脉痉挛收缩、微血管栓塞导致急性或亚急性心肌供氧的减少和缺血加重。虽然可由劳力负荷诱发，但劳力负荷中止后胸痛并不能缓解。NSTEMI 因严重持续性心肌缺血而导致坏死，病理上出现灶性或心内膜下心肌坏死。

【临床表现】

1. 症状　UA 的胸痛性质与稳定型心绞痛相似，但较之稳定型心绞痛来说，UA 具有以下特点（至少符合其中一条）。

（1）原有稳定型心绞痛在 1 个月内疼痛发作的频率增加、程度加重、时限延长、诱因发生改变，硝酸酯类药物缓解作用减弱。

（2）1 个月之内新发生的较轻负荷所诱发的心绞痛。

（3）休息状态下发作心绞痛或较轻微活动即可诱发，发作时表现有 ST 段抬高的变异型心绞痛也属此列。

由于基础的冠状动脉粥样硬化病变的严重程度和病变累及范围不同，同时形成急性血栓进展至急性 STEMI 的危险性不同，UA/NESTEMI 患者临床表现的严重程度不同。

2. 体征　可暂时性出现第 3、4 心音，缺血发作时或发作后有时可闻及心尖区收缩期杂音（二尖瓣反流所致）。

（二）急性 ST 段抬高型心肌梗死

【定义】

急性 ST 段抬高型心肌梗死（ST-segment elevation myocardial infarction，STEMI）是在冠状动脉病变的基础上，发生冠状动脉血供急剧减少或中断，使相应心肌严重而持久地缺血导致部分心肌细胞急性坏死。临床上表现为持久的胸骨后剧烈疼痛、发热、白细胞计数增加及心肌缺血、损伤和坏死的一系列特征性心电图进行性改变和血清心肌损伤标记物增高。常可发生恶性心律失常、心源性休克或心力衰竭，属 ACS 的严重类型。

【病因及发病机制】

本病的基本病因是冠状动脉粥样硬化导致一支或多支血管管腔狭窄和心肌供血不足，使心肌严重而持久地急性缺血达 1h 以上，即可发生心肌梗死。绝大多数 STEMI 是由于不稳定粥样斑块破溃，继而出血或管腔内血栓形成，使血管腔完全闭塞；少数情况是粥样斑块内或其下发生出血或血管持续痉挛，也可以使冠状动脉完全闭塞，促使粥样斑块破溃出血及血栓形成。其诱因有：休克、脱水、出血、外科手术或严重心律失常，使心排血量骤降，冠状动脉灌流量锐减；重体力活动、饱餐、情绪过分激动或血压剧升，致心肌需氧量增加，冠状动脉供血明显不足。

【临床表现】

1. 诱因和前驱症状　约 1/2 的 AMI 患者有诱因和前驱症状。任何诱发冠状动脉粥样硬化斑块破裂的原因都可称为急性心肌梗死的诱因。任何提示斑块已破裂的 UA 发作，如初发或自发的一过性憋气、胸闷、胸痛、咽部堵塞感或胃部不适的症状，均可视为急性心肌梗死的前驱症状。心电图可出现 ST 段一过性显著抬高（变异型心绞痛）/压低，T 波倒置/增高，即前述 UA 表现，及时处理先兆症状，可使部分患者避免发生心肌梗死。

2. 症状

（1）疼痛：是最先出现的最突出的症状。多发生于清晨，疼痛部位和性质与心绞痛相似，但诱因多不明显，且常发生于安静时，程度较重，持续时间更长，休息或硝酸甘油片舌下含服无效。AMI 典型症状是持续性心前区、胸骨后或剑突下难以忍受的压榨样剧烈疼痛超过 30min 或可达数小时或更长。口含硝酸甘油 1～3 片仍不能缓解，患者常出现烦躁不安、面色苍白、出汗、恐惧、胸闷或有濒死感，胸痛可放射至左上肢尺侧，也可向双肩、双上肢、颈部、颏部或双肩胛间区放射。不典型症状表现为部分患者疼痛位于上腹部，被误认为胃穿孔、急性胰腺炎等急腹症；也有患者疼痛放射至下颌、颈部、背部上方。少数患者无疼痛，仅有背部、左上肢酸胀和不适，周身乏力或不适等。也有一开始即表现为休克或急性心力衰竭者。

（2）胃肠道症状：心肌坏死致心排血量降低与组织灌注不足，加之坏死心肌刺激迷走神经，使患者在疼痛剧烈时常伴恶心、呕吐、上腹胀痛等。肠胀气亦不少见。重者可发生呃逆。

（3）心律失常：见于 75%～95% 的患者，多发生在起病 1～2 天，以 24h 内最多见，可伴乏力、头晕、晕厥等症状。其中室性心律失常最多，尤其是室性期前收缩，如频发、成对、多源性室性期前收缩 R-on-T 现象或短阵室性心动过速，常为室颤的先兆。室颤是 STEMI 早期，特别是入院前主要死因。房室传导阻滞和束支传导阻滞也较多见，常表现为发热、心动过速、白细胞增高和红细胞沉降率增快等。

（4）低血压与休克：多在起病后数小时至 1 周内发生，主要是心源性休克，为心肌广泛（40％以上）坏死，心排血量急剧下降所致。

（5）心力衰竭：主要为急性左心衰竭，为梗死后心脏舒缩力显著减弱或不协调所致，发生率约为 32％～48％。可在起病最初几天内发生，也可在疼痛、休克好转阶段出现。

3. 并发症

（1）乳头肌功能失调或断裂：多见于下壁心肌梗死，心尖区出现收缩中晚期喀喇音和吹风样收缩期杂音，第一心音可不减弱，多发生在二尖瓣后乳头肌。

（2）心室壁瘤：主要见于左心室，发生率 5％～20％。

（3）心肌梗死后综合征：发生率约为 10％，表现为心包炎、胸膜炎或肺炎等。

（4）栓塞：较少见，可引起脑、肾、四肢及肺动脉栓塞。

（5）心脏破裂：多在起病 1 周内出现心室游离壁破裂，造成急性心包压塞而猝死。

【护理评估要点】

患者入院后，紧急做心电图；查心肌酶谱、肌钙蛋白；完善胸部 X 线检查，评价肺淤血和肺水肿等情况及心影大小；做超声心动图评价心脏整体收缩功能、心脏结构及心包情况。

1. 心绞痛发作情况及相关临床情况 评估患者主要症状（如胸痛、心前区憋闷等）的特点（如出现的部位、性质、严重程度、持续时间、发作频率、缓解因素及诱因），有无伴随症状，是否呈进行性加重，有无并发症；患者目前的日常休息及活动量、活动耐受能力和自理能力；睡眠、饮食、体重和排泄情况；患者对心绞痛相关知识的理解和掌握情况。

2. 患者的诊治经过及相关病史 既往检查结果、治疗经过及效果。是否遵从医嘱治疗，包括药物治疗（如药物种类、剂量和用法）和非药物治疗（如运动情况、是否进行过手术）；目前相关的辅助检查结果；患者有无与心血管病相关的疾病，如糖尿病、甲状腺功能亢进、贫血等，是否已进行积极的治疗，疗效如何；患者直系亲属中有无与遗传相关的心血管病，如原发性高血压、冠心病等。

3. 患者的心理-社会状况及个人生活状况

【护理措施】

1. 一般护理 指导患者减少或避免诱因，如过劳、情绪激动、寒冷刺激等；患者确诊后应住院治疗，急性期入住监护室，卧床休息 1～3 天，床边 24h 心电监测，严密观察心率（律）、呼吸、脉搏、血压的变化。有呼吸困难、发绀者给予吸氧，维持血氧饱和度 90％以上。调节患者饮食，切勿暴饮暴食；保持排便通畅，切忌用力排便；注意保暖，勿受寒冷刺激；禁烟酒，远离毒品；保持心境平和，勿大喜大悲、焦躁易怒、争强好胜等。

2. 疼痛护理 缓解疼痛首选硝酸酯类药物，疗效不佳者，可根据患者有无并发症及低血压等禁忌证的具体情况选用 β 受体阻滞药或钙离子拮抗药。

3. 用药护理 保证给药途径通畅，建立 2 条静脉通路，遵医嘱应用药物，及时询问患者用药过程中疼痛及伴随症状的变化情况，注意有无呼吸抑制、脉搏加快等不良反应，同时监测血压变化。

4. 血管重建治疗的护理 按介入或外科治疗的术前、术后要求进行相关护理。

【健康教育】

1. 用药管理 指导患者了解用药的目的，药物的名称、剂量、用法、常见的副作用、用药禁忌；指导患者出院后遵医嘱服药，不擅自增减药量或更改药物，自我监测药物的疗效及判断药物副作用。硝酸甘油见光易分解，应避光存放于干燥处，以免潮解失效；药瓶开封后每 6 个月更换 1 次，确保疗效；硝酸甘油随身携带以备急需，在家中也必须放置于患者及家属随手可取处；应用抗凝、抗血小板药物要注意监测出血问题；应用钙通道阻滞药要注意监测血压、心率等变化。

2. 病情监测管理 教会患者及家属心绞痛发作时的判断及缓解方法，胸痛发作时应立即停止活动或舌下含服硝酸甘油。如服用硝酸甘油不缓解，且心绞痛发作比以往频繁且程度加重，应立即到医院就诊，警惕心肌梗死的发生。不典型心绞痛发作时可能表现为牙痛、上腹痛等。

3. 生活方式管理

（1）对患者及家属进行健康教育：让其认识影响心血管健康主要危险因素，如吸烟、酗酒、高胆固醇饮食、高盐饮食、熬夜、缺少锻炼、性格急躁等，提高疾病预防的意识。

（2）倡导健康的生活方式：合理膳食，低热量、低脂、低盐饮食，多食蔬菜、水果和粗纤维食物，保持饮食均衡，注意少量多餐，切忌暴饮暴食。养成锻炼的好习惯，按个体耐受和心功能恢复情况选择合适的有氧运动方式与运动强度，必要时在医护人员监测下进行。控制体重在理想的范围内，保持平和的心态，戒烟、限酒、忌熬夜，养成良好的生活习惯。

（3）避免诱发因素：如过度劳累、情绪激动、饱餐、寒冷刺激等。

第五节 ⊙ 主动脉夹层及其护理

【定义】

主动脉夹层（aortic dissection）是主动脉疾病中最主要的疾病之一。指主动脉腔内的血液从主动脉内膜撕裂口进入到主动脉中膜，并沿主动脉长轴方向扩展，造成主动脉真假两腔分离的一种病理改变，因通常呈继发瘤样改变，故又称其为主动脉夹层动脉瘤。本病起病凶险，如不及时诊治，48h 内死亡率可高达 50%，国内发病率近年来呈明显上升态势。

【病因】

病因目前尚不清楚。先天因素包括马方综合征、家族性胸主动脉瘤、二叶式主动脉瓣疾病等，易患因素也包括高血压、动脉粥样硬化、高龄、医源性损伤主动脉。

【发病机制】

本病的基础病理变化是遗传或代谢性异常导致的主动脉中层囊样退行性变。囊性中层退行性变是结缔组织的遗传性缺损，使弹性硬蛋白在主动脉壁沉积进而导致主动脉僵硬扩张，使中层纤维断裂、平滑肌局灶性丧失、中层空泡变性并充满黏液样物质。

主动脉夹层动脉瘤绝大多数是由主动脉内膜撕裂后血液进入中层所致，部分是由中层滋养动脉破裂产生血肿后压力过高撕裂内膜所引起。内膜裂口多发生于主动脉压力最强的部位。组织学可见弹力纤维减少，主动脉中膜退行性改变等变化，慢性期可见纤维样改变。

【临床表现】

根据起病后存活时间的不同，可分为急性期、亚急性期和慢性期。起病两周内为急性期，2 周～2 个月为亚急性期，病程超过 2 个月为慢性期。本病的临床表现取决于主动脉夹层动脉瘤的位置、范围和程度，主动脉分支受累情况、有无中动脉瓣关闭不全以及向外破溃等并发症。

主动脉夹层的分型

最常用的分型系统为 De Bakey 分型，根据夹层起源及主动脉受累部位分为三型。

Ⅰ型：最常见，夹层起源于升主动脉，扩展超过主动脉弓到降主动脉，甚至腹主动脉。

Ⅱ型：夹层起源并局限于升主动脉。

Ⅲ型：病变起源于降主动脉左锁骨下动脉开口远端，并向远端扩展，可直至腹主动脉。

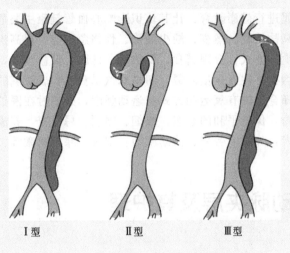

Ⅰ型　　　　　Ⅱ型　　　　　Ⅲ型

（一）疼痛

为本病最常见的表现，约90％患者急性期可出现典型的、突发的、急起的前胸或胸背部持续性剧烈疼痛，呈刀割或撕裂样，不能耐受。疼痛可放射到肩背部，尤其可沿肩胛间区向胸、腹部以及下肢等处放射。

（二）血压变化

95％以上的主动脉夹层患者合并高血压，且上下肢或两上肢血压相差较大。若出现心肌梗死和心脏压塞，则可能出现低血压。

（三）心血管系统

1.主动脉瓣关闭不全和心力衰竭　约半数Ⅰ型和Ⅱ型主动脉夹层患者出现主动脉瓣关闭不全，主要是由于夹层使瓣环扩张、瓣叶或瓣环撕脱。心前区可闻及典型叹气样舒张期杂音且可发生充血性心力衰竭，在心力衰竭严重或心动过速时杂音可不明显。

2.心肌梗死　少数近端夹层的内膜破裂下垂物遮盖冠状窦口时可致急性心肌梗死，多数影响右冠状动脉窦，因此下壁心肌梗死较常见。该情况下严禁溶栓和抗凝治疗，否则会引发大出血。

3.心脏压塞　主要表现为心排血量减少，患者出现胸闷、呼吸困难、全身冷汗、烦渴、面色苍白或发绀，严重者心排血量显著下降，可造成急性循环衰竭甚至休克；也可因压迫气管、食管而产生干咳、声音嘶哑及吞咽困难；还可出现上腹部疼痛、肝大、全身水肿、胸腔积液或腹腔积液。

（四）脏器或肢体缺血

1.神经系统缺血症状 夹层累及颈动脉、无名动脉造成动脉缺血时，患者可出现一过性晕厥、头晕、精神失常，甚至发生缺血性脑卒中。夹层压迫颈交感神经节可出现 Horner 综合征，压迫左侧喉返神经可出现声音嘶哑等。

2.内脏缺血 肾动脉缺血时，可出现少尿、血尿以及其他肾功能损害的症状。肠系膜上动脉受累时可引起肠坏死。肝动脉闭塞缺血时可出现黄疸及转氨酶升高。

3.四肢缺血症状 累及髂动脉或腹主动脉可出现急性下肢缺血，体检时可发现脉搏减弱、肢体发凉等表现，严重时可导致死亡。

（五）夹层动脉瘤破裂

夹层动脉瘤可破入左侧胸膜腔引起胸腔积液，也可破入气管、食管或腹腔，出现咯血、呕血甚至休克等症状。

（六）辅助检查

1.胸部 X 线 无特异性诊断价值，胸片可见主动脉增宽。

2.心电图 除少数累及冠状动脉时可出现下壁心肌梗死的心电图改变外，一般无 ST-T 改变，故急性胸痛患者的心电图常作为与急性心肌梗死相鉴别的重要手段。

3.超声心动图 可识别真、假腔或查获主动脉内膜裂口下垂物，特异性为 $63\%\sim96\%$，敏感性为 $59\%\sim85\%$。但对局限于主动脉弓和升主动脉远端的病变因受主气道内空气的影响，超声检查可能漏诊。

4.CT 及磁共振检查 诊断主动脉夹层的金标准，均具有很高的诊断价值，其特异性与敏感性可达 98%。

【治疗】

1.主动脉夹层累及升主动脉，特别是波及主动脉瓣或心包内有积液者应行急诊外科手术。

2.主动脉夹层未累及升主动脉的患者，急性期病情进展迅速，病变局部血管直径$\geqslant5cm$或有血管并发症者应争取介入治疗。夹层范围不大、无特殊血管并发症时可试行内科保守治疗，若一周仍不缓解或发生特殊并发症（如血压控制不佳、夹层扩展或破裂、疼痛顽固、出现神经系统损害等），应立即行急诊手术。

3.介入治疗成为治疗多数降主动脉夹层的优选方案，即在主动脉内置入带膜支架，压闭撕裂口，扩大真腔，疗效显著，能避免外科手术风险，减少术后并发症。

【护理评估要点】

1.发作情况及相关临床情况 评估患者主要症状，疼痛的性状及特点，包括部位、性质、严重程度、持续时间及诱因，有无伴随症状，是否呈进行性加重，有无并发症；患者目前的日常休息及活动量、活动耐受能力和自理能力；睡眠、饮食、体重和排泄情况；患者对疾病相关知识的理解和掌握情况。

2.病史 评估既往检查结果、治疗经过及效果。是否遵从医嘱治疗，包括药物治疗（如药物种类、剂量和用法）和非药物治疗（如运动情况、是否进行过手术）；目前相关的辅助检查结果；患者有无与心血管病相关的疾病，如高血压等，是否已进行积极的治疗，疗效如何；患者直系亲属中有无与遗传相关的心血管病，如原发性高血压、冠心病等。

3.患者的心理-社会状况及个人生活状况

【护理措施】

本病系危重急症，死亡率高，因此要及早诊断，尽早治疗，应做好急救护理。

1.严密监测血流动力学指标　包括血压、心率、心律及出入液量，凡有低血压或心力衰竭者应监测心排血量、中心静脉压和肺毛细血管楔压。入院时测量四肢血压。

2.绝对卧床休息　强效镇静与镇痛，必要时静脉注射大剂量吗啡或进行冬眠治疗，并注意观察患者有无呼吸抑制。

3.药物治疗　迅速开通静脉通路，急性期患者无论是否采取介入或外科手术治疗均应首先给予强化内科药物治疗，注意观察疗效与不良反应。

（1）降压：迅速将收缩压降至＜100～120mmHg或更低，根据血压变化调整药物剂量等。

（2）β受体阻滞剂：可减慢心率并控制心率在60～70次/分，降低左心室收缩力，防止夹层进一步扩展。

4.心理护理　患者因剧烈疼痛会出现恐惧、焦虑等心理问题，医护人员在抢救时必须保持冷静，操作应熟练，减少患者痛苦，使患者产生安全与信任感。

【健康教育】

1.病情监测管理　日常控制好血压，教会患者及家属监测血压的正确方法，让患者了解并掌握用药的目的，药物的名称、剂量、用法、常见的副作用，用药禁忌。告知患者及家属出现异常及时就诊，指导患者出院后遵医嘱服药，不要擅自增减药量或更改药物，自我监测药物的疗效及判断药物副作用。定期复诊。

2.生活方式管理

（1）对患者及家属进行健康教育：使其认识影响心血管健康的主要危险因素，如吸烟、酗酒、高胆固醇饮食、高盐饮食、熬夜、缺少锻炼、性格急躁等，提高疾病预防的意识。

（2）倡导健康的生活方式：合理膳食，低热量、低脂、低盐饮食，多食蔬菜、水果和粗纤维食物，保持饮食均衡，注意少量多餐，切忌暴饮暴食。控制体重在理想的范围内。

（3）避免诱发因素：保持平和的心态。

第六节　感染性心内膜炎及其护理

【定义】

感染性心内膜炎（infective endocarditis，IE）是指病原微生物经血行途径侵犯心内膜、心瓣膜或邻近大动脉内膜所引起的感染并伴赘生物的形成。根据受累瓣膜的类型，感染性心内膜炎可分为自体瓣膜IE和人工瓣膜IE。

自体瓣膜心内膜炎（native valve endocarditis，NVE）又称原发性心内膜炎，是指自体心脏瓣膜的心内膜感染。患者中55％～75％有基础疾病，包括风湿性心脏病、二尖瓣脱垂、退行性心脏病、或经静脉滥用药物等。一般主动脉瓣受累多于二尖瓣，左心瓣膜受累多于三尖瓣，但随着静脉滥用药物者增多，右心瓣膜感染日趋增多。

人造瓣膜心内膜炎是人造瓣膜置换术后一种非常严重的并发症。一般将其分为早期和晚期人造瓣膜心内膜炎两种类型。根据感染途径不同，早期人造瓣膜心内膜炎界定为术后12个月内；晚期是指发生于术后1年。前者死亡率明显高于后者。

【病因】

感染的病原体包括不同种类的细菌、真菌、分枝杆菌、立克次体、衣原体等多种，但寄生于口腔与上呼吸道的链球菌、葡萄球菌、肠球菌和厌氧性革兰氏阳性杆菌是感染性心内膜炎的主要病因。

【发病机制】

1. 自体瓣膜心内膜炎　心内膜有防御感染的作用，若瓣膜表面内皮受到损害，止血机制激活，引起血小板与纤维的沉积，形成的血小板-纤维素复合物，容易受到细菌的植入。心脏瓣膜表面损伤处内皮细胞、血小板和成纤维细胞反应产生的纤维素，促使细菌繁殖，还可使金黄色葡萄球菌更易于黏附于完整的内皮细胞。最终，促进纤维蛋白素沉积，形成感染性赘生物的不断扩大，最终发生心内膜炎。

2. 人造瓣膜心内膜炎　感染常累及人造瓣膜周围的心内膜，引起瓣环糜烂，部分缝线从瓣环脱落，使瓣环与缝环脱离，形成瓣周漏。89%人造瓣膜心内膜炎存在肉眼可见的赘生物，56%有瓣周脓肿形成，71%缝瓣线割裂瓣环并从瓣环脱落，形成瓣周漏。人造生物瓣心内膜炎，其病理改变与机械瓣不全相同。生物瓣虽也发生缝瓣线部分从瓣环脱落，但形成瓣周漏较少，瓣周脓肿也少。但瓣叶发生破坏与穿孔则较多见，部分患者也可有赘生物，部分患者的心内膜炎改变只局限于生物瓣的生物组织部分，而瓣架与缝环无明显感染现象。

【临床表现】

1. 发热　发热是感染性心内膜炎患者最常见的症状与体征。亚急性心内膜炎患者的发热较低，很少超过39℃，为弛张热，常无寒战。老年患者，充血性心力衰竭、全身衰竭、慢性肾衰竭患者，或少数凝固酶阴性葡萄球菌引起的自身感染性心内膜炎患者可无发热或轻度发热。患者主诉全身酸痛、乏力，伴有体重下降、面色苍白、贫血。病程长者可出现脾大、杵状指和血尿，全身皮肤、黏膜可见出血点，并可出现脏器脓肿。

2. 心脏杂音　心脏杂音是感染性心内膜炎的特征，左心瓣膜心内膜炎患者的杂音较为明显，而三尖瓣感染性心内膜炎的患者的杂音常不明显。

3. 周围体征　常见的外周表现为瘀斑，可出现在球结膜、口腔峡部与腭部的黏膜，以及肢端等处。

4. 动脉栓塞　全身栓塞是感染性心内膜炎最常见的临床表现。栓塞可导致多个器官损害，皮肤栓塞最常见，表现为皮肤出血点，多分布于躯干部。脑栓塞表现为偏瘫、失语。冠状动脉栓塞可引起急性心肌梗死，出现心绞痛。四肢动脉栓塞可产生明显的疼痛与缺血，表现为肢体疼痛、发冷、动脉搏动减弱或消失。肠系膜栓塞可发生腹痛、肠绞痛与大便隐血。脾栓塞性梗死可引起左上腹疼痛、左肩部疼痛和左侧胸膜渗出液。肾栓塞可出现侧腹部疼痛，并可出现血尿。

5. 感染　部分感染性心内膜炎患者可发生神经系统症状，多见于金黄色葡萄球菌性心内膜炎。其表现为脑卒中、脑出血或蛛网膜下腔出血，严重时可掩盖感染性心内膜炎的诊断。

6. 并发症

（1）心力衰竭：是感染性心内膜炎的常见并发症和最主要的手术适应证。感染性心内膜炎并发充血性心力衰竭的主要原因是心脏瓣膜的损害，引起泵血功能障碍。

（2）感染失控：是感染性心内膜炎最严重的并发症之一，是手术第二个常见原因。当感染持续和出现局部感染未控制的表现时，考虑出现感染失控。耐药或超强毒力微生物感染常导致感染失控。

（3）栓塞事件：是 IE 常见及致命性的并发症，与心脏赘生物脱落迁移相关。脑和脾脏是左侧 IE 最常见的栓塞部位，而肺栓塞在右心自身瓣膜 IE 和起搏器 IE 常见，卒中是严重的并发症，导致脑血管病发病率和死亡率增加。

（4）神经系统并发症：发生于 15%～30% 的 IE 的患者，主要为赘生物栓塞所致。大多数病例神经系统表现发生于 IE 确诊前或确诊时。以局灶性症状为主常诊断为缺血性脑卒中，也可表现为短暂性脑缺血发作、脑出血或蛛网膜下腔出血、脑脓肿、脑膜炎、中毒性脑病。

【护理评估要点】

（一）病史评估

1.了解病因 有无风湿性心脏病、先天性心脏病及其他心脏病病史等；是否接受心脏手术及手术时间；近期有无呼吸道感染、有无免疫力低下、是否有静脉内滥用药物的经历；近期是否接受过口腔治疗、有无胃肠道疾病；近期有无有创操作、皮肤或软组织感染等诱发因素。

2.基本状况 询问发病情况，是否有周身不适、倦怠乏力、高热伴寒战的症状；体重是否下降、食欲有无减退、睡眠状况、大小便情况；日常生活自理能力及活动受限程度等。

3.营养状况 了解患者近期进食情况、进食食物的种类，体重的变化。

4.心理-社会状况 感染性心内膜炎常起病急骤，患者因长期反复发热、受疾病的折磨、病情反复发作、身体消耗极大、体力活动受限、生活自理能力下降、经济负担重等，易陷入焦虑、抑郁、孤独、绝望甚至恐惧情绪之中；家庭照顾者常因身心劳累及经济负担而忽视患者的心理感受；亦可能对手术治疗后是否会再次出现 IE 而产生疑问，影响疾病治疗的信心。

（二）身体评估

1.一般状态 包括生命体征（如反复发热史、呼吸状况、脉搏快慢及节律、血压水平）、意识与精神状态、体位等。

2.心肺听诊 两肺是否有湿啰音或哮鸣音及范围；心脏是否扩大、心尖搏动的位置和范围，二尖瓣及主动脉瓣膜听诊区有无收缩期及舒张期杂音。

3.栓塞 感染性心内膜炎患者因心脏瓣膜上的赘生物脱落易造成栓塞。动脉血栓由于其供血不足，肢体出现缩瘪的情况，且温度降低，皮肤苍白。

4.周围体征 当赘生物脱落而造成微血管栓塞或微血管炎时，就会出现临床上很罕见的周围肢体体征。

5.其他 严重者表现为进行性心衰，观察患者有无心力衰竭的症状和体征，如颈静脉怒张、肝颈静脉反流征阳性等；水肿的部位及程度；体重；有无胸腔积液、腹水征；皮肤状况，有无皮肤黏膜发绀、压疮等。

（三）实验室及其他检查

1.血培养 阳性有决定性诊断价值，可指导有效应用抗菌药物。

2.超声心动图 明确诊断和鉴别诊断的重要检查。二维超声和食道超声对心内膜炎的诊断率可达 80%～90%，并可发现赘生物（检出直径＞2mm 的赘生物）、瓣膜损伤程度、有无心肌脓肿形成，对预后判断和外科手术指征及手术时机选择均有指导意义。

3.血常规 患者多有贫血，白细胞计数增多，伴有中性粒细胞增多。对于中青年患者，血常规可用于评定病情发展或作为治疗后病情好转的指标；对于老年患者或极度衰弱者，机体反应低下，血常规不能用于评定病情发展。

4.其他 红细胞沉降率增快、免疫复合物阳性、血清 C 反应蛋白阳性、类风湿因子阳性等指标。

（四）护理风险评估

评估压疮风险、跌倒/坠床风险、日常生活自理能力、疼痛、营养状况、深静脉血栓、管道滑脱风险等，在住院过程中，应根据患者病情变化及时进行阶段性复评。

【护理措施】

1. 休息　嘱患者卧床休息，为患者提供适宜的病房温度和湿度，并保持安静。

2. 饮食护理　鼓励患者进食高热量、高蛋白质、易消化的食物，如鸡蛋、牛奶、酸奶、肉等，并注意补充维生素和矿物质。鼓励患者适量饮食，勿饱食。一旦出现心功能不全的征象，应控制钠盐的摄入，每日摄入钠盐<2g/d。避免生硬、辛辣、油炸食物，避免产气食物摄入。

3. 病情观察

（1）观察体温的变化，发热者每4～6h测一次体温。体温在39℃以上者予以酒精擦浴或温水擦浴。

（2）观察心律、心率、心脏杂音变化；若出现头痛、胸闷、肢体活动障碍时，高度警惕是否有细菌栓子脱落。

4. 正确采集血培养标本，耐心解释检查目的和注意事项，配合医师做好检查，留取合格的血培养标本，尽快明确病原。

5. 基础护理

（1）高热患者及时更换内衣及床单被套，鼓励患者多饮水，协助口腔护理。

（2）注意观察药物的副作用及不良反应：经常检查患者口腔的峡部和舌面，观察是否有白色斑块存在，及早发现长期大量使用抗生素可能带来的真菌感染；对于舌苔较厚、口唇常干裂、口腔有异味的患者，除应做好口腔护理外，还可建议饭前多漱口。

6. 心理护理　讲解疾病的有关知识及注意事项，解除其焦虑心理。鼓励患者说出内心感受，予以心理支持。

【健康教育】

（一）疾病知识指导

1. 向患者讲解感染性心内膜炎的发病病因、诱发因素、诊治。

2. 感染性心内膜炎应早期诊断，尽早开始抗感染治疗，强调积极预防。积极治疗原发病，减少感染途径等。

3. 正确测量体温，严密观察体温变化并记录；观察患者心功能情况，是否出现不能平卧伴双下肢水肿。

4. 注意避免诱发因素，如呼吸道感染、过度劳累、情绪激动、钠盐摄入过多、静脉内滥用药物、口腔治疗、胃肠道疾病、有创操作、皮肤或软组织感染等。鼓励患者注意休息和营养，增强抵抗力，防止呼吸道感染，及时处理隐藏病灶。一旦出现感染征兆，如体温升高应及时就诊。

5. 避免增加心衰的危险行为，如吸烟、饮酒、饮浓茶或咖啡等。

6. 育龄妇女应在医生的指导下决定是否妊娠和自然分娩。

（二）饮食指导

1. 指导患者在食欲最佳的时间进食，提供令人愉快、放松的进餐环境，尽量避免进餐时间实施治疗。

2. 少量多餐，不宜过饱，每餐以七八分饱为宜　因饱餐导致膈肌上抬，可加重患者呼吸困难，同时消化食物时血液增加，导致心脏负担加重。

3.对于长期使用利尿药的患者可指导其多食香蕉、菠菜、苹果、橙子等含钾高的食物，以增加食物中钾的摄取。

4.限制饮水，避免大量饮水增加心脏负担　轻中度心力衰竭患者不必常规限制液体；严重心力衰竭患者每日入量限制在1500～2000mL，有助于减轻充血症状，饮水量、食物中的含水量和静脉输液的液体量都应计算在内。24h饮水量一般不超过600～800mL，应尽量安排在白天间歇饮用。对于合并水肿患者应准确记录出入量，定时测量腹围、体重并记录。

5.保持大便通畅　长期卧床的患者，体力进行性下降，活动量逐渐减少，肠蠕动减慢，较易发生便秘。因此，应指导患者多食新鲜蔬菜、水果，保持大便通畅，避免便秘。同时养成定时排便的习惯，排便时避免用力，必要时使用开塞露或缓泻剂协助排便。

6.严格控制烟、酒，不饮浓茶或咖啡　因为酒精对心脏有抑制作用，可诱发心房颤动。吸烟是导致缺血性心脏病的一个主要危险因素，应指导患者戒烟。肥胖患者应控制体重，营养不良者应加强营养支持。

（三）运动与休息指导

1.病情允许情况下，指导患者进行一些自我护理，如翻身、盥洗、进食及一些不费力的自娱活动等。

2.疾病急性发作或伴有严重心律失常、心力衰竭症状明显者，应严格控制活动量，卧床休息，禁止用力，以减轻心脏负荷，减少心肌耗氧量。

3.避免情绪的激动与烦躁，减少环境干扰，为患者提供安静的休息环境，保证患者足够的休息和睡眠。有呼吸困难者，协助患者采取适当的体位。教会患者放松疗法，如局部按摩、缓慢有节奏地呼吸或深呼吸等。

4.多与患者沟通，协助生活护理，减轻其心理压力，主动配合治疗、护理。

5.长期卧床患者由于身体活动能力减弱、免疫功能下降及自我护理能力降低等原因，患者易发生压疮、下肢深静脉血栓形成、肺部感染和泌尿系统感染等并发症。

（四）用药指导

1.用药指导　IE的核心问题是各种致病菌的感染，有效治疗是控制疾病进展的关键，强调选择原则为：①杀菌剂；②联合应用，包括至少2种具协同作用的抗菌药物；③大剂量；④静脉给药；⑤长疗程，一般为4～6周，人工瓣膜心内膜炎需6～8周或更长，以降低复发率。

2.用药宣教　护理人员应向患者做好用药宣教，强调坚持按照医嘱服药，告知患者仔细阅读用药清单，用药清单包括名称、使用剂量、服药时间、频次、用药目的、副作用及注意事项等。服药期间不得随意减药或换药，提高患者的用药依从性。如需减药或换药，需在专业医生的指导下完成。

（五）照顾者指导

1.教育家属给予患者积极的精神及心理支持，帮助其树立战胜疾病的信心，以保持稳定的情绪，积极配合治疗。

2.向家属介绍感染性心内膜炎的相关知识，指导正确测量体温的方法；让主要照顾者了解心功能不全的临床表现，及时记录患者的各项指标，告知其与医护人员沟通的途径、方式。

3.做好入院和出院预后的评估及随访工作为IE预后差，院内病死率高，出院后要定期随访，抗感染结束后第1、3、6、12个月须做临床评估、血液检查和超声心动图检查，以便及早发现复发和再感染患者。

第七节 ▷ 病毒性心肌炎及护理

【定义】

病毒性心肌炎（viral myocarditis，VMC）是指病毒感染引起的心肌局限性或弥散性的炎症。传染病引起的心肌炎已明显减少，风湿性心肌炎亦趋减少，病毒性心肌炎则相对增多。

【病因与发病机制】

病毒性心肌炎是病毒感染引起的心肌局限性或弥漫性炎症病变。以引起肠道和呼吸道感染的各种病毒最常见，病毒直接侵犯心肌，造成心肌细胞溶解，在病变的晚期，免疫反应是造成心肌损伤的主要因素。以青壮年发病率最高。

> **知识链接** ▶▶
>
> 病毒性心肌炎病程按免疫发病机制分为三个阶段。
>
> 第一阶段：直接损失。病毒通过呼吸道和消化道入侵心肌，病毒复制，多出现于受感染后6～7天，导致心肌受损，此阶段为病毒感染阶段。
>
> 第二阶段：免疫损失。自身反应性T细胞、细胞因子和交叉反应抗体发挥重要作用；T细胞、K细胞参与，形成免疫复合物，损伤心肌，此阶段为自身免疫反应阶段。
>
> 第三阶段：多种致炎细胞因子和NO等介导的心肌损害和微血管损伤，此阶段为扩张型心肌病阶段。

【临床表现】

1. 症状 表现轻重不一，取决于年龄与感染的急性或慢性过程，预后大多良好。

（1）前驱症状：病前1～4周有发热、咽痛、咳嗽等上呼吸道病毒感染或腹痛、腹泻等消化道病毒感染等前驱症状。

（2）全身症状：新生儿病情进展快，常见高热、反应低下、呼吸困难、发绀，常有神经、肝脏和肺的并发症。三个月以内婴儿有拒乳、苍白、发绀、四肢凉、两眼凝视等症状。

（3）心脏受累：轻者可无症状，多数患者有疲乏、胸闷、心悸、心前区隐痛等心脏受累的表现，重症者可发生严重心律失常、心力衰竭、心源性休克，甚至猝死。

2. 体征 心脏有轻度扩大，伴心动过速，偶有心动过缓、心律不齐、心音低钝，多数心尖区第一心音低钝。一般无器质性杂音，仅在胸前或心尖区闻及I～II级吹风样收缩期杂音，有时可闻及奔马律。心包炎者可闻及心包摩擦音。严重者出现心脏扩大、脉细速、颈静脉怒张、肝大和压痛、肺部啰音等或面色苍白、四肢厥冷、皮肤发花、指（趾）发绀、血压下降等。

【临床分型】

1. 亚临床型 无自觉症状，ECG示ST-T改变或早搏。

2. 轻症自限型 病毒感染后1～3周，轻度不适。ECG示ST-T改变或早搏，CK-MB一过性升高，无心脏扩大、心力衰竭，1～2个月后逐渐康复。

3. 隐匿进展型 一过性心肌炎数年后，心脏逐渐扩大，表现为扩张型心肌病。

4. 急性重症型 病毒感染后1～2周内出现心脏扩大、心力衰竭、心源性休克或严重心律失常。

5. 猝死型 常在运动中猝死。

【护理评估要点】

（一）病史评估

1. 了解病因及诱发因素 发病时间、发病季节、发病前有无上呼吸道感染及伴有体温升高的过程、消化道感染等感染征兆；近期有无免疫力低下、各种心律失常、心衰、心源性休克等诱发因素；近期有无皮肤或其他器官的感染或其他创伤性诊疗。

2. 基本状况 询问目前发病情况，是否有周身不适、倦怠乏力、高热伴寒战的病史；体重是否下降、食欲有无减退及睡眠、大小便情况；日常生活自理能力及活动受限程度等。

3. 心理-社会状况 病毒性心肌炎症状轻者，容易忽视而不注意休息，对病情的恢复不利；症状重者，起病急骤，心肺功能急剧恶化，病情危重，随时可能威胁生命，患者极易陷入焦虑、抑郁、孤独、绝望甚至恐惧之中；家庭照顾者常因身心劳累及经济负担而忽视患者的心理感受；亦可能对治疗效果而产生疑问，影响疾病治疗的信心。护士应进行动态的心理评估。

（二）身体评估

1. 一般状态 包括生命体征（如反复发热史、呼吸状况、脉搏快慢及节律、血压水平）、意识与精神状态、体位等。

2. 体征 心尖区第一心音减弱，出现第三心音；重者可出现舒张期奔马律、心包摩擦音及心脏不同程度的扩大；更严重者出现血压下降、脉搏细速及肝大等循环衰竭体征。

（三）实验室及其他检查

1. X线检查 心影大小正常或增大，严重者有肺淤血或水肿，少数可伴有心包积液。

2. 心电图 可见严重心律失常，包括各种期前收缩、室上性和室性心动过速、房颤和室颤、Ⅱ度和Ⅲ度房室传导阻滞。心肌明显受累时可见 T 波降低、ST 段改变等。

3. 超声心动图 轻者无改变。重者可有心房、心室扩大，以左心室扩大为主，或有心包积液、胸腔积液，心力衰竭者心脏收缩功能减退。

4. 实验室检查 白细胞数增高，红细胞沉降率增快，谷草转氨酶、乳酸脱氢酶、磷酸激酶及其同工酶活性增高，肌钙蛋白阳性。

5. 病原学检查 对咽拭子、粪便、尿液、血液、心包液进行病毒分离，或者在恢复期做血清补体结合试验、中和试验。

（四）护理风险评估

评估压疮风险、跌倒/坠床风险、日常生活自理能力、疼痛、营养状况、深静脉血栓、管道滑脱风险等，在住院过程中，应根据患者病情变化及时进行阶段性复评。

【护理措施】

1. 卧床休息 给予氧气吸入，保持情绪稳定，以免增加心肌耗氧量而加重病情。

2. 饮食原则 宜进食高热量、高蛋白质、高维生素、易消化的清淡食物，如鸡蛋、牛奶、酸奶、肉类等。并补充维生素和矿物质，多吃蔬菜、水果，避免生冷、辛辣、油炸食物，避免产气食物摄入。

3. 病情观察

（1）观察意识状态、血压、呼吸、心率、节律的变化；观察胸痛的部位、性质及呼吸困难的程度，有无心包压塞的表现。

（2）严密观察心脏受压征象。如患者出现面色苍白、呼吸急促、烦躁不安、血压下降、心率快、发绀等及时报告医生，必要时准备配合医生进行心包穿刺。

（3）合并水肿患者应准确记录出入量，定时测量腹围、体重并记录。

4.心理护理　要使患者对自己的疾病给予足够的重视，以保证得到连续、有效治疗的希望，使患者坚强起来积极配合医师的治疗。

【健康教育】

（一）疾病知识指导

1.向患者讲解病毒性心肌炎的发病病因、诱发因素、诊治和管理。

2.对病毒性心肌炎的患者应强调早期诊断，综合治疗，防止形成慢性心肌炎。针对病毒感染和心肌炎症两方面进行治疗，同时调节免疫和改善心功能，控制和纠正心律失常等并发症的发生。

3.注意病情的观察　密切关注生命体征的变化并记录；观察患者心功能情况，有无心律失常的发生等。每日准确记录出入量。避免诱因，避免劳累，注意合理营养，预防呼吸道感染。

4.避免增加心力衰竭的危险行为　如吸烟、饮酒、饮浓茶或咖啡等。因为酒精对心脏有抑制作用，可诱发心房颤动。吸烟是导致缺血性心脏病的一个重要危险因素，应指导患者戒烟。

5.育龄妇女应在医生的指导下决定是否妊娠和自然分娩。

（二）饮食指导

1.应指导病毒性心肌炎的患者在食欲最佳的时间进食，提供令人愉快、放松的进餐环境，尽量避免进餐时间实施治疗。

2.坚持少量多餐　不宜过饱，每餐以七八分饱为宜。因饱餐导致膈肌上抬，可加重患者呼吸困难，同时消化食物时血液增加，导致心脏负担加重。

3.对于长期使用利尿药的患者可指导其多食香蕉、菠菜、苹果、橙子等含钾高的食物，以增加食物中钾的摄取。

4.心功能不全者可吸氧并限制钠盐的摄入。严重心律失常时可考虑应用糖皮质激素。

5.保持大便通畅　长期卧床的患者，体力进行性下降，活动量逐渐减少，肠蠕动减慢，较易发生便秘。因此，应指导患者多食新鲜蔬菜、水果，保持大便通畅，避免便秘。同时养成定时排便的习惯，排便时避免用力，必要时使用开塞露或缓泻剂协助排便。

6.严格控制烟、酒，不饮浓茶或咖啡　因为酒精对心脏有抑制作用，可诱发心房颤动。吸烟是导致缺血性心脏病的一个主要危险因素，应指导患者戒烟。肥胖患者应控制体重，营养不良者应加强营养支持。

（三）运动与休息指导

1.急性期应绝对卧床休息，一般3～4周，避免剧烈运动，病重者予心电监护、吸氧。

2.严重心律失常、心衰患者卧床休息一个月，如心脏增大及心力衰竭者应休息，半年内不参加体力活动，随后逐渐恢复正常活动。

3.心脏形态功能正常者休息2周，3个月内不参加体力活动。

4.保持充足的休息和睡眠，有效减少心肌耗氧量，促使心功能尽快恢复正常。多与患者沟通，协助生活护理，减轻其心理压力，主动配合治疗、护理。

（四）用药指导

1.用药指导　对症治疗，防治诱因，控制继发细菌感染；控制心力衰竭、纠正心律失常；给予抗病毒治疗，改善心肌代谢，增进心肌营养，使用静脉丙种球蛋白，减轻心肌细胞损害，同时增加心肌细胞收缩功能。

2. 用药宣教 做好患者用药宣教，强调坚持按照医嘱服药，告知患者仔细阅读用药清单，用药清单包括药物名称、使用剂量、服药时间、频次、用药目的、副作用及注意事项等。服药期间不得随意减药或换药，提高患者的用药依从性。如需减药或换药，需在专业医生的指导下完成。坚持药物治疗，定期随访，病情变化时及时就医。

（五）照顾者指导

1. 指导家属给予患者积极的精神及心理支持，帮助其树立战胜疾病的信心，以保持稳定的情绪，积极配合治疗。

2. 向主要照顾者介绍病毒性心肌炎的相关知识，指导主要照顾者学会观察病情，控制感染的发生，及时记录患者的各项指标，告知其与医护人员沟通的途径、方式。

  小结

本章主要介绍了高血压、心律失常、心力衰竭、冠状动脉粥样硬化性心脏病、主动脉夹层、感染性心内膜炎、病毒性心肌炎的定义、病因、发病机制、临床表现以及对该类患者如何开展护理工作。重点内容包括临床表现和护理措施的实施，难点是护理评估要点。同学们在学习时应抓住重点和难点，采用重预习、抓重点、勤思考等多种学习方法，注意高血压患者的护理观察和健康教育。学习整合知识，总结重点内容。

（曹葵兰　万苗苗　吴克梅　孙艳　张苹蓉）

  思考与练习

1. 男，38岁，公司高层管理人员，近日无明显诱因出现头晕、头痛症状，测血压一直波动在150/90～170/100mmHg，门诊以"高血压原因待查"收治入院。请思考以下问题：

（1）请分析患者高血压的原因。

（2）如何为该患者实施健康宣教？

2. 男，75岁，主诉"阵发性心悸不适1个月，加重3h"。1个月前劳累后出现心悸不适，无心前区疼痛，持续约30min后缓解，门诊查心电图示：房颤。为求进一步诊治而入院。请思考以下问题：

（1）患者出现房颤的病因是什么？

（2）患者住院期间病情监测内容及护理观察要点是什么？

3. 男，52岁，企业干部，晚餐后无明显诱因出现后背部撕裂样疼痛，伴随大汗淋漓、头晕、头痛症状，血压200/100mmHg，急诊以"高血压、主动脉夹层待查"收治入院。请思考以下问题：

（1）为加强患者的健康管理，护士应怎样收集评估资料？

（2）患者CT提示主动脉夹层Ⅲ型，如何进行护理？

（3）如何为该患者实施健康宣教？

第十章
心脏病介入治疗及围手术期护理

学习目标

 知识目标

1. **掌握** 常见心脏疾病介入治疗的术前准备及术后护理措施。
2. **熟悉** 常见心脏疾病介入治疗的适应证及禁忌证。
3. **了解** 常见心脏疾病介入治疗的操作方法。

技能目标

具备心血管疾病介入治疗围手术期的护理能力。

素质目标

关爱患者，采取科学的个性化健康指导，促进患者康复。

介入心脏病学是研究通过体外操纵心导管进行心血管疾病诊断和治疗的学科。由介入性诊断操作和介入性治疗操作两部分组成。人类对心脏的介入性探索，早在 19 世纪初就开始了。20 世纪上半叶逐渐形成了心导管检查术、选择性心血管造影术等，统称为介入性诊断技术。到 20 世纪 60 年代末，随着科学技术的发展和对心血管疾病认识的逐渐加深，陆续出现了介入性治疗技术，并与介入性诊断技术一起，逐渐发展成为具有心脏病学诊断和治疗意义的专门学科——介入心脏病学。其目的是明确诊断心脏和大血管病变的部位与性质、病变是否引起了血流动力学改变及其程度，为采用介入性治疗或外科手术提供依据。

第一节 ◯ 冠状动脉造影术及护理

冠状动脉造影术（coronary angiography，CAG）是指经皮动脉穿刺，通过特制定型的心导管选择性地向左或右冠状动脉注射造影剂，在 X 线的显影下，提供冠状动脉的结构、性质、范围和侧支循环状况等准确资料，有助于选择最佳治疗方案和判断预后，是诊断冠心病最准确的方法。

【适应证及禁忌证】

（一）适应证

1.稳定型心绞痛或无症状心肌缺血，药物治疗无效，或者通过无创检查发现高危因素的患者。

2.对拟行瓣膜性心脏病手术或先天性心脏病手术的中老年患者。

3.胸痛似心绞痛而不能确诊者。

4.心肌梗死后再发心绞痛或运动试验阳性者。

5.急性心肌梗死拟行急诊手术者。

（二）禁忌证

1.主要脏器功能衰竭。

2.有可能和感染相关的不明原因发热。

3.严重的贫血、电解质紊乱或活动性出血。

4.严重高血压或洋地黄中毒。

5.失代偿性充血性心力衰竭或急性肺水肿。

6.造影剂过敏。

【物品准备】

1.造影用物 动脉鞘管、穿刺针、导丝（造影导丝）、造影管共用管或左冠状动脉导管、右冠状动脉导管、压力延长管、压力传感器、三联三通、环柄注射器。

2.急救设备 除颤器、吸痰装置、吸氧装置、临时起搏器。

3.药品 利多卡因、肝素、硝酸甘油、地塞米松、多巴胺、阿托品、地尔硫草、造影剂等。

【操作方法】

目前动脉穿刺常选用桡动脉、股动脉，也可选取肱动脉。本节重点介绍桡动脉径路。

1.选择穿刺点 桡骨茎突近端 1cm 处，桡动脉走行较直且搏动最强点为穿刺点。

2.消毒铺巾

3.动脉鞘插入 确定穿刺点，皮下注射 1%～2% 利多卡因麻醉，采用 2cm 长 21 号针头呈 30°～60° 进行穿刺，一旦有搏动性回血，向前送入 30～50cm 软头 0.025 英寸直头或成角导丝至肱动脉；随后通过导丝置入 6F 动脉鞘管，通过鞘管动脉内使用硝酸甘油可以减轻痉挛，再给予稀释肝素 2000U。

4.连接压力监测装置，排出空气，与大气相通，校正零点。

5.在 X 线透视下和导丝引导下将导管送至升主动脉中部，撤出导丝，排出空气后连接三联三通，观察压力曲线。

6.分别插管至左冠状动脉或者右冠状动脉开口处，先确认压力曲线无异常变化，再定位后推注造影剂造影。

7.检查结束后，撤出导管，拔除鞘管，局部压迫止血，加压包扎。

【护理措施】

（一）术前护理

1.心理护理 充分了解患者心理状态，向患者及家属讲解 CAG 检查的目的、操作过程、注意事项和可能发生的并发症等，解除患者及家属的恐惧心理。

2.完善各项检查

3.详细询问既往史 询问有无碘及其他药物过敏史，有无手术史（既往冠脉造影、介入治疗及旁路移植术）。

4.检查穿刺部位 检查桡动脉、股动脉的搏动情况，桡动脉径路要行 Allen 试验。其具体方法为：指导患者握紧拳头，用手指对其一只手的尺动脉和桡动脉进行压迫，阻止血液流向手部。在对两条动脉施加闭塞压力的同时，让患者放松拳头。并确保手掌和手指已经变白。释放尺动脉的闭塞压力，确定试验结果。

阳性：10s 内恢复血流，表明尺动脉血液循环良好。

阴性：10s 内血流没有恢复，表明此动脉血液循环不充分或不存在，这种情况下不应该对向该手提供动脉血的桡动脉进行穿刺。

5.建立静脉通路 常规左上肢建立静脉留置针。

6.必要时备皮

7.饮食 手术当日可正常饮食，但不宜过饱，不进食难消化及生冷食物。

（二）术后护理

1.心电监护 密切观察心律、心率、血压的变化并记录，术后 1h 内每 15min 测量 1 次，2h 内每 30min 测量 1 次，直至血压稳定后改为每 1h 测量 1 次。常规做 12 导联床边心电图。

2.关注穿刺部位 观察术侧肢体血运情况，特别对经股动脉穿刺者密切监测其足背动脉的搏动情况，皮温、皮色的变化。如有局部疼痛、肿胀情况及时通知医生。

3.伤口换药 桡动脉伤口制动 6h，12h 时行局部换药；股动脉伤口沙袋压迫 8h，术肢制动 24h 后行局部换药。

4.严密监测肾功能 术后鼓励患者多饮水，以利造影剂的排泄，减少造影剂肾病（指排除其他肾损害因素在造影后 72h 内血清肌酐较造影前上升大于 25% 或增加大于 44.21μmol/L）的发生。

5.饮食 指导患者合理饮食，少食多餐，避免过饱，保持大便通畅；卧床者加强生活护理，满足患者生活需要。

【术后并发症预防和护理】

（一）血管并发症

1.假性动脉瘤 多见于股动脉穿刺，典型表现为搏动性包块（血肿），听诊有收缩期血管杂音。

（1）较小的假性动脉瘤≤2.5cm，可再次加压包扎，减少活动，多数可消失。

（2）大的假性动脉瘤可请外科手术矫正，也可在超声引导下于瘤体内注射凝血酶，形成血栓堵住破口。

2.动、静脉瘘 多见于股动脉穿刺，局部包块不明显，可闻及双期血管杂音。动脉破口<3mm 者，可不处理或局部压迫，多数可自行愈合；破口较大者可行外科手术矫正。

3.动脉血栓栓塞 穿刺部位血管因导管或导丝损伤血管壁，或局部斑块被导管或导丝触及而脱落导致血栓栓塞，或压迫过紧、进间过长形成血栓，患者肢体疼痛、发麻、动脉搏动减弱或消失。超声多普勒检查有助于诊断，诊断确定股动脉以下血管堵塞应进行溶栓治疗。

4.局部出血及血肿

（1）出血：局部再次出血时应立即手法压迫止血 20min，弹力绷带加压包扎，减少肢体活动。

（2）血肿：穿刺部位血肿为压迫不当或肢体过度活动导致。经桡动脉穿刺者，术后严密观察术肢前臂的张力，并与对侧肢体比较，必要时测量臂围，轻度肿胀给予冰敷和加压包扎。如严重者需警惕骨筋膜室综合征，一经确诊，应立即切开减压。经股动脉穿刺者，伤口局部血肿，重新加压包扎，必要时挤出淤血。如穿刺点高于腹股沟韧带以上，不易压迫止血，血肿可向腹膜后扩张，形成腹膜后血肿，腹部超声可确定诊断。表现为穿刺点同侧腰腹痛伴低血压，严重者可发生出血性休克，血红蛋白下降，一经发现应严格卧床，给予扩容升压治疗，必要时输血。血压不稳定者外科手术探查缝合出血点。

（二）非血管并发症

1. 心包填塞　如患者出现烦躁、淡漠、面色苍白、心率减慢、血压下降等临床表现，而应用阿托品、多巴胺等药物症状不缓解，应及早考虑"心包填塞"。严重者可出现意识丧失、呼吸及心跳停止。如血流动力学稳定，可给予对症处理。血流动力学不稳定者，需立即行床旁心脏超声检查，在超声指导下于心包内留置多孔导管，抽取心包内积血。心包内的导管应保留至次日，次日早晨超声检查，如无积液可拔出导管继续观察24h，出院前应再次复查心脏超声。

2. 脑卒中　包括缺血性卒中和出血性卒中，均很少见，但后果严重。术中规范操作，动作轻柔可减少动脉系统栓子脱落的机会。合理抗凝，并适当控制血压以避免颅内出血并发症。

3. 心功能不全　左心功能低下或心力衰竭的患者术中术后均可能出现心功能恶化，诱发急性肺水肿。术前应纠正心力衰竭，术中和术后控制输液入量，酌情给予利尿药。

4. 肾损害　常见原因是造影剂引起肾小管功能损害，称造影剂肾病。多见于有肾功能不全史和糖尿病肾病患者。术前可输入适量晶体液以维持一定的血容量而预防。术中选择等渗性非离子型造影剂并控制用量。术后监测24h血肌酐，保证尿量，如血清肌酐≥354μmol/L，血清钾≥6.5mmol/L或尿量＜15ml/h持续24h以上时可行血液透析治疗。

【健康教育】

1. 伤口护理指导　伤口穿刺点完全愈合前，保持局部干燥清洁，避免感染。术侧上肢一个月内避免承重。

2. 抗凝治疗的护理　如发现皮肤黏膜、牙龈出血，大小便颜色异常，及时通知医生，以调整抗凝药物的用量。

第二节 ⊙ 经皮腔内冠状动脉成形术及护理

经皮腔内冠状动脉成形术是用心导管技术疏通狭窄甚至闭塞的冠状动脉管腔，改善心肌血流灌注的方法，经皮冠状动脉腔内成形术（percutaneous transluminal coronary angioplasty，PTCA）、经皮冠状动脉内支架植入术（percutaneous intracoronary stent implantation）、冠状动脉内旋切术和激光成形术，统称为经皮冠状动脉介入治疗（percutaneous coronary intervention，PCI）。其中，PTCA和支架植入术是冠心病的重要治疗手段。

经皮冠状动脉腔内成形术及支架植入术

【适应证及禁忌证】

（一）适应证

1. 稳定型心绞痛经药物治疗后仍有症状，狭窄的血管供应中到大面积处于危险中存活心肌的患者。

2.有轻度心绞痛症状或无症状但心肌缺血的客观证据明确，狭窄病变显著，病变血供应中到大面积存活心肌的患者。

3.介入治疗后心绞痛复发、管腔再狭窄的患者。

4.急性心肌梗死

（1）直接 PCI：发病 12h 以内属下列情况者。

① ST 段抬高和新出现的左束支传导阻滞的心肌梗死。

② ST 段抬高的心肌梗死并发心源性休克。

③ 适合再灌注治疗而有溶栓治疗禁忌证者。

④ 无 ST 段抬高的心肌梗死，但梗死相关动脉严重狭窄，血流<TIMI Ⅱ级。

（2）补救性 PCI：溶栓治疗后仍有明显胸痛，抬高的 ST 段无明显降低，冠状动脉造影示 TIMI 0～Ⅱ级血流者。

（3）溶栓治疗再通者的 PCI：溶栓治疗成功的患者，如无缺血复发表现，7～10 天后根据冠状动脉造影结果，对适宜的残留狭窄病变行 PCI 治疗。

（4）主动脉-冠状动脉旁路移植术后复发心绞痛的患者，包括扩张旁路移植血管的狭窄、吻合口远端的病变或冠状动脉新发生的病变。

（5）不稳定型心绞痛经积极药物治疗，病情未能稳定；心绞痛发作时心电图 ST 段压低≥1mm，持续时间>20min 或血肌钙蛋白升高的患者。

（二）禁忌证

1.部分左主干病变，如病变位于三叉口，同时累及左主干、前降支和回旋支开口，应优先考虑冠状动脉搭桥。

2.慢性完全闭塞性病变，有局部桥状侧支者。

3.有出血倾向或白细胞数量少者。

【物品准备】

1.冠状动脉造影用品 1 套。

2.Y 阀、指引导丝、指引导管、球囊导管、压力泵、冠状动脉支架。

3.除颤器、麻醉机、吸痰装置、吸氧装置、临时起搏器。

4.药品 利多卡因、肝素、硝酸甘油、地塞米松、多巴胺、阿托品、肾上腺素、地尔硫草、GPⅡb/Ⅲa 受体拮抗剂、美托洛尔、造影剂等。

【操作方法】

PTCA 可经外周动脉途径插管，本节仅介绍经桡动脉插管的置管方法。

1.消毒 协助患者取平卧位，用碘常规消毒。

2.穿刺桡动脉并置入鞘管 采用与 CAG 相同方法进行桡动脉穿刺，并插入动脉鞘。穿刺成功后向动脉内推注肝素 5000～10000U，以后每小时追加 1000U，送入指引导管。

3.插入指引导管后进行 CAG 在指引导丝的引导下，用 CAG 操作技术，将指引导丝顶端送至狭窄处，注入造影剂予以证实。

4.球囊导管与导丝的预备 球囊导管中心腔用肝素冲洗后，紧密连接在与球囊相通的导管接头上，持续负压吸引，将囊内气体吸尽。然后与球囊加压装置连接，将其抽成负压状态。导引导丝根据病变特点及严重程度恰当选择，将导引导丝插入球囊导管中心腔内。

5.插入导丝 将已准备好的球囊导管和导引导丝一起插入引导导管内。

6.球囊充盈 在 X 线透视及压力监测下，球囊导管沿着指引导丝推送至病变部位，一旦球囊到达狭窄处，即可开始扩张。

7. 效果评价 狭窄部位扩张后，可将球囊撤至引导导管内，导引导丝留置数分钟，观察造影血管情况。如扩张效果满意，则在冠状动脉内注入 0.1～0.2mg 硝酸甘油，退出导引导丝及球囊导管，重复冠状动脉造影证实效果无误后，退出引导导管，将鞘管拔出，止血包扎。

⚙ 知识链接 ▶▶

经皮冠状动脉内支架植入术是在 PTCA 基础上根据患者情况将冠状动脉支架植入病变冠状动脉内，支撑其管壁，以保持管腔内血流畅通。主要是为了防止和减少 PTCA 后急性冠状动脉闭塞和后期再狭窄，以保证血流通畅。

【护理措施】

（一）术前护理

同冠状动脉造影术术前护理，还应注意以下几点。

① 对于拟行 PCI 治疗的患者，术前至少提前 3～5 天开始口服阿司匹林 100mg/d、氯吡格雷 75mg/d、替格瑞洛 90mg/d，未长期服用阿司匹林或氯吡格雷的患者应口服阿司匹林、氯吡格雷各 300mg 或替格瑞洛 180mg 的负荷量。

② 询问患者有无脑血管出血病史、消化性溃疡史及近期的手术外伤史；并询问患者的药物过敏史，重点了解患者有无抗血小板药物过敏史和造影剂过敏史，并记录药物名称及过敏表现；同时评估患者心、肾功能情况。

③ 医护人员护送急诊患者到导管室途中，要备好除颤器及急救物品，并保证各种仪器正常运作，保持各种吸氧管和输液管道等各种管道通畅、固定。

（二）术后护理

同冠状动脉造影术术后护理，应注意以下几点。

1. 心电监护 冠状动脉介入治疗后的患者均需心电监护 12h 以上，有中度或高度危险的患者则根据病情决定停止监护时间。高危患者包括以下几类。

① 急性心肌梗死和严重左心功能不全患者。

② 围手术期出现并发症（包括室颤、长时间胸痛、肺水肿或血流动力学不稳定）的患者。

③ 安置支架、主动脉球囊反搏和心肺辅助支持的患者。

④ CAG 显示有血栓或术后有较大血管内膜撕裂等发生急性闭塞可能性较大的高危患者，均应持续心电监护 48～72h。严密观察症状、心电图 ST 段、尿量和各项生命体征的变化，定时记录 12 导联心电图，及时发现术后并发症。

术后均需严密监测患者的血压、心律、心率等变化，监测心电图有无 ST 段的压低和抬高，以便及时了解心肌缺血的发生和程度。术后应及时、准确按医嘱使用抗凝药和抗血小板药物。定时复查凝血指标、注意观察患者出血和栓塞症状。

2. 伤口护理 患者在术前、术中、术后均联合应用抗凝治疗，因此伤口有发生渗血、出血的风险。若病情需要保留动脉鞘管，护士在保留鞘管期间应加强巡视，防止鞘管脱出。拔除鞘管后用"8"字法包扎止血，检查弹性绷带是否有过松、过紧的情况，注意肢端血运、动脉搏动情况，有无麻、痛、冷等异常感觉，护士仍要加强伤口部位的观察，并做好心理护理。

3. 抗凝治疗的护理 术后遵医嘱给予肝素或低分子肝素，注意观察有无出血倾向，如伤口渗血、牙龈出血、鼻出血、血尿、血便、呕血等。

4. 鼓励患者术后多饮水 以补充体液，利于造影剂排出，一般 6～8h 饮水 1000～2000mL，肾功能不全及心力衰竭患者严格记录尿量。

【术后并发症预防和护理】

1. 血管并发症 预防及护理同冠状动脉造影术。

2. 支架急性或亚急性血栓 是冠状动脉置入支架术最常见的并发症，多发生于手术后第3～4 天，也可发生于术后数周内。因此应密切观察患者病情变化进展，发现问题及时与术者联系，发生支架急性或亚急性血栓形成时，可行药物溶栓或再次行 PCI。

3. 冠状动脉慢血流或无复流 是指在心外膜冠状动脉大血管实现理想再通的情况下，心肌组织水平发生的低灌注或不灌注的一种病理生理现象。当发生冠状动脉慢血流或无复流时，患者会有胸痛、血压下降、心率减慢、ST 段抬高、心律失常，甚至心室颤动、阿-斯综合征、心源性休克等。它常常与患者的血栓负荷过重、球囊反复扩张使血栓碎裂、血栓碎屑堵塞、末梢血管以及球囊扩张或支架扩张后即刻推注造影剂有关。

4. 消化道出血 多发生于既往有溃疡病史或需要双联抗血小板治疗及联合抗凝治疗的患者。临床主要表现为呕吐咖啡渣样胃内容物、解黑便甚至血便、血红蛋白下降。应遵医嘱给予质子泵抑制剂治疗，禁食水，同时动态监测血常规，必要时考虑输血治疗。

【健康教育】

1. 康复指导 鼓励患者循序渐进地适度活动，但注意避免术肢过早、过度用力活动以免伤口出血。做好生活、饮食指导，使其尽快改变以往不良生活方式。

2. 用药指导 认真向患者及其家属介绍有关药物治疗的目的及遵医嘱服药的重要性。教会患者了解出血的症状和体征；出现出血或胸痛、胸闷等情况时，应及时就诊，并定期随访。

第三节 ➔ 人工起搏器安置术及护理

人工心脏起搏是指安装人工心脏起搏器，发放特定频率的脉冲电流，通过导管和电极刺激病变心脏代替心脏的起搏点，以维持和控制心脏节律或改善心脏功能。人工起搏器简称起搏器（pacemaker），由脉冲发生器和起搏电极导线组成。

【适应证及禁忌证】

（一）适应证

1. 植入式心脏起搏

（1）有症状：脑供血不足症状（头晕眼花、眩晕、黑矇、晕厥、癫痫样抽搐等）、全身供血不足症状（疲乏、气短、活动耐量下降、胸闷、心悸等）。

① 显著的心动过缓。

② 变动时功能不全：人体运动时或在各种生理或病理因素的作用下，心率不能随着机体代谢需要的增加而达到一定程度。诊断标准：运动后的最高心率＜最大预测心率的 80%，

最大预测心率＝（220－年龄）次/分；疑似诊断标准：24h 动态心电图提示最高心率＜100次/分。

③ 二度Ⅰ型/Ⅱ型房室传导阻滞。

④ 三度房室传导阻滞。

⑤ 必需药物所导致的心动过缓或心脏停搏（包括窦性停搏、窦房传导阻滞、心房颤动伴长 R-R 间期）。

（2）轻微症状：心率＜40 次/分。

（3）无症状

① 心脏停搏＞3.0s（包括窦性停搏、窦房传导阻滞、心房颤动伴长 R-R 间期）。

② 二度Ⅱ型房室传导阻滞。

③ 三度房室传导阻滞。

（4）药物治疗效果不满意的顽固性心力衰竭。

近年来，随着起搏新技术的不断研发，起搏器治疗的适应证不断扩展，如预防和治疗房颤，预防和治疗长 QT 间期综合征的恶性室性心律失常，辅助治疗梗阻性肥厚型心肌病等。

2.临时心脏起搏 适用于急需起搏；房室传导阻滞有可能恢复；超速抑制治疗快速心律失常或需"保护性"应用的患者。

（二）禁忌证

1.心脏急性活动性病变，如心肌缺血。

2.合并全身急性感染性疾病。

【起搏器种类】

1. 根据起搏器电极导线植入的部位分类

（1）单腔起搏器：只有一根电极导线置于一个心腔。常见的有 VVI 起搏器（电极导线植入右心室）和 AAI 起搏器（电极导线植入右心房）。

（2）双腔起搏器：两根电极导线分别置于心房和心室，进行房室顺序起搏。

（3）三腔起搏器：目前主要分为双房＋右室三腔起搏治疗房室传导阻滞合并阵发性房颤和右房＋双室三腔起搏治疗心力衰竭。CRT 和 ICD 可明显地降低心力衰竭患者的总病死率，尤其是心源性猝死发生率。将这两种植入性器械合二为一，生产出 CRT-D，既有心室再同步起搏作用又有 ICD 功能，现已在临床中应用。

2. 根据心脏起搏器应用的方式分类

（1）临时心脏起搏：即体外携带式起搏器。

（2）植入式心脏起搏：一般将起搏器埋植在患者胸部的皮下组织内。

【物品准备】

1.穿刺针、鞘管、电生理检查电极导管。

2.多导生理记录仪、程序刺激仪、除颤仪、临时起搏器、永久起搏器。

3.药物 利多卡因、肝素、异丙肾上腺素、阿托品、多巴胺、普罗帕酮、地西泮等。

4.敷料包、器械包。

【操作方法】

（一）植入式心脏起搏

1.患者取平卧位，消毒，铺无菌巾，暴露穿刺部位，进行局部麻醉。

2. 起搏电极的静脉入路 包括锁骨下静脉、右颈内静脉、股静脉等。常选用锁骨下静脉入路,穿刺点取锁骨下缘 1~2cm,锁骨中线外 1cm 处,穿刺针指向胸背和下颌之间,紧贴皮肤,在锁肋间隙中探找静脉。

3. 电极的安置、测试固定

(1)心室电极在 X 线透视下,将电极送入右心房中,根据患者心房大小在体外将导引导丝前端弯成 128°~150°的弧度,再插进电极导管顶端,然后对准三尖瓣口,旋转导丝使电极进入右心室,再将导引导丝后撤 1~2cm,推送电极使顶端的伞部钩住右心室肌小梁。到位后的心室电极前端应指向心尖,头向下或水平。嘱患者深呼吸,前端随心脏的舒缩而无移位。

(2)心房电极前端一般为 J 形翼状,先用直导丝电极送入右心房中下部,后撤导引导丝约 5cm,恢复前端的 J 形。一般在透视下轻柔撤退,电极头将自行进入右心耳。电极头右心耳到位后的良好标志是右前斜位时电极头指向前方,随心房收缩横向摆动,深吸气时呈 L 形,咳嗽、转动导管而尖端位置不变。

4. 电极到位后的测试 测试电极前端与心肌接触部分的功能状况;测试起搏器内部功能参数,如输出电压、内部电阻、感知等。

5. 血管切开处固定 在血管切开处前方进行结扎,松紧适宜,如结扎太紧,容易勒紧电极,如不紧则电极导管有可能滑脱。

6. 起搏器安置 将起搏器有字的一面向外,软长的电极导线在起搏器后面盘绕 1 圈,放入囊袋内,缝合封闭囊袋口,再逐层缝合皮下组织,最后缝合皮肤,覆盖无菌纱布后,伤口加压包扎,局部沙袋压迫 6h。

(二)临时心脏起搏

1. 协助患者取平卧位,消毒皮肤,铺无菌巾,暴露穿刺部位(通常为颈内静脉或股静脉)。

2. 局部麻醉,以手术刀尖划开皮肤,用穿刺针刺入静脉,回血后撤出内芯,向穿刺针内送入导引导丝至上腔静脉或下腔静脉,拔出穿刺针,保留导引钢丝在血管内。

3. 沿导引钢丝插入血管扩张管及静脉鞘管至颈内静脉或股静脉,撤出导引钢丝及血管扩张器,保留静脉鞘管在血管内。

4. 将起搏电极从静脉鞘管内插入颈内静脉或股静脉,经上腔静脉或下腔静脉到右心房,通过三尖瓣到右心室中部,使电极紧贴心内膜。

5. 将电极与临时起搏器连接。调节输出电压至起搏阈值,设定起搏频率,调节感知灵敏度。当深呼吸、改变体位时能有效起搏,则固定起搏电极和鞘管于穿刺部位皮肤处。消毒局部皮肤,用无菌纱布覆盖,在体外妥善固定临时起搏器。

【护理措施】

(一)术前护理

1. 完善各项辅助检查,术前停用阿司匹林、氯吡格雷 7 天,术前一晚遵医嘱停用抗凝药物,口服华法林的患者监测 INR<1.5。如不能停用药物者,术前应准备止血药,以备术中使用。

2. 行抗生素皮试,术前 30min 遵医嘱给予抗生素静脉滴注,以达到预防感染的目的。

3. 备皮,范围为双侧胸前及腋下,双侧腹股沟及会阴部。

4. 训练患者平卧床上大小便,以免术后由于卧床体位而出现排便困难。

5.术前于左侧肢体建立静脉通道（因手术医生于患者右侧操作），以保证术中护士用药。

（二）术后护理

1.植入式起搏器部位用弹力绷带加压包扎，沙袋压迫6h，术肢及上半身制动24h。术侧肢体的腕关节、肘关节可自由活动，但肩关节需避免高举外展等动作。临时起搏器植入者可向心脏同侧卧位，禁止对侧翻身，以防电极脱位。

2.严密观察伤口局部有无渗血、血肿及波动感，若有异常报告医师。术后3日内每日换药一次，伤口无异常3日后隔日换药一次，至7日拆线。观察起搏器囊袋有无出血或血肿，观察伤口有无渗血、红、肿，患者有无局部疼痛、皮肤变暗发紫、波动感等，及时发现出血、感染等并发症。如切口愈合良好，一般术后第7天拆线。

3.术后持续心电监测24h，密切观察心电图的动态变化。通过心电监护观察起搏和感知情况，注意起搏是否良好，有无低感知或过感知，尤其注意观察起搏信号是否与QRS波一致。

4.术后一周每日行床边十二导联心电图。

5.监测体温变化，连续测体温3天，并注意观察体温变化。禁用活血化瘀药物，防止皮下淤血。

【术后并发症预防和护理】

（一）与电极植入相关的并发症

1.导线脱位 胸片可见电极位置改变，微脱位时也可无改变，心电图表现为感知和起搏功能低下或丧失。需尽快完善相关检查，行起搏器电极固定。术前患者需严格卧床休息，密切观察心电变化，必要时给予药物治疗。

2.气胸 可在起搏器植入术周边或术后48h出现以下临床症状：①锁骨下穿刺抽到气体；②不能解释的低血压；③胸痛；④呼吸困难。

处理方法：如果肺压缩<10%，可以严密观察而不必行胸腔穿刺；如果肺压缩<10%～20%，且患者有持续呼吸困难或出现血气胸，则应考虑行胸腔穿刺。

3.心脏穿孔 穿孔高危部位有右心室游离壁和右心室心尖部。分为急性心肌穿孔（出现心脏压塞等循环症状）和慢性心肌穿孔（可没有症状，或导致起搏阈值升高）。诊断金标准：心脏彩超和心脏CT。

处理方法：如果患者有轻微症状或体征，但不能确定是否有持续性心肌穿孔可以严密观察；若症状和体征在24～48h内减轻，则不必调整导线位置；如果临床表现和超声心动图都提示心脏压塞，则应在超声引导下行心包穿刺，心外科保护下进行导线再定位或开胸手术。

4.心律失常 通常是一过性的，调整导线位置即可消失。在植入早期，由于导线-心肌接触面的刺激，可能出现室性期前收缩，植入术后24h内消失，极少需要处理。对于心脏停搏或完全性房室传导阻滞的高危患者，需要考虑事先放置临时起搏器。

5.血栓形成 静脉血栓最常见的表现是上肢轻度水肿、疼痛和沉重感。处理方法：保守治疗包括休息、抬高上肢、静脉注射肝素等，华法林口服3～6个月，对于受累严重的血栓形成，患者需要其他的介入治疗。

（二）与起搏器植入相关的并发症

1.囊袋血肿 最常见并发症，起搏器植入后常见局部淤血，无论面积大小，如果不继续扩大，可观察。不要试图抽吸血肿，因为血肿常常是无菌的，即使注意无菌技术，仍会增加感染的危险。如果起搏器置入术中操作仔细，囊袋合适，则可减少此类并发症。

2.疼痛 一般会逐渐减轻，可对症处理，但应鉴别感染、起搏器埋植过于表浅、起搏器埋植太靠外侧、起搏器引起的变态反应等情况。

3.皮肤粘连和皮肤破溃 脉冲发生器与皮肤粘连强烈提示感染。可见于起搏器囊袋无痛性感染、手术时囊袋制作过小、埋藏过于表浅等情况。

处理方法：如果与感染有关，则整个起搏系统包括脉冲发生器和导线必须取出，另选清洁部位重新植入新的起搏系统。若无感染，则对原部位进行改造，扩大囊袋，修复皮肤，使之满意覆盖。

4.膈肌刺激 可引起顽固性呃逆。植入左心室电极导线时较常见。

处理方法：降低起搏输出或改为双极起搏，若症状持续存在，应重新调整电极位置。

【健康教育】

1.起搏器知识指导 告知患者起搏器的设置频率及使用年限。指导其妥善保管好起搏器卡（有起搏器型号、有关参数、安装日期、品牌等），外出时随身携带，便于出现意外时为诊治提供信息。告知患者应避免进入强磁场和高电压的场所，但家庭生活用电一般不影响起搏器工作。嘱患者一旦接触某种环境或电器后出现胸闷、头晕等不适，应立即离开现场或不再使用该种电器。平时将移动电话放置在远离起搏器至少15cm的口袋内，拨打或接听电话时采用对侧。

2.病情自我监测指导 教会患者学会自测脉搏，每日2次，每次至少3min，求其每分钟的平均值并记录。如果每分钟少于预置心率5次即为异常，应及时到医院就诊。若自觉心悸、胸闷、头晕等症状，提示起搏故障，也应立即就诊。自行检查起搏器植入部位有无红、肿、热、痛等炎症反应或出血现象，不要随意抚弄起搏器植入部位，出现不适立即就医。

3.活动指导 避免剧烈运动，装有起搏器的一侧上肢应避免用力过度或幅度过大的动作（如打网球、举重物等），以免影响起搏器功能或使电极脱落。

4.定期随访 向患者强调随访的重要性，增强患者随访的意识。起搏器术后1个月、3个月、6个月、12个月各随访1次，以后每年随访1次。待接近起搏器限定年限时，要缩短随访时间，改为每月一次或更短一些，在电池耗尽之前及时更换起搏器。

第四节 ⊃ 先天性心脏病介入封堵术及护理

某些先天性心脏病适用于心导管介入治疗，可达到类似外科手术治疗的效果，并可减轻对患者的创伤。常用的方法有房间隔缺损（atrial septal defect，ASD）封堵术、室间隔缺损（ventricula septal defect，VSD）封堵术和动脉导管未闭（patent ductus arteriosus，PDA）封堵术。

【适应证及禁忌证】

（一）适应证

1.房间隔缺损 有手术指征的ASD符合以下条件。

（1）继发孔型ASD直径≥5mm伴有心容量负荷增加，≤36mm的左向右分流ASD。

（2）缺损边缘至冠状静脉窦，上、下腔静脉及肺静脉的距离≥5mm，至房室瓣≥7mm。

（3）房间隔的直径＞所选用封堵伞左房侧的直径。

2.室间隔缺损 有手术指征的VSD符合以下条件。

(1) 有血流动力学异常的单纯性 VSD，直径＞3mm 而＜14mm。

(2) 超声在大血管短轴五腔心切面 9～12 点位置显示 VSD。

(3) 肌部 VSD＞3mm。

(4) 外科手术后残余分流。

3. 动脉导管未闭 有手术指征的 PDA 符合以下条件。

(1) 绝对适应证：体重＞8kg，具有临床症状和心脏超负荷表现。不合并需要外科手术的其他心脏畸形。

(2) 相对适应证

① 体重 4～8kg，具有临床症状和心脏超负荷表现。不合并需要外科手术的其他心脏畸形。

② "沉默型" PDA。

③ 导管直径＞14mm。

④ 合并感染性心内膜炎，但已控制 3 个月。

⑤ 合并轻度左房室瓣关闭不全，轻度主动脉瓣狭窄和关闭不全。

（二）禁忌证

1. 房间隔缺损介入封堵的禁忌证

(1) 原发孔型房间隔缺损、静脉窦型房间隔缺损。

(2) 重度肺动脉高压并已出现右向左分流。

(3) 近期有感染性疾病、出血性疾病以及左心房和左心耳有血栓。

2. 室间隔缺损介入封堵的禁忌证

(1) 巨大 VSD，缺损解剖位置不良，封堵器放置后可能影响主动脉瓣或房室瓣功能。

(2) 重度肺动脉高压伴双向分流。

(3) 合并出血性疾病、感染性疾病或存在心、肝、肾功能异常以及栓塞风险等。

3. 动脉导管未闭介入封堵的禁忌证

(1) 感染性心内膜炎，心脏瓣膜和导管内有赘生物。

(2) 严重肺动脉高压出现右向左分流。

(3) 合并需外科手术矫正的心内畸形。

(4) 依赖 PDA 存活的患者。

【物品准备】

1. 左、右心导管及造影用品 1 套。

2. 封堵器、输送鞘、导丝。

3. 彩色多普勒超声心动图仪、食管探头、测压仪。

4. 药品 利多卡因、肝素、地塞米松、阿托品、地西泮、硝酸甘油、造影剂等药品。

【操作方法】

（一）房间隔缺损封堵术

1. 消毒铺巾 消毒腹股沟上至脐部下至大腿中部，铺巾，暴露腹股沟。

2. 股静脉插管 于右侧腹股沟韧带下方 2～3cm 股动脉搏动内测 0.5cm 处局麻后，切 2～3cm 小口，用小血管钳分离达皮下组织。

3. 动脉测压及右心测压 经股动脉的鞘管连接压力管做连续压力监测，然后将带导引导丝的端孔导管自股静脉鞘管送入右心行右心导管术。

4.送导引导丝至左肺动脉 将端孔导管经房间隔缺损处送入左上肺静脉内,经导管入0.035~0.038J形交换导丝至左上肺静脉,退出导管及外鞘管,保留交换导丝前端于左肺静脉内。

5.选择适宜ASD封堵器经输送鞘管送至左房内,塞住房间隔缺损,在多普勒超声心动图和X线透视监测下,先打开封堵器的左房侧伞,回撤至ASD的左房侧,固定输送导丝,继续回撤鞘管打开封堵器的右房侧伞。经透视及超声心动图监测封堵器位置及形态达到满意,且无残余分流时,少许用力反复推拉输送鞘管,重复超声及透视,当封堵器固定不变时,可操纵旋转柄释放封堵器。最后撤出导管、鞘管,压迫穿刺部位,加压包扎止血。

(二)室间隔缺损封堵术

1.消毒铺巾 同房间隔缺损封堵术。

2.股静脉插管 同房间隔缺损封堵术。

3.左右心导管检查和心血管造影检查 行右心导管检查,抽取各腔室血氧标本并测量压力。左心室造影取左前斜45°~60°+头位20°~25°,必要时增加右前斜位造影,以清晰显示缺损的形态和大小。

4.建立动、静脉轨道 通常应用右冠状动脉造影导管或剪切的猪尾导管作为穿过室间隔的导管。经主动脉逆行至左心室,在导引导丝帮助下,将导管头端经VSD送入右心室,将泥鳅导丝经导管插入右心室并推送至肺动脉或上腔静脉,再由股静脉经端孔导管插入圈套导管和圈套器,套住位于肺动脉或上腔静脉的导丝,由股静脉撤出体外。

5.由股静脉端沿轨道插入合适的输送长鞘至右心房与过室间隔的导管相接,钳夹导引导丝两端,牵拉右冠状动脉造影导管,同时推送输送长鞘及扩张管至主动脉弓部,缓缓后撤输送长鞘和内扩张管至主动脉瓣上方。从动脉侧推送导丝及过室间隔导管达左心室心尖,此时回撤长鞘至主动脉瓣下,沿导引导丝顺势指向心尖,撤去导引导丝和扩张管。

6.放置封堵器 将封堵器与输送杆连接,经输送短鞘插入输送系统,将封堵器送达输送长鞘端,在经TEE导引下结合X线透视,使左盘释放,回撤输送长鞘,使左盘与室间隔相贴,确定位置良好后,封堵器腰部嵌入VSD,后撤输送长鞘,释放右盘。在经TEE监视下观察封堵器位置、有无分流和瓣膜反流,随后重复上述体位左室造影,确认封堵器位置是否恰当及分流情况。

7.释放封堵器 在X线及超声检查效果满意后即可释放封堵器,撤去输送长鞘及导管后压迫止血。

(三)动脉导管未闭封堵术

1.消毒铺巾 同房间隔缺损封堵术

2.股静脉插管 同房间隔缺损封堵术。

3.行心导管检查了解PDA形状及大小,测量肺动脉等部位压力。主动脉弓降部造影,常规选择左侧位90°造影。

4.将端孔导管送入肺动脉,经动脉导管至降主动脉,若PDA较细或异常而不能通过时,可从主动脉侧直接将端孔导管或用导丝通过PDA送至肺动脉,采用动脉侧封堵法封堵或用网套导管从肺动脉内套住通过端孔导管的交换导丝,撤出股静脉外建立输送轨道。

5.经导管送入260cm加硬长交换导丝至降主动脉后撤出导管,沿长交换导丝送入相适应的传送器至降主动脉后撤出内芯及交换导丝。

6.选择适当的弹簧栓子装置到传送导丝顶端,并顶入端孔导管内,小心将其出导管顶端

2~3圈。回撤全套装置，使该弹簧圈封堵动脉导管的主动脉一侧。端孔导管退至动脉导管的肺动脉侧，回撤导丝内芯，并旋转传送装置，使弹簧栓子在肺动脉侧形成1.5~2圈，10min后重复主动脉弓降部造影。若证实封堵弹簧栓子的位置合适、形状满意、无残余分流时旋转传送柄，使弹簧栓子释放。从动脉侧放置弹簧圈方法基本与经静脉途径相同，若要在释放前明确封堵效果，则需再行一个股动脉穿刺，送入猪尾导管，行主动脉造影。

7.撤除长鞘管及所有导管，压迫止血。

【护理措施】

（一）术前护理

1.术前给予心理护理。

2.需全麻的儿童术前6~8h禁食、水，禁食期间适当补液，预防术中低血糖及低血容量性休克。局麻患者手术当日可进清淡易消化食物，避免进食易产气食物。

3.术前常规左侧肢体建立静脉通路，局部备皮。

4.行抗生素皮试，术前30min遵医嘱给予抗生素静脉滴注，以达到预防感染的目的。

5.触摸双侧足背动脉搏动情况，为术后护理观察、对比提供依据。

6.术前一日常规给予持续心电监测，了解心率及心律的情况。

7.儿童、未婚患者、未育患者在腰部垫铅裙，防止X线对生殖系统造成的不可逆损伤。

（二）术后护理

1.全麻术后未醒者去枕平卧，完全清醒4h后先饮少量水，无呕吐后再进食。

2.术后局部伤口加压包扎，沙袋压迫6~8h，术肢制动12~24h。

3.注意观察局部伤口、足背动脉搏动情况，并与术前对比。

4.观察术后尿液颜色。

5.监测心率，观察是否有房室传导阻滞、心动过缓。

6.注意倾听患者有无头痛、恶心、视物不清等症状，及时通知医生给予抗凝、脱水药。

7.术后第2天拍摄胸部X线片、超声心动图，检查封堵器的位置和残余分流情况。

8.术后12h内给予抗生素预防感染。

9.**抗凝治疗** ASD和VSD患者术后遵医嘱进行3~6个月的抗凝治疗。

【术后并发症预防和护理】

（一）房间隔缺损封堵术并发症

1.**封堵器脱落栓塞** 可考虑导管圈套取出，如不成功可外科手术取出。

2.**冠状动脉空气栓塞** 较为常见，因封堵器植入过程中排气不良引起。一旦发生，应停止操作，严密观察心电图变化，给予吸氧或硝酸甘油治疗，大部分患者短时间内可缓解。

3.**心律失常** 包括房性期前收缩、心房颤动、束支传导阻滞、房室传导阻滞等，大多数与导管刺激及术后封堵器压迫传导组织有关，多发生于术中或术后早期。少数患者可持续3个月以上，轻者可观察，重者需药物治疗。

4.**脑或其他脏器栓塞** 因抗凝治疗不充分，封堵器上微血栓脱落所致。患者术后可出现头痛、视物模糊，重者可偏瘫、失语或失明，术中、术后应充分抗凝，重者可对症及溶栓治疗。

5.**心脏压塞** 较少见。与导管操作不当有关，应及时行心包引流及外科处理。

（二）室间隔缺损封堵术并发症

1.**心律失常** 可发生在术中，术后1~5天，主要为各种室性心律失常、房室传导阻滞等，以束支传导阻滞多见，大多可恢复。少数严重情况下会发生三度房室传导阻滞，需安装临时起搏器，如不能恢复自主心律，只需安装永久起搏器，封堵术后常规应用激素，可减少局部组织水肿，减少其发生。

2. 主动脉瓣反流、三尖瓣狭窄或关闭不全 如适应证把握得当、操作规范，一般不会引起。一旦发生，轻者可随访观察，按心脏瓣膜病护理常规给予护理。重者，则需外科换瓣手术。

3. 残余分流及溶血 少量残余分流，部分可随时间自行消失；发生溶血，可用激素、碳酸氢钠等非手术治疗，如无效可考虑外科取出封堵器，修补 VSD。

4. 封堵器脱落栓塞 发生时可考虑导管圈套取出，如不成功可外科手术取出。

（三）动脉导管未闭封堵术并发症

1. 封堵器脱落 主要为操作不当或封堵器选择过小所致，封堵器可脱落至肺动脉或降主动脉，可采用介入方法，通过鹅颈套圈或异物钳取出。介入方法失败，则需外科手术取出。

2. 溶血 主要因残余分流导致溶血，一般可非手术治疗，主要为降血压，静脉给予碳酸氢钠、呋塞米及激素，适当应用保肝、保肾药物，血红蛋白明显减低者可酌情输血；也可再次介入治疗，用弹簧圈封堵，如非手术治疗及介入治疗无效应外科手术治疗。

3. 下肢动脉栓塞 多见于小儿，主要与患儿外周血管过细，术中过度压迫止血或弹力绷带过紧，造成血管闭塞以及术中微小栓子堵塞下肢动脉造成栓塞有关。早期给予肝素抗凝或泵入药物溶栓，无效可进行导管室溶栓。

【健康教育】

1. 抗凝治疗 ASD 和 VSD 患者术后遵医嘱进行 3～6 个月的抗凝治疗。

2. 活动指导 术后半年避免剧烈运动。

3. 术后复查 术后 24h 及第 1 个月、3 个月、6 个月、12 个月复查胸片、超声心动图。

第五节 ⊃ 经导管主动脉瓣置入术及护理

经导管主动脉瓣置入术（transcatheter aortic valve implantation，TAVI）是指将组装好的主动脉瓣经导管置入到主动脉根部，替代原有主动脉瓣，在功能上完成主动脉瓣的置换，故也称经导管主动脉瓣置换术（transcatheter aortic valve replacement，TAVR）。

【适应证及禁忌证】

（一）适应证

1. 经典适应证

（1）重度主动脉瓣狭窄：主动脉瓣口面积 $<0.8cm^2$，主动脉瓣跨瓣压差 $\geqslant40mmHg$ 或瓣口血流速度 $\geqslant4.0m/s$。

（2）有心血管病症状，NYHA 分级 Ⅱ 级以上。

（3）2 名外科专家认为不能耐受外科手术或存在手术禁忌证：EuroScore >20/美国医师协会（Society of Thoracic Surgeons，STS）评分 >10。

（4）解剖学指标在特定范围内（18～25mm）。

2. 拓宽适应证

（1）外科生物瓣膜置换术后再狭窄。

（2）主动脉瓣关闭不全。

（3）二叶式主动脉瓣。

（二）禁忌证

（1）左心室内血栓。

（2）左心室流出道梗阻。

（3）30天内心肌梗死。

（4）左心室射血分数<20%。

（5）严重右心室功能不全。

（6）主动脉根部解剖形态不适合TAVI。

【物品准备】

1.三联、三环测压套件、穿刺针、各种动脉鞘及导丝。

2.主动脉瓣扩张球囊、人工主动脉瓣膜、瓣膜输送装置。

3.血管缝合器/血管吻合器。

4.临时起搏器、临时起搏电极。

5.敷料包、器械包。

6.**药品** 麻醉药品、急救药品、造影剂等。

【操作方法】

（一）手术路径

TAVI的手术介入路径主要有如下3种。

1.经股静脉顺行法 穿刺右股静脉送导丝至右心房，穿刺房间隔至左心房，经左房室瓣、左心室流出道至升主动脉，再从股动脉中套出，从而在股静脉与股动脉间建立输送轨道。该方法操作复杂，并发症较多，目前临床已不再应用。

2.经股动脉逆行法 该方法经股动脉，导丝经腹主动脉、降主动脉和主动脉弓逆行至主动脉根部，至左心室建立输送轨道，根据食管超声及造影显示的钙化主动脉瓣环为标记，将支架送至该位置，是目前临床最常用的方法。

3.经心尖顺行法 手术需在镶嵌（hybrid）手术室中完成。胸部前外侧小切口暴露左心室心尖，穿刺左心室心尖，在X线透视下建立轨道，沿轨道将输送系统送至主动脉瓣位置。经心尖途径不受外周血管病变情况限制，可减少输送系统对主动脉的损伤。

（二）操作方法

1.采用气管插管全身麻醉 取平卧位，双下肢外展。

2.消毒 按体外循环手术消毒范围铺单。

3.行左侧股静脉穿刺，置入血管鞘，将临时起搏器置入右心室，护士连接临时起搏器，测试后关闭待用。穿刺左侧股动脉，置入血管鞘，送入导管行双侧股动脉、髂动脉造影，多角度行主动脉逆行造影。

4.建立右侧股动脉-右髂动脉-主动脉-左心室加硬导丝轨道，行主动脉瓣球囊扩张。人工右心室起搏（频率180次/分），收缩压降至60mmHg左右。置入18F动脉鞘管、递送右冠状动脉造影导管。

5.支架瓣膜置入 将支架瓣膜推送并精确定位至主动脉瓣瓣环部位，再次人工起搏频率180次/分，瞬间充分扩张球囊，释放瓣膜支架后，回缩球囊，关闭起搏器，恢复自主率，血压回升>90/60mmHg以上，退出输送系统。X线透视下观察支架瓣膜的位置、形态固定是否良好。

6.造影和超声再次评估瓣膜支架的位置及功能，判断冠状动脉开口是否受累。

7.缝合动脉穿刺口，递送缝合器。穿刺处压迫止血及包扎。病情稳定后送入监护室。

【护理措施】

（一）术前护理

1.术前评估 术前评估包括临床评估及影像学评估。

（1）临床评估应建立多学科心脏团队（multiple disciplinary heart team，MDHT），由心内科医师、心外科医师、超声心动图医师、放射科医师、麻醉师、护士及相关专业技术人员构成。由 MDHT 协作进行手术方案的制订，包括瓣膜选择、血管入路、手术部位、麻醉考量和潜在并发症管理。对患者的初始评估包括对主动脉瓣狭窄的症状和病情严重程度、标准临床数据的评估，并确定心血管和非心血管的合并症。

（2）功能评估应包括患者身体虚弱情况、生理功能和认知功能。此外，可行无获益评估（即使手术成功，预期寿命也<1 年，2 年生存获益<25%）。

（3）影像学评估是术前评估的重点，经胸超声心动图是完成初始评估和主动脉瓣狭窄严重程度分期评估的最佳技术手段。多模态成像能显示主动脉瓣、静脉窦和瓣环 3D 影像，可用于术前方案设计和术中决策制定。

2.术前访视 TAVI 在国内尚未大范围开展，患者对手术方法了解较少，可能承受巨大的精神压力，因此应予术前访视。首先选择访视时间，安排在术前 24h 左右效果比较好，由手术团队医生对患者进行访视，可以给患者介绍手术步骤，使患者对此类手术有所了解，缓解其压力和紧张的情绪，取得患者的信任。

3.术前患者准备

（1）完善相关检查，术前 6～8h 禁食水，行抗生素过敏试验及交叉配血等。

（2）术前当日备皮，范围需符合体外循环手术要求，即上至下颌部，下至腹股沟，左侧达腋后线。

（3）术前应用抗生素。

（二）术后护理

1.血流动力学监护 TAVI 术后病理生理相比术前出现明显变化，一是瓣膜狭窄解除后，左心室后负荷减轻，外周血管阻力下降，血流动力学改变；二是由于术前心功能低下，禁食水、术中失血、低灌注等多种因素导致低心排血量。因此术后要根据血压、中心静脉压、肺部听诊情况、尿量等随时调整输液速度和血管活性药物剂量，术后 24h 维持正平衡。24h 补液总量 2000～3000mL，术后 2h 内达补液总量的一半，原则为先胶体液后晶体液，维持中心静脉压 9mmHg。

2.临时起搏器的护理 TAVI 术后由于心脏瓣膜支架的直接和间接压迫，患者可能发生暂时或永久性传导阻滞。术后常规安置临时起搏器，频率设置为 50 次/分左右。观察心电图及心电监护仪，保证起搏器感知、起搏等功能正常，术后 3～5 天经动态心电图检查无异常后可拔除。

3.有创呼吸机监测 患者术后均使用有创呼吸机辅助呼吸，方式 SIMV＋ASB。使用呼吸机时，密切观察各通气流量参数，及时排除和处理各类报警。保持呼吸机管路通畅，正确加温湿化。患者麻醉清醒后，评估血气分析及患者的自主呼吸与咳嗽能力，给予充分吸痰拔管。

4. 伤口观察与护理　与介入中心护理人员详细交接主、次伤口。主侧伤口为术中穿刺18F鞘管植入人工瓣膜的伤口，次侧伤口为普通冠脉造影伤口，两侧伤口均行封堵器封堵。术后观察应严密，1h内每15min观察一次，2～6h每30min观察一次，以后每小时观察直至24h后。伤口砂袋压迫2h，术后6h嘱患者活动幅度不宜过大，不宜坐起或腿部弯曲。同时，每小时评估双下肢远端血液循环状况，记录下肢动脉搏动、皮温、肌力。积极预防下肢静脉血栓形成，予足踝下垫枕抬高下肢。由于术前使用抗凝药，术中又肝素抗凝，加之穿刺鞘管口径粗，需警惕患者有无出血并发症。双侧股动脉伤口48h换药，解除绷带加压包扎，听诊伤口局部，预防假性动脉瘤。

【术后并发症预防和护理】

1. 房室传导阻滞　有研究表明，TAVI手术导致的传导异常46％发生在球囊扩张时。瓣膜支架在扩张和植入过程中，会压迫传导区的心肌，造成局部水肿、缺血，导致传导异常。TAVI术后心脏传导阻滞通常发生在术后72h内。术后严密监测临时起搏器的工作状态，记录参数，动态观察心律（率）变化。术后一周每日行心电图检查。

2. 瓣周漏　TAVI手术操作过程复杂，术后可能出现介入瓣膜并发症，如瓣周漏、冠状动脉开口堵塞等。护士应严密监测患者血流动力学变化，如短时间内出现血流动力学的改变或心力衰竭较前加重均提示瓣周漏可能，需即刻行床旁心脏超声检查。情况严重者，完善术前准备后送急诊外科手术。术后注意听取患者不适主诉，出现胸闷、胸痛症状时，及时复查心肌损伤标志物，追踪18导联心电图变化。

3. 脑卒中　TAVI术后的主要并发症之一，其护理要点有以下几点。

① 密切观察患者意识状态，瞳孔对光反射、大小，及早拔除有创呼吸机判断神经反射、四肢活动及言语情况。

② 术后血压应维持在不低于术前血压20～30mmHg水平。

③ 出现瞳孔对光反射迟钝、神志模糊时，及时给予甘露醇脱水，必要时行颅脑CT。

【健康教育】

1. 抗凝治疗　与抗凝有关的出血和栓塞是瓣膜置换术后最常见的危及生命的并发症，因此必须让患者及家属知道抗凝治疗的重要性，严格遵医嘱用药。应在医师指导下改变药物用量及用法。

2. 出院指导　指导患者出院后应注意休息、劳逸结合，保持心情舒畅，半年内避免剧烈活动和疲劳。加强营养，但要限制盐的摄入，不能暴饮暴食，遵医师指导服用强心、利尿、抗凝药。育龄女性注意瓣膜手术及使用抗凝药对月经、妊娠的影响。注意保暖，防止感冒。注意体温变化，如有异常及时就医，医护人员要做好家庭访视工作。

3. 长期随访　出院后1个月复查24h动态心电图，术后1个月、3个月、6个月复查血常规、心肌标志物、心脏超声、心电图，随后每年检查一次。长期保持口腔卫生，行心内膜炎预防治疗。

第六节 ⊃ 射频消融术及护理

射频消融术（radiofrequency catheter ablation，RFCA）是治疗心律失常的一种导管治疗技术。射频能量是在消融导管顶端和皮肤电极板之间产生的一种频率为300～750kHz的交流电。射频电流是一种正弦波形。射频导管本身不产热，当射频电流流经作用部位的组织时，因组织的阻抗作用而转化为热能，达到一定温度（50～90℃）后，使特定的局部心肌组织脱水、变性、坏死，自律性和传导性能均发生改变，从而使心律失常得以根治。

【适应证及禁忌证】

（一）适应证

1.房室结折返性心动过速的消融适应证

（1）心动过速反复发作，症状明显，药物治疗不能控制者。

（2）因药物不良反应不能耐受，或不愿长期药物治疗者。

2.旁路消融的适应证

（1）伴有症状的房室折返性心动过速，药物治疗或药物预防无效或药物治疗产生不可耐受的不良反应。

（2）预激综合征并发心房颤动且不能耐受药物治疗。

3.快速型房性心律失常的消融指征

（1）伴有症状的房性心动过速、心房扑动、心房颤动。

（2）药物不能控制心室率的快速房性心律失常，包括房性心动过速、心房扑动，尤其是心脏逐渐增大或心力衰竭难以控制时。

4.其他适应证

（1）窦房结折返性心动过速。

（2）室性心动过速。

（3）频率过快的窦性心动过速。

（4）伴有症状的非阵发性交界区心动过速且不能接受药物治疗者。

（二）禁忌证

（1）感染性疾病，如感染性心内膜炎、败血症和肺部感染等。

（2）严重心律失常及严重高血压未加控制者。

（3）电解质紊乱、洋地黄中毒者。

（4）有出血倾向者、现有出血性疾病者或正在进行抗凝治疗者。

（5）外周静脉血栓性静脉炎者。

（6）严重肝肾损害者。

【物品准备】

1.电生理检查电极导管。

2.插管导引器、导引钢丝、血管扩张器、导引外鞘管。

3.多导生理记录仪、程序刺激仪。

4.药物 利多卡因、肝素、异丙肾上腺素、阿托品、腺苷、地西泮等。

【操作方法】

1.消毒铺巾 患者取平卧位，常规消毒双侧腹股沟，上至脐部，下至大腿中部，左右至两大腿侧面包括会阴部，同时消毒右侧颈部皮肤。

2.穿刺动、静脉 插入动脉鞘：麻醉后穿刺左右侧股静脉、右颈内静脉或锁骨下静脉、右股动脉，分别置入动脉鞘管，肝素水冲洗鞘管，以防血栓形成。

3.电极到位 将一根电极导管的顶端送到左心室心尖，另一根电极顶端送至希氏束，记录到希氏束电位，另外自颈内静脉的鞘内送入冠状窦电极。

4. 消融　上述三根电极到位后，首先进行电生理检查，初步确定靶点位置；再插入大头导管，并将其送至相应心腔内，用大头导管证实电生理检查的结果，并找到更精确靶点位置。定位后将消融导管尾端与射频消融仪输出端相连，打开射频仪放电，记录每次的电功、时间及阻抗。

5. 拔管及压迫止血　由旁路引起的房室折返性心动过速，经检查证实旁路已被阻断；房室结折返性心动过速的房室结双径的慢径已改良，则可拔管压迫止血。压迫止血 10～15min，如无出血，则在穿刺点上放置纱布并加压包扎，沙袋压迫 6～8h。

【护理措施】

（一）术前护理

（1）术前完善各项常规检查。

（2）术前应常规停用所有抗心律失常的药物至少 5 个半衰期。对少数依赖抗心律失常药物控制的患者，入院后应在监护下停药。

（3）房颤消融者术前服用华法林维持 INR 在 2.0～3.0 之间，术前需行食管超声检查确认心房内无血栓方可手术。术前 3 天停用华法林，改用低分子肝素皮下注射。

（4）术前手术区域备皮，范围为颈部、会阴部及双侧腹股沟。

（5）术前于左上肢建立静脉通道。

（6）特殊患者术前 30～60min 遵医嘱予抗生素静脉滴注，以达到预防感染的目的。

（二）术后护理

（1）穿刺部位弹力绷带加压包扎，沙袋压迫 6h，术肢制动 12h。

（2）术后 24h 行心电监护，观察有无各种心律失常及房室传导阻滞。必要时行动态心电图检查。

（3）房颤消融者术后 4h 行心包超声检查，警惕心包填塞。无心包积液者，可继续使用低分子肝素抗凝，4 天后改用华法林继续抗凝，以防止血栓形成。

（4）房颤消融者遵医嘱使用抗凝药及护胃药。

【术后并发症预防和护理】

1. 局部出血及血肿

（1）出血：局部再次出血时应立即手法压迫止血 20min，加压包扎，减少肢体活动。

（2）血肿：穿刺部位血肿为压迫不当或肢体过度活动导致。伤口局部血肿，重新加压包扎，必要时挤出淤血。

2. 心包填塞　少量心包积液可自行吸收，可酌情停用抗凝药物，密切观察生命体征以及患者主诉。重者立即停用抗凝药物及降压药物；给予扩容，必要时行输血；同时给予多巴胺等升压药物维持血压；行心包穿刺，抽取心包积液。必要时保留心包引流管，待心包填塞症状缓解后再拔除。

【健康教育】

1. 术后心悸　患者及时就近就医做心电图检查，并保留检查结果。

2. 术后复发　患者带发作时的心电图来医院就诊，必要时可重新手术。

3. 术后常规遵医嘱服用抗凝剂

4. 定时复诊

小结

　　本章着重介绍了各类常见心血管病的介入治疗方法，需知晓介入手术的适应证及禁忌证，了解手术的物品准备和具体操作方法。重点掌握围手术期护理措施与健康指导，能早期识别术后并发症，并给予正确处理。

（周　莹）

思考与练习

单选题

1.介入手术术前常规（　　　）建立静脉通路，局部备皮。

A.双侧肢体　　　　　B.右侧肢体　　　　　C.双下肢　　　　　D.左侧肢体

2.下列哪种先天性心脏病属于发绀型的（　　　）

A.ASD　　　　　　　B.VSD　　　　　　　C.TOF　　　　　　D.PDA

3.永久起搏器术后（　　　）行床边十二导联心电图。

A.每小时　　　　　　B.每周　　　　　　　C.每日　　　　　　D.每月

4.全麻的儿童术前（　　　）禁食、水，禁食期间适当补液。

A.4～6h　　　　　　B.8～10h　　　　　　C.6～8h　　　　　　D.2～4h

5.介入手术术后，为了尽快排出造影剂，减少对肾脏的损害，一般6～8h补液量达到（　　　），4h尿量达到（　　　）。

A.1000～2500mL，800mL　　　　　　　　B.1000～2000mL，800mL

C.1000～2500mL，1000mL　　　　　　　D.1000～3000mL，1000mL

6.植入式起搏器，对患者上半身及左上肢制动要求为（　　　）。

A.24h　　　　　　　B.6h　　　　　　　　C.12h　　　　　　　D.72h

第十一章

心脏病外科治疗及围手术期护理

学习目标

 知识目标

1.掌握 PDA、ASD、VSD 的病理生理、手术方式及术后护理；各种瓣膜病的病理生理及术后护理要点；冠状动脉旁路移植术及主动脉瘤术后护理要点。

2.熟悉 TOF 的发病机制及术后护理；人造心脏瓣膜的类型及心脏瓣膜置换术后并发症；冠状动脉旁路移植术及主动脉瘤术后并发症。

3.了解 各类姑息手术的手术方式及术后护理；冠状动脉旁路移植术及主动脉瘤的手术方式。

技能目标

人工气道的护理及肺部体疗的具体操作方法；胸腔闭式引流的护理要点；神志的观察方法。

素质目标

教会学生结合理论知识对临床实际问题进行简单的分析、判断，培养其发现和解决问题的能力。

第一节 ➡ 先天性心脏病手术及护理

【定义】

在人胚胎发育时期（2～3 个月内），心脏及大血管的形成障碍而引起局部解剖结构异常，或在胎儿属正常的结构，出生后应自动关闭的通道，而未能闭合的心脏异常，称为先天性心脏病，简称先心病。除个别小室间隔缺损在 5～10 岁前有自愈的机会，绝大多数需手术治疗。

【病因】

引起胎儿心脏发育畸形的原因是多方面的，目前认为有关的因素主要有：胎儿发育时期子宫内病毒感染，以风疹病毒感染多见，其次为柯萨奇病毒感染；妊娠早期先兆流产、大剂量放射性和细胞毒性药物在妊娠早期的使用；高原环境地区因氧分压低可导致胎儿出现动脉导管未闭、房间隔缺损等先心病；另外遗传、高龄产妇都有可能导致胎儿发生先心病的可能。

【分类】

传统分类：非发绀型先心病（左向右分流）、发绀型先心病（右向左分流）。

1. 非发绀型先心病　包括左向右分流伴肺血流量增多（PDA、ASD、VSD）；左侧梗阻性病变（主动脉缩窄、主动脉弓中断）。

特点：左向右分流，左心压力高于右心，血流由左心向右心分流，动脉血混合到静脉血中，患儿平静时无发绀现象。

2. 发绀型先心病　包括法洛四联症（TOF）、肺动脉瓣闭锁（PA）、单心室、右室双出口（DORV）、完全性大动脉转位（TGA）、完全性肺静脉畸形引流（TAPVC）。

特点：右向左分流，左右心之间存在异常通道，右心系统的静脉血分流到左心系统，并直接进入体循环，即患儿在平静时都会有发绀现象。

一、动脉导管未闭

【定义】

动脉导管位于肺动脉分叉或左肺动脉与左锁骨下动脉开口远端的主动脉之间，动脉导管是胎儿循环的必需通道。婴儿出生后，肺循环建立肺内压力下降，出生后48h内动脉导管因平滑肌收缩而产生功能性闭合，通常在出生后4周完全自行解剖闭合而成为动脉韧带。各种原因造成婴儿时期的动脉导管未能正常闭合，称为动脉导管未闭（PDA）。依其形态通常分为管型（80%）、漏斗型、窗型、哑铃型、动脉瘤型。

【病理生理】

PDA使血液从主动脉向肺动脉分流（左向右分流），分流量取决于导管的粗细和主、肺动脉之间的压力阶差。无论在收缩期或舒张期，主动脉压力均高于肺动脉压力，血液从主动脉连续向肺动脉分流，即左向右分流。

左向右分流→肺血流量增加→左房压力增加→左室容量负荷加重→左心房、左心室扩张肥厚→充血性心衰，长期肺血流量增加→肺小动脉发生痉挛、肺小动脉壁内膜增厚、管腔狭窄→肺循环阻力增加和（或）肺动脉高压（PH）。

PH使右心室后负荷增加，当肺动脉压力达到或超过主动脉压力时即可产生双向分流或右向左分流，平静时即出现发绀，称为艾森门格综合征。

【临床表现】

患者临床症状取决于导管的大小、肺血管阻力以及合并的心内畸形。导管粗且分流量大，有反复呼吸道感染、气急、乏力、发育障碍的临床表现。患者出现周围血管征和差异性发绀。

左锁骨下凹处闻及3~4/6级典型连续性机械样或滚动状杂音，向左锁骨下和左胸部传导。X线检查肺动脉段凸出，呈漏斗征，肺血流量增多，心房和心室增大，以左心室增大为主。

【治疗】

1. 常规外科手术治疗　外科手术治疗是常用治疗方法，其手术方式主要为动脉导管结扎术、动脉导管缝扎术、动脉导管夹闭术。近年来外科手术主要用于合并其他复杂心血管畸形无法实行介入治疗的患者。

2. 微创手术治疗　以经胸腔镜下导管结扎术为主，但胸腔镜手术有一定的禁忌证，主要包括动脉导管为窗型、动脉导管钙化或形成动脉瘤样变、体重小于1.5kg的早产儿和合并细菌性心内膜炎的患者。

3. 经皮心导管介入封堵术　目前主要应用 Amplatzer 蘑菇伞较为广泛，它是一种可自行膨胀的蘑菇形的装置，其使用后临床效果好。是近年来较为常见的治疗手段。

【术后护理】

1. 血压的观察　由于动脉导管关闭后，体循环血量增加，术后常出现高血压。血压波动可能引起吻合口出血，或导管断端破裂出血及高血压脑病。术后血压应维持在正常或偏低水平。密切观察血压变化，术后血压轻度偏高，可不予处理，或酌情给予镇痛药、利尿药。血压明显增高者可应用硝普钠降压，维持血压稳定。重度肺动脉高压的术后患者可持续给予镇静药，防止出现肺高压危象。

2. 控制液体入量　体外循环下行 PDA 缝闭术的患者，术后早期需要控制液体的入量，以减轻左心室的前负荷，维持电解质平衡。为防止输入胶体液后血容量增大，血压进一步上升，如无特殊情况，术后一般不提倡输血或血浆。

3. 呼吸道管理

（1）术后呼吸机辅助时间 1～2h，待患者完全清醒后可拔除气管插管，如合并肺动脉高压，且术后高压下降不满意时，要延长呼吸机辅助时间。

（2）拔除气管插管后，每 2h 给患者翻身，并配合有效的胸部体疗，鼓励患者深呼吸、咳痰，防止出现肺不张。

（3）术后需观察呼吸状态，如出现呼吸活动减弱、呼吸困难或矛盾呼吸，提示可能出现膈肌麻痹，是手术损伤膈神经所引起，其双侧均可发生，但以左侧为多见，大多数可以自行恢复，如出现反复依赖呼吸机者则需行膈肌折叠术。

4. 乳糜胸的观察与处理　术中损伤胸导管可产生乳糜胸。乳糜胸水为乳白色不凝固状，可通过留取胸水行乳糜试验加以鉴别诊断。如出现乳糜胸可给予如下处理。

（1）控制饮食：引流量较少应给予低脂、高蛋白饮食；引流量较多者应适当禁食，以减少乳糜液量。

（2）持续胸腔引流：引流量较大时应给予持续胸腔引流术。术后应保持导管通畅，经常挤压胸腔引流管，防止乳糜液黏稠纤维素沉着堵塞引流管。

（3）注意休息，预防感染。

5. 喉返神经损伤的观察与处理　术中牵拉引起喉返神经水肿，或结扎切缝导管时损伤神经。拔管后严密观察有无喉返神经损伤，如术后患者出现声音嘶哑、饮水呛咳等症状，及时报告医生。部分单侧喉返神经损伤的患者，只有轻度声嘶及发声无力，经治疗后，可于 2～3 周内恢复。双侧喉返神经损伤双侧声带不能外展，有呼吸困难症状，其处理如下。

（1）给予激素类药物，雾化吸入治疗、翻身、拍背、鼓励咳痰。

（2）术后适当使用神经营养药物治疗。

（3）饮食：应吃糊状黏稠食品防止饮水呛咳、误吸。

6. 术后出血的观察　有些 PDA 较为脆弱，易出血，术后除了要观察引流量及颜色外，还应注意有无出现 PDA 出血但引流不畅的可能。一旦确诊应积极行二次手术。

二、房间隔缺损

【定义】

房间隔缺损（ASD）是在胚胎期由于房间隔的发育异常，左、右心房间残留未闭的房间孔，造成心房之间左向右分流的先天性心脏病。ASD是最常见的一种先天性非发绀型心脏病，多发于女性，女性与男性发病率之比约为3∶1。ASD可单独存在，也可合并其它畸形。房间隔缺损分为原发孔型和继发孔型。继发孔型根据缺损的部位分为中央型（卵圆孔型最常见）、上腔型（静脉窦型）、下腔型、混合型（缺损巨大）。

【病理生理】

婴幼儿时期左、右心室肌肉厚度和顺应性以及体循环与肺循环的血管阻力较为接近，所以经房间隔缺损的血液分流量较少。随着年龄的增长，肺血管阻力下降，右心室压力下降，右心室顺应性增大，左向右血液分流量和肺循环血流量增加，右心房、右心室及肺动脉逐渐扩大，分流量也逐渐增加，临床症状逐渐明显。虽然肺循环血流量增多，但是由于肺血管床顺应性强，早期肺动脉压力不高。随着患儿年龄的增长，肺血管阻塞病变、肺血管阻力、肺动脉压力均会随着年龄增长而增加。当右心房压力高于左心房时产生右向左分流，逐渐形成艾森门格综合征。房间隔缺损晚期死亡原因主要是右心衰竭及各种房性心律失常。

【临床表现】

绝大多数患儿早期可无症状，仅表现为生长缓慢，易反复发生呼吸道感染。随着年龄增长症状逐渐明显，可出现活动后心慌气短，易疲劳，咳嗽，甚至昏厥、咯血、发绀，最后发展为艾森门格综合征。绝大部分在40～45岁因长期右心容量负荷加重而出现右心形态功能和肺血管阻力的明显改变。在胸骨左缘2、3肋间可闻及2～3级收缩期喷射性杂音。X线检查：心脏增大，主动脉结小，肺动脉段突出，肺纹理增粗，肺动脉分支扩张。

【治疗】

如患儿出现临床症状或缺损大于5～7mm时应进行外科手术或介入治疗。

【术后护理】

1.维护左心功能，防止发生肺水肿 房间隔缺损较小的患者，左心发育尚可；房间隔缺损大者，患者左心发育较差，易出现急性左心衰，术后左心功能的维护更为重要。术后密切监测左房压、中心静脉压、动脉压及尿量，必要时加强利尿，监测电解质及酸碱平衡。使用正性肌力药，保证各重要脏器的血供。同时需掌握补液速度，防止输液过多。大房间隔缺损者，常用血管扩张剂硝普钠，降低心脏后负荷，改善心功能。

2.心律失常的观察 术后可能出现各种心律失常（房性或室性期前收缩、房室交界性心律、房室脱节、房颤和房室传导阻滞）。密切观察患者的心律、心率变化。

3.肺动脉高压护理 肺动脉高压是左向右分流型先心病常见且严重的并发症，应密切观察及精心护理，预防发生肺高压危象。

（1）肺动脉压的监测：用Swan-Ganz导管持续监测肺动脉压力的变化，根据肺动脉压力指导治疗，并维持肺动脉平均压在20～30mmHg。

（2）维持心功能稳定：密切监测生命体征、血气等，维持正常胶体渗透压，扩血管治疗；维持适当的心排量，减少心脏后负荷和改善左心功能，可使用硝普钠、硝酸甘油、前列腺素E、米力农直接或间接改善肺循环。

（3）呼吸道护理：恢复和维护肺功能，防止肺部并发症是肺高压术后患者恢复的关键。

①肺泡缺氧是引起肺血管床收缩最重要的因素，术后必须用呼吸机辅助呼吸，充分供氧，呼吸机辅助时间应比其他疾病长。重度肺动脉高压吸入氧浓度为100%，呼吸机辅助时间＞72h。

② 保持呼气末正压（PEEP），增加功能残气量，防止肺泡萎陷。使用呼吸机时，PEEP的压力为 $4\sim7cmH_2O$。

③ 注意气道湿化：防止气道内分泌物沉积，痰痂形成，影响供氧通气。

④ 保持呼吸道通畅：及时清除呼吸道分泌物，增加通气，防止肺不张、肺炎的发生。肺高压患者吸痰时间间隔应相对延长。重度肺高压患儿如吸痰反应强烈，吸痰前应给予镇静剂，待安静后再吸，以防躁动加重缺氧，使肺动脉压力进一步升高，引起肺高压危象。吸痰时严密观察有无缺氧以及肺动脉压力的变化。吸痰后要吸纯氧，增加通气量以便及时缓解缺氧情况。

⑤ 过度通气：术后适当地过度通气能提高 PaO_2，术后每 $2\sim4h$ 查血气并保持 pH 在 $7.50\sim7.55$、PaO_2 在 $25\sim35mmHg$、$PO_2>100mmHg$，必要时根据病情变化随时复查血气，及时了解通气及换气情况。

⑥ 拔管后的呼吸道护理：拔除气管插管后，要保证充分给氧，密切观察患者呼吸情况；肺部体疗 $1\sim2h$ 一次，鼓励咳嗽。

（4）镇静剂的应用：对小儿尤其是婴幼儿，不能早期脱机者，应充分镇静，一方面防止颈部活动过多引起喉头水肿，一方面保持安静以减少心脏负荷，并减轻肺动脉压力升高。

（5）扩张肺血管药物的应用：曲前列尼尔注射液（静脉用药）、吸入用伊洛前列素溶液（雾化用药）、枸橼酸西地那非、波生坦、安立生坦（口服药）。

三、室间隔缺损

【定义】

室间隔缺损（VSD）指胚胎期室间隔发育不全而形成的单个或多个缺损，由此产生左、右两心室的异常交通，心室水平左向右分流，使肺血流增加，肺动脉压力增高。可单独存在，也可合并其他畸形，前者占先天性心脏病的 $20\%\sim30\%$。

【VSD 分型】

1. 根据缺损部位分为五型

（1）膜周型：占室间隔缺损类型的 80% 左右，最常见。

（2）漏斗部：缺损位于圆锥间隔上，主要由圆锥部间隔各部融合不全所致，分干下型和嵴内型。

（3）肌部型：缺损位于肌部，较少见。

（4）房室通道型：也可称为隔瓣下型。较少见，仅占 VSD 的 5%。

（5）混合型：同时存在上述两种类型以上的缺损。

2. 根据缺损大小分为三种

（1）小缺损：缺损口径小于主动脉口径 $1/3$ 或面积小于 $0.5cm^2$，左室压力稍高，肺动脉压力基本正常。

（2）中等缺损：口径为主动脉的 $1/3\sim2/3$ 之间，肺循环血量增多而致左房压增高，左室扩大。

（3）大缺损：缺损口径近于或大于主动脉口径，面积大于 $1.0cm^2$，肺动脉压力明显升高，早期与主动脉相近或相等，晚期可超过主动脉压形成艾森门格综合征。

【病理生理】

VSD 的血流动力学变化与缺损大小、两室压差及肺血管阻力有关。

1. 小缺损　左向右分流量小，对人体血流动力学影响不大。肺血管阻力正常或稍高，左室负荷轻度增加，不易发生肺动脉高压。

2. 大缺损　左向右分流量大→肺循环血量增加→肺血管痉挛→部分肺小血管内膜增厚→肺血管阻力增高、管腔阻塞及纤维化，发生器质性改变→肺动脉压、右室压增高→左向右分流逐渐成为双向分流、反向分流，出现艾森门格综合征。

【临床表现】

临床表现与缺损大小、分流量大小及分流方向相关。缺损小，可无症状，仅表现为胸前区收缩期杂音；缺损大者，左向右分流量大，症状早且明显，心悸、气喘、乏力，患儿喂养困难，发育较差，反复发生呼吸道感染，易患肺炎，严重者出现慢性充血性心衰。有明显肺动脉高压时，可出现发绀。易罹患感染性心内膜炎，晚期可出现肺栓塞、脑脓肿。胸骨左缘第3、4肋间可闻及响亮粗糙收缩期杂音伴震颤。X线检查：缺损较大者心脏扩大，肺纹理增粗，左心室增大，肺动脉段突出。伴有重度肺动脉高压者可见肺动脉段明显突出或呈瘤样扩张，左右心室均扩大，肺纹理扩散到外侧带。

【治疗】

治疗室间隔缺损的方法包括体外循环直视下行室间隔缺损修补术、介入封堵术。

【术后护理】

1. 心功能的维护　术前左心发育不良者，术后左心室后负荷加重，术后需加强左心功能维护。

（1）维持血压的正常水平。

（2）监测中心静脉压的变化。CVP维持在正常的低水平，一般小于6mmHg；VSD修补术后，左心血容量增大，早期应控制入量，限制静脉输入的晶体液，血容量补足后不宜输入血制品及血浆。

（3）观察心率、心律。心率慢时，心脏舒张末期延长，血容量增加，左心前负荷增加，血压上升，应适当提快心率，防止左室胀满。

（4）心功能差时可用小剂量的正性肌力药物。

（5）及时调整血容量及酸碱平衡，纠正电解质紊乱。在动脉压允许时及早应用扩血管药，以减轻后负荷，改善组织灌注。

2. 观察术后心律的变化　术中低温、缺氧、酸中毒、心传导系统局部组织水肿、心内膜下出血以及机械性损伤等，术后均可出现心动过缓、三度房室传导阻滞。术后如出现房室传导阻滞或心率减慢时，常静脉泵入异丙肾上腺素，同时给激素或极化液等心肌营养药物。如术中已安好临时起搏器，应启动起搏器，并进行监护。

3. 肺动脉高压术后护理　见房间隔缺损的术后护理。

4. 呼吸道护理　恢复和维持肺功能，注意气道湿化，防止气道内分泌物沉积、痰痂形成而影响供氧通气。拔除气管插管后，保证充分给氧，观察患者呼吸情况，肺部体疗1~2h一次，鼓励咳嗽。

5. 术后并发症　术后早期如血流动力学不稳定，应高度怀疑心内残余分流、心包填塞的可能，应尽早行床旁超声检查确诊。

（1）残余分流：临床表现为心前区收缩期杂音，常伴震颤，心率快，可有血红蛋白尿，严重者可有心衰表现，超声可明确诊断，如症状明显应在心功能纠正后再行手术。

（2）主动脉瓣关闭不全：临床表现为术中心脏复跳困难，左心室膨胀严重，术后有主动脉瓣关闭不全的症状和体征，因此术中应注意探明主动脉的情况，正确处理主动脉瓣关闭不全，如术中发现应及时二次循环解除关闭不全。

四、法洛氏四联症

【定义】

法洛四联症（TOF）是发绀型先心病最常见的一种，约占发绀型先心病的 50％，占所有先心病的 10％。血流动力学改变主要取决于右室流出道狭窄程度，绝大多数患者死于缺氧或心力衰竭，法洛四联症应尽早手术治疗。TOF 包括以下四种畸形。

（1）肺动脉狭窄（pulmonary stenosis，PS）：以漏斗部狭窄多见，其次为瓣膜合并漏斗部狭窄。

（2）室间隔缺损（VSD）：多为高位膜部缺损。

（3）主动脉骑跨（aorta overriding）：主动脉根部位置比正常偏右，骑跨于 VSD 之上。

（4）右心室肥厚（RVH）：是肺动脉狭窄的继发改变。

【病理生理】

TOF 的病理生理改变主要取决于右室流出道和肺动脉系统的狭窄程度、体循环阻力和室间隔缺损的大小。右室流出道狭窄导致肺血流减少，肺内侧支循环增多，右室压力逐渐增高导致室间隔右向左分流且逐渐加重。同时室缺较大，主动脉骑跨于室缺之上，同时接受左、右心室的血流。右跨程度越大，主动脉接受右心室排血愈多，发绀愈重，左心室发育越差；右室流出道及肺动脉梗阻越重，肺血流越少，发绀和组织缺氧就越严重；由于左心发育较差，右心负担重，且随年龄的增长日益加重，最终导致心力衰竭。

【临床表现】

1. 发绀　发绀为 TOF 的主要表现，常于出生后 3～6 个月出现发绀，重者新生儿即出现发绀，轻者至年长儿时才出现轻度发绀。多见于毛细血管丰富的浅表部位，如唇、指（趾）甲床等。

2. 缺氧发作　发作时主要表现为烦躁不安、呼吸困难、发绀加重、哭声微弱、晕厥、肌张力低下。发作可持续数分钟或数小时。哭闹、感染、贫血、寒冷等均可诱发，多在婴儿期发生，发生率占 20％～25％。2 岁以后有自然改善的倾向。

3. 蹲踞，活动耐力差　动脉血氧含量下降，故活动耐力降低，稍一活动即感心慌、气短、发绀加重。较大儿童通常不能长时间站立或行走，喜蹲踞位。婴幼儿喜采取背弓位或胸膝位，蹲踞现象是 TOF 的突出特点。缓解机制为减少含氧量较低的回心血量，同时压迫下肢动脉增加体循环阻力，增加左向右分流，增加肺循环血流，提高血氧饱和度，增加上肢供血，改善中枢神经系统缺氧。

4. 生长发育迟缓　患儿多消瘦，精细运动、大运动落后，体力差，耐力差，反复感染导致发育迟缓。

5. 杵状指（趾）　1 岁后渐明显，杵状指（棒槌指）是发绀型先天性心脏病典型特征。发生机制为持续动脉血氧过低，指（趾）末端组织缺氧代偿性毛细血管增生、血管祥扩张、局部组织增生所致。若早期行手术矫治，杵状指亦减轻、消失。

6. 听诊　胸骨左缘第 2～4 肋间有 2～4/6 级喷射性收缩期杂音，P_2 减弱。

【治疗】

1. 姑息手术　用于肺动脉发育极差及伴有其他严重畸形不适合一期根治手术者。目的是增加肺血流，消除和改善发绀等症状，扩大肺血床，促进肺血管发育，为根治手术做准备。

2. 根治手术 右心室流出道疏通及重建，VSD 修补及其它合并畸形的矫治等。

【术后护理】

（一）循环功能的维护

1. 术后早期应输血或血浆 维持胶体渗透压在 17～22mmHg 左右，血红蛋白在 120g/L 以上。避免肾毒性药物造成肾功能衰竭。

2. 术后常规利尿 维持尿量≥2mL/(kg·h)，准确记录 24h 出入量，保证出入量负平衡，维持电解质（钾、镁、钙）、酸碱平衡。

3. 术后常规监测 CVP TOF 患者术后需要保持 CVP 在 12～15mmHg 之间，因为此类患者术前存在肺动脉狭窄，术后可能会发生肺动脉挛缩，肺循环阻力较高，只有保持略高的 CVP，才有利于右心室的血液射入肺循环系统，从而保证正常的肺循环，进而保证正常的血压。

4. 术后常规应用正性肌力药物 维持心率正常，增强心肌收缩力，保证有效心输出量。注意观察外周末梢循环及有无血压低、心率快、脉细弱、面色苍白、皮肤花斑、尿少等低心排血量征象。

（二）呼吸道管理

1. 合理使用机械通气，定期血气分析 维持 PaO_2 在 90～100mmHg，呼吸机参数设定应合理，尽量减少胸内压，不妨碍静脉回流，尽早撤机。撤机后应保持呼吸道通畅，及时雾化、体疗，按需吸痰，预防肺不张及肺炎的发生。鼓励患者在床上活动或早期活动，防止肺不张等并发症。

2. 术后定期行床边胸部 X 线片检查 以便了解气管插管、心内测压管的位置；及时了解心影大小、肺部情况（如有无肺不张、胸腔积液、积气、皮下气肿、膈肌位置等），如有异常及时处理。

（三）精神、神经系统监测

TOF 术后可发生多种神经系统并发症，如因术前血液黏稠度高而形成小血栓，经体外循环后血栓脱落可致脑梗死，或凝血功能不全而引起颅内出血等。术后注意观察患者意识、精神状态，及时发现嗜睡、意识模糊、表情淡漠的异常，观察瞳孔的大小、对光反射，结膜有无水肿，四肢活动、肌张力等。

（四）术后并发症

监测、早期发现术后各种并发症及时处理，保证各器官、系统的正常生理功能。

1. 低心排血量综合征（LCOS）

（1）病因：术前心功能差，纠正畸形不满意，术中心肌保护不良或缺血再灌注导致的心肌功能减低，心室切口过大影响右室功能，主动脉阻断时间过长等。

（2）症状：平均动脉压（MAP）<正常值 10%，心率增快，左心房压>15～18cmH_2O，CVP>15～18cmH_2O，尿量<0.5～1mL/(kg·h) 持续 2h 以上，四肢末梢冷、发绀或花斑，中枢温度与末梢温度差>3℃。

（3）监护要点：①严密观察血流动力学指标，积极治疗病因。②补充血容量，CVP 维持在 10cmH_2O。③应用正性肌力药增强心肌收缩力，改善循环。必要时使用小剂量扩血管药，降低心肌耗氧量，增加冠脉供血，增加心排血量，改善组织供血。④延长呼吸机使用时间。⑤合理应用利尿药，保持电解质及酸碱平衡。

2. 灌注肺

(1) 病因：左心功能不全，侧支循环丰富，炎症因子的释放，渗透压失衡，补血补液过多过快，漏诊的 PDA、VSD 残余分流。

(2) 临床表现：多发生在术后 24～48h，呈血水样痰，呼吸急促、发绀，气道压力升高，血气 PaO_2 降低，$PaCO_2$ 升高，早期呼吸音减低，中晚期出现湿啰音，胸片两肺渗出性改变。

(3) 监护要点：①积极治疗肺水肿，严格控制入量，加强利尿。②给予静脉输注白蛋白维持正常胶体渗透压，以减少肺部渗出。③延长呼吸机辅助呼吸时间，PEEP5～$10cmH_2O$，拔管患者用无创呼吸机辅助呼吸，减少肺部渗出。④早期应用地塞米松，合理应用抗生素，预防和治疗肺部感染，定时翻身、体疗、吸痰。⑤二尖瓣反流造成的肺内渗出，应积极手术纠正。

3. 心律失常

(1) 房室传导阻滞（AVB）：常与手术操作有关，可给予激素、心肌营养药以减轻心肌细胞水肿，促进正常心律恢复。一个月以上未恢复者应安装永久起搏器。

(2) 室上性心动过速：早期多因心肌损伤或缺氧所致，应改善通气，纠正水电解质紊乱，必要时使用胺碘酮等药物；晚期多由流出道梗阻所致，需再次手术解除梗阻。

(3) 室早和室性心动过速：多在晚期出现，可致猝死。

4. 肾功能不全 术中注意保护肾脏的灌注量和降温，术后要维持血压以保证肾脏的基本灌注。出现肾功能不全时，婴幼儿行腹膜透析，成人行血液透析。

5. VSD 残余分流 多为缺损修补不完全，也可见于未发现的肌部室缺。分流量较大时可引起低心排血量综合征或肺水肿，应加强强心利尿，影响患者心肺功能者应考虑再次手术修补。

6. 右室流出道残余狭窄 此类患者易发生右心衰、三尖瓣反流及低心排血量综合征和各种心律失常，甚至猝死。狭窄严重者应考虑再次手术矫治。

7. 瓣膜关闭不全 术后常合并肺动脉瓣和三尖瓣关闭不全。术后肺动脉瓣和三尖瓣关闭不全都有可能导致右心功能不全。因此手术时应注意保护瓣膜功能良好。

五、完全性大动脉转位

【定义】

完全性大动脉转位（TGA）是指大动脉与房室连接关系一致，心室与大动脉连接不一致，所以主动脉完全或大部分起源于右心室，肺动脉完全或大部分起源于左心室，主动脉内接收的是体循环的静脉血，而肺动脉接收的是肺静脉的动脉血。这种循环与生理不相适应，须合并 ASD、VSD 或 PDA 等交通互换血流，患儿出生后才能存活。如果治疗不及时，50%会在出生后 1 个月死亡，生后一年的死亡率达 90%以上。它是一种常见的发绀型复杂心脏畸形，占先天性心脏病发病率的 7%～9%，其发病率仅次于法洛四联症。

【病理生理】

表现为组织供氧不足，肺动脉的血氧饱和度高于主动脉。体循环、肺循环呈并联状态代替了正常心脏的串联循环。非氧合血通过右心室排出至主动脉，而肺静脉氧合血经左心室排出至肺循环，导致一侧心室排出的绝大部分血液仍回流至该心室。动脉导管闭合后，如不伴有房间隔缺损或室间隔缺损，患儿将不能存活。

【临床表现】

1. 症状 患儿出生后临床症状取决于体循环和肺循环的血氧混合程度，主要表现为低氧血症。如果心房内分流很小，动脉导管自然关闭，且室间隔完整，则出生后即出现严重发绀、气促、多汗、心率快，吸入纯氧无变化。但是如果心房内分流大，同时伴有动脉导管未闭或室间隔缺损，则发绀不重，症状出现较晚，这是由于体循环和肺循环血液的大量混合，但早期会出现充血性心衰表现，并多伴有肺动脉高压。如果合并室间隔缺损和左心室流出道狭窄，则类似于法洛四联症，肺血流减少，低氧血症，心衰症状较轻。

2. 体征 心前区轻微膨隆。室间隔完整型患儿有轻度呼吸困难，气促表现为肋间凹陷，肋下可扪及肝脏；合并较大动脉导管未闭时，在胸骨左缘第二肋间可听到连续性机械杂音；合并室间隔缺损可在胸骨左缘第三、四肋间听到全收缩期杂音；部分室间隔完整型合并左室流出道狭窄患儿在胸骨左上缘听到收缩期喷射性杂音。

【外科手术治疗】

该疾病的手术方式和手术时机依据其解剖条件、患者年龄、伴有其他心内畸形所引起的病理生理来决定。根治手术主要有以下几种。

1. 大动脉调转术（Swith 术） 治疗 TGA 的首选术式。一般 VSD 完整型 TGA 应出生后 2 周内手术最为合适，但也取决于左心室功能，因此手术年龄超过 1 个月，必须注意左心功能是否存在退化，临床上可以通过心导管检查和心脏超声检查来决定。手术是将主动脉和肺动脉切下后换位，同时将原来的左、右冠状动脉分别取下移植到新的主动脉上，使完全性大动脉转位在解剖上彻底纠治。手术成功的关键在于冠状动脉的移植。

2. 大动脉移位术（Nikaidoh 术） 此式式对 TGA 伴 VSD 和左心室流出道梗阻患者采用连同自体冠状动脉一起进行主动脉换位以及双心室流出道重建。手术操作复杂，但 Nikaidoh 术不仅使不宜进行 Rastelli 手术的患儿获得手术机会，同时还保证了矫治后的心脏形态更接近正常解剖，在一定程度上解决了患儿的生长性问题。

3. Rastelli 术 适合于儿童和成人 TGA 伴室间隔缺损和肺动脉狭窄，或原来做过肺动脉环缩术引起的肺动脉干及瓣下狭窄的病例。手术主要根据室间隔缺损的位置，在右心室腔内做隧道或人工管道将主动脉与左心室连接，使左心室血进入体循环；右心室则通过心外带瓣管道与肺动脉进行连接，使右心室血进入肺循环。由于受管道及生长年龄的限制，远期生存率并不理想，一般在 3～5 岁以后才手术。

【术后护理】

1. 术后及时评估左心室功能 早期易出现低心排血量综合征，应及时优化前后负荷，尽快诊断残余心脏缺损，预防低氧血症、贫血、酸中毒，合理应用正性肌力药改善心肌收缩功能。

（1）正性肌力药和血管扩张剂有助于心肌功能的恢复，常用药物多巴胺 3～5μg/(kg·min)，可升高血压，扩张内脏血管，高剂量多巴胺可使血管收缩。肾上腺素用于严重心功能障碍的患儿，与血管扩张剂联合使用可降低体循环后负荷。

（2）保持血压稳定，舒张压维持在 30～45mmHg 之间、CVP 6～10mmHg、LAP 5～10mmHg。注意严格控制入量，禁止单位时间内容量负荷过重，输液速度应缓慢匀速进行；在维持肾脏灌注的前提下，尿量维持 2～3mL/(Kg·h)，必要时加强利尿或行腹膜透析治疗，维持负平衡，以减轻心脏后负荷，减轻心肌水肿。

（3）对于后负荷升高者，无法避免应用高剂量儿茶酚胺类药物时，必须同时使用小剂量血管扩张剂，如硝酸甘油或硝普钠等，以对抗儿茶酚胺类药物的血管收缩作用。

（4）关注患儿皮肤末梢温度，新生儿使用开放式辐射暖床护理，监测血气，了解乳酸变化。

2. 评估冠状动脉损伤、心肌缺血　12 导联心电图监测 ST 段、T 波变化，深 Q 波与心律失常。给予营养心肌药物和扩张冠状血管药物，并关注疗效。

3. 严密监测心律失常　尤其是完全性房室传导阻滞或交界性逸搏性心动过速。严格遵医嘱及时进行药物纠正或使用起搏器治疗，术后放置临时起搏器是术后心律失常处理的重要措施。

4. TGA 伴肺动脉高压　术后尽量减少肺动脉高压的诱因，如低氧血症、高碳酸血症、酸中毒、疼痛及气管内吸痰。术后可保持患儿充分镇静、镇痛状态，呼吸机辅助呼吸时可兼用肌松药。肺血管阻力高时，可相应适当延长呼吸机辅助时间。及时纠正酸中毒，避免不必要的刺激，各种操作集中进行。

5. 呼吸道管理　术后使用呼吸机辅助呼吸，动脉平均压和动脉血氧饱和度改善后，可逐渐降低通气辅助，依据情况一般于术后 2～4 天可拔除气管插管。拔管后护理以体疗、翻身、拍背为主，必要时吸痰。

6. 延迟关胸　新生儿 TGA 手术后，由于体外循环转机后心肌水肿，如果直接关胸，胸骨压迫心脏，影响心肌收缩功能，可以予以延迟关胸。患儿延迟关胸均是采用胸骨未固定直接缝合皮缘后，切口处覆盖无菌薄膜的方法。在术后 48～72h 后行关胸术，在此期间医护人员均应注意无菌操作预防感染。

（1）将患儿置于独立病房内监护，避免交叉感染，床头悬挂醒目标识。

（2）接触患儿前后均应进行手消毒，避免无关人员探视和接触患儿。

（3）注意手术切口的护理，无特殊情况禁止随意打开胸腔。保持薄膜密闭性，及时除去透明薄膜周围血渍，保持干燥。如出现薄膜下切口渗血，应告知医师后在严格无菌操作下行切口换药。

（4）有创测压装置应保持各接头完全密闭，抽取血样后应保证各接口无血渍。每天更换稀释肝素盐水，有创装置 96h 更换，管道疑有污染时应立即更换。拔除各类有创导管时均做前端细菌学培养。

（5）术后早期血流动力学不稳定时禁止翻身，待循环稳定后可每 4 h 选择轻度侧卧位、肺部体疗，关胸后使用胸带固定，每班观察敷料、切口胸骨愈合情况，有渗液时应留取分泌物培养。

7. 术后并发症

（1）主动脉和肺动脉吻合口狭窄：床边心脏超声可检测。

（2）残余 VSD、ASD 分流：监测 RAP、CAP、PAP，测 PAP/RAP 血氧阶差，如＞5％提示心室水平存在左向右分流。

（3）心律不齐：监测内环境及电解质变化，必要时调节体外临时起搏器。

（4）静脉回流梗阻：临床上上肢静脉回流受阻可出现脸部水肿、上肢肿胀或花斑，下肢静脉回流受阻可出现腹胀、肝大、尿少等表现。可通过床边超声明确诊断或直接静脉测压。

第二节 ⏵ 心脏瓣膜置换术及护理

【定义】

心脏瓣膜病是多种原因引起的心脏瓣膜狭窄或（和）关闭不全所致的心脏疾病。风湿炎症导致的瓣膜损害称为风湿性心脏病，简称风心病。

【病因】

心脏瓣膜病的主要原因包括风湿热、黏液样变性、退行性改变、先天性畸形、缺血性坏死、感染和创伤等。可以引起单个瓣膜病变，也可以引起多个瓣膜病变。瓣膜病变的类型通常是狭窄或者关闭不全。一旦出现狭窄和或关闭不全，便会妨碍正常的血液流动，增加心脏负担，从而引起心脏功能损害，导致心力衰竭。

【病理生理】

（一）二尖瓣狭窄的病理生理

1.二尖瓣狭窄→左心房压增高→肺静脉压增高→肺小动脉反应性收缩→肺小动脉硬化→肺动脉压力增高→右心室肥厚 →右心衰竭。

2.二尖瓣狭窄→左心室容量负荷降低→左心室失用性萎缩。

二尖瓣狭窄左心室特点：小而薄。重度二尖瓣狭窄引起的左心室充盈不足，左心室做功减少，心排出量降低而致左心室萎缩，变得小而薄，左心室舒张末期内径≤40mm 称为小左心室。

二尖瓣狭窄的程度：正常二尖瓣面积为 $4\sim6cm^2$；轻度狭窄 $1.5\sim2cm^2$；中度狭窄 $1\sim1.5cm^2$；重度狭窄 $<1cm^2$。

（二）二尖瓣关闭不全的病理生理

1.二尖瓣关闭不全→左心房容量负荷增高→左心房压增高→肺淤血→肺动脉压升高→右心衰竭。

2.二尖瓣关闭不全→左心室容量负荷增高→左心室舒张末压增高→持续左心室容量超负荷→心肌肥厚→心肌耗氧量增加→左心室收缩功能逐渐减弱→左心衰竭。

急性二尖瓣关闭不全：左心室来不及代偿，左心室舒张末压、左心房压力急剧升高，导致肺淤血，甚至肺水肿，可致肺动脉高压和右心衰竭。

慢性二尖瓣关闭不全：左心室对慢性容量负荷过度的代偿可维持正常心搏量多年，左心室代偿性离心性肥大，肺淤血、肺动脉高压发生较晚，左心衰竭发生亦较晚，但发生后则进展迅速。

单纯性二尖瓣关闭不全患者的左心室特点：大而薄。临床上将 LVEDD（左室舒张末期内径）>70mm 和（或）LVESD（左室收缩末期内径）>50mm 称为巨大左心室，当LVESD≥55mm，EF（左室射血分数）≤45％和 FS（左心室短缩分数）≤25％时，左心室功能已有不可逆性损害。

（三）主动脉瓣狭窄的病理生理

主动脉瓣狭窄→左心室压力负荷增高→左心室壁向心性肥厚、左心房代偿性肥厚→左心室室壁应力增高、心肌缺血和纤维化→左心室功能衰竭。

主动脉狭窄患者的左心室特点：腔小而壁厚。严重主动脉瓣狭窄可引起心肌缺血。

正常主动脉瓣面积为 $2\sim4cm^2$；轻度狭窄 $>1cm^2$；中度狭窄 $0.7\sim1cm^2$；重度狭窄$<0.7cm^2$。

（四）主动脉瓣关闭不全的病理生理

主动脉瓣关闭不全→左心室舒张末期容量增加→左心室离心性肥厚→左心室收缩功能降低→左心衰竭。

急性主动脉瓣关闭不全：如反流量大，左心室的急性代偿期扩张以适应容量过度负荷的能力有限，左心室舒张压急剧上升，导致左心房压升高和肺淤血，甚至肺水肿。

慢性主动脉瓣关闭不全：左心室能较长时间维持正常心排血量和肺静脉压无明显升高。失代偿的晚期心室收缩功能降低，左心衰竭发生。

主动脉瓣关闭不全的左心室特点：大而薄。

【临床表现】

心脏瓣膜病多呈现慢性发展的过程，在瓣膜病变早期可无临床症状，当出现心律失常、心力衰竭或发生血栓栓塞事件时出现相应的临床症状。患者表现为活动后心慌、气短、疲乏和倦怠，活动耐力明显减低，稍做运动便出现呼吸困难，严重者出现夜间阵发性呼吸困难甚至无法平卧休息。

二尖瓣狭窄患者频繁发生支气管炎，轻者痰中伴有血丝，重者咯血，当伴急性左心衰竭时可咳出大量粉红色泡沫痰。

主动脉狭窄患者，在活动后出现头晕、黑矇，甚至晕厥。也可出现心前区不适或心绞痛症状。

【外科手术治疗】

手术方式主要为心脏瓣膜置换术和心脏瓣膜成形术。

1. 心脏瓣膜置换术 切除原有病变的心脏瓣膜，选择合适的人造心脏瓣膜行瓣膜置换手术。

2. 心脏瓣膜成形术 将病变的瓣膜进行修复，成形手术的目的不仅是单纯恢复瓣膜或瓣环的解剖形态，更重要的是改善和恢复瓣膜以及心脏的正常功能。手术需术中食道超声监测判定瓣膜成形的效果。心脏瓣膜成形术主要适用于瓣膜病变较轻，瓣环无明显扩大，腱索及乳头肌功能良好的患者。儿童、缺血性瓣膜病患者、退行性瓣膜病患者、不伴严重钙化的风湿性瓣膜病患者、育龄期妇女及抗凝剂禁忌瓣膜病的患者瓣膜成形术尤为适用。

【人造心脏瓣膜类型】

1. 生物瓣 生物瓣分同种生物瓣和异种生物瓣。

（1）同种生物瓣：分为自体瓣和同种异体瓣，自体瓣用于 Ross 术，即采用自体的肺动脉瓣置换已损坏的主动脉瓣。

（2）异种生物瓣

① 优点：发生血栓栓塞率低，不需终身抗凝和具有与天然瓣相仿的中心血流。

② 缺点：易退行性变、钙化失效，耐久性差。中年患者生物瓣使用寿命一般为 10～15年，之后需再次手术置换，年龄大于 60 岁的患者，生物瓣钙化毁损的速度减慢，可以大于15 年，生物瓣更适宜于年长者。

2. 机械瓣

（1）人工机械瓣膜的种类

① 第一代：笼球瓣，血栓发生率高，容易坏损，提供的血流不是真正的中心性血流，现临床少用。

② 第二代：笼碟瓣，耐久性比较好，血流动力学性能差，结构损坏发生率过高。

③ 第三代：单叶瓣，亦称侧倾碟瓣，提供的血流近于中心性血流，术后血栓栓塞率明显减低。

④ 第四代：双叶瓣，以中心性血流为特征，由两片半月形碟片构成能开合的双叶。现

临床多用。

（2）人工机械瓣膜的特点

① 优点：耐久性好，不易失效，再次手术率低，适宜于年轻人。

② 缺点：有诱发血栓形成的副作用，需终身抗凝，瓣膜无生长扩大的能力。

【护理要点】

各类瓣膜手术后护理既有共性的地方，又要结合术前瓣膜病变特点给予针对性监护。

（一）心脏瓣膜置换术后护理要点

1. 术后重点评估心肺功能状态 结合各项检查结果（B超、床旁胸片、化验值等）全面了解患者的心肺功能状态，同时结合 CVP、血压（与术前血压做对比）、尿量综合分析，并制定护理的要点。

2. 关注单位时间内的液体入量 观察 CVP、尿量、末梢循环的变化，根据具体情况分析判断血容量、心功能等。

3. 维持血钾在正常较高水平（4.5～5.0mmol/L） 补钾同时注意适当补镁治疗。

4. 加强术后肺部的管理 对于心功能较差、体力差的患者需加强呼吸道的温湿化及体位引流，定时雾化、翻身、拍背、排痰，必要时吸痰，保持呼吸道通畅，防治呼吸道及可能合并的多种感染。

5. 抗凝治疗 机械瓣置换术后需要终身服用抗凝血药；生物瓣、瓣膜成形（放置成形环）术后抗凝 3～6 个月。根据 INR 值及时调整华法林的用药剂量，不同瓣膜置换术有不同 INR 目标值。MVR：2.0～2.5、AVR：1.5～2.0、DVR：2.0～2.5、TVR：2.5～3.0。使用抗凝药期间观察有无出血、栓塞征象，患者有无皮肤瘀斑、牙龈出血、鼻出血，注意患者痰液、尿液、大便的颜色，女性患者注意观察月经量，如有异常，及时复查 PT，告知医生减少抗凝药物剂量。INR 值偏高者用维生素 K_1 治疗。

6. 大左心房瓣膜病的监护要点 术后以肺动脉高压及并发肺部感染为主要特征。术后重点预防并护理肺不张、肺部感染、呼吸衰竭等并发症，加强肺部管理。左心房血栓清除术后要注意抗凝治疗，因为剥离血栓后，左心房内壁粗糙而容易诱发新的血栓形成。

7. 对全心型心腔扩大患者的监护要点 患者容易并发多脏器衰竭和肺部感染，此类患者各方面条件差，病情危重，恢复缓慢，需加强右心功能的观察和护理，严密监测和维护肝肾功能，慎用对肝肾功能损害的药物，关注胆红素等生化指标，加强营养，预防感染。

8. 瓣膜成形术后的监护要点 术后早期控制血压是十分重要的，收缩压通常控制在 120mmHg 以下，防止血压过高而导致的成形瓣膜撕脱，术后血压要控制在能保证重要脏器灌注尤其是保证尿量。

9. 血栓栓塞的观察 风湿性心脏病术前伴有房颤的患者，部分有脑栓塞或肢体动脉栓塞史，术后应注意密切观察患者意识、语言、瞳孔、有无四肢活动障碍，局部疼痛，感觉异常，肢体远端皮温、色泽，动脉搏动等情况。感染性心内膜炎赘生物易脱落形成栓子，进入肺循环和体循环导致重要脏器栓塞，对于感染性心内膜炎患者需密切观察病情，早期预防、正确识别赘生物脱落所致并发症。

10. 预防感染 所有有创监测的管道及导线均应严格执行无菌操作，不必要保持的监测管道应尽早拔除。

（二）二尖瓣狭窄（MS）术后护理要点

1. 严格控制入量 手术解决二尖瓣狭窄问题后，左心室的前负荷增加，二尖瓣狭窄的患者左心室小而薄，对前负荷耐受差，因此术后要求严格控制入量。

2. 控制心率 控制心率在 90～120 次/分。心率慢，舒张期延长，左心室充盈过多，容量负荷加重。

3. 控制血压（后负荷） 维持收缩压在 90～110mmHg，血压维持在有尿、无酸中毒的水平为宜。

4. 加强利尿 增加出量，在维持血压的基础上最大可能减少左心容量负荷。

5. 监测左房压 左房压正常值为 5～12mmHg。监测左房压的管道在使用过程中严禁进气，如果有气体进入，空气会直接进入左心室，随着左心室排血进入动脉系统导致气栓。

6. 小左心室瓣膜病的患者，主要风险为术后早期的急性左心低心排血量、肺动脉高压以及远期的多脏器功能衰竭，左心室破裂是术后最严重的并发症。

（三）二尖瓣关闭不全（MI）术后护理要点

1. 严密监测心电变化，防治室性心律失常 左心室功能依其扩大程度不同而有明显差异，大而薄的心脏收缩力较差，术后低心排血量综合征发生率高、严重性心律失常多、早期死亡率高。而术后早期左心室回缩对患者的预后也极其重要，若不能回缩或者继续扩大则预后不佳，心室肌张力高，容易出现心律失常。关键是预防并及时配合医生纠正恶性心律失常。术后要求维持血钾水平在 4.5～5.0mmol/L，尤其注意在患者尿多、酸中毒补碱、低钙补钙、静脉泵入胰岛素时出现的低钾，补钾的同时适当补镁，降低心室的应激性。

2. 控制血压 手术纠正了二尖瓣关闭不全，左心室射血时由两个通道变为一个通道，左心室后负荷突然增加，术后早期应控制好血压，降低后负荷（参照术前血压）。硝酸甘油扩张全身小动静脉，以扩张静脉为主；硝普钠则直接扩张动脉，对于肾功能正常的优先选择硝普钠，亦可选用乌拉地尔降压；同时可选用利尿药降压；禁用负性肌力药扩血管降压。

3. 维护心功能 保持适宜的血容量，减轻前负荷。术后左心室后负荷变大，前负荷变小，在术后早期要保持容量、阻力接近术前状态。术前左心室功能严重损害者，应持续使用正性肌力药，改善心功能。术后早期并发严重低心排血量综合征者，积极行 IABP 辅助。大左心室瓣膜病的患者，易发严重室性心律失常及左心功能不全。

（四）主动脉瓣狭窄（AS）术后护理要点

1. 控制心率 在 60～80 次/分，心率过快易导致舒张期充盈不够。

2. 保持适宜的血容量 重度 AS 患者，AVR 术后前负荷过低，舒张功能受限的肥厚心肌其左心室舒张期充盈对前负荷有一定的依赖，而因此诱发后续的反射性心率快更是雪上加霜，直接后果是血压低，肥厚心肌灌注不足，到此形成一个致命的恶性循环。因此主动脉瓣狭窄的患者术后虽然对前负荷的过量耐受，但不能一味降低前负荷。

3. 早期血压控制 血压的控制水平，要结合患者术前的血压而定，以无心肌缺血、肾灌注良好和无酸中毒为宜。

4. 观察心电图的变化 术后监测心电图有无心肌缺血改变，出现异常及时通知医生并随时做床旁 ECG 和心肌酶检查。

（五）主动脉关闭不全（AI）术后护理要点

1. 维护心功能 主动脉关闭不全的患者对于前负荷耐受较好，而对后负荷耐受较差，对于高血压患者，禁用负性肌力药扩血管降压，而应选用利尿药降压。

2. 预防室性心律失常 主动脉关闭不全的患者左心室扩大明显，要预防室性心律失常，监测血钾水平，及时补钾治疗。

（六）肺动脉高压（PH）的护理要点

大多数患者的肺动脉高压在术后可减轻。

1. 持续监测肺动脉压　用 Swan-Ganz 导管持续监测肺动脉压力的变化，根据肺动脉压力指导治疗。静息状态下成人肺动脉收缩压正常值为 $18 \sim 25mmHg$，舒张压正常值为 $6 \sim 10mmHg$，平均压为 $12 \sim 16mmHg$。以收缩压为标准，轻度肺动脉高压 $25 \sim 35mmHg$，中度肺动脉高压 $35 \sim 45mmHg$，重度肺动脉高压 $>45mmHg$。

2. 维护左心功能　提高前负荷，降低后负荷，保持适当的心排血量。左心功能和心排血量对肺血管阻力和肺动脉压力有重要影响，任何减少心脏后负荷和改善左心功能的药物（米力农、硝普钠、硝酸甘油等）均可直接或间接地改善肺部循环。强心药一般选用小剂量多巴胺。米力农既可以降低肺动脉压，又有强心的作用。前列地尔可扩张肺动脉，减轻右心室后负荷。

3. 呼吸道管理　有效地恢复和维护肺功能，防止肺高压危象的发生是术后患者恢复的关键。

（1）适当延长呼吸机辅助时间：肺泡缺氧是引起肺血管床收缩最重要的因素，术后用呼吸机辅助呼吸，充分供氧，呼吸机辅助时间应比其他疾病长。

（2）保持呼吸道通畅：注意气道的温湿化，及时清除呼吸道分泌物，防止形成痰痂，预防肺不张、肺炎的发生。肺高压患者吸痰时间间隔应相对延长，吸痰操作应轻柔快速。吸痰时因缺氧可致肺动脉痉挛、回心血量减少，血压甚至会低于肺动脉压，严重时可出现肺高压危象，甚至心搏骤停。吸痰前后吸纯氧，吸痰时严密观察有无缺氧以及肺动脉压力的变化。重度肺高压患者如吸痰反应强烈，吸痰前应给予镇静剂，待安静后再吸，以防躁动加重缺氧，使肺动脉压力进一步升高。

（3）过度通气：调整呼吸机保持 pH 在 $7.50 \sim 7.55$、PCO_2 在 $30 \sim 35mmHg$、$PO_2 > 100mmHg$，必要时可根据病情变化随时复查血气。术后适当地过度通气能提高 PO_2，降低 PCO_2，通过降低 H^+ 间接降低肺血管阻力而不影响心排血量。

4. 有效的镇静　有效的镇静可以降低患者的应激性，避免因外界刺激引起的躁动，耗氧量上升而使肺动脉压力升高。

（七）术后并发症护理

1. 瓣周漏　是指瓣膜置换术后，在人工瓣环和患者瓣环之间存在的残余漏口。

（1）发生的原因：感染性心内膜炎、瓣膜退行性变引起瓣环严重钙化；结缔组织疾病、瓣膜型号选择不匹配、外科操作技术不当或多次手术后导致瓣周组织水肿、脆弱等。其中感染性心内膜炎最为常见。

（2）临床表现及诊断：小的瓣周漏由于引起血流动力学改变轻微，可无明显症状。较大瓣周漏可以引起严重临床表现，如心脏进行性扩大致心力衰竭、肺循环高压和心律失常等，患者术后有胸闷、气短，活动后心悸、气促，血红蛋白尿，贫血等症状。二尖瓣和主动脉瓣瓣周漏，均使左心室前负荷增加，当心脏失代偿后会出现心功能恶化。二尖瓣瓣周漏患者心脏功能影响更大，表现更明显。主动脉瓣瓣周漏出现溶血性贫血的程度远较二尖瓣瓣周漏严重。在相应的瓣膜听诊区有反流性杂音，心脏超声检查可确诊。血红蛋白尿是因为血液中的红细胞在心室收缩期高速通过瓣周漏形成的小裂隙时，细胞受损伤而破裂，释放出血红蛋白。血红蛋白可以经尿液排出，表现为血红蛋白尿，持续的溶血导致进行性贫血。

（3）治疗

① 保守治疗：瓣周漏引起的溶血、贫血不严重，对血流动力学影响不明显，心功能良好者，可给予强心利尿处理，定期随访。

② 手术治疗：根据不同情况行瓣周漏修补、重新换瓣等。但再次手术风险较大，死亡率高。感染性心内膜炎所致的瓣周漏，应在控制感染下再次手术。

2. 急性卡瓣 又称人工瓣膜置换术后瓣叶开闭障碍，可发生在手术后任何时期，以二尖瓣区多见，病因可能为瓣口血栓、感染性心内膜炎赘生物、腱索或乳头肌卡入机械瓣等，导致机械瓣无法正常启闭，心房或心室内血液无法通过瓣口进入相应心室或动脉，患者可因循环骤停而出现阿-斯综合征，甚至立即死亡。如发生急性卡瓣，应立即采取胸外按压等急救措施，同时快速将患者送往手术室行急诊手术。

第三节 ● 冠状动脉旁路移植术及护理

【定义】

冠状动脉粥样硬化性心脏病是冠状动脉（冠脉）发生粥样硬化引起管腔狭窄或闭塞，导致心肌缺血缺氧或坏死而引起的心脏病，简称冠心病，也称缺血性心脏病。

【病因】

见第九章第四节冠状动脉粥样硬化性心脏病及其护理。

【发病机制】

见第九章第四节冠状动脉粥样硬化性心脏病及其护理。

【临床表现】

见第九章第四节冠状动脉粥样硬化性心脏病及其护理。

【外科手术治疗】

冠状动脉旁路移植术（coronary artery bypass grafting，CABG）是在充满动脉血的主动脉根部（或动脉血管如乳内动脉）和缺血心肌之间建立起一条畅通的路径，从而恢复缺血区心肌的血供，因此有人形象地将其称为在心脏上架起了"桥梁"，俗称"搭桥术"。

非体外循环下冠状动脉旁路移植术是非体外循环下（off-pump）、心脏跳动下冠状动脉旁路移植术，对于不合并心内操作的患者，高龄、不适合体外循环的高风险患者尤为适用。具有心肌保护好、无体外循环并发症的特点，可缩短住院时间，降低医疗成本。现微创技术成为冠心外科发展的一个趋势，微创冠状动脉旁路移植术包括各种手术径路的非体外循环CABG术和体外循环下微小切口CABG术。

（一）移植血管的取材

1. 乳内动脉 远期通畅率高，10年通畅率90%，且无粥样硬化报告，因此是首选的搭桥材料。与大隐静脉相比，在血管组织结构和管腔直径方面，乳内动脉与冠状动脉更接近。缺点是供材长度、数目有限，游离费时。人体自身只有左、右两支乳内动脉。

2. 大隐静脉 取材方便，长度充分，易于吻合，但阻塞率高，术后第一年阻塞率15%～20%，以后5年每年增加2%，术后10年阻塞率高达35%～40%，10年通畅率50%～60%。

3. 桡动脉 远期通畅率高于大隐静脉，但易痉挛。

由于动脉搭桥损伤大，技术要求高，但远期效果较大隐静脉好，一般情况下，80岁以上老人可单独使用大隐静脉搭桥，其他年龄可用一根乳内动脉加上大隐静脉。使用左侧乳内动脉与前降支吻合已成为冠状动脉外科的标准手术方法。

（二）影响手术早期死亡的高危因素

① 高龄＞70 岁。

② 术前有严重的左室功能低下，左室射血分数（LVEF）＜35％。

③ 术前合并多脏器功能损害。

④ 急症 CABG 术，如经皮冠状动脉腔内血管成形术（PTCA）失败或 AMI 后一周行 CABG 术。

⑤ 有心肌梗死后并发症，如室间隔穿孔、室壁瘤、乳头肌功能不全或断裂、游离壁穿孔。

⑥ 冠心病合并瓣膜病。

⑦ 不稳定型心绞痛。

⑧ 多支病变。

（三）术后并发症

冠状动脉旁路移植术易出现心律失常、低氧血症、低心排血量综合征、急性心肌梗死、神经系统等并发症。围手术期心肌梗死是 CABG 术最严重的并发症，其原因和临床表现如下。

1. 原因　移植血管（特别是动脉移植血管如桡动脉）的痉挛、移植血管血栓形成及栓塞，吻合技术问题、血运重建不完全等。

2. 临床表现

（1）低血压：顽固性低血压。补充血容量，增加血管活性药的情况下仍不能维持正常的血压。

（2）突发的严重心律失常：频发室性期前收缩、室性期前收缩二联律或三联律、室性心动过速、心室颤动。

（3）不能解释的急性左心衰竭。

（4）胸闷、胸痛、呼吸急促。

3. 实验室检查和其他检查

（1）心电图：有 ST 段及 T 波改变，新发的病理性 Q 波或左束支传导阻滞。ST 段抬高或压低具有选择性，不同于心包切开综合征。

（2）心肌酶学检查

① 心肌肌钙蛋白（cTnI）：cTnI 增高，起病 3～4h 后出现，持续 7～10 天，是目前诊断心肌损伤和心肌坏死时特异度最强、敏感度较高的生物标志物。

② 肌红蛋白（Myo）：出现早，心肌梗死后 1～2h 出现。为心肌损伤的早期标志物，但特异性差。消失早（24h）。

③ 肌酸激酶同工酶（CK-MB）：心肌梗死后 4h 内增高，持续 3～4 天，敏感性和特异性差。

（3）超声心动图：新发的节段性室壁运动异常。

（4）冠状动脉造影：发现新的移植血管或原始冠状动脉闭塞，是诊断围手术期心肌梗死的金标准。

【护理要点】

护理总原则为增加氧供、降低氧耗。对于不同左心功能的搭桥患者，术后监护的侧重点不同。左心功能良好的患者，术后生命体征大多平稳，处理的重点是保持心脏血氧供需平衡，减慢心率和适当应用负性肌力药物。左心功能不全的患者，术后监护的重点是心功能的维护和提高，通过维持合理的血压水平及保证心脏供血来实现心脏血氧供需平衡，减慢心率，运用负性肌力药物应相对慎重。

（一）降低氧耗

1. 维持合适的心率　心率维持在 60～80 次/分，避免因体温过高、血容量不足或躁动、疼痛引起心率升高。体温升高 1℃，心率增快 10 次/分，维持正常的体温及使末梢循环尽快恢复，可使心肌耗氧量降低。体温升高＞38℃及时采取降温措施。术后早期患者体温易低，要积极复温，注意保暖。

2. 合理镇静镇痛　烦躁、疼痛、对插管不耐受都可引起耗氧增加，要酌情给予镇静镇痛。疼痛患者尽早使用镇痛药物。操作应集中，动作应轻柔。

3. 合理降低外周血管阻力　血压过高易引起吻合口出血、心肌耗氧量增加，并可能引起主动脉夹层、脑血管并发症等；血压过低则可能造成组织灌注不足、心肌缺血缺氧加重。术后血压的波动对心肌氧的供、耗平衡也极为不利，故参考患者术前的血压将血压控制在安全范围。术后血压控制在不低于术前血压的 20～30mmHg（或与术前血压相比相差±20％左右即可）。

4. 慎用负性肌力药物　心肌收缩力对确保心排血量至关重要，过强的心肌收缩增加心肌氧耗。左心功能良好的患者，可适当应用负性肌力药物。外科手术刺激交感神经，交感神经兴奋可增加心肌氧耗，术后给予 β 受体阻滞药保护心肌，降低氧耗。

5. 合理控制液体出入量　根据胸液引量，通过血红蛋白、血压、中心静脉压、末梢循环、心率判断血容量是否补足。在循环稳定的前提下，控制入水量，量出为入，酌情利尿，术后早期保持适当的负平衡，减轻心脏的前负荷。无陈旧性心肌梗死、室壁瘤，心功能正常的患者可维持充足的左心前负荷。

（二）增加氧供

1. 改善心功能，维持稳定的循环　在有左心功能不全时，可以置入肺动脉漂浮导管监测血流动力学以了解心、肺功能，氧供需，容量情况。维持合理的血压，维持相对高的平均动脉压（MAP）或舒张压可以增加冠脉的血流量，增加心脏氧供。冠心病患者 60％～70％有高血压病史，血压稍高，对"桥"的远期畅通有益。观察术后心率及心律，积极纠正心律失常，冠心病患者的心律失常常由心肌缺血引起。对术后常见的心律失常如房性期前收缩、心房颤动、室性期前收缩等及时发现、及时汇报、及时处理。

2. 预防冠脉痉挛　围手术期降低冠状动脉张力，避免冠状动脉痉挛。遵医嘱给予扩张冠状动脉的药物，增加冠状动脉血流量。此类药物包括硝酸甘油、尼卡地平、地尔硫䓬等，地尔硫䓬因具有负性肌力作用，左心功能不全的患者慎用或禁用。

3. 充分供氧，加强呼吸道的管理　提高氧浓度，监测血氧饱和度，重视气道温湿化、雾化、加强有效的翻身体疗，有效清除肺部分泌物，保持呼吸道通畅。老年患者肺储备功能均有不同程度的减退，肺的通气和换气功能下降明显，加之麻醉和体外循环对肺的影响，此类患者术后更易发生低氧血症；关注大体重、对疼痛敏感患者，咳嗽无效或无力、精神差、消瘦体质患者的肺部情况，极力减少加重肺功能不全的附加因素，尽早发现有无肺不张、气胸、胸腔积液等并发症，针对原因及时处理。循环稳定后，协助患者肢体活动，尽早下床活动。减少肺部并发症的发生。

4. 积极纠正贫血。

（三）术后常规护理

1. 加强心电监护 密切观察床旁监护心电图的变化，警惕围手术期心肌梗死的发生。如心电监护发现 ST 段或 T 波异常、左束支传导阻滞，及时通知医师，行 12 导联或 18 导联心电图检查。术后七日每日常规行 12 导联心电图检查，并和之前心电图进行对比，注意观察 Q 波的大小，ST 段和 T 波的变化，有无新的 Q 波，及早发现心肌缺血。一旦怀疑心肌缺血，及时检测肌钙蛋白，明确是否发生围手术期心肌梗死。

2. 维持血钾水平 血清钾维持在 4.5mmo/L 左右，维持酸碱平衡。

3. 肾功能的维护 动脉粥样硬化、高血压、长期糖尿病均可累及肾功能，造成肾动脉狭窄和肾小球受损，从而导致肾储备功能减退。术中或（和）术后动脉灌注不足亦可致肾脏缺血缺氧引起肾功能不全。观察尿量、颜色，了解血钾水平，如术前合并肾功能损害，补钾应慎重，监测尿素氮、肌酐。维持合适的血压，如术前有高血压、糖尿病的患者，术后适当提高血压，将动脉灌注压保持在较高水平，从而保证肾脏有效的血流灌注。

4. 血糖的监测与控制 糖尿病者术后控制血糖对伤口愈合、预防感染尤为重要。降糖治疗过程中加强监测血糖，防止血糖过低而诱发心律失常，同时血糖过低会导致能量供给不足，不利机体恢复。

5. 患肢的护理 术后为预防患肢伤口出血，常规弹力绷带包扎。密切观察伤口出血及患肢循环情况，如温度、颜色、足背动脉搏动情况。发现异常情况，及时通知医生处理。抬高患肢15°~30°，促进血液回流，防止下肢水肿，间断被动活动患肢，防止血栓形成。

6. 观察胸腔或心包、纵隔腔出血 术后引流量多，查激活全血凝固时间（ACT），酌情给予鱼精蛋白静脉推注，根据检验结果申请血制品，为防止桥血管血栓形成，不宜使用其它止血药。取乳内动脉搭桥患者可因为肋间肌供血减少、胸膜腔被切破，术后易出现胸腔积液、肺下叶不张等，影响呼吸功能，应定期评估呼吸音，必要时拍胸片以协助诊断。行急诊冠脉搭桥术的患者因术前未及时停用抗血小板药，术后易出现出血。术后密切观察胸液引流量，勤挤胸管，防止心包填塞。

7. 脑部并发症的观察及护理 动脉粥样硬化是累及全身重要脏器血管的一种疾病。冠心病患者可同时合并脑血管硬化和颈动脉狭窄，或升主动脉严重粥样硬化甚至钙化，术中操作斑块脱落易造成脑动脉栓塞，术中或（和）术后脑血管灌注压不足，造成脑细胞缺血缺氧。脑部并发症可表现为苏醒延迟、昏迷、意识障碍、定位体征或精神症状。术后密切观察患者的瞳孔、意识及四肢活动情况，一旦发生并发症，及时通知医生对症检查治疗。

8. 有效及时抗凝，确保血管桥的通畅 为了防止吻合血管血栓形成，保证"桥"的通畅，术后根据胸液引流量及外科医生的指导给予抗凝治疗。患者术后 6h 给予阿司匹林治疗，靶血管条件较差者，还需在术后 6h 加用肝素抗凝。使用肝素抗凝的患者需定期监测 ACT，调整肝素的剂量。术中行冠状动脉内膜剥脱术的患者，吻合口易出现急性血栓造成心肌梗死，需用华法林抗凝。抗凝药使用后观察出血症状，如皮肤黏膜出血、口腔牙龈出血、泌尿系出血等，高度警惕致命性的出血并发症，如颅内出血、消化道大出血，同时观察患者胸腔、纵隔引流情况，外科伤口、穿刺针眼处等部位有无出血倾向。

9. 保护胸部切口 术前合并糖尿病、肥胖，且取乳内动脉做移植的患者（特别是采集双乳内动脉者），因取乳内动脉会影响胸骨的愈合，从而导致胸骨裂开和切口感染。术后早期给予患者置双胸带，患者咳嗽及搬动时注意保护胸部切口，观察胸部切口有无渗血、渗液，发现异常及时告之医生。

（四）围手术期心肌梗死并发症护理

1. 硝酸酯类药物　在保证合适动脉灌注压的前提下使用硝酸酯类药物。

2. 抗凝治疗　维持桥血管的通畅，抗凝治疗，尽早静脉用肝素。

3. 维护心功能　对围手术期心肌梗死出现心功能不全的患者给予正性肌力药、利尿药和血管扩张药物。维持合适的血压、心率，维持平均动脉压在 80～90mmHg，保障冠脉灌注。减慢心率，β受体阻滞药可减慢心率，降低氧耗，增加氧供，改善心肌重构，改善预后。

4. 充分供氧　增加心肌氧供。

5. 适当镇静镇痛　患者出现胸闷、胸痛、烦躁等症状，给予镇静镇痛药物。

6. 主动脉球囊反搏术（IABP）　经上述处理症状无改善，及早进行 IABP 辅助。

7. 外科手术治疗　必要时行冠脉造影明确诊断，根据病变情况行外科手术。须强调的是由外科技术缺陷所致的围手术期心肌梗死，及时再次手术进行心肌血运重建，才是防止患者死亡或发生严重并发症最根本的措施。

第四节 ⊃ 主动脉瘤手术及护理

【定义】

主动脉瘤是由于先天或后天性疾患，造成主动脉壁正常结构的损害，尤其是承受压力和维持大动脉功能的弹力纤维脆弱和破坏，主动脉在血流压力的作用下逐渐膨大扩张而形成。主动脉瘤根据动脉瘤壁的结构分为以下几类。

1. 真性动脉瘤　真性动脉瘤是血管变宽涉及血管壁的 3 层结构。动脉粥样硬化是最常见的原因，由于脂质在动脉壁沉积，形成粥样斑块及钙质沉着，动脉壁失去弹性，滋养血管受压，血管壁缺血，在血流压力冲击下，动脉壁变薄部分逐渐扩张而形成动脉瘤，多数呈梭形。根据主动脉瘤累及的范围，动脉瘤可分为主动脉窦瘤、升主动脉瘤、主动脉弓部瘤、胸降主动脉瘤和腹主动脉瘤。腹主动脉瘤最常见，升主动脉瘤多见于年龄较轻的马方综合征患者。

2. 假性动脉瘤　动脉壁损伤破裂后，在软组织内形成搏动性血肿，以后周围被纤维组织包围而形成瘤壁，多呈囊形。

3. 夹层动脉瘤　动脉中层囊性坏死或退行性变，当内膜受损及在高压血流冲击下，中层逐渐分离形成积血，积血沿主动脉环状或（和）纵轴扩展扩张，动脉腔变为真腔和假腔的双腔状。夹层动脉瘤按病理有 De Bakey 分型和 Stanford 分型两种。

【病因】

1. 高血压　急性主动脉夹层动脉瘤 75％合并有高血压，高血压促进了老化主动脉的退行性变化，引起并加速了主动脉夹层动脉瘤的形成。

2. 遗传因素和结缔组织代谢异常　马方综合征为一种遗传性结缔组织疾病，为常染色体显性遗传，约 80％的患者伴有先天性心血管畸形，常见主动脉进行性扩张、主动脉瓣关闭不全。主动脉中层囊样坏死与弹力纤维细小、断裂，造成主动脉壁薄弱、扩张而引起主动脉窦瘤、夹层动脉瘤及破裂。

3. 损伤　主动脉峡部因惯性的作用受到牵拉，主动脉内膜发生横行撕裂而引起夹层动脉瘤。此外心脏或主动脉插管、主动脉阻断损伤、人工瓣膜置换术等医源性损伤亦可造成主动脉内膜撕裂而引起。

4. 某些先天性心血管疾病 在所有主动脉夹层动脉瘤患者中，9％的患者合并有先天性主动脉瓣畸形。

5. 妊娠 与妊娠期间血流动力学及内分泌改变相关。

6. 其他病因 如梅毒感染、吸毒等。

【发病机制】

主动脉夹层除原发病的病理改变外，由于血流冲击作用，其主动脉内膜破口常位于升主动脉瓣上2～3cm内或降主动脉峡部，形成夹层血肿后，局部明显增大，呈梭状或囊状，向近心端和（或）远心端扩展。升主动脉夹层向近心端扩展时，引起主动脉瓣膜水肿、增厚、撕裂、移位和瓣环扩大，导致主动脉瓣关闭不全；引起冠状动脉开口狭窄或闭塞，导致冠脉供血不足，甚至心肌梗死。升主动脉夹层向远心端扩展时，波及主动脉弓部的头臂动脉、左颈总动脉和左锁骨下动脉，引起脑部和（或）上肢供血不足，甚至出现偏瘫或昏迷。降主动脉夹层向远端扩展时，累及腹主动脉及其分支，甚至髂总动脉，引起相关内脏（肝、胃、肠或肾等）及下肢缺血症状。其扩展范围大小取决于主动脉壁基础病变轻重、血压高低、破口大小及血流冲击量多少等因素。部分严重患者可发生主动脉外膜破裂，使大量血液流入心包腔、纵隔、胸腔或腹膜后间隙，如不及时发现和有效救治，常迅速死亡。

【临床表现】

1. 疼痛 74％～90％的急性主动脉夹层患者首发症状为突发性剧烈、撕裂样或刀割样胸痛，持续不缓解，与急性心肌梗死的胸痛不同，主动脉夹层的疼痛往往有迁移的特征，提示夹层进展的途径。疼痛的位置反映了主动脉的受累部位，升主动脉夹层动脉瘤多为胸前区疼痛，主动脉弓夹层多为颌、颈和胸部疼痛，胸降主动脉夹层动脉瘤则为肩胛区和背部疼痛，腹主动脉夹层动脉瘤疼痛则位于腰背部。

2. 高血压 患者常有高血压，如出现心包填塞或冠状动脉供血受阻引起心肌梗死时可出现低血压。

3. 脏器缺血 主动脉及其分支血管的阻塞，引起组织灌注不良的症状。

（1）神经系统病变：动脉瘤的夹层阻断了主动脉进入脑、脊髓的直接分支开口，或夹层动脉瘤内血肿延伸至主动脉重要分支，引起分支口狭窄、闭塞而致脑、脊髓急性缺血。无名动脉或左颈总动脉受累可发生神志异常、昏迷、偏瘫、截瘫及抽搐等，易误诊为脑血管意外。

（2）四肢缺血症状：上下肢动脉供血受阻可有动脉搏动减弱、血压降低、疼痛、肢体发凉、发绀等，测四肢血压相差大。

（3）心肌缺血：升主动脉夹层瘤若向近端扩展，导致冠状动脉开口周围肿胀甚至引起冠状动脉夹层动脉瘤而产生冠状动脉供血不足，心肌缺血，甚至发生心肌梗死。

（4）肾脏缺血表现：病变累及腹主动脉分支肾动脉等开口时，可出现肾缺血引起少尿或肾功能衰竭。

（5）腹腔脏器缺血表现：肠系膜上动脉受累可引起肠绞痛、肠梗阻等。

4. 动脉瘤破裂 夹层动脉瘤可破入心包腔、左侧胸膜腔引起心包填塞或胸腔积液，也可破入腹腔、食管、气管内，出现休克、胸痛、呼吸困难、心悸及呕吐、咯血等。主动脉夹层瘤急性阶段（发病后的前48h），主动脉破裂的危险性（相对）最大。近端主动脉夹层动脉瘤合并升主动脉破裂、心包填塞是最为凶险的并发症，患者常在数分钟内死亡。

5. 主动脉瓣关闭不全　可出现急性心功能衰竭,有严重的呼吸困难、胸痛、咳粉红色泡沫痰等。主要是因为夹层引起主动脉瓣的血肿,增厚和短缩,而出现主动脉瓣关闭不全。

6. 其它表现　患者因弓部病变压迫左侧喉返神经出现声嘶,也有心动过速、黄疸和发热等。

【外科手术治疗】

大血管手术是针对主动脉主干疾病(马方综合征、主动脉夹层动脉瘤等)手术治疗的方法的总称。手术治疗风险较大、创面大、时间长、涉及器官多、术后高危情况明显高于其它普通心血管外科手术。术后出血、缺血相关并发症发生率高,致残率、致死率高。不同的病变类型采取的手术方式不同,常用的手术方式:主动脉根部置换术、升主动脉置换术、主动脉弓置换术、腹主动脉置换术、胸主动脉置换术。

1. 主动脉根部病变的常见外科术式　Bentall 手术、Wheat 手术、David 手术。

(1) Bentall 手术:带瓣人工血管主动脉根部置换(主动脉瓣和升主动脉替换术)＋双侧冠状动脉开口移植术。此种手术主动脉瓣、主动脉窦均未保留。适用于主动脉根部明显扩张瘤变,双侧冠脉开口明显移位,主动脉瓣无法成形修复者。

(2) Wheat 手术:保留主动脉窦的主动脉瓣和升主动脉置换术。适用于主动脉窦无明显病变,但无法保留主动脉瓣,且升主动脉明显扩张者。

(3) David 手术:保留主动脉瓣的主动脉根部置换术＋双侧冠状动脉开口移植术。适用于主动脉瓣功能良好,但主动脉根部明显扩张,双侧冠状动脉开口明显移位者。

2. 腹主动脉置换、胸主动脉置换术　现临床很少开展。因降主动脉血管分支多,胸、腹主动脉瘤及 B 型夹层现多采用介入治疗方法,如介入行主动脉腔内隔绝术等。

3. 象鼻手术　在主动脉人造血管置换术中,进行远端人造血管-主动脉吻合的同时,向远端胸降主动脉真腔内放置 5～10cm 长的人造血管,人造血管借助血管腔内血流压力作用而与主动脉内膜紧贴,使远端吻合口没有直接和血液相接触,减少了远端吻合口的出血等并发症,同时借人造血管支撑和扩大吻合口远端真腔。因这段置入的人造血管形态类似大象的鼻子,故称象鼻手术。

【护理要点】

(一)术后常规护理

1. 控制血压　个体化差异降压,血压不能过高,也不能将血压降至过低。术后同时监测四肢血压,上、下肢血压对比及左、右侧血压对比,通过监测血压了解四肢血供的情况。四肢血压监测对于 De Bakey Ⅰ型夹层动脉瘤术后特别重要,目的是及时发现可能出现的分支血管阻塞及组织灌注不良。

2. 心电监护　控制心率在 80 次/分以下为宜,主要是为了减少血液对血管的剪切力。主动脉根部手术常需移植冠状动脉,可能发生吻合口出血、扭曲、狭窄等引起冠状动脉供血不足而造成心肌缺血甚至坏死。加之手术创伤大,体外循环转流时间长,术后可发生心律失常。密切观察心电图尤其 ST 段及 T 波的变化,若有 ST 段下降或 T 波倒置等现象应高度怀疑冠状动脉缺血的发生,关注肌钙蛋白值的变化。

3. 出血　严密观察胸引管引流情况,勤挤胸管,保持引流通畅,观察有无血块及活动性出血。预防和尽早发现心包填塞,积极使用各类止血药物及血液制品,一旦发生并确定是外科性出血,需立即行二次开胸止血术。对于携带储血滤血血液回收器的患者,要正确使用并严格无菌操作。有的患者因为术中出血多等原因延迟关胸，此类患者病情危重，应加强监护。

4. 神经功能维护　神经系统并发症是近端主动脉人造血管置换术后常见并发症。由于损伤的程度不同，临床表现为苏醒延缓、抽搐、偏瘫、截瘫、昏迷等。术后观察瞳孔大小、对光反射，尽早停镇静药，观察神志及四肢活动情况。神志障碍者持续使用冰帽，低温保护脑组织。对于神志不清或躁动的患者加强安全约束管理，防止坠床和意外脱管，同时可给予营养脑部神经的药物和脱水药，如醒脑静、甘露醇等。对于脊髓功能障碍的患者，必要情况下行脑脊液引流。

5. 肾功能维护　维持有效肾灌注，防止低血压，减少导致肾脏损害的药物和因素。观察尿量与颜色，关注生化检验的变化，及时评估、及时应用 CRRT 治疗。

6. 呼吸道维护　轻柔吸痰减少刺激，防止血压骤升。对于心肺功能较差者适当延长呼吸机使用时间，拔管后积极鼓励患者咳嗽排痰，加强气道温湿化管理，使痰液较容易咳出，防止剧烈咳嗽，减少刺激，避免血压一过性升高而造成对吻合口的影响。

7. 胃肠功能维护　术后每日听诊肠鸣音，观察有无腹胀情况，注意观察胃液及大便的颜色、性状，有无腹痛，有便血者应立即报告医生。

8. 肢端观察和护理　对比观察四肢颜色、温度、有无肿胀、动脉搏动的情况，测双侧臂围和腿围，评估肌张力，监测乳酸水平，及时及早判断组织器官是否出现缺血，是否可能出现骨筋膜室综合征。

9. 镇静镇痛　术后患者疼痛比较严重，由于患者对疼痛不能耐受而躁动，影响血压波动，可给予患者有效的镇静止痛药。

10. 加强生活护理　保证大便通畅，防止因用力排便而引起血压过高。四肢末梢保暖，防止血管过度收缩、外周阻力增大而加重心脏负担。因四肢末梢凉，血液循环缓慢，血流淤滞，易产生血栓。因此术后要关注患者四肢末梢温度，给予保暖措施。

（二）术后并发症护理

大血管术后除出血、脑梗死、肝肾功能不全、低氧血症等并发症以外，还有以下少见并发症：

1. 骨筋膜室综合征　肢体骨筋膜间隔区肌肉、神经、血管等组织因急性严重缺血造成的一种早期综合征，是临床较严重的创伤并发症，也是主动脉夹层手术死亡的独立危险因素。患侧肢体早期就可出现持续性剧烈疼痛，且进行性加剧，若不及时处理，可发展为缺血性肌挛缩和坏疽。骨筋膜室综合征的诊断与治疗要"早"。一旦发生骨筋膜室综合征，早期行持续开放引流、尽早应用 CRRT 等治疗方法。

2. 肠系膜缺血　肠道血流灌注不足、回流受阻所致的肠壁缺血坏死和肠管运动功能障碍，随着病情发展，腹胀渐趋明显，肠鸣音消失，出现腹部压痛、腹肌紧张等腹膜刺激征。呕吐出暗红色血性液体或出现血便，腹腔穿刺抽出液也为血性。

3. 吻合口破裂　胸液引流量突然增多，血流动力学不稳定，血压无法维持，应立即开胸探查修补，解除心包填塞。

4. 截瘫　截瘫及下肢轻瘫为广泛缺血致脊髓灌注不良、脊髓血供重建失败、远端灌注压不足等引起的脊髓功能障碍。胸主动脉和胸腹主动脉手术保护脊髓的措施：术中神经功能的监测、脑脊液引流、升高平均动脉压、减少脊髓缺血时间。术后早期停镇静药，判断神志和四肢活动状态，尽早发现异常，同时及时采取治疗措施至关重要。

小结

　　本章主要介绍了几种常见先天性心脏病及各类心脏瓣膜病的病理生理特点、手术方式、术后护理以及冠状动脉旁路移植术及主动脉瘤手术的手术方法及术后护理要点。重点内容包括几种常见先心病的病理生理及术后护理要点、各类心脏瓣膜病的病理生理特点及术后护理、冠状动脉旁路移植术及主动脉瘤术的术后护理要点。难点是术后肺动脉高压的护理、几种先心病术后并发症的观察处理、各类瓣膜病的病理生理特点、主动脉瘤术的手术方法及术后护理要点。同学们在学习时应抓住重点和难点，采用课堂理论学习，小组讨论简单病例等多种学习方法，注意课前预习相关解剖知识。

（田　甜　夏　俊　杨　煜）

思考与练习

单选题

1.下列哪种先天性心脏病属于发绀型的（　　　）。

A. ASD　　　　　　B. VSD　　　　　　C. TOF　　　　　　D. PDA

2.感染性心内膜炎最常受累的是（　　　）。

A.心脏瓣膜　　　　B.邻近大血管　　　C.心内膜　　　　　D.大动脉血管内膜

3.冠状动脉旁路移植术后需（　　）行床边十二导联心电图。

A.每小时　　　　　B.每周　　　　　　C.每日　　　　　　D.每月

4.冠状动脉旁路移植术后心率应控制在（　　　）。

A.70～100次/分　B.60～80次/分　C.60～100次/分　D.50～90次/分

5.全麻的儿童术前（　　）禁食、水，禁食期间适当补液。

A.4～6h　　　　　B.8～10h　　　　　C.6～8h　　　　　D.2～4h

6.瓣膜置换术后，血钾通常要求在正常较高水平，通常维持在（　　　）。

A.3.5～6.5mmol/L　　　　　　　　B.3.0～4.0mmol/L

C.2.5～3.5mmol/L　　　　　　　　D.4.5～5.0mmol/L

7.为保证测压管的通畅，应用肝素盐水持续冲洗，加压包内的压力应在（　　　）。

A.150mmHg　　　B.300mmHg　　　C.200mmHg　　　D.450mmHg

8.外科患者中最常见的一种脱水是（　　　）。

A.高渗性脱水　　　B.低渗性脱水　　　C.等渗性脱水　　　D.水中毒

第十二章

心血管急危重症救护流程

一、主动脉夹层破裂救护流程

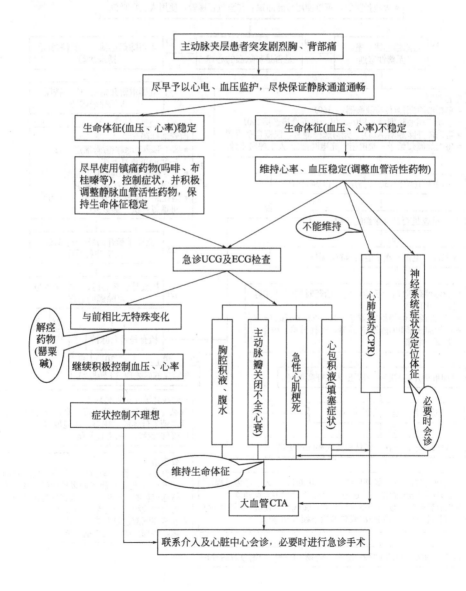

二、成人心搏、呼吸骤停救护流程

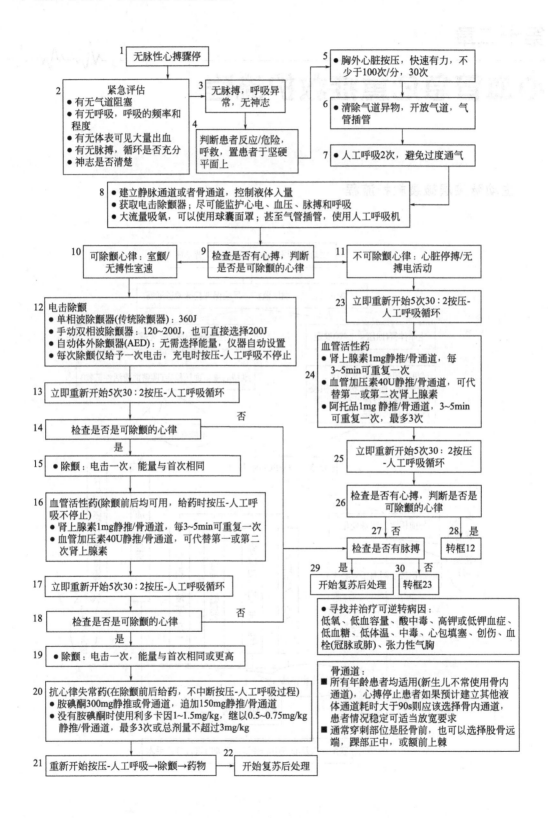

1 无脉性心搏骤停

2 紧急评估
- 有无气道阻塞
- 有无呼吸，呼吸的频率和程度
- 有无体表可见大量出血
- 有无脉搏，循环是否充分
- 神志是否清楚

3 无脉搏，呼吸异常，无神志

4 判断患者反应/危险，呼救，置患者于坚硬平面上

5 • 胸外心脏按压，快速有力，不少于100次/分，30次

6 • 清除气道异物，开放气道，气管插管

7 • 人工呼吸2次，避免过度通气

8
- 建立静脉通道或者骨通道，控制液体入量
- 获取电击除颤器；尽可能监护心电、血压、脉搏和呼吸
- 大流量吸氧，可以使用球囊面罩；甚至气管插管，使用人工呼吸机

9 检查是否有心搏，判断是否是可除颤的心律

10 可除颤心律：室颤/无搏性室速

11 不可除颤心律：心脏停搏/无搏电活动

12 电击除颤
- 单相波除颤器（传统除颤器）：360J
- 手动双相波除颤器：120~200J，也可直接选择200J
- 自动体外除颤器（AED）：无需选择能量，仪器自动设置
- 每次除颤仅给予一次电击，充电时按压-人工呼吸不停止

13 立即重新开始5次30：2按压-人工呼吸循环

14 检查是否是可除颤的心律 是 否

15 • 除颤：电击一次，能量与首次相同

16 血管活性药（除颤前后均可用，给药时按压-人工呼吸不停止）
- 肾上腺素1mg静推/骨通道，每3~5min可重复一次
- 血管加压素40U静推/骨通道，可代替第一或第二次肾上腺素

17 立即重新开始5次30：2按压-人工呼吸循环

18 检查是否是可除颤的心律 是 否

19 • 除颤：电击一次，能量与首次相同或更高

20 抗心律失常药（在除颤前后给药，不中断按压-人工呼吸过程）
- 胺碘酮300mg静推或骨通道，追加150mg静推/骨通道
- 没有胺碘酮时使用利多卡因1~1.5mg/kg，继以0.5~0.75mg/kg静推/骨通道，最多3次或总剂量不超过3mg/kg

21 重新开始按压-人工呼吸→除颤→药物

22 开始复苏后处理

23 立即重新开始5次30：2按压-人工呼吸循环

24 血管活性药
- 肾上腺素1mg静推/骨通道，每3~5min可重复一次
- 血管加压素40U静推/骨通道，可代替第一或第二次肾上腺素
- 阿托品1mg静推/骨通道，3~5min可重复一次，最多3次

25 立即重新开始5次30：2按压-人工呼吸循环

26 检查是否有心搏，判断是否是可除颤的心律

27 否 检查是否有脉搏 28 是 转框12

29 是 开始复苏后处理 30 否 转框23

- 寻找并治疗可逆转病因：低氧、低血容量、酸中毒、高钾或低钾血症、低血糖、低体温、中毒、心包填塞、创伤、血栓（冠脉或肺）、张力性气胸

骨通道：
■ 所有年龄患者均适用（新生儿不常使用骨内通道），心搏停止患者如果预计建立其他液体通道耗时大于90s应该选择骨内通道，患者情况稳定可适当放宽要求
■ 通常穿刺部位是胫骨前，也可以选择股骨远端，踝部正中，或额前上棘

三、成人致命性快速型心律失常救护流程

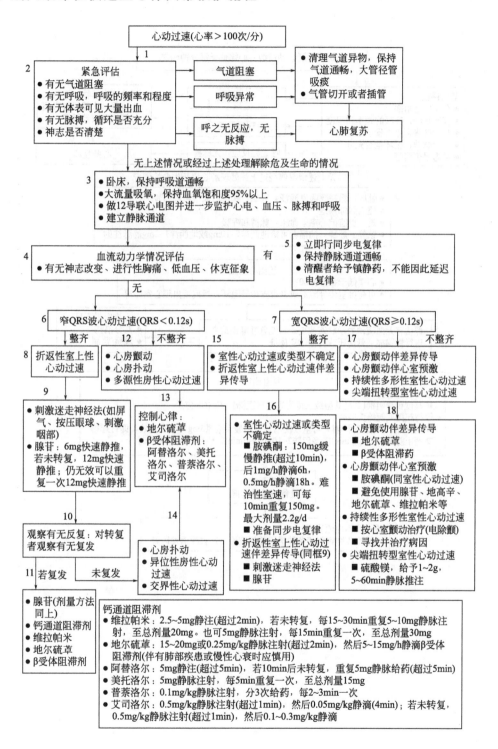

心动过速(心率>100次/分)

1

2 紧急评估
- 有无气道阻塞
- 有无呼吸,呼吸的频率和程度
- 有无体表可见大量出血
- 有无脉搏,循环是否充分
- 神志是否清楚

气道阻塞 → 清理气道异物,保持气道通畅,大管径管吸痰
- 气管切开或者插管

呼吸异常

呼之无反应,无脉搏 → 心肺复苏

无上述情况或经过上述处理解除危及生命的情况

3
- 卧床,保持呼吸道通畅
- 大流量吸氧,保持血氧饱和度95%以上
- 做12导联心电图并进一步监护心电、血压、脉搏和呼吸
- 建立静脉通道

4 血流动力学情况评估
- 有无神志改变、进行性胸痛、低血压、休克征象

有 → 5
- 立即行同步电复律
- 保持静脉通道通畅
- 清醒者给予镇静药,不能因此延迟电复律

无

6 窄QRS波心动过速(QRS<0.12s) | 7 宽QRS波心动过速(QRS≥0.12s)

整齐 | 12 不整齐 | 15 整齐 | 17 不整齐

8 折返性室上性心动过速

12
- 心房颤动
- 心房扑动
- 多源性房性心动过速

15
- 室性心动过速或类型不确定
- 折返性室上性心动过速伴差异传导

17
- 心房颤动伴差异传导
- 心房颤动伴心室预激
- 持续性多形性室性心动过速
- 尖端扭转型室性心动过速

9
- 刺激迷走神经法(如屏气、按压眼球、刺激咽部)
- 腺苷:6mg快速静推,若未转复,12mg快速静推;仍无效可以重复一次12mg快速静推

13 控制心律:
- 地尔硫䓬
- β受体阻滞剂:阿替洛尔、美托洛尔、普萘洛尔、艾司洛尔

16
- 室性心动过速或类型不确定
  - ■胺碘酮:150mg缓慢静推(超过10min),后1mg/h静滴6h,0.5mg/h静滴18h。难治性室速,可每10min重复150mg。最大剂量2.2g/d
  - ■准备同步电复律
- 折返性室上性心动过速伴差异传导(同框9)
  - ■刺激迷走神经法
  - ■腺苷

18
- 心房颤动伴差异传导
  - ■地尔硫䓬
  - ■β受体阻滞药
- 心房颤动伴心室预激
  - ■胺碘酮(同室性心动过速)
  - ■避免使用腺苷、地高辛、地尔硫䓬、维拉帕米等
- 持续性多形性室性心动过速
  - ■按心室颤动治疗(电除颤)
  - ■寻找并治疗病因
- 尖端扭转型室性心动过速
  - ■硫酸镁,给予1~2g,5~60min静脉推注

10 观察有无反复:对转复者观察有无复发

11 若复发 | 未复发

14
- 心房扑动
- 异位性房性心动过速
- 交界性心动过速

11
- 腺苷(剂量方法同上)
- 钙通道阻滞剂
- 维拉帕米
- 地尔硫䓬
- β受体阻滞剂

钙通道阻滞剂
- 维拉帕米:2.5~5mg静注(超过2min),若未转复,每15~30min重复5~10mg静脉注射,至总剂量20mg。也可5mg静脉注射,每15min重复一次,至总剂量30mg
- 地尔硫䓬:15~20mg或0.25mg/kg静脉注射(超过2min),然后5~15mg/h静滴β受体阻滞剂(伴有肺部疾患或慢性心衰时应慎用)
- 阿替洛尔:5mg静注(超过5min),若10min后未转复,重复5mg静脉给药(超过5min)
- 美托洛尔:5mg静脉注射,每5min重复一次,至总剂量15mg
- 普萘洛尔:0.1mg/kg静脉注射,分3次给药,每2~3min一次
- 艾司洛尔:0.5mg/kg静脉注射(超过1min),然后0.05mg/kg静滴(4min);若未转复,0.5mg/kg静脉注射(超过1min),然后0.1~0.3mg/kg静滴

四、症状性心动过缓性心律失常抢救流程

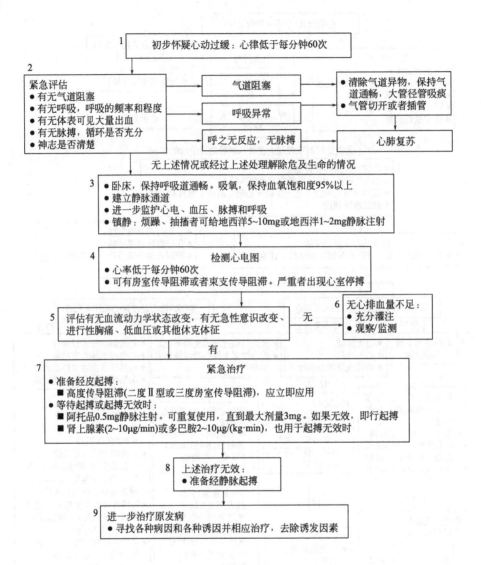

1　初步怀疑心动过缓：心律低于每分钟60次

2　紧急评估
- 有无气道阻塞
- 有无呼吸，呼吸的频率和程度
- 有无体表可见大量出血
- 有无脉搏，循环是否充分
- 神志是否清楚

气道阻塞

呼吸异常

呼之无反应，无脉搏

- 清除气道异物，保持气道通畅，大管径管吸痰
- 气管切开或者插管

心肺复苏

无上述情况或经过上述处理解除危及生命的情况

3
- 卧床，保持呼吸道通畅。吸氧，保持血氧饱和度95%以上
- 建立静脉通道
- 进一步监护心电、血压、脉搏和呼吸
- 镇静：烦躁、抽搐者可给地西泮5~10mg或地西泮1~2mg静脉注射

4　检测心电图
- 心率低于每分钟60次
- 可有房室传导阻滞或者束支传导阻滞。严重者出现心室停搏

5　评估有无血流动力学状态改变，有无急性意识改变、进行性胸痛、低血压或其他休克体征

无

6　无心排血量不足：
- 充分灌注
- 观察/监测

有

7　紧急治疗
- 准备经皮起搏：
  - 高度传导阻滞(二度Ⅱ型或三度房室传导阻滞)，应立即应用
- 等待起搏或起搏无效时：
  - 阿托品0.5mg静脉注射。可重复使用，直到最大剂量3mg。如果无效，即行起搏
  - 肾上腺素(2~10μg/min)或多巴胺2~10μg/(kg·min)，也用于起搏无效时

8　上述治疗无效：
- 准备经静脉起搏

9　进一步治疗原发病
- 寻找各种病因和各种诱因并相应治疗，去除诱发因素

五、急性心肌梗死救护流程

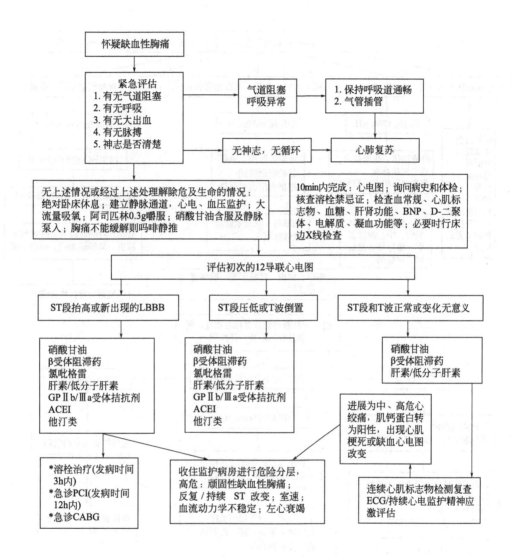

怀疑缺血性胸痛

紧急评估
1. 有无气道阻塞
2. 有无呼吸
3. 有无大出血
4. 有无脉搏
5. 神志是否清楚

气道阻塞
呼吸异常

1. 保持呼吸道通畅
2. 气管插管

无神志，无循环

心肺复苏

无上述情况或经过上述处理解除危及生命的情况：
绝对卧床休息；建立静脉通道，心电、血压监护；大
流量吸氧；阿司匹林0.3g嚼服；硝酸甘油含服及静脉
泵入；胸痛不能缓解则吗啡静推

10min内完成：心电图；询问病史和体检；
核查溶栓禁忌证；检查血常规、心肌标
志物、血糖、肝肾功能、BNP、D-二聚
体、电解质、凝血功能等；必要时行床
边X线检查

评估初次的12导联心电图

ST段抬高或新出现的LBBB

ST段压低或T波倒置

ST段和T波正常或变化无意义

硝酸甘油
β受体阻滞药
氯吡格雷
肝素/低分子肝素
GPⅡb/Ⅲa受体拮抗剂
ACEI
他汀类

硝酸甘油
β受体阻滞药
氯吡格雷
肝素/低分子肝素
GPⅡb/Ⅲa受体拮抗剂
ACEI
他汀类

硝酸甘油
β受体阻滞药
肝素/低分子肝素

进展为中、高危心
绞痛，肌钙蛋白转
为阳性，出现心肌
梗死或缺血心电图
改变

*溶栓治疗(发病时间
3h内)
*急诊PCI(发病时间
12h内)
*急诊CABG

收住监护病房进行危险分层，
高危：顽固性缺血性胸痛；
反复/持续 ST 改变；室速；
血流动力学不稳定；左心衰竭

连续心肌标志物检测复查
ECG/持续心电监护精神应
激评估

六、急性左心衰救护流程

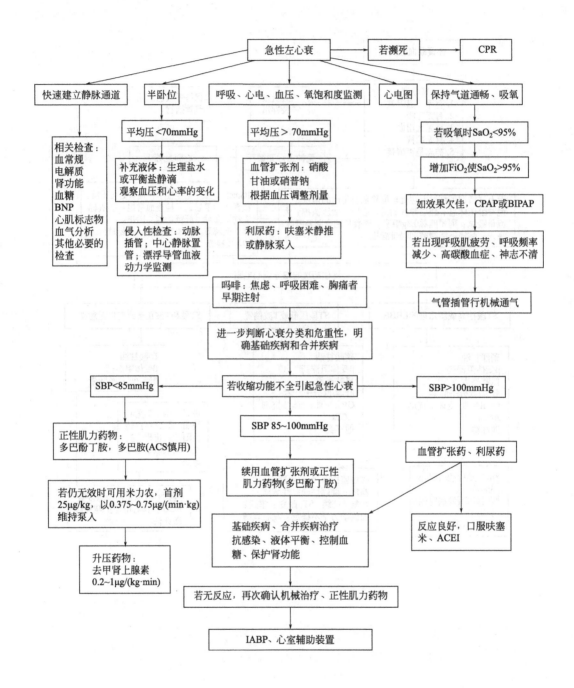

七、休克救护流程

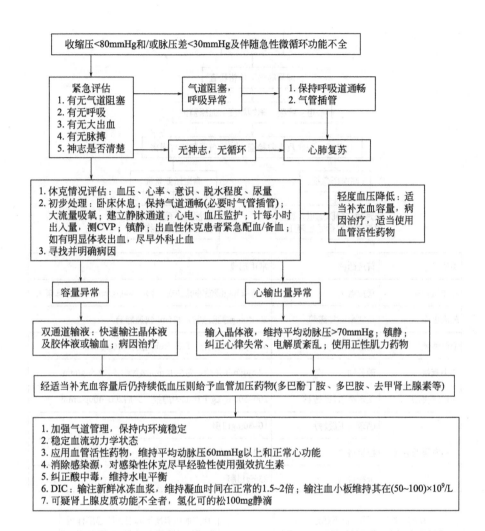

收缩压<80mmHg和/或脉压差<30mmHg及伴随急性微循环功能不全

紧急评估
1. 有无气道阻塞
2. 有无呼吸
3. 有无大出血
4. 有无脉搏
5. 神志是否清楚

气道阻塞，呼吸异常 → 1. 保持呼吸道通畅 2. 气管插管

无神志，无循环 → 心肺复苏

1. 休克情况评估：血压、心率、意识、脱水程度、尿量
2. 初步处理：卧床休息；保持气道通畅(必要时气管插管)；大流量吸氧；建立静脉通道；心电、血压监护；计每小时出入量，测CVP；镇静；出血性休克患者紧急配血/备血；如有明显体表出血，尽早外科止血
3. 寻找并明确病因

轻度血压降低：适当补充血容量，病因治疗，适当使用血管活性药物

容量异常

心输出量异常

双通道输液：快速输注晶体液及胶体液或输血；病因治疗

输入晶体液，维持平均动脉压>70mmHg；镇静；纠正心律失常、电解质紊乱；使用正性肌力药物

经适当补充血容量后仍持续低血压则给予血管加压药物(多巴酚丁胺、多巴胺、去甲肾上腺素等)

1. 加强气道管理，保持内环境稳定
2. 稳定血流动力学状态
3. 应用血管活性药物，维持平均动脉压60mmHg以上和正常心功能
4. 消除感染源，对感染性休克尽早经验性使用强效抗生素
5. 纠正酸中毒，维持水电平衡
6. DIC：输注新鲜冰冻血浆，维持凝血时间在正常的1.5~2倍；输注血小板维持其在(50~100)×10⁹/L
7. 可疑肾上腺皮质功能不全者，氢化可的松100mg静滴

八、高血压危象救护流程

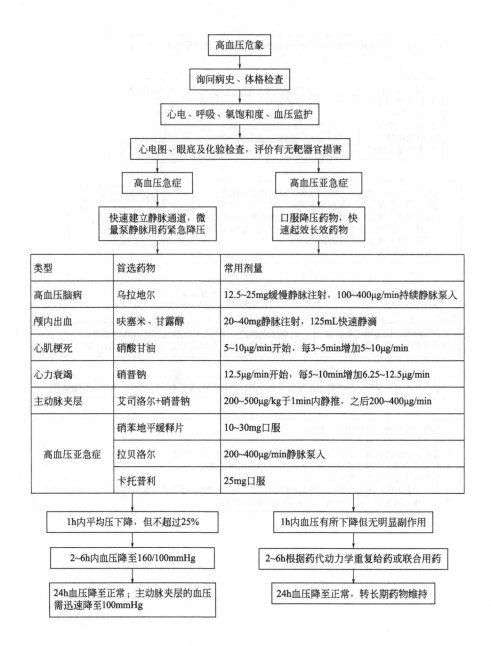

类型	首选药物	常用剂量
高血压脑病	乌拉地尔	12.5~25mg缓慢静脉注射，100~400μg/min持续静脉泵入
颅内出血	呋塞米、甘露醇	20~40mg静脉注射，125mL快速静滴
心肌梗死	硝酸甘油	5~10μg/min开始，每3~5min增加5~10μg/min
心力衰竭	硝普钠	12.5μg/min开始，每5~10min增加6.25~12.5μg/min
主动脉夹层	艾司洛尔+硝普钠	200~500μg/kg于1min内静推，之后200~400μg/min
高血压亚急症	硝苯地平缓释片	10~30mg口服
	拉贝洛尔	200~400μg/min静脉泵入
	卡托普利	25mg口服

九、低血糖救护流程

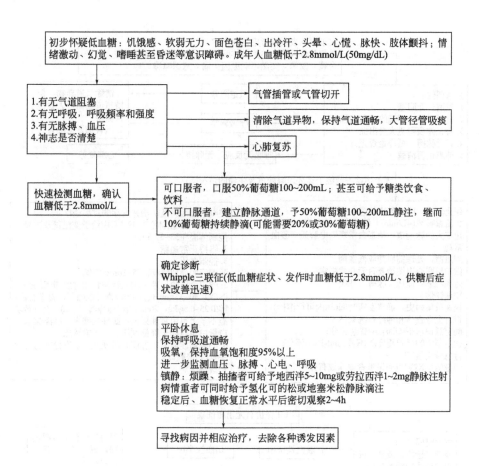

初步怀疑低血糖：饥饿感、软弱无力、面色苍白、出冷汗、头晕、心慌、脉快、肢体颤抖；情绪激动、幻觉、嗜睡甚至昏迷等意识障碍。成年人血糖低于2.8mmol/L(50mg/dL)

1.有无气道阻塞
2.有无呼吸，呼吸频率和强度
3.有无脉搏、血压
4.神志是否清楚

气管插管或气管切开

清除气道异物，保持气道通畅，大管径管吸痰

心肺复苏

快速检测血糖，确认血糖低于2.8mmol/L

可口服者，口服50%葡萄糖100~200mL；甚至可给予糖类饮食、饮料
不可口服者，建立静脉通道，予50%葡萄糖100~200mL静注，继而10%葡萄糖持续静滴(可能需要20%或30%葡萄糖)

确定诊断
Whipple三联征(低血糖症状、发作时血糖低于2.8mmol/L、供糖后症状改善迅速)

平卧休息
保持呼吸道通畅
吸氧，保持血氧饱和度95%以上
进一步监测血压、脉搏、心电、呼吸
镇静：烦躁、抽搐者可给予地西泮5~10mg或劳拉西泮1~2mg静脉注射
病情重者可同时给予氢化可的松或地塞米松静脉滴注
稳定后、血糖恢复正常水平后密切观察2~4h

寻找病因并相应治疗，去除各种诱发因素

十、急性卒中救护流程

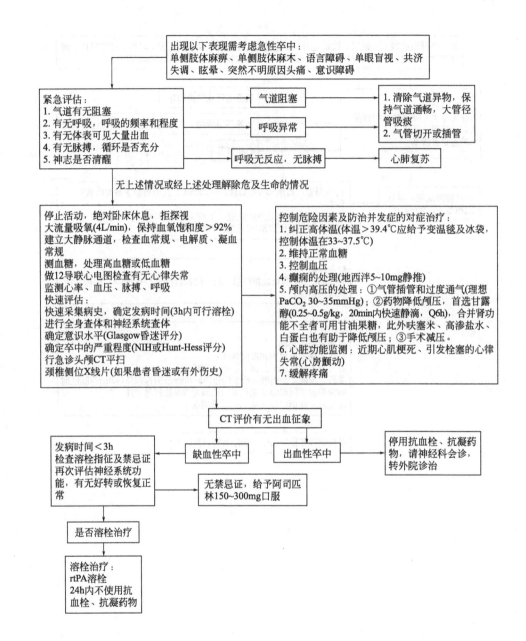

出现以下表现需考虑急性卒中：
单侧肢体麻痹、单侧肢体麻木、语言障碍、单眼盲视、共济
失调、眩晕、突然不明原因头痛、意识障碍

紧急评估：
1. 气道有无阻塞
2. 有无呼吸，呼吸的频率和程度
3. 有无体表可见大量出血
4. 有无脉搏，循环是否充分
5. 神志是否清醒

气道阻塞

呼吸异常

1. 清除气道异物，保持气道通畅，大管径管吸痰
2. 气管切开或插管

呼吸无反应，无脉搏

心肺复苏

无上述情况或经上述处理解除危及生命的情况

停止活动，绝对卧床休息，拒探视
大流量吸氧(4L/min)，保持血氧饱和度＞92%
建立大静脉通道，检查血常规、电解质、凝血常规
测血糖，处理高血糖或低血糖
做12导联心电图检查有无心律失常
监测心率、血压、脉搏、呼吸
快速评估：
快速采集病史，确定发病时间(3h内可行溶栓)
进行全身查体和神经系统查体
确定意识水平(Glasgow昏迷评分)
确定卒中的严重程度(NIH或Hunt-Hess评分)
行急诊头颅CT平扫
颈椎侧位X线片(如果患者昏迷或有外伤史)

控制危险因素及防治并发症的对症治疗：
1. 纠正高体温(体温＞39.4℃应给予变温毯及冰袋，控制体温在33~37.5℃)
2. 维持正常血糖
3. 控制血压
4. 癫痫的处理(地西泮5~10mg静推)
5. 颅内高压的处理：①气管插管和过度通气(理想 $PaCO_2$ 30~35mmHg)；②药物降低颅压，首选甘露醇(0.25~0.5g/kg, 20min内快速静滴，Q6h)，合并肾功能不全者可用甘油果糖，此外呋塞米、高渗盐水、白蛋白也有助于降低颅压；③手术减压
6. 心脏功能监测：近期心肌梗死、引发栓塞的心律失常(心房颤动)
7. 缓解疼痛

CT评价有无出血征象

缺血性卒中

出血性卒中

停用抗血栓、抗凝药物，请神经科会诊，转外院诊治

发病时间＜3h
检查溶栓指征及禁忌证
再次评估神经系统功能，有无好转或恢复正常

无禁忌证，给予阿司匹林150~300mg口服

是否溶栓治疗

溶栓治疗：
rtPA溶栓
24h内不使用抗血栓、抗凝药物

十一、肺源性心脏病合并呼吸衰竭的救护流程

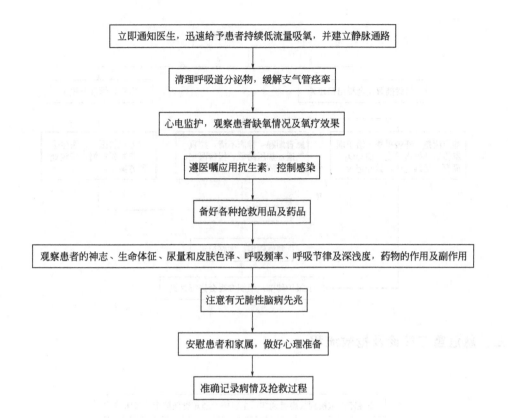

立即通知医生，迅速给予患者持续低流量吸氧，并建立静脉通路

↓

清理呼吸道分泌物，缓解支气管痉挛

↓

心电监护，观察患者缺氧情况及氧疗效果

↓

遵医嘱应用抗生素，控制感染

↓

备好各种抢救用品及药品

↓

观察患者的神志、生命体征、尿量和皮肤色泽、呼吸频率、呼吸节律及深浅度，药物的作用及副作用

↓

注意有无肺性脑病先兆

↓

安慰患者和家属，做好心理准备

↓

准确记录病情及抢救过程

十二、气管插管患者意外脱管救护流程

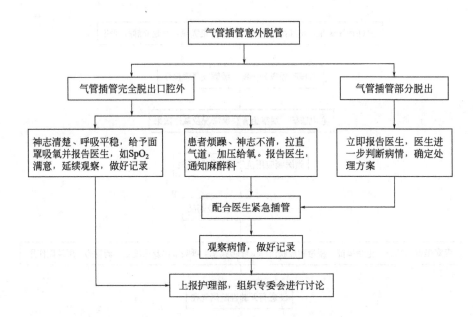

十三、急危重症接诊及抢救流程

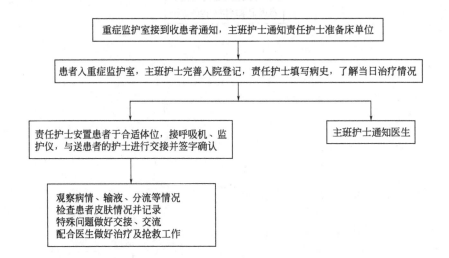

十四、心外科术后患者接收流程

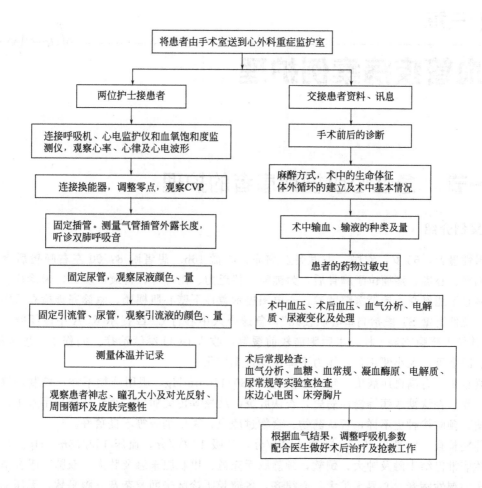

将患者由手术室送到心外科重症监护室

两位护士接患者

连接呼吸机、心电监护仪和血氧饱和度监测仪，观察心率、心律及心电波形

连接换能器，调整零点，观察CVP

固定插管。测量气管插管外露长度，听诊双肺呼吸音

固定尿管，观察尿液颜色、量

固定引流管、尿管，观察引流液的颜色、量

测量体温并记录

观察患者神志、瞳孔大小及对光反射、周围循环及皮肤完整性

交接患者资料、讯息

手术前后的诊断

麻醉方式，术中的生命体征
体外循环的建立及术中基本情况

术中输血、输液的种类及量

患者的药物过敏史

术中血压、术后血压、血气分析、电解质、尿液变化及处理

术后常规检查：
血气分析、血糖、血常规、凝血酶原、电解质、尿常规等实验室检查
床边心电图、床旁胸片

根据血气结果，调整呼吸机参数
配合医生做好术后治疗及抢救工作

👆 **小结** ▶▶

　　本章节内容包括心血管急危重症救护流程和心外科术后患者接收流程，难点是心血管急危重症救护流程。

（康爱梅）

第十三章

心血管疾病案例护理

第一节 ⟶ 急性心肌梗死患者的护理

一、案例介绍

男性患者，65 岁，农民。主诉突发胸痛、心慌 16h。患者晚 8：00 左右晚餐后突发胸闷、胸痛、心慌，疼痛位于胸骨后，为钝痛，伴乏力、出冷汗，持续不缓解，未诊疗。晨起仍胸痛且不能忍受，遂至医院就诊，心电图提示急性下壁心肌梗死，急诊完善检查后明确诊断为"急性下壁 ST 段抬高型心肌梗死"，急送介入中心行 CAG 提示 RCA 中段闭塞，开通 RCA 并植入药膜支架 1 枚，术后胸痛较前缓解，收入 CCU 继续治疗。病程中，患者精神、饮食、睡眠可，大小便正常，体力下降，体重无变化。

既往史：有高血压病史 7 年，最高血压 180/110mmHg，服用药物不详，控制不详；痛风史 3 年。否认糖尿病等慢性病史，否认肝炎、结核等传染病史，否认外伤、手术史，否认输血史，预防接种史不详，否认药物、食物过敏史，否认烟酒等不良嗜好。

体格检查：体温 36.6℃，脉搏 60 次/分，呼吸 18 次/分，血压 162/75mmHg。神志清楚，浅表淋巴结未触及肿大，颈软，颈静脉无充盈，甲状腺未触及肿大。双肺呼吸音清，未闻及干、湿性啰音。心界无扩大，心律齐，各瓣膜听诊区未闻及杂音。腹平软，无压痛及反跳痛，肝脾肋缘下未触及，双下肢无水肿，双侧足背动脉搏动对称，生理反射存在，病理反射未引出。

辅助检查：急诊心电图示窦性心律，Ⅱ、Ⅲ、aVF 导联 ST 段弓背向上抬高；心脏彩超示左室节段性室壁运动异常（下壁）。患者入院后血红蛋白呈逐渐下降趋势，血红蛋白 118.7g/L→99.3g/L→95.2g/L→97.8g/L。

结合症状及相关检查，明确诊断为冠状动脉粥样硬化性心脏病、急性下壁心肌梗死、高血压病 3 级（极高危）、痛风。

二、临床护理

（一）护理评估

1. 评估患者疾病发作情况及相关临床情况 心肌梗死的主要表现，有无伴随症状，有无呼吸困难、晕厥、休克、心衰等严重情况发生，目前的活动耐受能力、自理能力、睡眠、饮食、体重和排泄情况。

2. 评估患者的诊治经过及相关病史 既往检查结果、治疗经过及效果，是否遵从医嘱治疗，目前相关的辅助检查结果，有无与心血管病相关的疾病等。

3. 评估患者的心理-社会状况及个人生活状况。

4. 评估患者家庭支持系统。

（二）护理诊断

1. 疼痛 胸痛与心肌缺血坏死有关。

2. 活动无耐力 与心肌氧耗的供需失调、卧床时间长、虚弱、疲乏有关。

3. 自理能力缺陷 与急性期医疗限制和疾病影响有关。

4. 焦虑/恐惧 与担心疾病预后及剧烈疼痛伴濒死感等有关。

5. 潜在并发症 心力衰竭、心律失常、心源性休克、猝死。

（三）护理目标

1. 患者知晓并能够主动避免引起疼痛的诱因，疼痛程度减轻或消失。

2. 患者能够知晓活动计划并能按要求进行活动，活动耐力增强。

3. 患者卧床期间生活需要得到满足。

4. 患者焦虑、恐惧情绪缓解或消失。

5. 患者未出现心力衰竭、心律失常等并发症或得到及时发现和处理。

（四）护理措施

1. 休息与活动 急性期入住监护室，绝对卧床休息 12h；若无并发症，24h 内鼓励患者在床上行肢体活动；若无低血压，第 3 天可在病房内走动；梗死后第 4～5 天，逐步增加活动量，观察患者心率及耐受性。病情不稳定及高危患者应适当延长卧床时间。遵循躺-坐-站-踏-走的原则逐步施行康复训练。

2. 给氧护理 鼻导管间断或持续吸氧，必要时面罩加压给氧或机械通气。

3. 病情监测 严密监测心电、血压、呼吸、血氧饱和度，必要时进行肺毛细血管压和静脉压等血流动力学监测，及时发现异常，报告医生，配合处置。

4. 心理护理 给予家庭支持系统，充分告知并宣讲病情，让患者及家属对疾病有所了解，提高患者依从性，缓解患者焦虑、恐惧情绪。

5. 用药护理 迅速建立 2 条静脉通路，保证给药途径畅通，遵医嘱使用药物；及时询问患者用药过程中的效果及不良反应，随时监测疼痛及其伴随症状的变化情况。

6. 溶栓治疗的护理 询问患者有无溶栓禁忌证，溶栓前完善血常规、血小板、凝血常规和血型等相关检验；遵医嘱迅速应用溶栓药物，并注意观察有无出血倾向；正确观察溶栓疗效，监测心电图变化。

7. 饮食与排泄护理 饮食宜清淡，低脂、低胆固醇饮食，少量多餐，流质、半流质饮食，逐步过渡到普通饮食。保持大便通畅，指导患者床上排便，必要时给予缓泻剂。

8. 并发症的监测与处理 严密进行心电监测，及时发现心率及心律的变化，在心肌梗死溶栓治疗后 24h 内易发生再灌注性心律失常，特别是在溶栓治疗即刻至溶栓后 2h 内应设专人床旁心电监测，发现心律失常及时正确地处理。在起病最初几天，甚至在梗死演变期均应严密观察患者有无呼吸困难、咳嗽、咳痰、少尿等，听诊肺部有无湿啰音；避免情绪激动、饱餐、用力排便等可加重心脏负荷的因素；一旦发生心力衰竭，则按心力衰竭进行紧急处理。

9. 康复训练 制订个体化运动处方，包括明确的运动原则、运动项目、运动强度、持续时间、运动频率等。密切监测患者运动训练情况，并指导患者和家属学会自我监测。

（五）护理评价

1. 疼痛症状减轻或消失。

2.能叙述限制最大活动量的指征，了解并遵循活动计划进行活动，活动过程中无并发症出现，活动耐力增强。

3.知晓卧床休息的重要性并能够遵从指导，卧床期间生活需要得到满足。

4.情绪保持平稳。

5.未发生并发症或并发症得到及时发现和处理。

三、心理支持及健康宣教

1.疾病知识管理 AMI恢复后患者应调整饮食结构和生活习惯，要求低饱和脂肪酸和低胆固醇饮食。戒烟是AMI后二级预防的重要措施，每次随诊都必须了解并登记吸烟情况，积极指导戒烟，并实施戒烟计划。

2.康复训练管理 出院后继续进行康复治疗，提高患者的心理健康水平和生活质量。康复训练应分阶段循序渐进增加活动量，提倡小量、重复、多次运动，适当间隔休息，可以提高运动总量而避免超负荷运动。活动内容包括个人卫生、家务劳动、娱乐活动和步行活动等，避免剧烈活动、竞技性活动、举重，避免活动时间过长。对从事重体力劳动、驾驶、高空作业及其他精神紧张或工作量过大的工作建议更换。

3.心理恢复管理 应充分理解并指导患者正确对待自己的病情，保持乐观与平和的心情，消除因担心今后工作能力和生活质量而产生的焦虑情绪。指导患者家属积极配合，为患者创造一个良好的身心保养环境。

4.用药管理与病情监测 教育患者严格按医嘱服药，如通过发放个人用药手册和进行定期电话随访，提高服药依从性。告知患者及家属药物的用法、作用和不良反应，并教会患者定期监测脉搏、血压，了解异常情况。若胸痛发作频繁、程度较重、时间较长，服用硝酸酯制剂疗效较差时，应及时就医。教会家属心肺复苏的基本技能以备急用，定期门诊随访。

第二节 ❯ 心力衰竭的护理

一、案例介绍

女性患者，68岁，主诉：劳累后胸闷、气短1年，加重伴夜间阵发性呼吸困难2天。患者1年前于劳累后出现胸闷、气短，活动后加重，在当地医院治疗症状好转后出院。此后上述症状间断发作，未系统治疗。2天前受凉感冒后出现咳嗽、咳少量黄色黏痰，活动后胸闷、气短明显加重，夜间不能平卧，尿量减少，遂来院就诊，门诊以心力衰竭收入院。

既往史：冠心病、陈旧性心肌梗死、三支病变。

次日凌晨5点起床排便后，突发喘气，心电监护示：心率130次/分，呼吸32次/分，血压90/50mmHg，SpO_2 90%。神志清楚，端坐呼吸，大汗，四肢湿冷。双下肢可见水肿。动脉血气分析示：氧分压52mmHg，二氧化碳分压43mmHg，B型利钠肽5343pg/mL，立即给予无创呼吸机辅助呼吸，吗啡3mg、呋塞米40mg静脉推注，同时辅以小剂量多巴胺泵入。经无创通气治疗6.5h后，气促症状明显改善，可半卧位休息。床旁超声提示：双侧胸腔大量积液，经评估后给予超滤治疗，27h脱水3256mL，双下肢水肿完全消退，可平卧位休息。复查胸腔超声提示左侧少量胸腔积液，患者于入院后第4天转入普通病房继续治疗。

二、临床护理

（一）护理评估

1.评估患者的生命体征及病情 判断液体潴留及其严重程度、呼吸困难的程度、症状及体征、监测体重。

2.了解患者的辅助检查结果 如心脏彩超、心电图、胸部X线、实验室检查（血气分析、B型利钠肽等）、冠状动脉造影结果等。

3.根据心功能分级方法评估患者的心力衰竭程度，了解患者睡眠状况、饮食、心理-社会状态及对本病相关知识的掌握情况。

知识链接

　　血浆利钠肽测定包括B型利钠肽（B-type natriureticpeptide，BNP）或N末端B型利钠肽原（N-terminal pro-B-type natriuretic peptide，NT-proBNP）测定。利钠肽检测是诊断和评估心衰必不可少的部分，用于心衰筛查、诊断和鉴别诊断、病情严重程度和预后评估。出院前利钠肽检测有助于评估心衰患者出院后的心血管事件风险。利钠肽主要由心室肌合成和分泌，当心室容量和压力负荷增加时，心肌受到牵张，心肌细胞内储存的前体肽proBNP即被释放出来，并很快分解为无活性的NT-proBNP和有活性的BNP。BNP或NT-proBNP的检测有助于诊断或排除心力衰竭。BNP<100pg/mL、NT-proBNP<300pg/mL排除急性心力衰竭。BNP<35pg/mL、NT-proBNP<125pg/mL排除慢性心力衰竭。

（二）护理诊断/问题

1.气体交换受损 与左心衰竭致肺淤血有关。

2.体液过多 与体循环淤血、水钠潴留、低蛋白血症有关。

3.活动无耐力 与心排血量下降有关。

（三）护理目标

1.患者呼吸困难减轻或消失，肺部啰音减少或消失。

2.患者心功能得以维持或改善，水肿、腹水等减轻或消失。

3.患者活动耐力增加，进行日常活动时不出现乏力、头晕等症状。

（四）护理措施

1.体位 急性心衰取端坐位，双腿下垂以减少回心血量。

2.给氧 急性心衰患者常规鼻导管、面罩吸氧可提高脉搏血氧饱和度，但无法改善肺水肿。此患者立即给予无创正压通气，脉搏血氧饱和度逐渐上升，使用3h，复查血气血氧分压提升为68mmHg，呼吸困难减轻。

知识链接

　　吸氧适用于低氧血症和明显呼吸困难者，尤其脉搏血氧饱和度<90%或氧分压<60mmHg的患者。采用方式：①鼻导管吸氧，低氧流量（1~2L/min）开始，如仅为低氧

血症，动脉血气分析未见 CO_2 潴留，可采用高流量给氧（6～8L/min）。②面罩吸氧，适用于伴呼吸性碱中毒患者。③呼吸窘迫、呼吸性酸中毒和（或）低氧血症持续存在者，建议在没有禁忌证的情况下优先使用无创正压通气（non-invasive positive pressure ventilation，NIPPV）行初始辅助通气。心源性肺水肿患者使用 NIPPV 可降低气管插管的概率且可改善呼吸参数，使用时应监测血压，低血压患者需谨慎使用。

3. 病情监测 严密监测生命体征、血氧饱和度、心率、心电图，检查血电解质、血气分析等。观察呼吸频率及深度、意识、精神状态、皮肤颜色及温度、肺部啰音的变化。监测血流动力学指标的变化，准确记录出入量。

4. 药物治疗

（1）基础治疗：阿片类药物（如吗啡），可快速减少急性肺水肿患者焦虑和呼吸困难。同时应密切观察疗效和呼吸抑制的不良反应。伴明显和持续低血压、休克、意识障患者禁忌使用。

（2）利尿药：首选袢利尿药，应及早使用，常用呋塞米，宜先静脉注射 20～40mg，其总剂量在起初 6h 不超过 80mg，起初 24h 不超过 160mg。

（3）正性肌力药物：多巴胺具有正性肌力作用，可增加心排血量，小剂量应用，具有选择性扩张肾动脉、促进利尿的作用。该患者泵入小剂量多巴胺，同时辅以呋塞米静推，尿量明显增加。

知识链接

单纯超滤是通过对流转运机制，采用容量控制或压力控制，经过血滤器的半透膜从全血中除去水分的一种治疗方法。在单纯超滤治疗过程中，不需要使用透析液和置换液。超滤治疗适用于：（1）心力衰竭伴有明显的高容量如肺水肿或严重组织水肿，且有利尿药抵抗的患者。（2）充血性心力衰竭伴有明显的液体潴留表现，即有下肢或身体下垂部位的指凹性水肿，同时具备如下二项或以上者：①劳力性呼吸困难，阵发性夜间呼吸困难，或端坐呼吸。②肺部湿啰音。③肝大或腹水。④颈静脉怒张＞10cm。⑤X 线胸片示肺淤血、肺水肿或胸水。

---

5. 超滤治疗的护理

（1）配合医生建立血管通路：首选颈内静脉。

（2）严密观察患者生命体征及主诉。

（3）关注管路连接是否紧密，保持管路通畅，观察穿刺部位有无出血、血肿情况。

（4）不宜剧烈活动，股静脉置管侧大腿不可屈曲，以免导管打折，超滤深静脉置管不宜另做它用，如抽血、输液等。

（5）正确处理仪器报警。

（6）观察患者有无超滤相关并发症

① 低血压。

② 与抗凝相关的出血。

③ 内环境紊乱：抽血查电解质及血气，维持内环境稳定。

④ 血管穿刺并发症。

⑤ 管路或滤器内凝血。

⑥ 滤器破膜漏血。

（7）保持液体平衡：准确记录出入量，每天测量体重。

（8）因限制活动，注意预防压疮。

（9）超滤过程中不用利尿药物。

（10）每 4h 监测活化部分凝血活酶时间（APTT），使其维持在 80～100s。

（五）护理评价

1.呼吸困难减轻或消失，肺部啰音减少或消失。

2.水肿、腹水减轻或消失，疲乏、气急、虚弱感消失，心功能得到改善。

3.活动耐力增加。

三、心理支持及健康宣教

1.心力衰竭病程长且易反复发作，并呈进行性加重，患者烦躁、焦虑，甚至绝望。护士应以同理心听取患者的心理诉求，并给予疏导，同时深入浅出地向患者讲解不良心理反会进一步加重心衰，正面引导患者以良好的心态配合治疗。

2.耐心介绍各种检查和治疗的目的及作用，取得患者的理解与配合。鼓励家属主动关怀患者，增强情感支持，尽量避免一切不良刺激。

3.指导患者监测体重，限制钠盐的摄入，知晓心力衰竭加重的临床表现，及时就医。

4.指导患者保证充足的睡眠和情绪稳定，不擅自停药减药，定期复诊。

第三节 ⊃ 冠状动脉搭桥术后低氧血症的护理

一、案例介绍

男性患者，50 岁，170cm，75kg。主诉胸痛 8 年，加重 2 年。患者 8 年前无明显诱因出现胸部疼痛，疼痛位于心前区，呈切割样疼痛，每次持续数分钟后自行缓解，有时夜间疼醒，在当地医院就诊后给予药物治疗稍微缓解（具体不详）。近 2 年患者上述症状较前明显加重，发作较前频繁，持续时间延长。自行服药后无效，遂来院就诊，门诊以冠状动脉粥样硬化性心脏病收入院。既往史：糖尿病，未服用药物治疗，高血压病多年，血压 260/110mmHg，硝苯地平控制不佳。

入院后行冠状动脉造影检查提示冠心病，三支病变。术前诊断：冠状动脉粥样硬化性心脏病，NSTEMI，Killip Ⅲ级；2 型糖尿病；高血压病 3 级（极高危）；高脂血症。患者入院第 10 天后行冠状动脉旁路移植术（LIMA-LAD，SVG-OM、SVG-PD），手术顺利，术后第一日晨顺利拔出气管插管，晚上 9 时患者诉伤口疼痛，不能入睡。心电监护示 HR 108 次/分，ABP 176/92mmHg，SpO_2 89%，T 38.5℃。患者神志清楚，呼吸急促，比较配合，可咳出少量黄黏痰，血气分析示动脉血氧分压 59mmHg，动脉血二氧化碳分压 47mmHg，急行床旁胸片，肺部 X 线检查示右下肺不张。遵医嘱给予止痛、雾化、肺部体疗、左侧卧位、物理降温、更换抗生素等处理，SpO_2 仍无明显改善，晚上 11 时给予无创呼吸机辅助呼吸，持续 12h，其间间断鼓励患者咳痰，咳出大量黄黏痰，撤除无创呼吸机辅助，心电监护示 HR 82 次/分，ABP 136/65mmHg，SpO_2 升至 98%，T 37.2℃，呼吸平稳，患者未诉不适，术后第三日顺利转出 ICU。

二、临床护理

（一）护理评估

1. 评估患者病情及相关临床情况 神志、生命体征、呼吸状态、咳痰能力、营养状况、体力、疼痛分级、痰的性状及量。

2. 了解患者的辅助检查结果 胸部 X 线、实验室检查、血气分析、心脏彩超。

3. 评估患者的心理状态和配合程度以及对于治疗的反应。

（二）护理诊断

1. 气体交换受损 痰液堵塞部分气道引起右下肺不张所致。

2. 疼痛 主要为伤口疼痛。

3. 清理呼吸道无效 痰液黏稠所致。

4. 体温升高 痰液排出不通畅、感染引起。

5. 营养失调 禁食引起。

6. 睡眠型态紊乱疼痛及呼吸不畅所致。

（三）护理目标

1. 患者的咳痰能力、呼吸状态改善，脉搏血氧饱和度升至正常。

2. 患者的疼痛减轻或消失，焦虑、恐惧情绪缓解，正常睡眠。

3. 患者的体温降至正常，卧床期间生活需要得到满足，感觉舒适。

4. 患者不出现心律失常、谵妄等并发症或病情进一步恶化的情况。

知识链接

低氧血症的定义：目前国内对低氧血症的定义缺乏统一的规范，一般认为，一个大气压下动脉血氧分压低于 60mmHg 或氧饱和度低于 92% 为低氧血症。临床上一般按血气分析结果分为两种：单纯低氧血症和低氧血症伴高碳酸血症。目前发生低氧血症的机制还不完全明确，考虑体外循环、急性肺损伤及缺血再灌注损伤、手术创伤、疼痛、肺部并发症、心功能状态不良、感染等作为心脏手术后低氧血症的常见原因。

（四）护理措施

1. 增加氧流量 此患者是戴面罩接氧气给氧，氧流量为 6L/min，立刻将氧流量调至 10~12L/min，将患者的单氧改为双氧，增加氧气的供给，快速改善患者缺氧状态，调大氧流量后患者的脉搏血氧饱和度升至 90%~93%。

2. 加强肺部管理 肺部管理三部曲（雾化、体疗、咳痰）不仅是预防手段，也是治疗方法。

（1）加强气道的温湿化和雾化：该患者是普通面罩接氧气给氧，仅加湿未加温给氧，立即给患者安装加温湿化罐，充分加温加湿，同时观察温湿化的效果（主要是通过面罩上是否有凝集的小水珠来观察温湿化的效果），遵医嘱每6h给予一次雾化吸入治疗。痰液黏弹性和气道纤毛清除功能是影响排痰效果的两大主要因素，经过处理，该患者痰液黏稠度改善，咳出痰液较前增加，呼吸状态也有改善。

（2）加强肺部体疗：增加翻身、肺部体疗的频次和力度，促进肺部痰液引流。患者为右下肺不张，则翻身时卧向左侧，利于患侧痰液引流。患者雾化之后，则协助其侧卧位改为端坐位，让患者抱一枕头，用振动排痰仪振动患者背部，原则是从下至上，从外至内，使痰液松动，易于咳出。

（3）保持痰液排出通畅：患者有一定咳嗽能力，鼓励其改变体位用力咳嗽，此时需注意将患者胸带加固，以防影响伤口愈合。患者咳痰时可拍其背部，询问患者伤口是否疼痛，若伤口疼痛或引起循环不稳定，则停止操作。如果咳嗽无效，必要时备吸引器吸痰。保持呼吸道通畅，如果分泌物不能被清除，预测患者是否需要气管插管。虽然患者比较配合治疗，但仍只能咳出少量黄黏痰，脉搏血氧饱和度（SpO$_2$）没有大的改善。

（4）深呼吸及腹式呼吸训练：指导患者行深呼吸及腹式呼吸训练，对改善呼吸、预防低氧血症有一定的帮助。指导患者使用呼吸训练器，病情许可的情况下尽早下床活动。

3. 及时有效的镇痛治疗　术后疼痛的管理在心脏手术后肺功能的变化中发挥着重要作用，护士应及时评估疼痛性质、部位、持续时间，给予患者及时有效的镇痛治疗，患者在疼痛缓解的情况下方能配合肺部体疗及咳痰。但术后镇痛本身也有诱发肺气体交换功能障碍和低氧血症的可能，应注意用药后的护理观察，及时发现问题，及时采取合理的护理措施。密切观察有无心律失常，患者面色、心率、呼吸及血压变化，并记录。

⚙ **知识链接** ▶▶

　　布托啡诺（1mg/1mL注射剂）又称诺扬，稀释后静脉推注，为合成的阿片受体激动剂，躯体依赖性极低，不列为麻醉药品。除镇痛作用外，对中枢神经系统的影响包括减少呼吸系统自发性的呼吸、咳嗽、兴奋呕吐中枢、缩瞳、镇静等。该药的主要副作用是在获得满意镇痛的情况下，常出现镇静过度或嗜睡现象，老年人及体重轻的患者剂量酌减。

4. 协助无创正压通气治疗　该患者经过上述处理2h后，脉搏血氧饱和度无明显改善，维持在90%～93%，复查动脉血气，动脉血氧分压63mmHg，医生给予无创正压通气的医嘱，协助医生给予患者行无创呼吸机辅助呼吸，同时需做好二次气管插管或气管切开的准备。密切观察病情变化，在处理过程中，对患者脉搏血氧饱和度、神志、血流动力学、血气分析结果进行动态评估，配合医生及时调整治疗方案。无创通气的护理要点如下。

（1）充分解释和指导，取得患者配合。初次使用无创呼吸机时会由于面罩产生压迫感造成患者呼吸不畅的感觉，导致部分患者拒绝使用无创呼吸机进行治疗，所以在使用之前应充分评估患者，缓解患者紧张情绪，告知其作用，取得患者配合。

（2）选择合适的鼻罩或面罩，以达到密闭、舒适的目的。

（3）取半卧位，头颈后仰，拉直气道，避免饱餐后立即行无创通气。

（4）严密观察人机配合情况。在使用呼吸机最初24h内，应注意患者与呼吸机配合是否协调，有无人机对抗。当患者感觉使用不舒服或与呼吸机不协调时，要查找原因，通知医生，随时根据病情调整呼吸模式及参数。

(5) 密切观察病情变化。使用无创通气过程中，注意观察患者的神志、生命体征、呼吸困难的程度及血气分析的变化，必要时采用有创通气。

(6) 保持呼吸道通畅对于机械通气至关重要。进行无创通气治疗期间，仍需间断鼓励患者进行有效咳痰，可适时断开呼吸机协助排痰。如发现患者痰量多且无力咳出或出现意识障碍不能自行排痰时，应及时报告医生，同时做好气管插管的准备。

(7) 防止腹胀。腹胀是最常见的并发症，无创面鼻罩通气可产生误咽，发生胃膨胀，患者感觉极为不适，随着气体进入小肠可导致膈肌上移而影响肺的通气效果。应指导患者闭紧嘴，用鼻呼吸，减少吞咽动作，同时尽早行胃肠减压防止出现胃胀气，若已引起小肠胀气可行肛管排气等处理。

(8) 皮肤护理：面部受压部位垫纱布或使用保护贴，防止压疮产生。

(9) 持续无创通气的患者饮食受到限制，可给予静脉营养。

> ⚙ **知识链接** ▶▶
>
> 无创正压通气的原理为增加功能残气量（FRC），使萎陷的肺泡复张，提高 PaO_2，改善肺顺应性，防止肺不张。行无创通气则需选用安装有无创模块的呼吸机，不同的通气模式 CPAP、BIPAP、SIMV 均可选用，临床首选 CPAP 模式。行无创通气的基本条件为：神志清楚、合作治疗；无需人工气道保护；无误吸、严重消化道出血、气道分泌物过多且排痰不利等情况；血流动力学稳定；无使用鼻/面罩的面部损伤。

5. 加强物理降温　患者出现高热，最高体温 38.5℃，积极给患者采取物理降温，如温水擦浴、冰袋、降温毯等，及时询问患者有无不适，密切关注患者体温变化，积极采取降温措施，可降低氧耗因素，同时增加患者的舒适感。降温 30min 后复测体温并记录。严格执行无菌操作技术，避免交叉感染。关注患者的化验结果，如白细胞数值、降钙素原、血培养的结果等。

6. 用药护理　加强气道雾化，增加雾化频率。调整抗生素使用，根据医嘱留取血培养标本。

7. 营养支持　因患者有二次气管插管的风险，为防止反流及误吸，医生嘱禁食，给予患者肠外营养，以补充机体的需要量。

8. 促进休息　保持周围环境安静，避免大声喧哗，在患者休息期间减少不必要的护理活动，向其解释病情、治疗、检查方面的情况，使其放心，防止出现焦虑情绪。

（五）护理评价

1. 患者能顺利咳痰，气体交换受损的症状改善，脉搏血氧饱和度升至正常。

2. 患者能够理解治疗的重要性，积极地接受治疗和护理。

3. 患者的疼痛消失，体温降至正常，情绪稳定，

4. 治疗期间未发生任何并发症。

三、心理支持及健康宣教

1. 及时了解患者的心理状态　低氧血症的患者病情重，常伴有咳嗽、气喘、呼吸困难，甚至有濒死感，患者易出现烦躁、焦虑，甚至恐惧心理。因此，护士应密切观察其心理变

化，给予充分的同情与关怀，疏导、安慰患者，结合成功的病例解除患者的忧虑，树立战胜疾病的信心，以最佳的状态积极配合治疗和护理工作。

2. 鼓励患者配合治疗　耐心地讲解各项检查的目的、必要性以及配合治疗的重要性，告之患者低氧的危害性，鼓励患者咳痰，多询问患者伤口有无疼痛，了解患者是否因为疼痛而惧怕咳痰。给予止痛药后，密切关注是否达到止痛效果。

3. 合理安排家属陪护　告之患者家属低氧血症是冠状动脉旁路移植术后常见的并发症，可导致患者 ICU 入住时间的延长甚至引起更严重的并发症。鼓励他们主动关怀患者，为患者提供情感支持，帮助患者顺利度过危险期，家属鼓励患者可达到事半功倍的效果。

（万苗苗　杨　煜　周　莹）

下篇

心血管重症护理实训操作

第一章

输血技术

第一节 ⊃ 操作规范

项　目	输血技术
操作目的	补充血容量及各种血液成分,排除有害物质,提高机体免疫力
评　估	1.评估患者病情、治疗情况,穿刺部位皮肤、血管情况 2.评估患者血型、输血史及过敏史 3.评估患者意识状态及合作程度
操作物品	**1.输血盘**　一次性输血器及头皮针一套、生理盐水、血液制品(保存在储血袋中)、原始血型检验单、交叉配血试验结果单、手套一双 **2.输液盘**　活力碘、止血带、敷贴、头皮针、棉签、胶布、治疗巾、弯盘,必要时备胶布、夹板、绷带 **3.输液架按需备** **4.体温表或体温枪,血压计,血型标识卡** **5.SAP移动电脑推车(含电子扫描枪)**

操作步骤	要点与说明
1.确认医嘱　核对原始血型,确认输血治疗同意书(医生签署),准备"血交叉试管"	双人手指确认,核对医嘱、试管并粘贴
2.核对解释　核对医嘱,携输液卡至床旁,核对解释;协助患者取舒适体位	向患者解释静脉输血的目的,取得患者的配合
3.评估患者　询问并检查患者身体情况;测量生命体征;回治疗室,准备用物	询问并检查患者身体情况: ① 病情及对输血相关知识的了解情况 ② 意识状态及合作程度 ③ 患者穿刺部位皮肤有无破损、发红、硬结、皮疹等
4.核对检查　检查血制品及生理盐水是否合格;洗手,戴口罩;备好敷贴	按取血时的"三查十对"内容逐项进行核对,检查血制品以及生理盐水,确保无误 ① 由双人共同检查血液的有效期、血液的质量以及血液的包装是否完好无损。核对姓名、床号、性别、病案号、血型、血袋号、血液种类、血量、有效期、交叉配血试验结果 ② 擦净生理盐水药瓶,核对药名、浓度、剂量和有效期,检查瓶口、瓶体、瓶内液体。必要时套上瓶套
5.填写、粘贴输液卡　两人核对液体及效期;填写输液卡,倒贴于输液瓶上	双人核对后双人签字,注意输液卡勿覆盖输液瓶原有标签

	操作步骤	要点与说明
实施要点	**6. 插输血器** 启开输液瓶瓶塞中心部分,常规消毒瓶塞。检查输血器是否合格,关闭调节器,取出输血器,将输血管和通气管针头插入瓶塞直至针头根部	消毒范围至瓶塞下端瓶颈部 检查输液器是否过期,包装有无破损 插入时注意保持无菌
	7. 再次检查核对 整理治疗台,洗手。携用物、SAP移动电脑推车至患者床边,与另一位护士一起再次核对和查看手腕带,询问并核对患者姓名、出生年月日,解释输血目的	床边双人核对
	8. 正确执行 进入临时医嘱模块→选择扫描腕带模块→询问并核对患者姓名、出生年月日→使用扫描枪扫描患者手表带→电脑界面显示该患者医嘱信息	
	9. 建立静脉通道 按静脉输液法建立静脉通道,输入少量生理盐水,冲洗输血器管道	挂输液瓶于输液架上,检查头皮针将其与输血器连接,排尽空气并检查 选择合适静脉,铺治疗巾,扎好止血带,常规消毒皮肤 再次核对及排气,关闭调节器,对光检查确无气泡,取下针套,嘱患者握拳,行静脉穿刺,见回血后,将针头再平行送入少许 松止血带,嘱患者松拳,放开调节器,待液体滴入通畅后,用敷贴固定针头 取下止血带,根据病情、年龄调节输液滴数,签输液卡
	10. 再次核对 再扫描输液卡上二维码,此条目医嘱颜色变绿	
	11. 摇匀血液 以手腕旋转动作将血袋内的血液轻轻摇匀	避免剧烈振荡,以防止红细胞破坏
	12. 连接血袋进行输血 戴手套,打开储血袋封口,常规消毒开口处塑料管,将输血器针头插入塑料管内,缓慢将储血袋倒挂于输液架上	戴手套是为了医务人员自身的保护
	13. 控制和调节滴数 开始输入时速度宜慢,观察15min左右,如无不良反应,根据病情调节滴数。脱手套,再次核对,记录输血时间、滴速,签全名	开始滴速不要超过20滴/分 成人一般40~60滴/分,儿童酌减
	14. 操作后处理 观察生命体征,及时处理输血反应。协助其取卧位,将呼叫器放于患者易取处,整理用物,洗手,记录。使用扫描枪扫描患者二维码,记录输血时间	输血至15min时,测量生命体征并记录 告知患者勿自行调节滴速 告知患者若感到不适及时使用呼叫器通知护士
	15. 续血时的处理 如果需要输入2袋以上的血液时,应在上一袋血液即将滴尽时,常规消毒生理盐水瓶塞,将针头从储血袋拔出,插入生理盐水中,输入少量生理盐水,然后再按与第一袋血相同的方法连接血袋继续输血	两袋之间用生理盐水冲洗是为了避免两袋血之间发生反应 输完血的血袋要保留,以备出现输血反应时查找原因
	16. 输血完毕后的处理 输血完后,继续输入生理盐水,使输血器内的血液全部输入体内,拔针,按压穿刺点1~2min(至无出血为止)。询问患者需要,整理床单位,清理用物,再次测量生命体征并记录	最后滴入生理盐水是保证输血器内的血液全部输入体内,保证输血量准确
注意事项	1.严格执行无菌操作原则和查对制度 2.输血时须两人核对无误方可输入 3.输入两瓶以上血液时,两瓶血液之间须输入少量生理盐水,以防发生不良反应 4.血液内不可随意加入其他药品,如钙剂、酸性及碱性药品、高渗或低渗液体,以防血液凝集或溶解 5.输血过程中,应密切观察有无局部疼痛,有无输血反应,如有严重反应,应立即停止输血,并保留余血以备检查分析原因。输完的血袋送回检验科保留24h,以备患者在输血后发生输血反应时查询原因 6.严格掌握输血速度,对年老体弱、严重贫血、心衰患者应谨慎,滴速宜慢	

第二节 ⊃ 主要并发症处理

（一）发热反应

【发生原因】

1.由致热原引起，如血液、保养液或输血用具被致热原污染。

2.多次输血后，受血者血液中产生白细胞和血小板抗体，当再次输血时，受血者体内产生的抗体与供血者的白细胞和血小板发生免疫反应，引起发热。

3.输血时没有严格遵守无菌操作原则，造成污染。

【临床表现】

多发生在输血过程中或输血后1～2h内，患者先有发冷或寒战，继之出现发热，可达38～41℃，可伴有皮肤潮红、头痛、恶心、呕吐、肌肉酸痛等全身症状，一般无血压变化，症状多持续1～2h后缓解。少数反应严重者可出现抽搐、呼吸困难、血压下降，甚至昏迷死亡。

【预防措施】

1.严格执行无菌操作原则，确保输血、采血用具无菌。

2.对于多次输血的患者了解患者既往输血治疗情况。

【处理流程】

立即停止输血→通知医生→输入生理盐水→保留血液进行细菌学检验→遵医嘱用药→体温过高者给物理降温→填写输血不良反应上报单→严密观察病情变化→记录。

（二）溶血反应

【发生原因】

1.输入异型血。

2.输入了变质的血液 输血前红细胞已经被破坏溶解，如血液贮存过久、保存温度过高、血液被剧烈振荡或被细菌污染、血液内加入高渗或低渗溶液或影响 pH 的药物等，均可导致红细胞破坏溶解。

【临床表现】

1.在输血 10～20min 后出现头部胀痛、面部潮红、四肢麻木、心前区压迫感、腰背部剧痛。

2.黄疸、血红蛋白尿、寒战高热、呼吸困难、发绀、血压下降。

3.严重者出现少尿或无尿，管型尿和蛋白尿，高钾血症、酸中毒，严重者可致死亡。

【预防措施】

1.输血前认真做好血型鉴定及交叉配血试验，严格执行核对制度，经两人以上共同核对，再到患者床前核对，无误后方可输注。

2.血液在运送过程中避免剧烈振荡，应轻拿轻放，储存温度要适宜，不能加温，严格执行血液保存制度。

3.在输血的前 15min 速度要慢，每分钟 20～30 滴，观察有无反应，如无反应，可按医嘱调节输血速度。

4.连续输入 2 个以上供血者的血液时，须用 0.9% 氯化钠溶液适量冲管，防止输血反应。

5.血液通路中不得随意加入其他药品，以免改变血液的 pH 值和渗透压，使血液变质。

【处理流程】

立即停止输血→迅速通知医生进行处理→输生理盐水→保留余血→双侧腰部封闭→热水袋热敷→重新抽患者血送输血科鉴定血型→遵医嘱用药→严密观察生命体征和尿量的变化→填写输血不良反应上报单→记录→重点交班。

（三）急性肺水肿

【发生原因】

1.输液速度过快，短时间内输入过多液体，使循环血容量急剧增加，心脏负荷过重引起。

2.患者原有心肺功能不良，尤多见于急性左心功能不全者。

【临床症状】

患者突然出现呼吸困难、胸闷、咳嗽、咳粉红色泡沫样痰，严重时痰液可从口鼻腔涌出。听诊肺部布满湿啰音，心率快且节律不齐。

【预防措施】

1.严格控制输血速度和输血量。

2.对老人、儿童、心功能不全者根据病情控制输液的速度和输液量，输液过程中加强巡视，密切注意滴速的变化。

【处理流程】

通知医生→立即停止输血→患者取端坐位→两腿下垂→湿化瓶中加入 25%～35%酒精，高流量氧气吸入→四肢轮扎→遵医嘱用药→严密监测生命体征的变化→记录。

（四）过敏反应

【发生原因】

1.输入血液中含有致敏物质。

2.患者为过敏体质。

3.多次输血的患者，体内可产生过敏性抗体，当再次输血时，抗原抗体相互作用而发生过敏反应。

4.供血者血液中的变态反应性抗体随血液传给受血者，一旦与相应的抗原接触，即可发生过敏反应。

【临床症状】

1.皮肤局限性或全身性红斑、荨麻疹和瘙痒、轻度血管神经性水肿。

2.严重者出现咳嗽、呼吸困难、喘鸣、面色潮红、腹痛、腹泻、神志不清、休克症状，并可危及生命。

【预防措施】

1.正确管理血液和血制品。

2.选用无过敏史的供血者。

3.供血者在采血前 4h 内不宜吃蛋白和高脂肪的食物，宜用清淡饮食或饮糖水，以免血中含有过敏物质。

4.对有过敏史的患者，输血前根据医嘱给予抗过敏药物。

【处理流程】

通知医生→停止输血→更换输血器具→保留残留血袋→平卧→保持呼吸道通畅→高流量吸氧→心电监护→做好气管插管或气管切开准备→保暖→血压监测→遵医嘱给予抗过敏药物→观察→记录。

（五）出血倾向

【发生原因】

长期反复输血或超过患者原血液总量的输血，由于库存血中的血小板破坏较多，使凝血因子减少而引起出血。

【临床表现】

表现为皮肤、黏膜瘀斑，穿刺部位大块淤血或手术伤口渗血。

【预防措施】

1.短时间内输入大量库存血时应严密观察患者意识、血压、脉搏等变化，注意皮肤、黏膜或手术伤口有无出血。

2.尽可能地输注保存期较短的血液，每输1500mL库存血即给予新鲜血500mL，以补充凝血因子。

【处理流程】

评估→初步判断→通知医生→立即抽血做出血、凝血项目检查→遵医嘱输注新鲜血、血小板悬液→限制活动→饮食指导→严密观察病情变化→记录。

（六）枸橼酸钠中毒反应

【发生原因】

大量输血的同时输入大量枸橼酸钠。

【临床症状】

手足搐搦，出血倾向，血压下降，心率减慢甚至心搏骤停，血液化验示血清钙小于2.2mmol/L，心电图出现QT间期延长，甚至心搏骤停。

【预防】

1.严密观察患者的反应，慎用碱性药物，注意监测血气和电解质化验结果，以维持体内水、电解质和酸碱的平衡。

2.每输注库存血1000mL，须按医嘱静脉注射10％葡萄糖酸钙或氯化钙10mL，以补充钙离子。

【处理流程】

评估→初步判断→通知医生→遵医嘱用药→严密观察→记录。

第三节 ⮞ 健康宣教

1.向患者讲解静脉输血的临床意义，让患者理解并配合治疗。

2.输血反应的指导，向患者讲解静脉输血目的、静脉出血可能出现的不良反应，教会患者自我观察，如出现不良反应应及时联系医护人员。

3.向患者讲解选择血管的方法和保护血管的重要性。输血过程中患者减少活动，并注意观察有无血液渗漏、针栓与导管接头有无松动等情况，发现异常立即通知护士。

4.医护人员根据患者病情、年龄、液体性质来调节滴速，患者不得自行调节滴速。

5.做好患者的心理护理，有针对地指导患者认识自身疾病，缓解患者紧张、焦虑的心理。

第二章

心电监护仪的使用

第一节 ⊃ 操作规范

项　目	心电监护仪的使用	
操作目的	监测患者心律、心率的变化	
评　估	1.评估患者的年龄、意识、病情及合作程度 2.评估患者局部皮肤 3.评估患者周围环境、光照情况及有无电磁波干扰	
操作物品	1.心电监护仪1台、电极片若干、弯盘 2.必要时备一次性备皮刀、纱布若干、清洁手套、清水或酒精 3.根据需要携带监测血氧饱和度、无创血压等的导联线	
实施要点	操作步骤	要点与说明
	1.核对检查　核对医嘱,检查监护仪功能及导联线连接是否正常	双人手指确认,核对医嘱
	2.评估患者　核对患者姓名、出生年月日、有无酒精过敏史	去除汗毛、皮肤角质层和油脂,降低皮肤的电阻抗
	3.洗手、戴口罩	
	4.再次核对　携用物至患者床旁,再次核对	核对姓名及出生年月日
	5.患者准备　根据患者病情,协助其取合适体位	注意保护患者隐私
	6.准备开机　接通电源,打开开关	
	7.连接导联　将电极片粘贴于患者正确的部位	电极片粘贴位置:RA右锁骨中线下、LA左锁骨中线下、LL左锁骨中线下靠近第6、7肋间隙。贴电极片应避开除颤、起搏、听诊、心电图电极区,以及骨隆突处、皮肤破损处、发炎处
	8.选择导联　应选择P波最清楚的导联	常规选择Ⅱ导联
	9.设置报警　根据患者病情设置监护指标的报警值或参数	报警心率正负20%
	10.观察波形　观察心电图波形是否正常	

	操作步骤	要点与说明
实施要点	**11.其他功能**　根据医嘱同时监测血压、血氧饱和度等,将相应导联线插入监护仪接口,做相应监测。并根据患者病情设置合理的报警值	
	12.进行宣教　交代注意事项	不要触碰监护仪的屏幕,不要将私人物品放于监护仪车上,不要自行拆除导联线,有不适及时通知医护人员等
	13.安置体位　协助患者取舒适体位,将呼叫器置于易取处,询问患者需要	
	14.整理床单位	
	15.洗手、记录　记录心电监护开始的时间及患者的心率(律)	如有异常及时告知医生,进行处理
注意事项	1.根据患者病情,协助患者取平卧位或者半卧位 2.密切观察心电图波形,及时处理干扰和电极脱落 3.每日定时回顾患者24h心电监测情况,必要时记录 4.正确设定报警值,不能关闭报警声音 5.定期观察患者粘贴电极片处的皮肤,定时更换电极片和电极片位置 6.对躁动患者,应当固定好电极和导联线,避免电极脱位以及导联线打折缠绕 7.停机时,先向患者说明,取得合作后关机,断开电源	

第二节 ⇒ 主要并发症处理

（一）皮肤过敏

【发生原因】

1.患者体质虚弱出汗多易引起局部皮肤敏感。

2.长时间连续使用电极片易发生过敏。

3.使用透气性差的电极片易发生皮肤过敏。

【临床表现】

局部发红、瘙痒，甚至出现过敏性鼻炎、皮肤破损。

【预防措施】

1.出汗较多的患者保持局部皮肤干燥。

2.电极片使用时间<72h，减少对皮肤的刺激。

3.选择使用防过敏无纺布背衬材料的电极片。

【处理流程】

通知医生→遵医嘱局部处理→观察→记录。

（二）肢体皮肤受损

【发生原因】

袖带过窄、缠绕过紧或时间过长，使局部血供受阻，引起肢体皮肤受损。

【临床表现】

　　局部皮肤出现青紫、瘀斑、肢体麻木、皮温降低，严重时出现皮肤破溃。

【预防措施】

　　1.选择合适的袖带，松紧度以能插入一指为宜。

　　2.经常检查测量的局部皮肤，保持手臂血液循环通畅。

　　3.应在测血压之前缠绕袖带，测量结束后及时解除袖带。

【处理流程】

　　禁止在皮肤受损肢体测量→严重者遵医嘱给予相应处理并抬高患肢→观察→记录。

第三节 ➲ 健康宣教

　　1.向患者清楚讲解监护仪的工作情况，让患者理解并配合治疗。

　　2.向患者讲解各种监测指标的意义及警报值，避免仪器报警信号，导致患者紧张。

　　3.在心电监护过程中，经常帮助患者变换体位，减少因监护仪带来的不适感。

　　4.请患者不要自行移动或摘除电极片及各种导联线。如果电极片有松脱及时告知护士进行更换。

　　5.请避免在心电监护仪附近使用手机，以免干扰监测波形。

　　6.做好患者的心理护理，缓解患者紧张、焦虑的心理。

第三章

静脉输液微量泵的使用

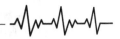

第一节 ➲ 操作规范

项 目	静脉输液微量泵的使用
操作目的	精密计算药物输入量;严格控制静脉输液量及速度;匀速、持续输入药物
评 估	1.询问了解患者的身体状况、意识状态、肢体活动能力 2.评估患者注射部位的情况(液体是否滴入通畅,穿刺部位是否红肿,患者是否主诉疼痛) 3.向患者解释使用静脉输液微量泵的目的,取得患者配合
操作物品	**1.基础盘** 0.5％活力碘酒精剂、75％酒精、砂轮、剪刀、启瓶器、棉签、弯盘、无菌纱布 **2.输液盘** 0.5％活力碘酒精剂、棉签、无菌纱布、止血钳、胶布、50mL 注射器、延长管、三通、弯盘 3.输液卡、输液标签、遵医嘱准备的药物 4.微量泵、清洁盘 5.SAP 移动电脑推车,必要时备输液泵架

操作步骤	要点与说明
1.物品准备 核对医嘱,准备用药	双人核对原始医嘱,使用手指确认的方法
2.核对解释 持输液卡至床旁,核对解释;协助患者取舒适体位	向患者解释使用微量泵的目的,取得患者的配合
3.评估患者 询问患者身体情况。回治疗室,洗手,戴口罩	询问并检查患者身体情况 询问了解患者的身体状况、意识状态、肢体活动能力 评估患者穿刺部位的情况(液体是否滴入通畅,穿刺部位是否红肿,患者是否主诉疼痛)
4.核对药液 遵医嘱准备药液	双人核对药名、浓度、剂量及有效期,并签名,洗手、戴口罩,备胶布,检查瓶口、瓶体、瓶内液体 消毒瓶口 用 50mL 注射器抽吸所需溶媒,再抽吸药物,且充分混匀,连接延长管、三通,排尽空气(不要排出液体),关闭三通 再次核对,粘贴输液卡及标签于注射器尾端和三通连接处,置于清洁盘内 清理治疗台,再次洗手

实施要点 (row label spanning steps 3 and 4)

操作步骤	要点与说明
5. 仪器检查 检查微量泵工作状态是否良好	接上插头,指示灯"绿灯亮",表示电源已接好
6. 核对解释 携用物至患者床边,查看并扫描手腕带,询问并核对患者姓名、出生年月日,解释用药目的	再次执行查对制度,杜绝差错
7. 连接输液 遵医嘱用药	将微量泵固定于床栏上或输液泵架上,连接电源,打开开关 再次核对患者信息 将泵入药液置于微量泵滑道上,调节参数 关闭调节器,将延长管上三通连接于输液器两端,打开三通及调节器 垫纱布于三通下(或包裹于治疗巾内),以胶布固定 按"开始"键,调节液体滴数,再次双人核对,在静脉泵入输液卡上注明使用时间、速度并签名
8. 检查核对	再次核对患者床号、姓名并检查三通方向是否正确,微量泵运行指示灯是否正确闪烁,参数调节是否正确
9. 观察指导 观察用药效果并指导	告知患者注意微量泵泵体应远离水源,避免触碰及调节泵体上的按键。如有异常及不适请及时联系医护人员 根据患者病情,指导其在床上适量活动肢体,防止压疮及输液肢体肿胀的发生 防止静脉延长管打折、受压,管道脱出等情况发生,保持输液管道通畅
10. 整理记录 妥善安置患者,整理床单位,清理用物;记录用药时间及生命体征的变化等,操作者签全名	询问需要并将呼叫器置于患者可及的位置

左侧合并单元格："实施要点"

注意事项

1. 使用微量泵时应加强巡视,观察输液部位有无药液外渗,有无肿胀,局部颜色温度,血管走向有无条索状红线等,若出现以上情况,应立即停止输液,及时更换穿刺部位
2. 观察指示灯闪烁频率,微量泵工作状态及速率是否正常
3. 需更换药物及改变速率时应及时记录,并做好交接班。嘱患儿家属勿随意调节微量泵速度,以免出现不良后果
4. 使用静脉输液微量泵泵入血管活性药物及抗心律失常药物时,应注意观察患者的血压及心率(律)情况,询问患者有无不适
5. 每小时巡视微量泵工作状态是否正常,及时处理异常情况。提前15min配制。续加液体,注意配制方法,如有变化注意更改泵入速度

第二节 ● 不良后果处理

(一)微量泵报警

【发生原因】

1. 当药液在3mL以下时,微量泵会自动报警,红灯闪烁,应及时更换药液,保证药物足量

供给,确保有效血药浓度。夜间提前备药,及时清除报警声音,使患者睡眠充足,消除紧张心理。

2.微量泵通路完全阻塞,如泵管折叠、针头阻塞。应检查泵管有无折叠,针头阻塞需重新穿刺。

3.蓄电池能源耗尽,应立即接通外电源,使其继续工作。

4.发现电源插头松脱,应立即接好电源。

5.无意碰撞使注射器松动,应检查注射器是否处于正常位置。

6.药液外渗　只有外渗达到一定程度产生一定阻力,才会发生报警,此时需更换穿刺部位。总之,使用微量泵时,应加强巡视,出现报警应检查原因,针对不同原因及时处理。

【预防措施】

1.熟悉微量泵的性能及操作程序,掌握不同用药剂量及速度换算。

2.规范操作程序,连接微量泵前常规推注少量肝素盐水,保证管路通畅。

3.使用过程中加强巡视,严格床边交班。

4.确保电源连接紧密,注射器正确卡入微量泵卡槽内,查看延长管有无打折、脱落。

【处理措施】

1.保证机器没有故障,正常运转。

2.保证电源没有故障。

3.保证管路通畅,延长管无打折、无脱落、无气泡。

4.确保穿刺针处无回血凝固。

（二）血液回流

【预防措施】

1.加强巡视,发现回血及时处理。

2.留置针或深静脉置管,微量泵使用完毕后,使用肝素液正压封管。

3.将微量泵置于高于静脉穿刺肢体 10～20cm 左右,防止血液回流。

【处理措施】

可用生理盐水的注射器将回血回输。如回血已发生堵管,切勿用力推注,以免血栓进入静脉,可去掉肝素帽,消毒后接注射器乳头直接抽吸出血栓,如无效,则拔管重新穿刺。

（三）注射部位疼痛或静脉炎

【预防措施】

1.正确选择静脉,不宜与其他输液药物共用一条静脉,以免受输液速度、压力等影响微量泵的持续泵入速度和量,降低用药效果或输入过快发生药物不良反应。有条件者选用浅静脉留置针,确保药物泵入。

2.危重症患者采用深静脉置管,防止药物浓度过高或用药时间过长,引起注射部位疼痛或静脉炎。

【处理措施】

1.合理选择静脉,及时更换静脉。

2.确保无外渗的情况下,可在穿刺部位上方 5～8cm 处局部热敷以缓解疼痛。

第三节 ⊃ 健康教育

1.向患者讲解微量泵、输液泵的性能及治疗的重要性,取得患者理解并配合治疗。

2.医护人员设定正确输液速度及其必需参数,向患者讲解各种仪器界面的意义。微量泵、输液泵的调节由医护人员来完成,患者及家属不要随意调节。

3.微量泵、输液泵有蓄电功能,患者检查时或需下床活动时,在医护人员指导下方可随身携带。泵入肢体不能剧烈运动,管路妥善固定防止管路脱出,如发现泵入肢体处出现红肿、疼痛等不适应立即通知医护人员,停止此处继续泵入。

4.医护人员经常进行巡视,随时查看微量泵、输液泵的工作状态,及时排除报警故障。凡管路中有气泡、阻塞,溶液瓶或袋内液体已空,电池电压低或蓄电池不足,仪器即发出报警和信号,患者不能自行调节报警按钮,医护人员会及时排查问题。

5.做好患者的心理护理,有针对地指导患者认识自身疾病,缓解患者紧张、焦虑的心理。

第四章

中心静脉置管

第一节 ➡ 操作规范

项 目	中心静脉置管
操作目的	1.监测中心静脉压,判断患者的血容量、心功能及血管张力情况 2.输液给药,静脉输注高营养及高浓度、高渗、刺激性的药物
评 估	1.评估患者意识状态及合作程度 2.评估患者血流动力学情况 3.评估患者穿刺部位的皮肤及血管情况
操作物品	**1.有创穿刺用物** 适宜型号的中心静脉导管、换药碗、锁穿包、三角针、缝线、1%活力碘、无菌手套、帽子、口罩、无菌中单包 **2.测压装置** 压力包、压力组套 **3.药物** 2%利多卡因 10mL、肝素冲管盐水(0.9%NS 250mL+肝素 0.2mL) **4.其他** 透明贴膜、胶布、一次性中单

实施要点	操作步骤	要点与说明
	1.核对解释 备齐用物至床旁,同清醒的患者做好解释沟通工作	告知患者使用的目的、作用,取得患者的配合
	2.评估患者 询问并检查患者全身情况,妥善安置各种管道和缆线	
	3.安全检查 检查监护仪是否处于完好状态	
	4.移动病床 移出病床,使床头距墙 30～40cm,卸掉床头护栏	
	5.摆好体位 再次核对患者,协助患者取去枕仰卧位,双肩背部垫小枕。肩下铺一次性中单,拆去患者颈部及胸前伤口敷料,充分暴露肩颈部及胸部,将患者头转向穿刺侧的对侧	一次性中单可保护床单免受血液、活力碘等的污染
	6.消毒皮肤 协助术者打开换药碗,倒入 1%活力碘,术者戴无菌手套,对患者进行颈部皮肤消毒	

续表

	操作步骤	要点与说明
实施要点	**7. 协助铺巾** 协助医生穿手术衣及手套，打开无菌中单包，术者给患者全身覆盖上中单，仅暴露出穿刺部位	护士仅协助术者打开无菌包外层包布 术者戴两双无菌手套
	8. 投入用物 协助术者开锁穿包，在包内投入三角针、缝线、中心静脉导管，在无菌容器内注入肝素冲管盐水。术者检查导管完好性和各腔通透性	
	9. 协助局麻及穿刺 准备2%利多卡因，术者用注射器抽吸药液，确定穿刺点后局部浸润麻醉穿刺处皮肤及深部组织。置管成功后术者用注射器抽吸肝素生理盐水与导管各腔末端连接进行试抽，在抽出回血后，向导管内注入2～3mL肝素生理盐水，取下注射器，拧上肝素帽。将导管固定处与皮肤缝合固定	备好利多卡因给术者时勿跨越无菌区，术者行穿刺时密切观察患者的配合度，遵医嘱给予镇静药物
	10. 固定管道 穿刺完毕后用透明贴膜覆盖穿刺点，妥善固定管道	穿刺完毕后，协助医生处理颈部及胸部伤口，用无菌敷贴覆盖伤口。若穿刺点渗血可覆盖小纱布块后再用透明贴膜覆盖穿刺点
	11. 排气校零 压力组套接三通排气后连接中心静脉管，固定换能器并校零	
	12. 观察波形 观察中心静脉压的波形及数值	
	13. 整理记录 妥善安置患者，整理床单位，清理用物，做好相关护理记录	
注意事项	1. 穿刺过程中密切观察患者的血流动力学有无改变，及时应对病情变化，同时做好护理记录 2. 对于清醒的患者做好沟通工作，对于意识不清或持续镇静的患者防止其突然躁动，做好双手约束，遵医嘱及时给予镇静药物 3. 严格执行无菌操作 4. 清理用物时防止针刺伤 5. 测压时，压力包保持压力>300mmHg，即出现绿色标志为准，肝素盐水充足 6. 保持管道通畅，连接紧密无松脱，管道无打折	

第二节 主要并发症处理

（一）误穿动脉

动脉损伤是中心静脉穿刺时最易发生的并发症之一。

【发生原因】

操作不熟练多见。

【临床表现】

探针穿出搏动性鲜红色血液。

【预防措施】

可使用超声判断血管状况，对于动静脉解剖变异或穿刺困难者尤为有效。

【处理措施】

1.细小探测针误伤到动脉，应该局部按压数分钟防止血肿形成。

2.大的穿刺针误伤动脉依据情况来定，按压穿刺点或立即行外科暴露血肿清除。

（二）气胸

气胸是锁骨下静脉穿刺置管较常见的并发症。

【发生原因】

探针刺破胸膜，多见于锁骨下静脉穿刺。

【临床表现】

穿刺后患者出现呼吸困难、同侧呼吸音降低，X线可确诊。

【预防措施】

1.掌握穿刺适应证和正确的穿刺方法。

2.对于躁动不安的患者暂停穿刺，操作前使用镇静药，待患者安静后方可实行。

3.穿刺完应密切观察患者呼吸及胸部情况，必要时拍胸片以确定有无气胸。

【处理措施】

1.如发生气胸，如果是局限性气胸，可对患者进行严密观察，一般可自行闭合。

2.若患者出现呼吸困难，在无菌条件下穿刺抽气或胸腔闭式引流。

（三）神经损伤

【发生原因】

神经损伤与穿刺技术熟练程度及穿刺次数有关，多次反复操作神经损伤的可能性增大。

【临床表现】

常见臂丛神经损伤，患者可出现同侧桡神经、尺神经、正中神经刺激症状，患者主述有放射到同侧手臂的电感或麻刺感，有的患者还可能出现慢性疼痛症状。

【预防措施】

插管前使患者处于头低位，穿刺置管时让患者行短暂屏气以增加胸内压，使静脉尽可能充盈。

【处理措施】

患者诉不适时立即退出穿刺针或导管。

（四）气体栓塞

【发生原因】

置入中心静脉导管时导管开放，空气被吸入静脉导致气体栓塞。

【临床表现】

如果患者存在房室缺损，气体进入体循环，极少量气栓也可以致死。

【预防措施】

穿刺过程中注意关闭导管，插管前使患者处于头低位。

【处理措施】

1.将患者置于头低足高位，左侧卧位，以免气体进入右室流出道。

2.增加吸入氧浓度。

3.如果导管已经置入，尝试从导管抽气。

（五）心包填塞

心包填塞是中心静脉穿刺置管时最致命的并发症之一。

【发生原因】

1.导管置入过深，损伤上腔静脉、右心房或右心室。

2.左侧置管、导管口径过大、导管材质过硬导致导管尖端抵在上腔静脉管壁上。

【临床表现】

上腔静脉、右心房或右心室戳伤穿孔引起心包积血、积液，液体或血液在心包腔或纵隔中急性积聚达 $300\sim500mL$，即可引起致命的填塞。在穿刺置管过程中或留置导管后，患者突然出现发绀、面颈部静脉怒张、恶心、胸骨后及上腹部疼痛及呼吸困难，继而发生严重难以纠正的低血压、脉压变窄、奇脉、心动过速、心音遥远。

【预防措施】

选择合适型号的优质导管，提高穿刺技术，避免粗暴操作。

【处理措施】

1.立即停止静脉输液。

2.将液体袋高度降至心脏水平，通过重力作用吸出心包内或纵隔内的积血积液，然后拔出导管。

3.如果症状不能改善，立即行心包穿刺术减压。

4.严密观察患者病情，防止再次出现。

第三节 ⊃ 健康宣教

1.告知清醒配合的患者，置管后若出现心慌、气短或穿刺处疼痛等异常情况时，应及时告知医护人员。

2.告知患者不要随意调节三通开关、勿扯拉管道。如需改变体位，告知护士协助帮忙，防止管道移位或脱出而引起循环波动。

第五章

有创动脉穿刺配合操作技术

第一节 ⮕ 操作规范

项　　目	有创动脉穿刺配合操作技术
操作目的	连续、动态监测动脉血压及心输出量，为临床危重症患者病情观察、治疗、用药提供指导数据
评　　估	1. 评估患者病情、治疗情况，有无穿刺指征 2. 评估患者穿刺部位皮肤、血管情况 3. 评估患者意识状态及合作程度
穿刺部位	桡动脉：为首选穿刺部位，穿刺前需做 Allen 试验 股动脉：婴幼儿首选穿刺部位 其他：尺动脉、足背动脉、肱动脉、腋动脉
操作物品	1. 动脉穿刺包（洞巾、治疗巾、无菌杯 3 个、镊子、弯钳、棉球）、0.5%或 1%活力碘、口罩、帽子、无菌手套、纱布、合适型号的动脉穿刺针（16#灰、18#绿、20#红、22#蓝）、5mL 无菌注射器、压力包、换能器、动脉延长管、三通、肝素帽、T 型延长管（小儿）、透明贴膜、胶布、一次性中单 2. 肝素冲管盐水（0.9%NaCl＋肝素 0.1mL）、2%利多卡因 3. 胶布、动脉穿刺固定板、棉垫

实施要点	操作步骤	要点与说明
	1. 确认医嘱　双人核对医嘱并确认	
	2. 核对解释　携治疗卡至床旁，核对解释	向患者解释动脉穿刺的目的，取得患者的配合
	3. 评估患者 ① 有无穿刺禁忌证，穿刺部位皮肤、血管条件 ② 意识状态及合作程度	询问并检查患者基本情况： ① 查看周围皮肤有无炎症、破损、硬结 ② 动脉血栓或痉挛 ③ 出血倾向 ④ Allen 试验阳性者禁止桡动脉穿刺
	4. 准备用物　洗手，戴口罩，准备并检查用物	
	5. 协助患者摆体位　根据穿刺部位摆合适的体位 ① 桡动脉：取平卧位，穿刺处上肢外展掌侧朝上，腕下垫棉垫抬高，四指呈背曲抬高，固定前臂及四指于穿刺板上 ② 股动脉：取仰卧位，垫高穿刺侧臀部 30°左右，充分暴露穿刺部位 ③ 穿刺点下方垫一次性中单，保持床单位清洁、干燥	桡动脉穿刺时，胶布固定前臂及四肢，松紧以一指为宜，避免过紧造成肢端缺血 必要时遵医嘱给予镇静剂、肌松剂

操作步骤	要点与说明
6. 打开动脉穿刺包 打开动脉穿刺包,协助倒入活力碘、肝素冲管盐水于无菌杯内,投入动脉穿刺针、注射器,协助抽取利多卡因,医生进行局麻并行动脉穿刺	开包后,无菌物品不能用手直接触碰,需投入无菌包内,避免污染
7. 准备动脉测压装置 连接肝素冲管盐水及换能器,动脉延长管(小儿加 T 型延长管)放入压力包中并排好气备用	压力包需充气至 300mmHg
8. 连接动脉管路 穿刺成功后,快速连接已排好气的延长管,用无菌透明贴膜及宽胶布妥善固定管道,将连接处的三通放于治疗巾内包好	胶布固定时,需避开穿刺点处,切勿环行固定,以免血流不畅
9. 动脉校零并固定换能器 连接换能器接头并校零,将换能器固定在左锁骨下第四肋间	换能器与胸壁之间需用纱布隔开
10. 整理用物 处理用物,协助患者取舒适体位	离开前询问需求并进行宣教
11. 洗手,记录	

(实施要点)

注意事项
1. 严格执行无菌操作原则和查对制度
2. 如穿刺不成功,或拔除动脉导管时,需按压 5～10min,以免出血
3. 换能器的位置放置同心脏水平左锁骨下第四肋间。每班接班时均需校零,确保压力数据准确
4. 胶布固定时,避免对穿刺点进行覆盖。随时观察穿刺点周围情况,如有渗血、渗液需及时更换贴膜
5. 穿刺部位的肢体避免剧烈活动或弯曲,以免造成管道打折或脱出

第二节 ⟳ 主要并发症处理

(一)血栓形成

【发生原因】

　　持续冲洗动脉测压装置故障,压力包内压力或肝素盐水不足,输液器打折等造成肝素盐水不能持续冲洗动脉测压管,动脉血液回流,形成血栓。

【临床表现】

　　1.穿刺端延长管内可见回血。患者生命体征正常的情况下,监护仪上动脉血压波形低平或呈一条直线。

　　2.回抽动脉端阻力较大或抽出血栓。

　　3.患者肢端苍白,皮温低,诉疼痛。

【预防措施】

　　1.压力包充气至 300mmHg,冲管肝素盐水不足时需立即更换;管道的各个接头应连接紧密,防止管道漏液;三通保持在正确的方向,管道妥善固定,防止打折。

　　2.经动脉测压管抽取动脉血后,立即用肝素盐水快速冲洗,以防凝血。

　　3.每日判断拔管指征,一旦患者病情稳定,尽早拔除管道。

【处理措施】

　　1.检查压力包及整个冲管装置,出现血栓及时处理。

2.回抽动脉血，抽出管路内血栓并弃掉，给予盐水冲管。

3.如管内已形成血块难以抽出时，切勿将血块推入，防止发生动脉栓塞。

（二）局部出血或血肿形成

【发生原因】

1.反复穿刺导致血管壁损伤，引起局部渗血。

2.穿刺失败后压迫时间不足。

3.患者活动度过大或穿刺部位肢体弯曲造成穿刺针打折或滑出血管壁。

【临床表现】

1.穿刺点周围出现淤血、瘀斑。

2.穿刺点周围血肿形成或有血液渗出。

【预防措施】

1.熟练操作，减少反复穿刺，尽量做到一次穿刺成功。

2.护士了解患者的凝血功能，凝血功能异常的患者，降低肝素的浓度或停用肝素改为生理盐水冲管。拔管后也应适当延长按压时间。

3.对于不配合的患者，酌情使用镇静药，或约束肢体，防止管道打折或意外滑出。

4.经常观察穿刺点周围处皮肤，对于渗血、血肿等异常发生时，及时告知医生。

【处理措施】

1.穿刺失败或拔除动脉导管需按压 5～10min→观察 1min 不渗血后再行穿刺或包扎。

2.对于凝血功能障碍患者→更换冲管肝素用水（稀释肝素浓度或停用肝素）。

3.每小时观察穿刺点处是否有新鲜血液渗出→如有渗血调整管路位置或加压包扎→无改善或有血肿形成→告知医生→拔除动脉导管另行穿刺→洗手、做记录。

（三）感染

【发生原因】

1.无菌操作不严，消毒不严格，穿刺点周围细菌随穿刺时进入血管内。

2.无菌管路连接不紧密，贴膜及输液管路未定期更换，密闭装置被细菌污染。

3.接头连接不紧密，抽血三通处污染。

4.置管时间过长。

【临床症状】

1.穿刺点周围出现红、肿、胀、痛，或有渗液、脓性分泌物等症状。

2.患者体温升高，血象偏高。

【预防措施】

1.严格执行无菌操作技术，每日更换冲管肝素盐水，96h 更换输液冲管装置，一周更换两次贴膜，如有渗血、渗液、卷边立即更换。

2.密切观察穿刺点周围皮肤情况，每日监测体温、血象变化。

3.管路连接紧密、三通放于无菌治疗巾内。动脉采血时，严格消毒，采血后及时冲洗干净输液管路，防止血液沉积在三通或管壁内，如有沉积及时更换。

【处理措施】

穿刺点周围出现红肿热痛或渗液及脓性分泌物时→通知医生→拔除动脉导管→如怀疑导

管感染时需留取导管头端培养和血培养→评估动脉导管留置的必要性→如需继续留置，更换穿刺部位及全部输液管路→洗手并记录。

第三节 ○ 健康宣教

1. 向患者讲解有创动脉穿刺置管的临床意义，让患者理解并配合治疗。

2. 向患者讲解有创动脉穿刺置管的目的、可能出现的不良反应，告知患者不要大范围活动，活动时穿刺部位肢体尽量不要弯曲。

3. 告知患者不要随意拔除动脉导管。如改变体位时告知医护人员，防止管道脱出。

第六章

简易呼吸器应用

第一节 ○ 操作规范

项 目	简易呼吸器应用	
操作目的	1.维持和增加机体通气量 2.纠正低氧血症	
评 估	1.评估意识、脉搏、血压、血气分析等情况 2.评估患者有无自主呼吸、呼吸形态及呼吸道是否通畅	
操作物品	简易呼吸器1套:呼吸气囊、单向呼吸阀、面罩、氧气连接管、氧气储氧袋、治疗盘1个、纱布2块、碗盘1个、简易呼吸器及麻醉面罩1个、氧气钢瓶或中心供氧装置、负压吸引装置、开口器(必要时)	
	操作步骤	要点与说明
实施要点	**1.摆体位**	去枕平卧,暴露胸部
	2.清除口腔分泌物,畅通气道	必要时使用开口器 有活动性义齿则取下
	3.判断呼吸、脉搏,10s内完成	看,胸廓有无起伏 听,有无呼吸音 感觉,面部感觉有无气流排出
	4.连接好简易呼吸器 将简易呼吸器与氧气装置相连接,检查连接是否正确、呼吸气囊有无漏气	确保性能、各连接处连接紧密
	5.调节氧流量	连接氧源
	6.固定面罩,挤压呼吸气囊 在患者口、鼻部扣紧面罩并用EC手法固定,挤压气囊	采用下颌上提法或仰头举颏法畅通气道 每次送气量400~600mL 成人呼吸频率10~12次/分 小儿16次/分,婴儿20次/分
	7.听呼吸音,观察胸廓有无起伏	有效指征:血氧饱和度升高,患者胸廓起伏,发绀减退,面色口唇、甲床转为红润
	8.清理患者口鼻和面部	
	9.整理床单位	
	10.清理用物,分类放置	
	11.洗手、记录	

项　目	简易呼吸器应用
注意事项	1.应用简易呼吸器时,挤压频率为 10~12 次/分;每次送气量 400~600mL 2.定期检查、测试和保养 3.选择合适的面罩和呼吸气囊,约挤压呼吸气囊的 1/3~2/3 为宜 4.呼吸气囊使用后,呼吸活瓣、接头、面罩分离清洁、消毒、干燥备用 5.弹性呼吸气囊不宜挤压变形后放置,以免影响弹性及使用效果 6.面罩要紧扣患者的面部,避免漏气 7.患者有自主呼吸时,呼吸器挤压频率与患者呼吸频率同步

第二节 ◑ 主要并发症处理

（一）胃胀气和胃内容物反流

【发生原因】

　　1.气道未完全畅通。

　　2.送气量过大。

【临床表现】

　　腹胀、腹痛、腹部膨隆、嗳气、口角有分泌物流出等。

【预防措施】

　　1.避免通气量过大、通气速度过快。

　　2.检查和调整头部及气道位置,保持正确的体位。

　　3.保持气道通畅,及时清理分泌物,未清除胃内容物时,通气要慢。

【处理措施】

　　1.抢救者位于患者头部后方,将头部后仰,保持气道通畅。

　　2.观察胃部嗳气情况,必要时插入胃管。

　　3.胃部气体胀满时勿挤压腹部,让患者侧卧,同时清理呼吸道。

　　4.有反流发生时,复苏者让患者侧卧,擦拭干净流出的胃内容物,然后继续仰卧行心肺复苏术。

（二）误吸和吸入性肺炎

【发生原因】

　　呼吸道分泌物清除不彻底。

【临床表现】

　　神志清楚者表现为咳嗽、气急。神志不清时常无明显症状,但 1~2h 后可出现呼吸困难、发绀、低血压、咳出浆液性或血性泡沫痰。严重者可发生呼吸窘迫综合征。

【预防措施】

　　1.未清除胃内容物时要采取较慢的通气方式,避免过高的气道压力。

　　2.发现患者有分泌物流出（胃内容物反流）,应停止挤压呼吸球囊,立即吸净分泌物后再行辅助呼吸。

【处理措施】

1. 立即吸出分泌物，高浓度给氧。
2. 可用白蛋白或低分子右旋糖酐等纠正血容量不足。
3. 使用利尿药减轻左心室负荷，防止胶体液渗漏入肺间质。

第三节 ● 健康宣教

1. 安抚患者，消除内心的恐惧。
2. 宣教时，向家属解释使用呼吸气囊的目的、方法等。减轻家属焦虑、紧张的心理。

第七章

口咽通气管放置技术

第一节 ⊙ 操作规范

项　　目	口咽通气管放置技术	
操作目的	将后坠的舌根与口咽后壁分开,保持呼吸道通畅	
评　　估	1.评估患者的病情、生命体征、意识及合作程度 2.评估患者的口腔、咽部及气道分泌物情况,有无活动的义齿 3.评估是否有使用口咽通气管的指征 4.评估患者面部皮肤完整性	
操作物品	口咽通气管1根(大小合适)、一次性换药碗、生理盐水、纱布、胶布(或绷带)、开口器、负压吸引装置、吸痰管、听诊器	
实施要点	**操作步骤**	**要点与说明**
	1.核对并解释　核对身份并解释操作目的	
	2.摆体位　活动义齿应取下,帮助取平卧位,头后仰	呼吸道三轴线(口、咽、喉)在一条直线上
	3.清除口腔内分泌物	保持呼吸道通畅
	4.浸润　用生理盐水浸润口咽通气管	根据患者门齿到耳垂或到下颌角的距离选择合适的口咽通气管型号
	5.直接放置　将通气道的咽弯曲部沿舌面顺势送至上咽部。将舌根与口咽后壁分开	采取反向插入法:将口咽管的咽弯曲部分向腭部插入口腔,当其内口接近口咽后壁时(已通过悬雍垂),即将其旋转180°,使患者吸气时顺势向下推送,弯曲部分下面压住舌根,弯曲部分上面抵住口咽后壁
	6.测试　测试人工气道是否通畅	以少许棉絮放置在通气管外,观察呼吸中的运动幅度 观察胸壁运动幅度和听诊双肺呼吸音
	7.检查　检查患者口腔	防止舌或唇夹置于牙和口咽通气管之间
	8.固定　妥善固定口咽通气管,避免滑脱	评估患者口腔内痰液情况,必要时吸痰,清理呼吸道,防止误吸和窒息
	9.整理　清理患者面部,交代注意事项,整理床单位	
	10.处理用物,洗手,记录	

项　　目	口咽通气管放置技术
注意事项	1. 对于清醒患者,如不配合张口,切勿急于强行插入或撤出;对于意识不清者,操作者用一手的拇指与食指将患者的上唇齿与下唇齿分开,另一手将口咽通气管从后白齿处插入 2. 操作中重视与患者交流,按照正确步骤放置,吸痰时注意鼓励患者做咳痰动作 3. 口腔内及上下颌骨创伤、咽部气道占位性病变、咽部有异物者禁忌使用口咽通气管 4. 当口腔分泌物、呕吐物、血液多时,可用吸痰管由口咽通气管两侧插入,将口咽部的分泌物吸净 5. 妥善固定,防止脱落,出汗多或胶布被分泌物污染时,应及时更换胶布或绷带 6. 注意导管在口腔中的位置,避免不正确的操作将其推置下咽部而引起呼吸道梗阻 7. 清醒患者采用口咽通气管可出现恶心、呕吐或喉痉挛

第二节 ➡ 主要并发症处理

（一）悬雍垂损伤

【发生原因】

1. 患者肥胖。

2. 插入口咽通气管时插管困难。

【临床表现】

咽痛、吞咽障碍,严重者出现气道梗阻及坏死。

【预防措施】

动作轻柔,准确插入。

【处理措施】

立即告知医生,观察病情,遵医嘱对症处理。

（二）门齿折断

【发生原因】

1. 患者不配合或患者自身牙齿因素。

2. 操作不当。

【临床表现】

门齿缺损。

【预防措施】

1. 操作前充分解释,取得患者配合。

2. 动作轻柔。

【处理措施】

立即告知医生,观察病情,遵医嘱对症处理。

（三）咽部充血

【发生原因】

操作不当引起咽部充血。

【临床表现】

咽部充血，口咽及鼻咽黏膜弥漫性充血、肿胀。

【预防措施】

1.注意劳逸结合，防止受冷，急性期应卧床休息。

2.经常接触粉尘或化学气体者，应戴口罩、面罩等防护措施。

3.平时多饮淡盐开水，吃易消化的食物，保持大便通畅。

4.避免烟、酒，避免辛辣、过冷、过烫的刺激性食物

5.注意口腔卫生，养成饭后漱口的习惯，使细菌不易生长。

6.不要长时间讲话，更忌声嘶力竭地喊叫。

【处理措施】

立即告知医生，观察病情，遵医嘱对症处理。

（四）烦躁不安

【发生原因】

口咽通气管放置刺激呼吸道。

【临床表现】

不配合治疗，难以安静。

【预防措施】

1.密切观察病情变化，评估导致患者烦躁不安的危险因素，必要时给予患者保护性约束四肢和躯体，防止患者因烦躁不安而发生坠床及管道滑脱等意外情况。如胸部约束，并注意观察患者呼吸情况，保持呼吸道通畅。

2.做好心理护理，有助于消除不良心理刺激。

3.了解患者的主要病史和一般情况，相对应做好解释和安慰，并对口咽通气管使用的意义与作用做好解释，力争取得患者的配合。

【处理措施】

1.通知家属，床边安抚，根据情况征得同意给予保护性约束。

2.遵医嘱应用镇静、镇痛药物。给药后要严密观察患者呼吸、血氧饱和度及其他生命体征。影响血压药需适当调节药物用量和速度。

第三节 ➔ 健康宣教

1.口咽通气管置入前告知患者及家属放置口咽通气管的目的、方法及配合注意事项等，减轻患者和家属焦虑及恐惧。

2.使用过程中口咽通气管给予生理盐水纱布覆盖，解决患者口咽部干燥难忍的情况。

3.患者如遇口咽通气管脱出等异常情况，及时与医护人员沟通。

第八章

气管插管配合技术

第一节 ○ 操作规范

项 目	气管插管配合技术	
操作目的	保持患者呼吸道通畅,保证有效通气	
评 估	1.评估患者病情、意识、有无活动义齿、呼吸道通畅程度及既往病史 2.评估口鼻腔情况,选择合适型号的导管	
操作物品	气管导管、咽喉镜、开口器、压舌板、宽胶布、导管芯、牙垫、气囊测压表、5mL 注射器、中心吸引装置、吸痰管、听诊器、简易呼吸器及氧气装置、手套	
实施要点	操作步骤	要点与说明
	1.核对 姓名、出生年月、住院号	
	2.评估患者 评估病情。洗手,戴手套、帽子及口罩	评估呼吸情况及义齿 评估意识状态及合作程度 必要时戴护目镜
	3.摆体位 协助取去枕仰卧位,适当垫高肩背部,使头后仰	使口咽气道处于同一水平线
	4.吸引 用吸引管吸净患者口鼻分泌物,去除活动性义齿,检查、安装喉镜	
	5.皮囊挤压给氧 拉开床头使之离墙有 40～60cm,取下床头挡板,用简易呼吸器辅助呼吸,高浓度给氧 2～3min	操作者站在患者的头顶部,配合者站在患者头部的右边
	6.插入喉镜 配合麻醉师用右手拇指食指与中指推开患者下唇及下腭,使口张开。麻醉师左手插入喉镜,暴露声门	充分开放气道 选择合适的喉镜叶片
	7.气管插管 麻醉师右手将气管导管插入气管,插过声门 1cm 左右。导管插入的同时,护士协助迅速抽出导管芯,麻醉师再将导管端旋转插入 2cm 左右	选择合适的气管导管 确认导管插入气管后放入牙垫,退出喉镜
	8.气囊充气 用注射器或气囊测压表向套囊内注入空气	使用注射器充气 气囊压力在 25～30cmH_2O

	操作步骤	要点与说明
实施要点	**9. 判断位置** 挤压呼吸囊,观察胸廓是否有起伏并用听诊器听两肺呼吸音是否对称	
	10. 调整 检查气管导管前端在气管内的位置,调整插管位置	
	11. 固定 塞牙垫,固定气管导管	注意牙垫的凹槽
	12. 记录 用记号笔在导管上做标记,并用软尺测量气管导管外露长度	
	13. 整理 妥善安置患者,整理床单位,清理用物。双上肢保护性约束	保持呼吸道通畅 利于分泌物清除 观察插管后患者的有无口腔、牙齿的损伤 防止非计划性拔管
	14. 处理用物 喉镜按照中度危险物品消毒方法进行消毒	
	15. 洗手、记录	
注意事项	1. 根据置管目的和患者情况选择不同的插管方式及合适型号的气管导管,管芯内段短于导管口1～1.5cm 2. 选择合适的喉镜叶片,确保喉镜光源明亮,操作喉镜时,不应以切牙(门齿)为支持点,以防切牙脱落 3. 动作轻柔,以免损伤门齿 4. 防止气囊滑脱及插管意外	

第二节 ◉ 主要并发症处理

（一）误入食管

【发生原因】

声门暴露不清、口咽部分泌物过多影响视野所致。

【临床表现】

氧合不能维持,机体持续缺氧,腹部膨隆。

【预防措施】

1. 协助取得适当的体位,可行头低斜坡卧位,肩部放一枕垫,头尽量后仰,使口咽喉三轴线接近为一条直线。

2. 口咽部分泌物多时协助医生吸痰,由一人一手持喉镜一手持气管导管,另一人吸痰后迅速插入。

3. 如果确定误入食管应立即重新插管。

【处理措施】

立即告知医生,拔出气管导管重新插入。

（二）误入一侧支气管

【发生原因】

多为插入过深或插入后未及时固定移位所致。

【临床表现】

缺氧或一侧肺不张。

【预防措施】

在插管前评估患者支气管开口位置，选择大小粗细合适的导管，插入后要及时固定，记录插管距门齿的距离，并固定牢固。防止固定不牢导致下移入一侧支气管造成单侧肺通气。

【处理措施】

立即告知医生，重新调整气管插管位置。

（三）心律失常

【发生原因】

插管时导管刺激咽喉部反射性引起迷走神经或交叉神经兴奋所致。

【临床表现】

心动过缓或心搏骤停。

【预防措施】

密切关注生命体征，及时对症处理。

【处理措施】

立即告知医生，遵医嘱给予抗心律失常的药物。发现心搏骤停后，要立即行心肺复苏术，继续完成气管插管。

（四）低氧血症

【发生原因】

1.呼吸道分泌物阻塞。

2.气道开放不充分。

【临床表现】

1.缺氧程度不同则临床表现不同，皮肤黏膜可见不同程度的发绀。

2.中枢神经系统　可由注意力障碍发展为烦躁不安、谵妄、表情淡漠及视物模糊、共济失调乃至神志丧失。

3.心血管系统　可由心律失常发展为心室停搏、血压下降乃至休克，长期慢性缺氧还可有右心室肥大及右心衰。

4.呼吸系统　可见深快呼吸，可因进一步缺氧发展为呼吸微弱乃至呼吸停止，脉搏血氧饱和度下降。

5.长期慢性缺氧可导致继发性红细胞增多、血红蛋白增高、血液浓缩。严重的缺氧还可导致肝、肾细胞损伤，出现肝功能损伤、急性肾衰竭等，以及细胞内酸中毒和血钾升高。

【预防措施】

1.保持呼吸道通畅。

2. 选择合适管径的吸痰管吸尽呼吸道分泌物。

【处理措施】

充分开放气道，及时吸尽痰液，插管前后充分给氧。

（五）误吸

【发生原因】

胃内容物反流。

【临床表现】

面色发绀，心率增快，血压及脉搏血氧饱和度下降。口腔内残存大量胃内容物，鼾式呼吸。

【预防措施】

将患者床头抬高30°，取半卧位，气管插管后尽早留置胃管。检查胃充盈程度及胃内残留等措施，均有助于防止误吸。

【处理措施】

1. 保持呼吸道通畅，立即吸引气管导管内及口咽部分泌物。
2. 如未留置胃管者，需即刻留置胃管并行胃肠减压。

（六）口腔、牙齿、声带损伤

【发生原因】

未使用插管辅助用药或使用药物后肌肉松弛不完全或操作粗暴不熟练所致。

【临床表现】

牙齿脱落，口腔出血，声带损伤。

【预防措施】

选择大小合适的喉镜、放置位置适当，使用喉镜时不使用强力，肌紧张者待肌肉松弛后再行插管。

【处理措施】

立即告知医生，对症处理。如牙齿脱落，应关注出血情况。声带受损，应关注拔管后发声情况。

（七）低血压

【发生原因】

使用麻醉镇静药所致。

【临床表现】

血压低于患者自身基础血压范围。

【预防措施】

插管时备好急救药物。

【处理措施】

立即告知医生，对症使用升压药。

第三节 ⊙ 健康宣教

1.向神志清楚的患者和家属解释气管插管的必要性、意义，消除患者紧张、抵触等情绪，积极配合治疗。对于烦躁、意识障碍患者给予肢体约束以免意外拔管。

2.呼吸机的参数调整及报警设置后，患者及家属不要随意调节按钮。如呼吸机出现报警，不要紧张，及时通知医务人员。

3.经鼻或口插管患者，咽喉部会有不适感，切不可将插管外吐或外拉。指导患者咬牢牙垫但不用牙齿咬插管避免插管塌陷。经鼻插管患者进食避免呛咳。

4.教会患者简单的手语方法帮助表达各种需求。

5.解释治疗过程中的口腔护理、翻身拍背、有效咳嗽、咳痰的重要性，让患者配合各项基础护理操作。

6.告知患者撤机拔管的过程，避免患者精神紧张。拔管后鼓励患者咳嗽、咳痰。

第九章

气管切开及伤口换药技术

第一节 ⊙ 操作规范

项　　目	气管切开及伤口换药技术
操作目的	预防和控制感染,保持伤口敷料清洁干燥,减少并发症发生,促进伤口愈合,保证患者舒适
评　　估	1.了解患者病情及气管切开伤口外周皮肤状况 2.确定患者的活动度和合作能力 3.了解气管套管固定带松紧度,以一指为宜
操作物品	护理包1个(内含无菌镊子、棉球、纱布)、碘伏、生理盐水、无菌剪刀1把、寸带1根、无菌手套及清洁手套各1双、吸痰装置、吸痰管、治疗巾

	操作步骤	要点与说明
实施要点	**1.核对并解释**　核对身份并解释操作目的	
	2.摆体位　帮助取平卧位,头后仰	注意保暖
	3.铺巾　将一次性治疗巾置于患者颈和肩下面	将头、颈、肩一起托起 充分暴露换药部位
	4.开包　打开一次性护理包,取下气管套管,下垫纱布	必要时先吸痰
	5.消毒　用镊子夹取碘伏棉球消毒气管切开处周围皮肤	清洁伤口由内向外,污染伤口从外向内 再由内向外消毒切口及周围皮肤,包括气管套管处外露皮肤 消毒后待干
	6.垫纱布　用无菌剪刀将无菌纱布剪成"Y"型,然后使用镊子将纱布铺平后置于气管切开套管下	"Y"型边缘整齐
	7.更换寸带	剪去脏系带,重新以干净寸带固定在颈部侧面,必要时以纱布缠绕,以免损伤皮肤
	8.整理敷料　套管口使用盐水纱布覆盖	

操作步骤	要点与说明
9.检查套管 检查套管位置是否居中,气囊是否充盈,寸带固定松紧度是否适宜,保持呼吸道通畅,必要时吸痰	
10.处理用物 协助取舒适卧位、整理床单位	取出颈、肩部下的一次性治疗巾 离开前询问需求并进行宣教
11.洗手、记录	

（上表左侧合并单元格：**实施要点**）

注意事项	1.环境准备,室温在 22~24℃,相对湿度为 60%~70% 2.评估患者气道是否有痰鸣音,若有痰鸣音则需要吸痰,吸痰时应遵守无菌操作原则和注意事项。观察患者痰液性状、颜色、量,气管切口情形,有无出血或结痂等 3.消毒时遵守无菌原则,同一棉球不得反复擦拭,一次一个棉球,绕切口环形擦拭,擦拭直径大于8cm,注意棉球的干湿度 4.安置开口纱时不能过度牵拉托盘及系带以致患者不舒适或气管套管脱出。若出现套管脱落应立即用止血钳撑开气管切口处,告知医生,立即处理 5.气管口覆盖纱布应为 2~4 层,并保持一定温湿度,如有明显污染立即更换。患者入睡时勿将被子盖住气管切口处,以防阻塞 6.进食时应取半卧位或坐位,鼻饲或口服均应避免呛咳

第二节 ⊃ 主要并发症处理

（一）气管内套管阻塞

【发生原因】

1.患者痰液黏稠,量多,未及时进行气道湿化或者未及时吸痰造成阻塞。

2.气道内出血未及时吸引,造成血痂形成。

【临床表现】

呼吸道堵塞,患者表现为缺氧,皮肤黏膜发绀、心率增快、血压下降、脉搏血氧饱和度下降。

【预防措施】

1.持续规范气道湿化。

2.每 2~4h 吸引气道分泌物一次。

【处理措施】

立即吸痰,保持气道畅通。如有气道出血,立即告知医生,及时查明原因。

（二）气道黏膜损伤

【发生原因】

1.气管套管置管过程动作不当。

2.吸痰操作不当,比如负压过大,吸引时间长,动作粗暴,吸痰管选择不当等。

3.气囊未定时减压。

【临床表现】

气管黏膜处破溃出血。

【预防措施】

　　1.选择合适气管套管。

　　2.换药动作轻柔。

　　3.选择合适的吸痰管，规范实施吸痰操作，气囊定时减压。

【处理流程】

　　立即告知医生，出血严重时遵医嘱使用局部止血药。

（三）气管套管脱出

【发生原因】

　　1.局部未妥善固定。

　　2.患者剧烈呛咳。

　　3.患者烦躁。

【临床表现】

　　呼吸困难进行性加重，面色发绀，心率增快，血压、脉搏血氧饱和度下降，严重者窒息。

【预防措施】

　　1.妥善固定气管套管。

　　2.及时吸痰。

　　3.评估患者意识，必要时予镇静药。

【处理措施】

　　1.应立即通知医生并用无菌止血钳撑开气管切口处给氧，或用纱布盖住切口入口，面罩给氧。

　　2.对于有自主呼吸的患者，安慰患者，保持呼吸道通畅，面罩给氧，做好抢救准备，密切观察病情变化，协助医生更换套管重新置入。

　　3.对于无自主呼吸的患者，当患者气管切开时间超过一周窦道形成时，协助医生重新置管，并连接呼吸球囊加压给氧。

　　4.如切开时间在一周以内未形成窦道，用纱布盖住气管切口处，同时立即协助医生行气管插管，并予球囊加压给氧，然后设法重新置管。

　　5.迅速准备好抢救药品和物品，如患者出现心搏骤停立即给予心脏按压。

　　6.查动脉血气，根据结果调整呼吸机参数。

　　7.严密观察生命体征、神志、瞳孔、血氧饱和度的变化，及时通知医生进行处理。

（四）切口出血或气道出血

【发生原因】

　　1.气管切开时，止血不彻底，或导管压迫、刺激。

　　2.换药动作粗暴损伤气管壁。

　　3.患者自身血小板减少。

【临床表现】

　　1.气管切开处皮肤出血。

　　2.气道出血，痰液为血性痰液。严重气道出血造成呼吸道堵塞，继而出现心率增快、血压下降、脉搏血氧饱和度下降等一系列缺氧症状。

【预防措施】

1.提高气管切开技术。

2.换药动作轻柔。

3.积极治疗血液系统方面的问题。

【处理措施】

立即告知医生，出血者用纱布条填塞止血。

（五）感染

【发生原因】

1.操作规程不符合要求。消毒不严格，没有及时更换纱布。

2.病房环境消毒不到位。未严格执行无菌操作流程。

【临床表现】

局部发红，甚至可见脓性分泌物。

【预防措施】

1.严格消毒隔离制度。

2.痰液较多、渗血或出汗较多时，及时吸痰并更换敷料。

【处理措施】

评估并判断患者气管切开处伤口情况，立即告知医生，增加更换敷料频率。遵医嘱使用抗生素。

（六）压疮

【发生原因】

寸带过紧、长时间对颈部皮肤的压迫。

【临床表现】

气管两侧或颈部皮肤出现压红或勒痕。

【预防措施】

及时观察患者颈部及气管两侧皮肤情况。必要时给予压疮贴覆盖。

【处理措施】

在保证气管套管安全的前提下，局部皮肤给予压疮贴减压。

第三节 ⇒ 健康宣教

1.根据患者的文化程度、年龄，进行不同方式、不同内容的健康教育。告知患者气管切开的重要性以及气管切开前的准备工作，缓解患者的紧张、焦虑情绪。

2.告知患者气管切开手术后的注意事项，如气管滴药、吸痰时可能会出现刺激性呛咳等不适的症状，患者要忍受，不能自行拔管。

3.为患者准备写字板，方便患者以文字的方式表达意愿；若患者不识字，可指导患者用肢体语言表达或提供标注生活需求的图片供患者表达。

4.告知患者及家属不要触碰气管切开导管。如有痰液喷涌、套管脱出等意外情况，立即告知医护人员处理。

第十章

人工气道湿化技术

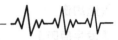

第一节 ➲ 操作规范

项　　目	人工气道湿化技术	
操作目的	1. 对吸入气体产生加温、加湿作用,减少寒冷、干燥气体对呼吸道黏膜的刺激 2. 维持呼吸道加温加湿功能,稀释呼吸道分泌物,减少肺部感染的概率。	
评　　估	1. 评估意识、生命体征、血氧饱和度、双肺呼吸音及合作程度 2. 评估痰液的黏稠度、颜色、性质、量及气道通畅情况 3. 评估湿化装置是否处于备用状态	
操作物品	加热湿化器、灭菌注射用水。必要时备温湿交换器(人工鼻)、雾化加湿器	
实施要点	**操作步骤**	**要点与说明**
	1. 核对并解释　核对身份并解释操作目的	
	2. 摆体位　根据病情取半卧位休息	病情允许情况下,取半卧位休息
	3. 固定　将湿化器装置固定在病床边合适位置	
	4. 加水　将灭菌注射用水加入湿化器中	
	5. 加湿　打开湿化器开关,调节加湿目标温度	
	6. 观察　关注病情	
	7. 咳痰　鼓励患者咳嗽、咳痰	观察痰液的颜色、性质、量,遵医嘱使用对症药物
	8. 宣教　指导患者咳嗽,必要时采用吸痰技术	人工气道时,可采用无菌吸痰技术帮助排痰
	9. 洗手、记录	
注意事项	1. 保证呼吸机湿化装置温度在合适的范围之内 2. 及时倾倒管道内积水 3. 定期更换人工鼻,若被痰液污染随时更换;气道分泌物多且黏稠、脱水、低温或肺部疾病引起的分泌物潴留患者应慎用人工鼻 4. 不建议常规使用气道内滴注湿化液 5. 恒温湿化器、雾化装置、呼吸机管路等应严格消毒	

第二节 ➲ 主要并发症处理

气道灼伤

【发生原因】

加温加湿过程中温度过高。

【临床表现】

吸痰时发现有淡红色的分泌物及小肉渣样物。

【预防措施】

1.关注湿化装置内液面情况，保持湿化液位于湿化罐内最低水位和最高水位之间，保证湿化系统的密闭性。

2.维持湿化罐温度在35~37℃，按无菌操作每天更换输液器和瓶中注射用水，每7天更换湿化罐内湿化液1次，并更换消毒湿化罐；若管道中有肉眼可见污物或分泌物时则及时更换。

【处理措施】

1.立即告知医生，进行气道黏膜的修复，通过重组表皮细胞生长因子雾化吸入给药，能够显著促进气道修复。将α糜蛋白酶4万U、地塞米松10mg、庆大霉素40万U、重组人表皮生长因子7万U加入灭菌蒸馏水500mL中，进行配置，经过加温加湿雾化吸入，每天4次，每次吸入配制药物5mL。

2.若患者出现坏死黏膜脱落，配合促进肺部引流措施，促进坏死组织排出。

第三节 ➲ 健康宣教

向患者解释人工气道湿化的目的、意义，以取得配合。指导患者有效咳嗽。人工气道湿化过程中，如有不适，可以及时与医护人员沟通。

第十一章

气管插管、气管切开拔管技术

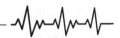

第一节 ➲ 操作规范

项 目	气管插管、气管切开拔管技术	
操作目的	为病情好转并恢复自主呼吸的患者拔出导管,促进患者舒适	
评 估	1.评估患者动脉血气分析情况 2.评估患者是否有咳嗽反射、吞咽反射,是否能自行排痰 3.评估患者是否存在喉头水肿	
操作物品	备齐吸痰用物(痰管、手套、外用盐水、一次性连接管、中心负压吸引装置),面罩(或氧管),呼吸球囊,吸氧装置,10mL注射器,急救车	
实施要点	**操作步骤**	**要点与说明**
	1.核对并解释 核对身份并解释操作目的	减轻恐惧,取得合作
	2.摆体位 帮助取平卧位,头后仰	注意保暖
	3.铺巾 将一次性治疗巾置于患者颌下	
	4.吸痰 打开吸痰管,行无菌吸痰。充分吸尽口鼻腔、咽喉部、气管内痰液	吸痰前给予纯氧吸入3min,增加氧储备
	5.松开胶布 取下寸带,松开胶布,放出气囊中的空气	动作轻柔,以免对皮肤造成破损
	6.拔管 将吸痰管插入气管导管并越出内端口,一边做气管内吸引,一边随气管导管一起拔出,拔管后继续吸引口、咽部分泌物	
	7.摆体位 协助患者取半卧位,头偏向一侧,以防呕吐、误吸	半卧位可以帮助患者胸部和紧邻其横膈部位的过多组织移动到骶尾部,减少其呼吸做功,并增加功能残气量
	8.吸氧 协助患者咳嗽排痰,并给予氧气吸入	
	9.观察病情 观察有无声音嘶哑,有无缺氧、呼吸困难、发绀	取出颈、肩部下的一次性治疗巾 离开前询问需求并进行宣教
	10.整理用物 按医疗垃圾分类处理	
	11.洗手、记录	
注意事项	1.生命体征的观察 观察心率、心律、血压、脉搏、意识及脉搏血氧饱和度情况 2.密切观察呼吸道是否通畅,有无声音嘶哑,有无缺氧、呼吸困难、发绀 3.拔管后30min查血气分析 4.呼吸道管理 雾化、叩背、协助患者咳痰 5.拔管后禁食4～6h	

第二节 ⊃ 主要并发症处理

（一）喉头水肿

【发生原因】

　　喉部受损。

【临床表现】

　　吸气相喘鸣、呼吸困难，并进行性加重。

【预防措施】

　　1.常规静脉使用地塞米松注射液。

　　2.床边备好气管切开急救包等急救用物。

【处理措施】

　　1.立即告知医生，静脉注射地塞米松、氢化可的松等糖皮质激素类药物。

　　2.局部应用雾化吸入肾上腺素等血管收缩药物。

　　3.如果这些措施不能缓解，应立即重新气管插管。

（二）声音嘶哑或呛咳

【发生原因】

　　喉返神经受损。

【临床表现】

　　发音不畅，声音嘶哑，饮水呛咳。

【预防措施】

　　插管和拔管动作轻柔。

【处理措施】

　　告知医生，观察病情，对症处理。

（三）低氧血症

【发生原因】

　　1.支气管扩张，痰液多，咳出不畅。

　　2.心功能不全。

【临床表现】

　　患者面色发绀，心率增快，血压及脉搏血氧饱和度下降。

【预防措施】

　　针对性地使用药物，调整心功能，雾化排痰。

【处理措施】

　　吸痰，使用支气管扩张药物，限制液体入量，必要时二次插管。

第三节 ➡ 健康宣教

1.告知患者如果拔管后出现呼吸困难、面色发绀、饮水呛咳等表现时，应立即通知医护人员。

2.拔管后4～6h需进行饮水试验，排除误吸高危风险后方可进食半流质食物。以高热量、高蛋白、高维生素饮食为主。

3.注意保暖，避免受凉，室内定时通风换气，保持空气新鲜。

4.告知患者拔出气管导管或气切套管后吸氧的意义，遵医嘱吸氧。

5.教会陪护家属监测呼吸方法，及时发现拔管后呼吸停止等意外发生。

第十二章

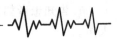

氧疗技术（中心吸氧法）

第一节 ⊙ 操作规范

项 目	氧疗技术
操作目的	提高患者血氧含量及动脉血氧饱和度,纠正缺氧
评 估	1.评估患者病情、缺氧程度、治疗情况、血气分析结果 2.评估患者鼻腔有无分泌物堵塞,有无鼻中隔弯曲 3.评估患者意识状态及合作程度
操作物品	**1.吸氧盘** 一次性吸氧管、纱布1块、弯盘、小药杯(盛温开水)、棉签、胶布、电筒 **2.装表盘** 氧气装置一套,一次性湿化瓶一套

操作步骤	要点与说明
1.核对解释 携用物至床旁,核对解释;协助患者取舒适体位	向患者解释吸氧的目的,取得患者的配合 严格执行查对制度,防止差错

2.评估患者 询问并检查患者身体情况	询问并检查患者身体情况:
	  病情和缺氧情况
	  意识状态及合作程度
	  患者鼻腔有无鼻痂、鼻中隔偏曲、损伤和出血

3.洗手,戴口罩 回治疗室,洗手	
4.接湿化瓶 一次性湿化瓶对准氧流量表接口插入并确保安装紧密	一次性湿化瓶已盛有200mL灭菌注射用水,连接流量表,做好标识 每2日更换1次一次性湿化瓶,湿化水用尽时及时更换
5.再次核对 携用物至患者床边,再次核对患者床号、姓名、出生年月日	严格执行查对制度,防止差错
6.锁住接头 取下床头墙壁氧气上活塞,将进气插头与气源接头衔接并锁住	将氧气吸入器的进气插头插入与其配套的医用气源接头内,听到"咔嚓"声,即锁住接头 备有四防标识(防火、防震、防热、防油)
7.清洁鼻腔 检查并用湿棉签清洗鼻腔	注意动作轻柔
8.检查连接 检查一次性吸氧管,连接氧气吸入器出口接头	检查一次性吸氧管密封效果及有效期 将带鼻塞的塑料管末端连接出口接头

操作步骤	要点与说明
9. 调节流量　根据病情调节流量,将吸氧管前端蘸冷开水湿润,检查鼻腔是否通畅	根据病情决定氧疗的种类并按需调节氧流量:轻度缺氧 1～2L/min,中度缺氧 2～4L/min,重度缺氧 4～6L/min,小儿 1～2L/min 检查氧气流出是否通畅,全套氧气装置是否完好,有无漏气。氧管检查应逐段进行
10. 吸入氧气　将鼻塞置于患者鼻腔内吸氧,再将导管绕过耳后固定于下颌处	应先调节好流量后再接鼻导管,以免大量氧气突然冲入呼吸道而损伤组织
11. 记录用氧　记录用氧开始时间及流量	
12. 巡视观察　密切观察缺氧改善情况,进行吸氧指导	观察血气分析结果及缺氧症状是否改善 指导患者: 　根据患者病情指导有效呼吸 　告知患者勿自行摘除鼻导管或者调节氧流量 　告知患者若感到鼻咽部干燥不适或者胸闷憋气时,应及时通知医护人员 　告知患者有关用氧安全的知识
13. 清理用物　妥善安置患者,整理床单位,清理用物	
14. 清洁双手　分类处理用物,洗手,取口罩	
15. 记录	

实施要点（左栏涵盖步骤9-15）

注意事项
1.严守操作规程。注意安全用氧,做好"四防",即防震、防火、防热、防油
2.患者吸氧过程中,需要调节氧流量时,应先将鼻导管取下,调节好氧流量后,再与患者连接。停止吸氧时,先取下鼻导管,再关流量表
3.注意观察、评估患者吸氧效果。持续吸氧者,应保持管道通畅,必要时进行更换
4.防止交叉感染。湿化瓶一人一用一弃,每2天更换1次,连续吸氧患者,湿化液用尽时及时更换一次性湿化瓶

第二节　主要并发症处理

（一）氧中毒

【发生原因】

长时间吸入高浓度或高气压氧而造成氧中毒。

【临床表现】

胸骨下不适、疼痛、灼热感,继而出现呼吸增快、恶心、呕吐、烦躁、断续的干咳。

【预防措施】

1.严格掌握给氧指征,选择恰当的给氧方式。

2.严格控制吸氧浓度和时间,根据病情变化及时调节氧流量,尽量避免长时间、高流量给氧。

3.给氧过程中加强巡视,经常做血气分析,动态观察氧疗的治疗效果。

【处理措施】

通知医生→遵医嘱降低氧流量→动态监测血气→观察病情变化→记录。

（二）呼吸道分泌物干燥

【发生原因】

1.氧气湿化瓶内湿化液不足。

2.过度通气或氧流量过大，氧浓度大于60%。

【临床表现】

呼吸道黏膜干燥，分泌物黏稠，刺激性干咳，不易咳出，患者鼻出血或痰中带血。

【预防措施】

1.保持室内适宜的温度、湿度，氧气吸入前一定要先湿化再吸入，及时补充湿化瓶内的灭菌注射用水，保证吸入的氧气受到充分湿化。

2.根据病情调节氧流量，吸氧浓度一般控制在45%以下。

3.过度通气的患者要多补充水分，张口呼吸的患者可用湿纱布覆盖口腔，定时更换。

【处理措施】

保证有效的湿化→指导患者呼吸→调节氧流量→观察呼吸道刺激症状→记录。

（三）肺不张

【发生原因】

吸入高浓度氧气后，肺泡内氮气被大量置换，一旦支气管有阻塞时，其所属肺泡内的氧气被肺循环血液迅速吸收，引起吸入性肺不张。

【临床表现】

烦躁，呼吸、心率增快，血压上升，继而出现呼吸困难、发绀、昏迷。

【预防措施】

1.鼓励患者做深呼吸，多咳嗽。

2.经常改变卧位、姿势，防止分泌物阻塞。

【处理措施】

通知医生→遵医嘱对症处理→严密观察病情变化→记录。

（四）呼吸抑制

【发生原因】

1.慢性缺氧患者高浓度长期给氧。

2.吸氧过程中，患者或家属擅自调节吸氧装置，加大氧气流量。

【临床表现】

神志模糊，嗜睡，面色潮红，呼吸浅、慢、弱，皮肤湿润，情绪不稳，行为异常。

【预防措施】

1.对缺氧和二氧化碳潴留并存者，应低流量、低浓度（1~2L/min）持续吸氧。

2.对慢性呼吸衰竭患者采用限制性给氧，常用低流量持续鼻导管（或鼻塞）吸氧。

3.在血气分析动态监测下调整用氧浓度，以纠正低氧血症、不升高 $PaCO_2$ 为原则。

4.准确记录患者的缺氧程度、用氧浓度、起止时间及用氧后病情改善情况。

5.加强对患者及家属说明低流量吸氧的特点和重要性，避免患者或家属擅自调大吸氧流量。

【处理措施】

评估→初步判断→通知医生→遵医嘱调整氧流量→用呼吸兴奋剂→持续不缓解者做好建立人工气道术前准备→保持呼吸道通畅→观察缺氧改善状态→记录。

（五）晶状体后纤维组织增生

【发生原因】

仅见于新生儿，以早产儿多见，吸入高浓度的氧所致。

【临床表现】

1.视网膜血管收缩，视网膜纤维化。

2.视网膜变性、脱离，激发性白内障。

3.激发性青光眼。

4.斜视、弱视。

5.最后出现不可逆转的失明。

【预防措施】

1.合理用氧是护理及预防的关键。

2.对新生儿，尤其是早产低体重儿勿长时间、高浓度吸氧，吸氧浓度＜40％。

3.严格掌握氧疗的指征、方法、浓度、时间。

4.对于曾长时间高浓度吸氧后出现视力障碍的患儿应定期行眼底检查。

【处理措施】

评估，初步判断→通知医生→遵医嘱监测血气→做好术前准备→观察病情变化→记录。

第三节 ● 健康宣教

1.告知患者吸氧的重要性，积极配合吸氧。

2.吸氧时可有口渴、口唇干燥，可以少量饮水或用棉签蘸温水湿润口唇。

3.嘱患者及家属不能随意调节氧气流量，以免流量过大对鼻腔及肺部造成刺激；流量过小达不到治疗效果。

4.吸氧过程中如有恶心、咳嗽等不适症状应及时告知护士。

5.告知患者及家属吸氧过程中的"四防"，即防火、防热、防油、防震。不可抽烟或使用明火，不可使用大功率的电器，不可用油手触碰氧气开关或用力振动氧气。

第十三章

胸部理疗技术

第一节 ⊙ 操作规范

项　目	胸部理疗技术	
操作目的	1.保持肺泡充气 2.矫正肺不张 3.清除痰液 4.改善通气/血流比值 5.使骨骼肌方面的功能发挥最大的效益	
评　估	1.评估意识、生命体征、血氧饱和度、双肺呼吸音及合作程度 2.评估痰液的黏稠度、颜色、性质、量及气道通畅情况 3.评估呼吸机使用状态及用药情况	
操作物品	听诊器 1 个、抱枕 1～2 个、卫生纸少许、物理治疗仪 1 台、雾化机 1 台(必要时备)	
实施要点	操作步骤	要点与说明
	1.核对准备　核对患者(姓名、出生年月日),解释操作目的	取得患者的合作
	2.评估准备　测量患者呼吸、心率及血压	确定患者血压正常、呼吸平稳
	3.听诊了解　听诊呼吸音,由胸片了解病变位置	适用于能配合的患者
	4.选择药物　遵医嘱先给予祛痰剂或支气管扩张剂的雾化治疗	降低痰液黏稠度,避免支气管痉挛,一般在理疗前 15～20min 使用
	5.安置体位　协助患者采取合适的体位	
	6.正确叩击 ① 操作者手呈杯状,以腕部的力量在认为有分泌物的部位或背部叩击 ② 使用物理治疗仪,调节振动频率	手法:按由下至上、由外至内的顺序反复有力叩击,每次 1～2min,每分钟 120～180 次,避开脊柱及脏器部分,且音呈空洞声。叩击时可隔一层薄内衣进行 振动仪的操作方法请参照叩击方法
	7.有效咳嗽　指导其做有效咳嗽	先深吸气、屏气再用力咳出。若咳嗽时引起伤口疼痛,若疼痛引起伤口疼痛,可用手或枕头压住伤口后再做;对于无法有效咳嗽者可给予吸痰

操作步骤	要点与说明
8. 理疗完毕 让患者休息	可协助口腔护理
9. 再次评估 再次测量生命体征及听诊肺部	评价物理理疗效果
10. 整理归位 回治疗室清理用物,洗手	
11. 记录 在 SAP 系统中做好护理记录	

实施要点栏目位于表格左侧,贯穿步骤 8—11。

注意事项	1. 一般此项操作在餐后 2h 或进餐前进行,以免引起呕吐 2. 确定患者无生命体征不稳定或颅内压升高等禁忌;并且可作为物理治疗后的评价标准 3. 操作中随时注意患者情况,若有面色苍白、呼吸困难、发绀、心悸等情形则立即停止操作

第二节 ➡ 主要并发症处理

(一)大出血

【发生原因】

1. 物理治疗时动作幅度大,振动引起伤口出血、血管或脏器受损。

2. 患者自身凝血功能差。

【临床表现】

生命体征不稳定,出现呕血或血痰等。

【预防措施】

充分评估患者情况,合理设置物理治疗仪的频率。

【处理措施】

立即告知医生,停止物理治疗,保持呼吸道通畅。根据出血情况和部位给予对症处理。

(二)气管套管移位或脱出

【发生原因】

气管套管固定不到位,或体位移动动作幅度过大。

【临床表现】

生命体征不稳定,面色发绀、脉搏血氧饱和度下降。

【预防措施】

1. 妥善固定气管套管或气管导管。

2. 体位变换时,关注管道。

【处理措施】

立即告知医生,关注生命体征。查看导管脱出的程度,必要时立即送入。如病情允许,直接拔出气管导管;如生命体征不平稳,则需要重新插入导管并固定。

(三)低氧血症

【发生原因】

气管痉挛。

【临床表现】

肌肉僵直、呼吸功增加，颅内压增高。

【预防措施】

进行雾化吸入后再进行物理治疗。

【处理措施】

立即告知医生，停止物理治疗，给予氧气吸入。

第三节 ⟩ 健康宣教

1.向患者解释胸部理疗技术的必要性。告知患者家属拍背的正确手法和方向，鼓励家属参与。

2.指导患者正确的咳嗽和呼吸训练方法。开展锻炼肺部功能的游戏：吹气球、吹肥皂泡、吹长笛、吹风车、吹纸或棉花球等，在进行游戏的同时也训练呼吸。

3.鼓励患者床上活动，变换体位、活动躯干和四肢。病情稳定的手术患者，鼓励早期下床行走。

4.指导患者出现不适症状，应立即告知医护人员，给予氧疗。

第十四章

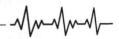

无创呼吸机的使用

第一节 ➔ 操作规范

项 目	无创呼吸机的使用	
操作目的	提高患者血氧含量及动脉血氧饱和度,纠正缺氧,改善肺水肿	
评 估	1.评估患者病情、缺氧程度、治疗情况、血气分析结果 2.评估患者对无创呼吸机耐受程度 3.评估意识状态及合作程度 4.评估患者面部皮肤及鼻腔通畅情况	
操作物品	无创呼吸机一台、电源线、灰色螺纹管、鼻(面)罩、四头带、氧流量表一套、氧管一根	
实施要点	**操作步骤**	**要点与说明**
	1.核对解释 携用物至床旁,核对解释;协助患者取舒适体位	向患者解释使用无创呼吸机吸氧的目的、优点,取得患者的配合
	2.评估患者 询问并检查患者身体情况。回治疗室,洗手,戴口罩	检查患者病情和缺氧情况 评估意识状态及合作程度,取合适体位 评估患者面部皮肤情况
	3.安全检查 检查仪器处于完备状态	接上插头,指示灯"绿灯亮",表示电源已接好 确认功能状态完好
	4.连接管道 连接管道,接上三、四头带及氧管	根据面罩型号选择合适的固定带
	5.调整参数 调节氧流量,根据医嘱调节仪器各项参数	同时按右下方键(报警静音键)和"右键"可进入菜单进行参数调节 进入界面后,按机器左下方键可以调节具体的参数值 按灰色键(机器正中)可以上下翻看参数设置的项目 参数调节完毕后,按静音键退出菜单 按机器左侧开关键进行开机
	6.再次核对、连接患者 再次核对患者,有气流后,给患者戴上面罩或口鼻面罩,确保无漏气	检查全套氧气装置是否完好,有无漏气。氧管检查应逐段进行 评估患者对无创呼吸机耐受程度

操作步骤	要点与说明
7.观察指导 观察用氧效果,进行吸氧指导	观察血气分析结果及缺氧症状是否改善 根据患者病情指导有效呼吸
8.整理记录 妥善安置患者,整理床单位,清理用物;记录使用无创呼吸机开始时间、给氧流量及患者主诉等,操作者签全名	根据体重调节参数 观察漏气情况

实施要点栏位于左侧跨行。

注意事项	1.使用前,检查氧气装置有无漏气,是否通畅 2.注意用氧安全,切实做好"四防",即防火、防震、防热、防油 3.在工作状态下,也可以随时调节各项参数 4.观察、评估患者用氧效果及患者对 BIPAP 呼吸机耐受程度 5.避免压迫患者眼部,面罩以不漏气的松紧度为宜,不要扣得太紧 6.做好患者心理护理,上机前给患者做好解释工作,消除其紧张情绪 7.在搬运机器过程中,主机与湿化器要分开,以免水倒流入机器内,造成机器损坏 8.密切观察患者的生命体征,特别是血氧饱和度和呼吸的变化

第二节 ▶ 主要并发症处理

(一)严重胃肠胀气

【发生原因】

1.气道压力高。

2.张口呼吸或反复咽气。

【临床表现】

腹部胀痛、腹部膨隆,叩诊呈鼓音。

【预防措施】

1.避免碳酸饮料摄入。

2.避免吸气压>25cmH_2O。

3.放置胃管持续引流。

4.指导患者闭紧嘴,用鼻呼吸,正确进行呼吸,减少吞咽动作,避免把气吸到胃内。

5.间断应用无创呼吸机。

【处理措施】

应遵守预防为主,尽早处理的原则,指导患者正确呼吸→通知医生→遵医嘱处理→观察腹部胀气情况→记录。

(二)误吸

【发生原因】

口咽部分泌物或呕吐物反流。

【临床表现】

呼吸困难、发绀、呛咳等缺氧表现。

【预防措施】

1.注意患者体位，取 30°~45°卧位。

2.防治胃肠胀气等。

【处理措施】

立即清除误吸物。

（三）口鼻咽干燥

【发生原因】

多见于使用鼻罩又有经口漏气时，寒冷季节尤为明显。

【临床表现】

闷热不适，口、鼻腔干燥，口渴。

【预防措施】

1.避免漏气（能够明显降低通过口咽部的气流量）。

2.使用加温湿化器和间歇饮水通常能够缓解症状。然而，由于水蒸气冷凝的作用，会有较多的水在面罩和管道内沉积，也有患者诉闷热不适。因此应该酌情使用。

【处理措施】

根据患者的具体情况选用合适面罩→检查管道紧密性→酌情使用加温湿化器→间断饮水，缓解不适→记录。

（四）面罩压迫和鼻面部皮肤损伤

【发生原因】

长期使用鼻面罩，鼻梁、鼻翼两侧血液循环受阻。

【临床表现】

局部皮肤压红或破溃。

【预防措施】

1.合理地调整面罩的位置，间歇松开面罩或轮换使用不同类型的面罩，避免长期压迫同一位置。

2.选用适合患者脸型的硅胶或气垫面罩以及调整固定带的张力（能避免漏气的最低张力）减轻压迫症状。

3.对连续使用无创呼吸机者要提前做好防压措施，在鼻翼两侧垫纱布。

【处理措施】

立即告知医生→评估受压部位皮肤情况→局部垫水胶体敷料→必要时更改其他通气方式或间歇休息→关注给氧效果→记录。

（五）排痰障碍

【发生原因】

1.无创通气易致痰液黏稠使痰液排出困难。

2.患者通气需求较大，或伴有较大漏气量，使总的通气量过大。

3.湿化不充分。

【临床表现】

痰液黏稠不易咳出。

【预防措施】

1. 保证足够的液体量，少量多次饮水。

2. 充分加温加湿。

3. 间歇让患者主动咳嗽（将呼吸机与面罩的连接暂时断开），保证痰液引流通畅。

【处理措施】

告知医生→充分加湿，保证足够入量→肺部体疗，辅助患者排痰→记录。

第三节 ▸ 健康宣教

1. 向患者解释无创通气治疗的重要性，消除患者内心的恐惧感，帮助患者树立信心，积极配合治疗。

2. 患者咳痰、饮水或进食时，可以配合取下面罩，间歇休息。

3. 指导患者配合呼吸机的做工，进行腹式呼吸训练。避免错误呼吸引起腹胀。

4. 患者及家属不要随意调节呼吸机的按钮。呼吸机出现报警，不要紧张，及时通知医务人员处理。

第十五章

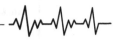

有创呼吸机的使用

第一节 ⊙ 操作规范

项　目	有创呼吸机的使用	
操作目的	1.增加肺通气量,改善呼吸功能 2.偿还氧债 3.维持肺功能 4.支持心功能 5.保护脑及肾脏功能	
评　估	1.评估呼吸状况及心功能情况 2.评估气管插管情况 3.评估意识状态及合作程度	
操作物品	呼吸机管道一套、呼吸机、呼吸气囊、无菌手套一双	
	操作步骤	**要点与说明**
实施要点	**1.核对**　姓名、出生年月日、住院号	
	2.评估患者　询问并检查患者呼吸情况及体重。洗手、戴口罩	评估呼吸及心功能情况 评估意识状态及合作程度 选择合适呼吸机
	3.连接呼吸机管道 ① 戴无菌手套 ② 根据体重选择合适管道 ③ 连接管道	
	4.安装 ① 将呼吸管道按顺序安装在呼吸机上 ② 湿化罐加蒸馏水	检查呼吸管道安装是否正确 蒸馏水不要超过警界线
	5.脱手套、洗手	
	6.携用物至床旁,连接电源、氧源及压力源。查看手腕带,询问并核对患者姓名、出生年月日,解释操作目的	电源插 UPS 上
	7.调节参数　预设正确的参数	根据体重调节参数 观察漏气情况
	8.核对	
	9.连接患者,气管插管	注意给加湿器加蒸馏水 固定气管导管

操作步骤	要点与说明
10.病情观察　观察呼吸情况,呼吸机使用情况	观察呼吸机各参数 必要时吸痰 观察呼吸机报警 观察 SpO_2 及 PO_2 情况
11.指导患者　指导患者配合呼吸机做功	告知患者不要扭头、咬管 指导患者有效配合呼吸机做功
12.整理　妥善安置患者,整理床单位,清理用物	
13.洗手、脱口罩	
14.护理、记录	

（注意事项行，左栏标签为"注意事项"，实施要点行标签为"实施要点"）

实施要点（对应操作步骤10~14）

注意事项
1. 一人一套无菌用品
2. 注意防火、防水
3. 长时间使用呼吸机,1周更换一次呼吸机管道

第二节 ➲ 主要并发症处理

（一）呼吸肌萎缩

【发生原因】

机械通气时，呼吸做功全部或部分由呼吸机完成，可使呼吸肌到充分休息，但长时间的呼吸辅助可产生呼吸肌废用性萎缩。或呼吸肌过多依赖机器而少做功或不做功而加速它的瘫痪。

【临床表现】

通气依赖，脱机困难。一旦移除呼吸机，呼吸变浅。肺功能测定中呼吸肌测试的结果低于 70%。

【预防措施】

进行吸气肌肉力量训练，改善吸气肌肉力量，促进早日撤除呼吸机。

（二）呼吸机相关性肺炎

【发生原因】

1. 呼吸道防御机制受损。
2. 镇静药、骨骼肌松弛药的使用。
3. 胃内细菌的定植和反流。
4. 体位不当致误吸及病原菌移植。
5. 医护人员手的媒介传播。
6. 呼吸机管道的污染。
7. 抗生素的不合理使用。

【临床表现】

1. 气管插管行机械通气治疗 $48h$ 后出现发热、咳脓性痰，或气管、支气管分泌物涂片染

色可见细菌。

2.外周血白细胞总数升高（大于10×10^9/L）或较原先增加25%。

3.肺泡动脉氧分压差升高。

4.X线胸片提示肺部出现新的或进展中的浸润病灶。

5.气管吸出物定量培养阳性，菌落计数大于10^6/mL。若痰培养作为细菌学检验标本，则必须低倍镜视野下白细胞大于25个，鳞状上皮细胞小于10个。

【预防措施】

1.加强手卫生，切断外源性传播途径，如隔离患者及病原体携带者，做好病室消毒。

2.严格无菌吸痰，做好气道湿化管理及口腔护理，尤其关注人工气道的湿化和持续声门下痰液的引流。使用具有消毒作用的口腔含漱液行口腔护理，每6～8h一次。减少或消除口咽部及胃腔病原菌的定植和吸入。

3.保持半卧位，床头抬高30°～45°。

4.定期清洁呼吸机设备，及时倾倒冷凝水。螺纹管中冷凝水应倾倒在带盖容器内，容器内放含氯消毒剂。呼吸机外部管路一人一用一消毒，每周更换一次，如有痰液喷溅至管路中，应及时更换。

5.每日评估，尽早脱机。

【处理措施】

1.关注患者生命体征，尤其是体温的变化。

2.评估痰液形状、颜色、量。

3.送检病原学标本，调整抗感染治疗方案。

（三）误吸

【发生原因】

1.鼻饲中或鼻饲后未抬高床头。

2.鼻饲后过早吸痰，刺激食物反流。

3.口腔分泌物增多。

4.口腔护理时棉棒过湿，流入呼吸道。

【临床表现】

1.进行性呼吸困难，呼吸增快，体温升高，面色发绀，脉搏血氧饱和度下降。

2.呼吸道分泌物增多，吸出的痰液为胃液或漱口液。

【预防措施】

1.鼻饲前吸尽痰液，抬高床头。

2.充分评估胃管在胃内再行鼻饲。

3.交接班时严格交接胃管深度。

4.应避免刺激咽部引起呕吐。

5.防止口腔护理棒过湿。

【处理措施】

1.头偏向一侧，畅通气道，清除呼吸道分泌物。

2.观察痰液的性质，给予高浓度氧气，提高血氧饱和度。

3.拍床旁片，确定肺部情况，行纤维支气管镜吸痰。

（四）气压伤

【发生原因】

气道峰压过高。

【临床表现】

使用呼吸机辅助呼吸过程中突然出现血流动力学不稳定。

【预防措施】

合理设置气道正压通气压力。

【处理措施】

调整通气压力值，观察病情。

（五）肺不张

【发生原因】

1.机械通气时带气囊的导管移位可迅速引起整侧肺的塌陷。

2.脓血块、坏死组织、干酪物质、坏死瘤体导致气管阻塞。

3.分泌物湿化不全致吸痰次数过少，支气管堵塞。

4.异物、假体、牙碎片堵塞，气管壁肿瘤或肿胀，发炎。

【临床表现】

胸闷、气急、呼吸困难、干咳等。合并感染时，可引起患侧胸痛，突发呼吸困难和发绀、咳嗽、喘鸣、咯血、脓痰、畏寒和发热、心动过速、体温升高、血压下降，有时出现休克。

【预防措施】

1.对呼吸道炎症或呼吸道感染者术前应充分利用抗生素治疗。

2.气管插管不宜过深，以免插入单侧气管引起对侧肺不张，尽量减少对肺组织的挤压，术毕吸尽痰液。

3.经常辅助患者翻身、肺部体疗是重要的预防措施。

【处理措施】

1.急性肺不张（包括手术后急性大面积的肺萎陷）需要尽快去除基础病因。

2.如果怀疑肺不张由阻塞所致，而咳嗽、吸痰、24h的呼吸治疗与物理治疗仍不能缓解时，或者患者不能配合治疗措施时，应当考虑行纤维支气管镜检查。纤维支气管镜检查时可吸出黏液栓或浓缩的分泌物而使肺脏得以复张。如果怀疑异物吸入，应立即行支气管镜检查，较大的异物可能需经硬质支气管镜取出。

3.如怀疑气管插管位置移位或过深，则应立即调整气管插管位置。

第三节 ● 健康宣教

1.向患者和家属解释有创通气治疗的必要性、意义，消除患者紧张、抵触等情绪，积极配合治疗。烦躁、意识障碍患者给予肢体约束以免意外拔管。

2.呼吸机的参数调整及报警设置后，患者及家属不要随意调节按钮。如呼吸机出现报警，不要紧张，及时通知医务人员。

3.经鼻或经口插管患者，咽喉部会有不适感，切不可将导管外吐或外拉。指导患者咬牢牙垫但不用牙齿咬导管避免导管塌陷。经鼻插管患者进食避免呛咳。

4.教会患者简单的手语方法帮助表达各种需求。

5.解释有创机械通气治疗过程中的口腔护理、翻身拍背、有效咳嗽、咳痰的重要性，让患者配合各项基础护理操作。

6.告知患者撤机拔管的过程，避免患者精神紧张。拔管后鼓励患者咳嗽、咳痰。

第十六章

胸腔引流管的护理操作

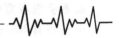

第一节 ⊙ 操作规范

项　　目	胸腔引流管的护理操作	
操作目的	1.维持引流管引流的通畅,使体内积聚液排出体外,促进伤口愈合 2.预防感染 3.预防胸腔引流液刺激伤口周围皮肤,以保持皮肤的完整性	
评　　估	1.评估患者病情、治疗情况 2.评估患者引流液性状、量 3.评估患者意识状态及合作程度	
操作物品	治疗盘:0.5%活力碘1瓶、宽胶布1卷、无菌换药碗1个、无菌剪刀1把、无菌治疗巾1块、大止血针2把、无菌胸腔引流瓶1套	
实施要点	操作步骤	要点与说明
	1.核对解释　携用物至床旁,核对解释;协助患者取舒适体位	向患者解释胸腔引流管护理的目的,取得患者的配合
	2.评估患者　询问并检查患者身体情况	询问并检查患者身体情况: 病情和治疗情况 意识状态及合作程度
	3.洗手,戴口罩　回治疗室,洗手,戴口罩	
	4.再次核对　携用物至患者床边,再次核对患者床号、姓名,拉窗帘、调节室温	取得患者配合 注意保暖
	5.撤除敷料　露出伤口敷料部位,揭开敷料。打开换药碗,倒入适量0.5%活力碘	注意动作轻柔 注意勿移动引流管 注意无菌原则
	6.消毒皮肤　一手固定引流管,另一手手持无菌镊夹取0.5%活力碘棉球消毒引流管周围皮肤	注意动作轻柔 注意无菌原则
	7.消毒管道　以0.5%活力碘棉球消毒引流管前端	
	8.固定管道　用Y型无菌纱布围绕引流管周围,以胶布固定	必要时引流管周围垫凡士林纱布
	9.妥善安置　胸腔引流瓶挂于床边适当处	确保安全,防止管道脱出

操作步骤	要点与说明
10. 定时挤捏 按需挤压引流管,预防阻塞,保持引流畅通	胸管挤压手法:左手反折近心端胸管,右手反折在其下段胸管,松开左手,接着反折右手下段胸管,如此循环反复
11. 定时观察 密切观察引流管有无扭曲、打折、脱落,以及引流是否通畅,引流液的量、颜色、性质	
12. 清理用物 妥善安置患者,整理床单位,拉床帘,再次调节室温,清理用物	
13. 清洁双手 分类处理用物,洗手,取口罩。记录	

左侧标注:实施要点

注意事项

1. 每小时胸腔引流液>4mL/kg,应告知医生,连续三个小时胸腔引流液 4mL/(kg·h),准备二次开胸
2. 持续胸腔闭式引流>5 天,标记刻度,严格每班交接
3. 观察引流液的量、颜色、性质;观察伤口周围皮肤情况
4. 改变体位时,避免因过度牵拉、打折、扭曲导致管道脱出
5. 水封瓶内引流液超过 1/2~2/3 时,应及时更换

第二节 ➤ 主要并发症处理

(一) 气体进入胸腔致病情变化

【发生原因】

1. 水封瓶破损,引流系统密闭状态被破坏。
2. 更换引流液时违反操作规程。
3. 水封瓶长玻璃管没入水中长度不合适。

【临床表现】

1. 突发性胸痛、胸闷、呼吸困难,刺激性咳嗽,气促、窒息感、发绀。
2. 出汗、脉搏细弱而快、血压下降、皮肤湿冷等休克状态。

【预防措施】

1. 检查闭式引流装置,使用前严格检查有无漏气破损,各衔接处是否牢固、密闭。
2. 更换水封瓶时,先用双卵圆钳双重夹闭引流管,更换后确认衔接无误,封闭良好后放开卵圆钳。
3. 水封瓶长玻璃管没入水中 3~4cm,并始终保持直立,过深妨碍胸腔内的气体和液体的排出,过浅引起胸膜腔与大气相通。
4. 胸壁伤口引流管周围用油纱布包盖严密。

【处理措施】

1. 水封瓶破损或衔接管脱节时→立即将引流管上段夹闭→另换水封瓶→保持引流系统密闭→观察水封瓶内水柱波动情况。
2. 引流管脱出胸腔→迅速用手捏住伤口→通知医生→用凡士林纱布封闭胸壁伤口→在引流管周围包盖,维持负压状态→遵医嘱处理→严密观察病情变化→记录。

（二）感染

【发生原因】

1.无菌观念不强，违反无菌操作规程。

2.水封瓶位置过高，引起逆行感染。

【临床表现】

发热、呼吸急促、胸痛。

【预防措施】

1.检查闭式引流装置，使用前要严格灭菌。

2.水封瓶不能高于患者的胸部，水封瓶液面低于引流管胸腔出口平面60cm。

3.患者取半坐卧位，鼓励深呼吸和咳嗽，增加肺活量，促进呼吸和引流。

4.保持引流管通畅，避免引流管的扭曲、受压、堵塞。

【处理措施】

通知医生→检查引流装置→遵医嘱抗感染、全身支持治疗处理→如发热、疼痛→遵医嘱对症降温、镇痛处理→严密观察引流液的色、量、性状→记录。

第三节 ◉ 健康宣教

1.告知患者留置胸腔引流管的目的和意义，减轻患者恐惧心理。

2.教会患者如何配合操作和护理。胸腔引流瓶应妥善置于床下避免打折扭曲，引流袋应低于穿刺处60～100cm；下床活动时，引流瓶位置应低于膝关节，并保持密闭，摆动幅度不可过大，翻身时要防止引流管受压、打折、扭曲、脱出；以卧床休息为主，自然呼吸，轻轻咳嗽；也可做深呼吸，利于胸腔内积液排出。

3.拔除管道后，覆盖伤口的无菌纱布24h后才能去除。拔管后，如呼吸有异常，局部有渗液、出血，应及时告知医护人员处理。

第十七章

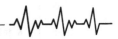

心包穿刺配合操作

第一节 ➡ 操作规范

项　　目	心包穿刺配合操作	
操作目的	1.明确积液性质,以助诊断 2.抽出积液,减轻液体对心脏及邻近器官的压迫,防止发生急性心包填塞 3.心包内注入药物治疗	
评　　估	1.操作环境符合要求,备好急救车 2.评估患者情况 ① 询问了解患者的身体状况及意识状态,有无咳嗽、呕吐、烦躁,是否可以配合治疗。嘱患者排空小便 ② 评估患者心包积液情况、穿刺部位情况	
操作物品	**1.物品准备** 锁穿包、猪尾导管或双腔中心静脉导管、导丝、6F 动脉鞘管、无菌手套、口罩、无菌治疗巾、中单、刀片 1 个、50mL 及 10mL 注射器各 2 个、三通、无菌尿杯、量杯、敷贴、无菌纱布、活力碘 **2.药物准备** 利多卡因、肝素盐水及抢救药品(阿托品、多巴胺、肾上腺素)	
实施要点	操作步骤	要点与说明
	1.核对解释 携用物至床旁,核对解释;协助患者取舒适体位	告知患者心包穿刺的目的及简单操作方法,取得患者的配合
	2.评估患者 询问并检查患者身体情况。回治疗室,洗手,戴口罩	询问并检查患者身体情况: ① 询问了解患者的身体状况及意识状态,有无咳嗽、呕吐、烦躁,是否可以配合治疗。嘱患者排空小便 ② 评估患者心包积液情况、穿刺部位情况
	3.安全检查 确认监护仪处于完好备用状态,连接心电监护仪,给予氧气吸入	监测心率(律)、血压、呼吸、血氧饱和度等
	4.安置卧位 携用物至患者床旁,拉上床帘,调节室温,再次核对,协助患者取坐位或半卧位	注意保暖
	5.协助定位 协助医生定位,铺垫巾	定位方法: ① 超声定位 ② 左侧第 5 肋间锁骨中线心浊音界内 1～2cm 处 ③ 剑突与左肋弓下缘交汇点下 1～2cm 进针 嘱患者在穿刺时勿剧烈咳嗽及深呼吸 暴露穿刺部位并注意保暖

操作步骤	要点与说明
实施要点	
6.协助穿刺 协助医生穿手术衣,配合穿刺	打开锁穿包,配合医生常规消毒穿刺部位,若使用猪尾导管穿刺,协助铺中单 穿刺过程中密切观察患者的心电示波情况,嘱患者勿咳嗽或深呼吸,及时向医生报告患者情况 协助留取标本
7.处理伤口 操作完毕,配合处理穿刺部位	穿刺成功后,护士用无菌纱布覆盖穿刺点
8.固定管道 抽吸完后,护士用无菌治疗巾包裹并固定猪尾导管或双腔中心静脉插管尾端	每6h用肝素盐水封管一次,若使用猪尾导管每次3mL
9.观察指导 记录抽取液量、性质、颜色	及时送检标本
10.整理记录 妥善安置患者,整理床单位,清理用物;记录穿刺时间、部位,抽取液量、性质、颜色等,操作者签全名	

注意事项
1.严格执行无菌操作
2.若用猪尾导管引流,事先一定要配合医生将无菌中单包铺开,扩大无菌操作区域(因猪尾导管过长),以免造成污染
3.抽液过程中应注意夹闭管道,以免空气进入心包腔内。抽液速度宜慢,首次抽液量以100mL左右为宜,以后每次抽液不超过300~500mL
4.如抽出鲜血,应立即停止抽吸,并严密观察有无心包填塞出现。如患者出现心悸、气促、头晕、出冷汗等情况时,立即停止操作
5.连接或更换一次性引流袋时应关闭三通,以防空气进入
6.保持引流管通畅、固定、无扭曲,如出现抽液/引流不畅,及时查找原因
7.每日更换伤口敷料,保持清洁、干燥,并观察穿刺点周围有无渗血、渗液、红肿及皮下气肿。定时封管,准确记录引流液的颜色、量、性状

第二节 ➡ 主要并发症处理

(一)休克

【发生原因】
1.容量不足。
2.疼痛。

【临床表现】
头晕、面色苍白、大汗淋漓、血压下降。

【预防措施】
1.进行穿刺前,消除患者紧张、恐惧心理。
2.动作轻柔,充分麻醉。
3.穿刺过程中保证足够的容量。

【处理措施】
通知医生→遵医嘱用药→重点观察患者的神志、面色→记录。

（二）穿刺相关并发症

【种类】

血胸、气胸、穿刺伤口出血、胸壁蜂窝织炎、脓胸、空气栓塞、膈肌损伤等。

【发生原因】

穿刺过深。

【临床表现】

突发胸痛，呼吸困难，胸闷，憋气。

【预防措施】

1.常规行 B 超定位。

2.掌握进针深浅度。

【处理措施】

迅速通知医生→穿刺后应密切观察呼吸、血压、心率/律的动态变化并记录，注意有无发生不良反应的潜在危险→遵医嘱用药→记录。

第三节 ⊃ 健康宣教

1.安抚患者，消除内心的恐惧。穿刺前，向患者解释穿刺的目的及方法，减轻患者的焦虑以取得配合。

2.穿刺时，让患者保持安静，避免咳嗽、说话等情况发生，如有需求举手示意。

3.穿刺后，保持穿刺伤口的干燥，嘱患者翻身时保持警惕，妥善固定管道，避免滑脱。有异常及时告知医务人员。

第十八章

胃肠减压技术

第一节 ⊃ 操作规范

项 目	胃肠减压技术	
操作目的	排出胃内积气和胃内容物,减轻腹胀	
评 估	1.评估患者病情、意识状态及合作程度,有无禁忌证 2.评估患者鼻孔是否通畅,有无鼻中隔弯曲、鼻腔肿胀、息肉等,既往有无鼻饲经历,口腔内有无活动性义齿	
操作物品	1.一次性鼻饲包内备治疗碗、镊子、压舌板、止血钳、纱布、胃管或硅胶管、50mL注射器、治疗巾 2.治疗盘内备液状石蜡、棉签、胶布、别针、手电筒、听诊器、弯盘、一次性手套。按需准备漱口或口腔护理用物及松节油 3.胃肠减压装置一套	
实施要点	**操作步骤**	**要点与说明**
	1.核对解释 携治疗卡及手电筒至床旁,核对解释。告知胃肠减压目的、过程及配合方法	认真执行查对制度,确认患者,避免差错事故的发生 评估患者并解释,取得合作
	2.准备用物 洗手,戴口罩。备齐用物至床旁	
	3.安置体位 有义齿取下义齿。协助能配合的患者取半卧位或坐位,无法坐起者取右侧卧位,昏迷者取去枕平卧位,头向后仰。将治疗巾置于患者颌下及胸前盖被处,置弯盘	取下义齿,防止脱落、误咽 坐位有利于减轻患者咽反射,利于胃管插入。根据解剖原理,右侧卧位利于胃管插入。头向后仰可避免胃管误入气管
	4.清洁鼻腔 观察、选择一侧鼻腔,用湿棉签清洁鼻腔	鼻腔通畅,便于胃管插入
	5.标记胃管 测量胃管插入的长度,并标记	插入长度一般为前额发际至剑突处或由鼻尖至耳垂至胸骨剑突处的距离,一般成人插入长度45~55cm,婴幼儿为14~18cm
	6.润滑胃管 将少许液状石蜡倒于纱布上,润滑胃管前端。将胃管尾端塞子塞上	润滑胃管可减少插入时的摩擦阻力 防止胃内容物过多时反流及空气进入造成腹胀

操作步骤	要点与说明
7. 插入胃管 （1）左手持纱布托住胃管，右手持镊子夹住胃管前端，沿选定侧鼻孔轻轻插入 （2）插入胃管10～15cm（咽喉部）时，根据患者具体情况进行插管 ① 清醒患者：嘱患者做吞咽动作，顺势将胃管向前推进至预定长度 ② 昏迷患者：左手将患者头托起，使下颌靠近胸骨柄，缓缓插入胃管至预定长度	插管时动作轻柔，镊子尖端勿碰及患者鼻黏膜，以免造成损伤 吞咽动作可帮助胃管迅速进入食管，减轻患者不适，护士应随患者的吞咽动作插管。必要时，可让患者饮少量温开水 下颌靠近胸骨柄可增大咽喉通道的弧度，便于胃管顺利通过会厌部
8. 特殊处理　若插管中出现恶心、呕吐，可暂停插管，并嘱患者做深呼吸。如出现呼吸困难、呛咳、发绀，表明胃管误入气管，应立即拔除胃管，休息片刻后重新插入。插入不畅时应检查口腔，了解胃管是否盘在口咽部，或将胃管拔出少许，重新插入	深呼吸可分散患者注意力，缓解紧张
9. 确认管位　检查胃管是否在胃内	推荐以抽吸胃液法确认胃管是否在胃内 抽管操作结束后尽早行X线检查，确保胃管位置正确
10. 固定胃管　确定胃管在胃内后，将胃管用胶布固定在鼻翼及脸颊部	防止胃管移动或滑出
11. 连接减压装置　打开胃肠减压装置，并排尽空气，关闭排气口活塞，将胃肠减压装置与胃管连接	保证减压装置的密闭性
12. 安置减压装置　将胃肠减压装置固定于床下挂钩上	防止胃管脱落
13. 整理归位　协助患者清洁口鼻腔，整理床单位	长期留置胃管者，应每天进行口腔护理
14. 洗手、记录　记录减压装置内气体、液体量，液体应描述颜色、性质	

实施要点（左侧纵向标题）

注意事项
1. 插管动作要轻柔，避免损伤食管黏膜，尤其是通过食管3个狭窄部位（环状软骨水平处、平气管分叉处、食管通过膈肌处）时
2. 长期留置胃管者应每天口腔护理2次，普通胃管应每周更换1次（晚上拔出，次日晨再由另一鼻孔插入），硅胶管应每月更换一次
3. 妥善固定胃管及负压装置，以免管道脱出影响减压效果

第二节 ▷ 主要并发症处理

（一）胃管阻塞

【发生原因】

1. 胃管进入胃内太多在胃内盘曲、打结。

2. 胃管插入过浅，无法达到引流作用。

3. 胃管的前端紧贴胃壁，持续负压吸引时可能发生吸附现象。

4. 胃内容物消化不彻底，食物残渣或胃液黏稠，血凝块阻塞胃管。

5. 胃肠减压装置漏气，失去负压。

6.胃管固定不牢并向外滑脱。

【临床表现】

1.腹胀无缓解或加剧。

2.引流管内无引流物引出或引流物突然减少。

3.引出的胃液量明显低于正常胃液分泌量。

4.冲洗胃管，引流量明显小于冲洗量。

【预防措施】

1.对于清醒的患者说明插管的目的、步骤、注意事项。

2.定时更换胃管，以防止胃酸长时间腐蚀胃管，使其变质从而发生粘连，造成胃管不通畅。

3.对于烦躁的患者进行适当的约束，以防止胃管被拔除或移位。

4.医护人员熟悉操作技术，确定胃管进入胃腔深度，并证实胃管在胃内方可行负压引流，并注意插入的长度。

5.禁止将多渣黏稠的食物、药物注入胃管内，如从胃管内注入药物，需定时用生理盐水冲洗胃管。

【处理措施】

发现胃管阻塞→检查负压引流管的装置→将胃管送入少许，再缓慢地将胃管退出→边退边回抽胃液→转动胃管→胃肠减压器保持负压状态→更换体位进行抽吸→如上述处理均无效→遵医嘱拔除胃管→胃管重新插入→记录。

（二）上消化道出血

【发生原因】

1.插管动作粗暴或患者剧烈恶心、呕吐时强行插管，损伤食道、黏膜。

2.胃管附着在胃黏膜上，负压吸引致胃黏膜缺血、坏死形成溃疡所致。

【临床表现】

1.负压引流液由墨绿色变成咖啡色、暗红色，甚至鲜红色。

2.伴或不伴有呕血、排柏油样便，胃液潜血和大便潜血检查呈阳性。

3.严重患者有晕厥、出汗和口渴等失血过多的表现，红细胞和血红蛋白下降。

4.胃镜检查可提示食道、胃黏膜损伤。

【预防措施】

1.插管操作动作宜熟练、轻柔，必要时使用专业导丝，以防引起机械性损伤。

2.患者出现剧烈恶心、呕吐时，暂停插管，让患者休息片刻，待恶心、呕吐缓解后再缓缓将胃管送入，切勿强行插管。

3.负压引流无液体引出时，要检查胃管是否通畅，如不通畅可向胃管内注入少许的生理盐水再抽回，不可盲目回抽。

【处理措施】

通知医生进行处理→患者头偏向一侧，准备抢救药品和物品→建立静脉通路→遵医嘱给予补充血容量及制酸、止血药物→保持呼吸道通畅，及时清理血渍→氧气吸入→安慰患者→严密监测生命体征的变化→严格记录出入量→遵医嘱进行各种止血治疗→认真做好记录→加强巡视及交班。

（三）低钾血症

【发生原因】

持续胃肠减压的患者由于胃肠减压持续时间过长，大量胃液引出，加之患者禁食、钾盐补给不足，导致低钾血症。

【临床表现】

1.神经系统症状 早期烦躁，严重时神志淡漠或嗜睡，往往勉强叫醒后随即入睡。肌肉软弱无力、腱反射减弱或消失，严重时出现软瘫。

2.消化道症状 有口苦、恶心、呕吐和腹胀症状，肠鸣音减弱或消失。

3.循环系统症状 心动过速、心悸、心律不齐、血压下降，严重时可发生心室纤颤而停搏。

【预防措施】

1.病情允许情况下，尽早拔除胃管进食以减少胃液中丢失的钾。

2.持续胃肠减压患者，经常监测血钾值，及时补充钾盐，防止发生低钾血症。

3.口腔护理1～2次/日。

【处理措施】

建立静脉通路→遵医嘱滴注10%氯化钾溶液→浓度不超过0.3%→遵守用药规程→严密观察病情→记录。

第三节 ● 健康宣教

1.向患者讲解鼻饲饮食的目的、操作过程，减轻患者焦虑。

2.向患者讲解鼻饲液的温度、时间、量，胃管的冲洗要求等。

3.向患者介绍更换胃管的知识。

4.告知患者若鼻饲后有不适，应及时告知医护人员。

第十九章

女性患者留置导尿术

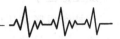

第一节 ➲ 操作规范

项　　目	女性患者留置导尿术	
操作目的	1.抢救危重、休克患者时正确记录每小时尿量,测量尿比重,以密切观察患者的病情变化 2.盆腔手术前引流尿液,排空膀胱,避免术中误伤 3.某些泌尿系统疾病手术后留置导尿管,便于持续引流和冲洗,并减轻手术切口的张力,有利于切口的愈合 4.为尿失禁或会阴部有伤口的患者引流尿液,保持会阴部的清洁干燥,或为尿失禁患者进行膀胱功能训练	
评　　估	1.评估患者的病情、意识状态、心理反应,对导尿的认识及合作程度 2.评估排尿情况、膀胱充盈度及会阴部皮肤、黏膜情况	
操作物品	一次性导尿包、一次性5mL注射器、宽胶布、中单	
实施要点	**1.核对解释**　携用物至床旁,核对解释;协助患者取舒适体位,协助患者清洁外阴	向患者解释导尿的目的 询问患者既往史,取得患者配合
	2.评估患者　询问并检查患者身体情况	询问并检查患者身体情况: ① 病情情况 ② 意识状态及合作程度
	3.各项准备　在治疗室备齐用物,置于治疗车上;洗手,戴口罩;携用物至患者床旁,清理家属,拉窗帘,调节室温,再次核对患者身份	严格遵守无菌操作原则 注意保护隐私
	4.安置卧位　松开床尾盖被。帮助患者脱去对侧裤脚,盖在近侧腿上,必要时加盖浴巾,将被斜盖在对侧腿上。协助取仰卧位屈膝位,两腿略外展,暴露会阴	便于操作 保暖,避免过多暴露患者,保护其自尊
	5.垫巾保护　将一次性中单垫于患者臀下	保护床单不被污染
	6.初步消毒　打开导尿包外层,开口向床尾,并将其置于患者双腿之间。戴手套,一手持血管钳夹取活力碘棉球依次消毒阴阜→对侧大阴唇→近侧大阴唇→对侧大、小阴唇之间→近侧大、小阴唇之间→对侧小阴唇→近侧小阴唇。脱下手套置于弯盘内,并将弯盘、治疗碗一并移至床尾	每个棉球限用一次,擦洗顺序由外向内、自上而下 污棉球置弯盘内
	7.打开导尿包　按无菌技术操作打开导尿包内层,投放5mL注射器	嘱患者勿移动肢体,保持原有的体位,以免污染无菌区 避免跨越无菌区

操作步骤	要点与说明
8. 戴手套,铺巾 戴无菌手套,铺洞巾,使洞巾和治疗巾形成一无菌区,按操作顺序排列好物,弯盘置床尾	扩大无菌区域,利于无菌操作
9. 检查用物 用注射器接导尿管气囊端,并注入 5mL 气体,以检查气囊是否漏气。关闭尿袋底部开关并与导尿管连接	
10. 润滑导管 按操作顺序整理好用物,用润滑油棉球润滑导尿管至分叉处备用	使导尿管易于插入尿道 选择合适的导尿管:成人 10～12 号,小儿宜选用 8～10 号。过粗易损伤尿道黏膜,过细尿液自尿道口漏出,达不到导尿的目的
11. 再次消毒 左手拇指、示指分开并固定小阴唇,右手持血管钳夹取消毒液棉球,依次消毒尿道口→对侧小阴唇→近侧小阴唇→尿道口。消毒毕左手仍固定于原处	每个棉球只用一次,避免已消毒的部位污染;自上而下依次消毒
12. 插入导管 左手继续固定小阴唇,嘱患者张口呼吸,右手持血管钳夹持导尿管对准尿道口轻轻插入尿道 4～6cm,见尿液流出再插入 5～7cm。遵医嘱留取尿标本	继续固定小阴唇既避免尿道口污染,又便于插管 嘱患者张口呼吸,减轻腹肌和尿道括约肌的紧张,便于插管 插管时动作轻柔,避免损伤尿道黏膜 可询问患者
13. 插管固定 根据导尿管上注明的气囊容积向气囊注入等量的生理盐水,夹紧气囊末端,轻拉导尿管有阻力感,证实导尿管已固定于膀胱内	当注入一定量的气体或液体后可使导尿管固定于膀胱内,不易滑出 注意膨胀的气囊不宜卡在尿道内口,以免气囊压迫膀胱内壁,造成黏膜的损伤
14. 清理用物 撤下洞巾,擦净外阴,将已污染的弯盘置于治疗巾内,脱手套,一并置于治疗车的下层	用物分类放置,按相关要求处理
15. 固定尿袋 用宽胶布将导尿管固定于患者大腿内侧,用别针将尿袋妥善固定在低于膀胱的高度	固定时,尿管应低于膀胱的高度,防止尿液逆流引起泌尿系统感染 引流管要留出足够的长度,防止因翻身牵拉,使尿管滑出,避免损伤尿道及膀胱
16. 整理、记录 撤除中单,协助患者穿裤	
17. 清理用物 妥善安置患者,整理床单位,清理用物	
18. 清洁双手 分类处理用物,洗手,取口罩,记录	膀胱充盈者首次放尿量 < 1000mL 留置导尿管 7 天更换一次,每天用 0.5% 活力碘消毒导尿管与会阴部交接处,并由内向外消毒尿管 10cm 1～2 次 记录方式 mL/h,记录尿液的性质、颜色、量

其中左侧第一列（跨越"实施要点"部分）标注：**实施要点**

项　目	女性患者留置导尿术
注意事项	**1. 保持引流通畅**　引流管放置妥当,避免受压、扭曲和堵塞。防止引流不畅引起的泌尿系统感染 **2. 防止泌尿系统逆行感染** (1)保持尿道口清洁。每天1~2次用消毒液棉球擦拭外阴及尿道口 (2)每日及时排空尿袋,并记录尿量 (3)每周更换导尿管一次,硅胶导尿管可酌情延长更换周期 (4)患者离床活动时,应用胶布将导尿管远端固定在大腿上,以防导尿管脱出。尿袋不得超过膀胱高度并避免挤压,防止尿液反流 **3. 观察尿液情况**　注意观察尿液的量及性状,发现尿液混浊、沉淀、有结晶时,应作膀胱冲洗,每周尿常规检查1次 **4. 做好健康教育**　鼓励患者每天适量多饮水,使尿量维持在2000mL以上,指导进行膀胱反射功能的训练

第二节 ◑ 主要并发症处理

（一）尿道黏膜损伤

【发生原因】

1. 操作者操作技术不规范,插管或拔管时动作粗暴。

2. 操作者技术不熟练、患者精神紧张,在插管时发生尿道括约肌痉挛,易造成尿道黏膜损伤。

3. 所选用导尿管粗细不合适。

4. 使用气囊导尿管导尿时,插管深度不够即向气囊压迫后尿道,导致黏膜水肿、出血。

5. 引流袋位置放置不当,致使引流管过度牵拉,气囊压迫后尿道,导致黏膜水肿、出血。

【临床表现】

1. 尿道内疼痛。

2. 尿道外口溢血。

3. 排尿困难。

4. 尿潴留。

【预防措施】

1. 严格执行操作规范,操作时手法轻柔,插管速度要缓慢。

2. 操作者置管前认真评估患者,并向患者做耐心解释,缓解患者紧张情绪,取得患者的配合。

3. 选用合适的导尿管,插管前充分润湿导尿管,以减少插管时的摩擦力。

4. 患者翻身、床上活动时,引流袋位置摆放合适,避免过度牵拉。

【处理措施】

通知医生→拔除尿管→病情允许鼓励患者多饮水→遵医嘱用药→观察尿液颜色→记录。

（二）尿路感染

【发生原因】

1. 操作者无菌观念不强。

2.引流装置的密封性欠佳、留置导尿时间过长、尿袋内尿液反流、机体免疫功能低下造成尿路感染。

3.尿道外口清洁、消毒不彻底造成上行感染。

【临床表现】

尿频、尿痛、尿急，感染严重时有寒战、发热，尿道口有脓性分泌物。

【预防措施】

1.操作者应严格执行无菌技术操作，所用物品严格灭菌。

2.选用质地柔软的导尿管，引流装置应低于膀胱的位置，防止尿液反流，也可选用防逆流引流带。定时更换集尿袋，及时倾倒尿袋内的尿液。

3.每日会阴部消毒擦洗 1～3 次，及时清洗尿道口以保持清洁。

4.尽量避免长期留置导尿，对需要长期留置导尿的患者，应定时夹闭、开放导尿管，以训练膀胱的功能。

【处理措施】

通知医生→病情允许鼓励患者多饮水→遵医嘱用药→观察患者病情及尿液的量、色、性状→症状加重→拔除导尿管→记录。

（三）虚脱

【发生原因】

尿潴留患者短时间内大量放尿，腹腔内压力突然降低，血液大量滞留在腹腔血管内，导致循环血量减少，血压降低而发生虚脱。

【临床表现】

头晕、恶心、呼吸表浅、面色苍白、全身出汗，有的伴有肌肉松弛、周身无力，严重者伴有意识不清。

【预防措施】

对膀胱高度膨胀且极度虚弱的患者，放尿速度要缓慢，一般放尿不能超过 1000mL。

【处理措施】

立即取平卧位或头低脚高位→通知医生→手指掐压人中穴位→吸氧→遵医嘱建立静脉通路、用药→心电监护→观察生命体征→记录。

（四）尿潴留

【发生原因】

1.长期留置导尿，一直开放引流，未训练膀胱充盈及排空的功能，导致膀胱功能障碍。

2.泌尿系感染时，尿路刺激症状严重者影响排尿致尿潴留。

3.导尿管滑脱而致无效引流。

4.患者不习惯卧床排尿而致尿潴留。

【临床表现】

1.患者有尿意但无法排出。

2.尿潴留严重时，膀胱明显充盈胀大，下腹胀痛难忍。

【预防措施】

1.对确需长期留置导尿者应定时夹闭、开放导尿管，以训练膀胱的功能。

2. 及时治疗泌尿系感染，对尿路刺激症状明显者，可给予碳酸氢钠口服碱化尿液。

3. 检查引起尿潴留的原因。

4. 调整体位和姿势，选择适宜的环境，诱导排尿。

【处理措施】

1. 检查尿管是否通畅→必要时冲管→如仍不通畅→拔除尿管→重新留置导尿→观察尿量→记录。

2. 排尿困难→加强心理护理→诱导排尿→提供隐蔽的排尿环境→通知医生→遵医嘱处理→留置导尿→记录。

（五）拔管困难

【发生原因】

1. 导尿管原因 导尿管老化变性、气囊腔堵塞致气囊内气体或液体排出困难。

2. 患者的原因 患者精神紧张，尿道平滑肌痉挛。长期置管，尿垢形成，使导尿管与尿道紧密贴合。

【临床表现】

1. 常规方法不能顺利拔管。

2. 拔导尿管前，气囊内气体或液体不易抽出。

3. 拔管时患者感觉尿道疼痛。

【预防措施】

1. 选用优质导尿管，置管前认真检查气囊的注气、排气情况。

2. 气囊腔堵塞者可在膀胱充盈的情况下用导尿管内置导丝刺破气囊拔除导尿管。

3. 对于精神极度紧张的患者，可遵医嘱给予镇静剂，使患者尽量放松。

4. 拔管前从尿道口注入少量石蜡油，并轻轻转动，以防黏膜、血痂与尿管粘连。

【处理措施】

通知医生→遵医嘱对症处理→记录。

（六）引流不畅

【发生原因】

1. 导尿管原因 引流腔堵塞、导尿管在膀胱内反折打结、导尿管折断。

2. 气囊充盈过度，压迫刺激膀胱三角区，引流膀胱痉挛，造成尿液外渗。

3. 导尿管受外力牵拉变形，影响尿液引流。

【临床表现】

留置导尿后无尿液流出或引流尿量液减少，患者有不同程度的尿潴留。

【预防措施】

1. 留置导尿期间在患者病情许可的情况下，鼓励患者多饮水（每日 1500～2500mL）、多活动。

2. 长期留置导尿者，遵医嘱每日做密闭式膀胱冲洗一次，定期更换导尿管。

3. 防止导尿管反折、折断，不要过度牵拉导尿管，防止导尿管变形。

4. 对于膀胱痉挛者，遵医嘱给予解除痉挛药物。

【处理措施】

检查尿管→无菌注射器抽吸→调整尿管位置→观察尿量→必要时更换导尿管。

第三节 ● 健康宣教

1.向患者及其家属解释留置导尿管的目的和护理方法，使其认识到预防泌尿道感染的重要性，并鼓励其主动参与护理。

2.鼓励患者每天摄取足够的水分和进行适当的活动，使尿量维持在2000mL以上，产生自然冲洗尿路的作用，以减少尿路感染的机会，同时也可以预防尿结石的形成。

3.指导患者进行膀胱反射功能的训练，可采用间歇性夹管方式，每3~4h开放1次，使膀胱定时充盈和排空，促进膀胱功能的恢复。

第二十章

男性患者留置导尿术

第一节 ⊙ 操作规范

项　目	男性患者留置导尿术	
操作目的	1.抢救危重、休克患者时正确记录每小时尿量,测量尿比重,以密切观察患者的病情变化 2.盆腔手术前引流尿液,排空膀胱,避免术中误伤 3.某些泌尿系统疾病手术后留置导尿管,便于持续引流和冲洗,并减轻手术切口的张力,有利于切口的愈合 4.为尿失禁或会阴部有伤口的患者引流尿液,保持会阴部的清洁干燥,或为尿失禁患者进行膀胱功能训练	
评　估	1.评估患者的病情、意识状态、心理反应,对导尿的认识及合作程度 2.评估排尿情况、膀胱充盈度及会阴部皮肤、黏膜情况	
操作物品	一次性导尿包、一次性 5mL 注射器、宽胶布、一次性中单、尿管标识	
实施要点	**1.核对解释**　携用物至床旁,核对解释;协助患者取舒适体位,协助患者清洁外阴	向患者解释导尿的目的 询问患者既往史,取得患者配合
	2.评估患者　询问并检查患者身体情况	询问并检查患者身体情况: ① 病情情况 ② 意识状态及合作程度
	3.各项准备　在治疗室备齐用物,并检查有效期,置于治疗车上;洗手,戴口罩;携用物至患者床旁,清理家属,拉窗帘,调节室温,再次核对患者身份	严格遵守无菌操作原则 注意保护隐私
	4.安置卧位　松开床尾盖被。帮助患者脱去对侧裤脚,盖在近侧腿上,必要时加盖浴巾,将被斜盖在对侧腿上。协助取仰卧屈膝位,两腿略外展,暴露会阴	便于操作 保暖;避免过多暴露患者,保护其自尊
	5.垫巾保护　将一次性中单垫于患者臀下	保护床单不被污染
	6.初步消毒　打开导尿包外层,开口向床尾,并将其置于患者双腿之间。戴手套,一手持血管钳夹取活力碘棉球依次消毒阴阜→阴茎→阴囊;用无菌纱布裹住阴茎将包皮向后推,暴露尿道外口,自尿道口向外向后旋转擦洗尿道口、龟头及冠脉沟数次。脱下手套置于弯盘内,并将弯盘、治疗碗一并移至床尾	每个棉球限用一次,擦洗顺序由外向内、自上而下 自阴茎根部向尿道口擦拭 包皮和冠状沟易藏污垢,应注意彻底消毒,预防感染

续表

	操作步骤	要点与说明
实施要点	**7. 打开导尿包** 按无菌技术操作打开导尿包内层，投放5mL注射器	嘱患者勿移动肢体，保持原有的体位，以免污染无菌区 避免跨越无菌区
	8. 戴手套，铺巾 戴无菌手套，铺洞巾，使洞巾和治疗巾形成一无菌区，按操作顺序排列好用物，弯盘置床尾	扩大无菌区域，利于无菌操作
	9. 检查用物 用注射器接导尿管气囊端，并注入5mL气体，以检查气囊是否漏气。关闭尿袋底部开关并与导尿管连接	
	10. 润滑导管 按操作顺序整理好用物，用润滑油棉球润滑导尿管至分叉处备用	使导尿管易于插入尿道 选择合适的导尿管：成人10～12号，小儿宜选用8～10号。过粗易损伤尿道黏膜，过细尿液自尿道口漏出，达不到导尿的目的
	11. 再次消毒 一手用无菌纱布裹住阴茎，将包皮向后推，暴露出尿道口。另一手手持止血钳夹取消毒液棉球再次消毒尿道口→龟头→冠状沟(2次)。消毒毕左手仍固定于原处	每个棉球限用一次，确保消毒部位不被污染
	12. 插管导尿 一手用无菌纱布裹住阴茎并提起，使之与腹壁成60°角，左手固定阴茎，嘱患者张口呼吸，用另一血管钳夹持导尿管前端，对准尿道口轻轻插入尿道20～22cm，见尿液流出再插入1～2cm。遵医嘱留取尿标本	阴茎上提，使尿道尽量伸直，耻骨前弯消失，利于插管 切忌用力过快、过猛而损伤尿道黏膜 男性尿道较长，又有三个狭窄，插管时略有阻力，因此在插管过程中受阻时，稍停片刻，请患者深呼吸，减轻尿道括约肌的紧张，再缓缓插入导尿管
	13. 插管固定 根据导尿管上注明的气囊容积向气囊注入等量的生理盐水，夹紧气囊末端，轻拉导尿管有阻力感，证实导尿管已固定于膀胱内	当注入一定量的气体或液体后可使导尿管固定于膀胱内，不易滑出 注意膨胀的气囊不宜卡在尿道内口，以免气囊压迫膀胱内壁，造成黏膜的损伤
	14. 清理用物 撤下洞巾，擦净外阴，将已污染的弯盘置于治疗巾内，脱手套，一并置于治疗车的下层	用物分类放置，按相关要求处理
	15. 固定尿袋 用宽胶布将导尿管固定于患者大腿内侧，用别针将尿袋妥善固定在低于膀胱的高度	固定时，尿管应低于膀胱的高度，防止尿液逆流引起泌尿系统感染 引流管要留出足够的长度，防止因翻身牵拉，使尿管滑出，避免损伤尿道及膀胱
	16. 整理、记录 撤除中单，协助患者穿裤	
	17. 清理用物 妥善安置患者，整理床单位，清理用物	
	18. 清洁双手 分类处理用物，洗手，取口罩，记录	膀胱充盈者首次放尿量<1000mL 留置导尿管7天更换一次，每天用0.5%活力碘消毒导尿管与会阴部交接处，并由内向外消毒尿管10cm 1～2次 记录方式mL/h，记录尿液的性质、颜色、量

项 目	男性患者留置导尿术
注意事项	**1.保持引流通畅** 引流管放置妥当,避免受压、扭曲和堵塞。防止引流不畅引起的泌尿系统感染 **2.防止泌尿系统逆行感染** (1)保持尿道口清洁。每天1～2次用消毒液棉球擦拭外阴及尿道口 (2)每日及时排空尿袋,并记录尿量 (3)每周更换导尿管一次,硅胶导尿管可酌情延长更换周期 (4)患者离床活动时,应用胶布将导尿管远端固定在大腿上,以防导尿管脱出。尿袋不得超过膀胱高度并避免挤压,防止尿液反流 **3.观察尿液情况** 注意观察尿液的量及性状,发现尿液混浊、沉淀、有结晶时,应作膀胱冲洗,每周尿常规检查1次 **4.做好健康教育** 鼓励患者每天适量多饮水,使尿量维持在2000mL以上,指导患者进行膀胱反射功能的训练

第二节 ➔ 主要并发症处理

(一)尿道黏膜损伤

【发生原因】

1.操作者操作技术不规范,插管或拔管时动作粗暴。

2.操作者技术不熟练、患者精神紧张,在插管时发生尿道括约肌痉挛,易造成尿道黏膜损伤。

3.所选用导尿管粗细不合适。

4.使用气囊导尿管导尿时,插管深度不够即向气囊压迫后尿道,导致黏膜水肿出血。

5.引流袋位置放置不当,致使引流管过度牵拉,气囊压迫后尿道,导致黏膜水肿出血。

【临床表现】

1.尿道内疼痛。

2.尿道外口溢血。

3.排尿困难。

4.尿潴留。

【预防措施】

1.严格执行操作规范,操作时手法轻柔,插管速度要缓慢,男性患者插到两个弯曲和三个狭窄处时尤为注意。

2.操作者置管前认真评估患者,并向患者做耐心解释,缓解患者紧张情绪,取得患者的配合。

3.选用合适的导尿管,插管前充分润湿导尿管,以减少插管时的摩擦力。

4.男性导尿时将气囊尿管插入膀胱见尿后需再插入6cm以上,这样才不至于损伤患者的后尿道。

5.患者翻身、床上活动时,引流袋位置摆放合适,避免过度牵拉。

【处理措施】

通知医生→拔除尿管→病情允许鼓励患者多饮水→遵医嘱用药→观察尿液颜色→记录。

（二）尿路感染

【发生原因】

1.操作者无菌观念不强。

2.引流装置的密封性欠佳、留置导尿时间过长、尿袋内尿液反流、机体免疫功能低下造成尿路感染。

3.尿道外口清洁、消毒不彻底造成上行感染。

4.尿道梗阻、前列腺增生的患者置管后易发生尿潴留，增加了感染的机会。

【临床表现】

尿频、尿痛、尿急，感染严重时有寒战、发热，尿道口有脓性分泌物。

【预防措施】

1.操作者应严格执行无菌技术操作，所用物品严格灭菌。

2.选用质地柔软的导尿管，引流装置应低于膀胱的位置，防止尿液反流，也可选用防逆流引流带。定时更换集尿袋，及时倾倒尿袋内的尿液。

3.每日会阴部消毒擦洗 1～3 次，及时清洗尿道口以保持清洁。

4.尽量避免长期留置导尿，对需要长期留置导尿的患者，应定时夹闭、开放导尿管，以训练膀胱的功能。

【处理措施】

通知医生→病情允许鼓励患者多饮水→遵医嘱用药→观察患者病情及尿液的量、色、性状→症状加重→拔除导尿管→记录。

（三）虚脱

【发生原因】

尿潴留患者短时间内大量放尿，腹腔内压力突然降低，血液大量滞留在腹腔血管内，导致循环血量减少，血压降低而发生虚脱。

【临床表现】

头晕、恶心、呼吸表浅、面色苍白、全身出汗，有的伴有肌肉松弛、周身无力，严重者伴有意识不清。

【预防措施】

对膀胱高度膨胀且极度虚弱的患者，放尿速度要缓慢，一般放尿不能超过 1000mL。

【处理措施】

立即取平卧位或头低脚高位→通知医生→手指掐压人中穴位→吸氧→遵医嘱建立静脉通路、用药→心电监护→观察生命体征→记录。

（四）尿潴留

【发生原因】

1.长期留置导尿，一直开放引流，未训练膀胱充盈及排空的功能，导致膀胱功能障碍。

2.泌尿系感染时，尿路刺激症状严重者影响排尿致尿潴留。

3.导尿管滑脱而致无效引流。

4.患者不习惯卧床排尿而致尿潴留。

【临床表现】

1.患者有尿意但无法排出。

2.尿潴留严重时，膀胱明显充盈胀大，下腹胀痛难忍。

【预防措施】

1.对确需长期留置导尿者应定时夹闭、开放导尿管，以训练膀胱的功能。

2.及时治疗泌尿系感染，对尿路刺激症状明显者，可给予碳酸氢钠口服碱化尿液。

3.检查引起尿潴留的原因。

4.调整体位和姿势，选择适宜的环境，诱导排尿。

【处理措施】

1.检查尿管是否通畅→必要时冲管→如仍不通畅→拔除尿管→重新留置导尿→观察尿量→记录。

2.排尿困难→加强心理护理→诱导排尿→提供隐蔽的排尿环境→通知医生→遵医嘱处理→留置导尿→记录。

（五）拔管困难

【发生原因】

1.导尿管原因 导尿管老化变性、气囊腔堵塞致气囊内气体或液体排出困难。

2.患者的原因 患者精神紧张，尿道平滑肌痉挛。长期置管，尿垢形成，使导尿管与尿道紧密贴合。

【临床表现】

1.常规方法不能顺利拔管。

2.拔导尿管前，气囊内气体或液体不易抽出。

3.拔管时患者感觉尿道疼痛。

【预防措施】

1.选用优质导尿管，置管前认真检查气囊的注气、排气情况。

2.气囊腔堵塞者可在膀胱充盈的情况下用导尿管内置导丝刺破气囊拔除导尿管。

3.对于精神极度紧张的患者，可遵医嘱给予镇静剂，使患者尽量放松。

4.拔管前从尿道口注入少量石蜡油，并轻轻转动，以防黏膜、血痂与尿管粘连。

【处理措施】

通知医生→遵医嘱对症处理→记录。

（六）引流不畅

【发生原因】

1.导尿管原因 引流腔堵塞、导尿管在膀胱内反折打结、导尿管折断。

2.气囊充盈过度，压迫刺激膀胱三角区，引流膀胱痉挛，造成尿液外渗。

3.导尿管受外力牵拉变形，影响尿液引流。

【临床表现】

留置导尿后无尿液流出或引流尿量液减少，患者有不同程度的尿潴留。

【预防措施】

1.留置导尿期间在患者病情许可的情况下，鼓励患者多饮水（每日 1500～2500mL）、多活动。

2.长期留置导尿者，遵医嘱每日做密闭式膀胱冲洗一次，定期更换导尿管。

3.防止导尿管反折、折断，不要过度牵拉导尿管，防止导尿管变形。

4.对于膀胱痉挛者，遵医嘱给予解除痉挛药物。

【处理措施】

检查尿管→无菌注射器抽吸→调整尿管位置→观察尿量→必要时更换导尿管。

第三节 ● 健康宣教

1.向患者及其家属解释留置导尿管的目的和护理方法，使其认识到预防泌尿道感染的重要性，并鼓励其主动参与护理。

2.鼓励患者每天摄取足够的水分和进行适当的活动，使尿量维持在 2000mL 以上，产生自然冲洗尿路的作用，以减少尿路感染的机会，同时也可以预防尿结石的形成。

3.指导患者进行膀胱反射功能的训练，可采用间歇性夹管方式，每 3~4h 开放 1 次，使膀胱定时充盈和排空，促进膀胱功能的恢复。

第二十一章

心肺复苏基本生命支持技术

第一节 ⟳ 操作规范

项　　目	心肺复苏基本生命支持技术	
操作目的	以徒手操作恢复心跳及呼吸骤停患者的自主循环、自主呼吸和意识,抢救患者	
评　　估	1.评估现场抢救环境的安全性 2.判断患者情况(意识、脉搏、呼吸、体位)	
操作物品	治疗盘内放置:纱布、简易呼吸器、手电筒、弯盘	
	操作步骤	要点与说明
实施要点	**1.评估环境** 评估现场抢救环境的安全性	
	2.判断患者 判断患者意识:呼叫患者,轻拍患者肩部,确认患者意识丧失	注意保护颈椎
	3.检查呼吸 快速检查是否有呼吸或不能正常呼吸	记时间
	4.呼救 立即呼救,寻求他人帮助	医务人员备除颤仪和急救车
	5.安置体位 患者仰卧,身体无扭曲	注意颈椎保护 解开紧身衣扣,松裤带
	6.判断颈动脉搏动 如无颈动脉搏动,应立即进行胸外按压	**方法:**术者食指和中指指尖触及患者气管正中部(相当于喉结的部位),旁开两指,至胸锁乳突肌前缘凹陷处 判断时间为5～10s
	7.实施胸外心脏按压	按压部位:胸骨体中下1/3交界处 按压手法:一手掌根放于按压部位,另一手平行重叠于此手背上,十指交扣离开胸壁,只以掌根部接触按压处;双臂位于患者胸骨正上方,双肘关节伸直,使肩、肘、腕在一条直线上,并与患者身体垂直,利用上身重量垂直下压;手掌根不离开胸部

	操作步骤	要点与说明
实施要点		按压幅度：成人胸骨下陷至少 5cm；婴儿和儿童按压深度至少为胸部前后径尺寸的 1/3（婴儿约为 4cm，儿童约为 5cm） 按压时间：放松时间＝1∶1 按压频率：100～120 次/分 每次按压应让胸廓充分回弹，以保证心脏得到充分的血液回流 尽可能不中断胸外按压 胸外按压：人工呼吸＝30∶2
	8. 开放气道 仰头抬颏法开放气道	如有明确的呼吸道分泌物，清理呼吸道 仰头抬颏法开放气道：①操作者一手置于患者前额，手掌向后下方施力，使头充分后仰。②另一手示指、中指将颏部向前抬起，使耳垂与下颌角连线与地面垂直
	9. 使用简易呼吸器实施人工呼吸	将呼吸器连接氧气，氧流量 8～10L/min。一手以"EC"法固定面罩，另一手挤压呼吸器，每次送气 400～600mL，频率 10～12 次/分。如有活动义齿，则取下 判断有效指征：呼吸恢复，能触摸大动脉搏动；瞳孔由大变小，对光反射存在；面色、口唇由发绀转向红润；有眼球活动或睫毛反射
	10. 高级生命支持 复苏有效，操作完成后将患者头偏向一侧，进入下一步生命支持	注意动作轻柔，保护颈椎
注意事项	1. 人工呼吸时送气量不宜过大，以免引起患者胃部胀气 2. 胸外按压时要确保足够的频率及深度，尽可能不中断胸外按压，每次胸外按压后要让胸廓充分回弹，以保证心脏得到充分的血液回流 3. 胸外按压时肩、肘、腕在一条直线上，并与患者身体长轴垂直，按压时，手掌根不能离开胸壁	

第二节 主要并发症处理

（一）肋骨骨折

【发生原因】

1. 胸外心按压时，用力过猛。
2. 刺伤胸壁软组织，产生胸壁血肿。

【临床表现】

1. 局部疼痛，随咳嗽、深呼吸等运动而加重。
2. 胸壁血肿、胸部疼痛以及胸廓稳定性受破坏，患者不敢咳嗽。
3. 多根肋骨骨折时出现连枷胸，反常呼吸。

【预防措施】

1. 行胸外心脏按压时，按压应平稳、有规律地不间断地进行。

2.按压部位要准确，用力要适宜。

3.预防肺部并发症，鼓励患者早期下床活动、咳嗽、排痰，给予抗生素和祛痰剂。

【处理措施】

1.停止按压→通知医生。

2.单处肋骨骨折→遵医嘱止痛、固定→观察呼吸和有效咳嗽功能改善状态。

3.多根多处肋骨骨折→遵医嘱止痛、固定→消除反常呼吸运动→保持呼吸道通畅和充分供氧→纠正呼吸与循环功能紊乱和防治休克。

4.需行开胸手术的患者→对肋骨骨折进行不锈钢丝捆扎和缝扎固定或用克氏针做骨髓内固。

（二）损伤性血胸、气胸

【发生原因】

胸外心脏按压时，用力过大过猛或用力不当，导致肋骨骨折，骨折端刺破胸膜腔，形成气胸，刺破胸部血管，引起血胸。

【临床表现】

1.胸闷、气急、干咳。

2.大量积气时可发生呼吸困难、面色苍白、口渴、血压下降、呼吸急促、发绀、贫血等。

【预防措施】

胸外心脏按压时，用力要适宜。

【处理措施】

1.闭合性气胸→气体量小时无需特殊处理，气体量较多时行胸腔穿刺排气。

2.张力性气胸→安装胸腔闭式引流装置→吸氧→必要时行机械辅助通气→监测血氧饱和度。

3.血气胸→在肺复张后出血能自行缓解→若继续出血不止→除抽气排液和输血外，开胸结扎出血的血管→抗感染→严密观察生命体征和血氧饱和度的变化→记录。

（三）心脏创伤

【发生原因】

胸外心脏按压时，前下胸壁直接受压力撞击。

【临床表现】

1.心前区痛。

2.室性或室上性早搏。

3.实验室检查示心肌酶明显增高。

【预防措施】

1.伤员需卧床休息，做心电监护。

2.给予相应的抗心律失常药物治疗，纠正低血钾。

3.对于有充血性心力衰竭或心房颤动且心室率快的患者给予洋地黄。

【处理措施】

心电监护→建立静脉通路→吸氧→通知医生→遵医嘱用药→严密监测生命体征的变化→

记录。

（四）胃、肝、脾破裂

【发生原因】

通常由胸外心脏按压时，按压位置过低，用力过重所致。

【临床表现】

1. 腹膜炎为主。
2. 恶心伴持续性剧烈腹痛和明显腹膜刺激征。
3. 肝浊音界缩小，肠鸣音减弱或消失。
4. 有体温升高、脉快、呼吸深快、血压下降等症状。

【预防措施】

1. 按压力量恰当，位置准确。
2. 在未确定诊断前，禁用吗啡类药物，以免掩盖病情，延误诊断。
3. 禁止灌肠，不能随意搬动患者。

【处理措施】

迅速通知医生进行处理→遵医嘱用药→做好术前准备→禁食→置胃肠减压管→建立静脉通路→监测中心静脉压→补充容量→留置导尿→记录出入液体量→严密观察生命体征及腹部体征→记录。

第三节 ➲ 健康宣教

1. 患者意识恢复后，做好患者心理护理，嘱其安静休息，配合医护人员进行下一步治疗。
2. 向患者和家属解释心肺复苏的目的以及需要注意的事项。
3. 向患者和家属宣讲自救、他救方法，特殊疾病者在外要随时携带提示卡。

第二十二章

除颤技术（非同步方式）

第一节 ⊃ 操作规范

项　目	除颤技术（非同步方式）	
操作目的	纠正患者心律失常	
评　估	1.评估患者病情 2.评估心电图状态以及是否有室颤波 3.评估患者意识状态及合作程度	
操作物品	除颤仪、导电糊	
	操作步骤	**要点与说明**
实施要点	**1.准备用物**　根据医嘱准备用物,迅速携用物至患者床边	
	2.评估核对　核对患者身份信息,评估患者	询问并检查患者身体情况: ① 病情情况 ② 意识状态及合作程度 ③ 心电图状态以及是否有室颤波
	3.监测　监测患者心律,确认是否存在除颤指征	
	4.安置体位　立即协助患者去枕平卧于硬板床上,暴露胸部	平卧于硬板床上 检查并除去金属及导电物质 松开衣扣,暴露胸部
	5.接通电源　将导电糊涂于电极板	导电糊均匀涂抹 两电极板间导电糊不可相连,以免致灼伤
	6.选择能量　遵医嘱选择能量	双相波 150J,单相波 360J
	7.置于正确部位　电极板置于患者胸部正确部位,紧贴皮肤并稍施以压力	心底电极板（STERNUM）:置于右锁骨中点下第二肋间 心尖电极板（APEX）:置于左锁骨中线第五肋间,如安装起搏器者心底电极板置于左肩胛下角与心尖相对的位置 施加压力:10～12kg 工作人员稍离开床缘,避免与患者和床接触
	8.充电　充电至所需水平,再次确认心电示波情况,确认要除颤	双相波 150J,单相波 360J

操作步骤	要点与说明
9. 放电 两手拇指同时按压电极板上放电按钮,迅速放电除颤	关氧,大声喊"请大家离开床边!"
10. 观察指导 观察除颤效果	用纱布擦净患者皮肤 协助更衣 擦干电极备用 观察四肢活动情况
11. 整理记录 妥善安置患者,整理床单位,清理用物;记录除颤的能量,除颤后心率(律)、血压、呼吸、神志等,操作者签全名。做好除颤仪的清洁与维护	

实施要点为左侧合并项。

注意事项:
1. 除颤前确定患者除颤部位无潮湿、无敷料。如患者带有植入性起搏器,应注意避开起搏器部位至少10cm
2. 除颤前确定周围人员与患者无直接或间接接触
3. 操作者身体不能与患者接触,不能与金属类物品接触
4. 动作迅速、准确
5. 保持除颤仪完好

第二节 ⊙ 主要并发症处理

（一）皮肤灼伤

【发生原因】

1. 操作中未采取正确的防护措施。
2. 电击功率过高,电极刺激,电极板接触部位都有不同程度的皮肤灼伤。
3. 错误选择导电剂,导致严重灼伤皮肤。

【临床表现】

局部皮肤发红、有刺痛感、有水疱。

【预防措施】

1. 操作部位的皮肤应保持清洁、干燥、无敷料,如有起搏器避开10cm。
2. 电极板必须涂满导电糊。
3. 首次能量选择 单相波给予360J,双相波150～200J。
4. 可以选用盐水纱布,禁用酒精做导电剂,否则会严重灼伤皮肤。
5. 电除颤仪充电时不可以用手涂导电糊,防止被电击。

【处理措施】

通知医生→遵医嘱给予抗生素软膏外涂患处→严密观察病情变化→记录。

（二）不良后果

1. 其他人员被电击。
2. 机器故障。

【发生原因】

1.操作时其他人员未及时撤离。

2.设备未处于备用状态。

【预防措施】

1.去除患者身体上的其他医疗设备。

2.操作时禁止手带湿操作，可戴橡胶手套。

3.操作者和其他医务人员切勿触碰病床、患者或任何连接到患者身上的设备，以避开导电体。

4.进行电复律时，操作者要给予在场人员警示。

5.电极板不能对空放电或两个电击板面对面地放电。

6.不可碰触电除颤仪，导联线不可弯曲。

7.按时给电除颤仪充电，每次使用后检查设备，如有异常及时维修，保持除颤仪完好备用。

第三节 ⊙ 健康宣教

1.向患者和家属解释除颤的目的以及需要注意的事项，减轻患者恐惧心理。

2.患者清醒后，嘱其卧床休息1～2天，清醒后2h内避免进食水，以防恶心、呕吐。

3.向患者及家属说明诱发因素，如过度劳累、情绪激动等，注意避免诱发因素。

第二十三章

血液透析技术

第一节 ◦ 操作规范

项　目	血液透析技术
操作目的	1.模仿人的自然肾脏功能,生理性、温和地维持患者的废物清除,体液平衡 2.维持内环境平衡,减少脏器工作压力 3.为身体机能的恢复创造条件,保护器官免受进一步损害
评　估	1.操作环境符合要求,仪器妥善放置 2.评估患者情况 ① 患者血流动力学情况 ② 患者穿刺部位
操作物品	**1.血滤机** **2.血滤用物** 血滤用 0.9％NS 3000mL＋肝素 2.4mL、0.9％ NS 50mL＋肝素 1 万 U 抽入注射器、0.9％NS 1000mL、置换液、三通若干、止血钳、无菌手套、滤器、治疗盘、治疗巾、剪刀、大头针 1 个 **3.有创穿刺用物** 适宜型号双腔中心静脉导管、利多卡因、0.9％NS 100mL＋肝素 0.2mL、砂袋、中单、活力碘、三角针、缝线

	操作步骤	要点与说明
实施要点	**1.核对解释** 携用物至床旁,询问并核对患者姓名、出生年月日,解释使用目的;协助患者取舒适体位	告知患者使用的目的、作用,取得患者的配合
	2.评估患者 询问并检查患者身体情况。回治疗室,洗手,戴口罩	询问并检查患者身体情况: ① 意识状态及合作程度 ② 患者血流动力学情况
	3.开机自检 连接血滤机电源,完成自检	连接 UPS 电源 在远距离移动后需校秤
	4.安装管道 按路线图依次安装管道	按流向顺序安装置换液连接管
	5.管路预冲 穿刺成功后密闭式管路预冲	预冲时充分排气 预冲过程中不要卸下任何传感器
	6.调节参数 预冲自检后根据医嘱设置治疗参数	检查管道是否有气泡,必要时手动预冲
	7.协助穿刺 协助医生穿手术衣、铺无菌中单,开锁穿包,协助穿刺	严格无菌操作

操作步骤	要点与说明
8. 连接患者　建立体外循环，上机连接患者	保持各接口连接紧密
9. 固定管道　敷料覆盖伤口，妥善固定管道，约束术肢，开始进行血液透析	
10. 观察、指导　观察患者和仪器各参数的变化，及时处理异常情况	更换置换液泵时，防止空气进入，动作迅速采样时保持管路完整
11. 回血下机　治疗结束后密闭式回血下机	
12. 整理、记录　妥善安置患者，整理床单位，清理用物，记录开始使用血液透析的时间及生命体征、出入量等，操作者签全名	

实施要点（左侧合并单元格）

注意事项	1. 严格执行无菌操作 2. 观察血滤机工作状态及患者血流动力学有无改变 3. 每天行伤口换药，观察伤口有无渗血、血肿 4. 监测凝血功能及肾功能

第二节 ➡ 主要并发症处理

（一）低血压

【发生原因】

1. 与引血有关　常出现在开始阶段。

2. 与脱水速度过快有关。

【临床表现】

1. 心率增快、烦躁、打哈欠、无意识运动。

2. 收缩压下降＞20mmHg 或平均动脉压降低 10mmHg 以上，并有低血压症状。

【预防措施】

1. 设置合适的血流速度及脱水速度。

2. 遵医嘱进行补液或应用升压药。

【处理措施】

通知医生→遵医嘱用药、调整血流速度及脱水速度→记录。

（二）出血倾向

【发生原因】

与使用抗凝剂有关。

【临床表现】

1. 局部表现　穿刺点渗血，皮肤、黏膜出现瘀斑或血肿。

2. 全身表现　呕吐物呈咖啡色或血性，大便呈柏油样或血性便。

3. 神经系统表现　神志意识的改变。

【预防措施】

监测凝血功能，及时调整抗凝剂量，保持活化部分凝血活酶时间（APTT）在正常2倍左右。

【处理措施】

通知医生→遵医嘱调整抗凝剂剂量或停用→记录。

（三）内环境紊乱

【发生原因】

血液透析致内环境紊乱。

【临床表现】

1.血糖 升高。

2.电解质 低、高、变化过大。

3.渗透压 变化过大。

4.血气分析 酸碱失衡。

【预防措施】

设置适合患者的血液透析方案。

【处理措施】

迅速通知医生，修改透析置换液配方。

（四）感染

【发生原因】

1.紧急情况下操作，消毒不彻底。

2.未按无菌原则进行操作。

3.机体抵抗力低。

【临床表现】

穿刺部位红肿、化脓，高热、血象高、血培养阳性。

【预防措施】

1.严格无菌操作，与患者接触前常规洗手是基本原则。

2.按照无菌原则进行伤口换药、导管的护理、深静脉插管的护理、更换敷料等。

3.加强患者基础护理。

【处理措施】

通知医生→密切注意患者的体温和白细胞计数的升高→遵医嘱使用抗生素→局部换药→记录。

（五）低温

【发生原因】

与血液体外循环有关。

【临床表现】

体温低、寒战。

【预防措施】

　　1.血液透析过程中给予管路加热。

　　2.加盖被。

【处理措施】

　　通知医生→给予管路加热或加盖被→关注体温变化→记录。

第三节 ● 健康宣教

　　1.给予心理指导　向患者介绍血液透析的目的、原理、操作方法和步骤，减轻患者的恐惧和焦虑，取得配合。认真倾听患者的心理感受，评估患者心理上的负面问题，和家属共同给予心理支持干预，增强患者治疗的信心。

　　2.透析前指导患者正确配合测量体重、腹围，以及生命体征。指导患者取平卧位，深静脉置管穿刺时勿咳嗽。

　　3.透析过程中指导患者保持舒适良好的体位卧床休息，避免血液透析通路引血不畅。翻身时动作不宜过猛，避免管道弯曲、受压、反折打结、滑脱。

　　4.嘱患者在局部穿刺处有疼痛、出血、肿胀或其他不适时及时告知医护人员。同时告知患者在透析过程中如出现头晕出汗、心悸乏力、发热寒战、腹痛、口腔黏膜出血等不适时及时告知医护人员对症处理。

　　5.在透析后再次指导患者测量体重及生命体征，并告知患者留置导管上的夹子应处于夹闭状态，不得随意打开。

　　6.衣着应宽松，避免导管打折或牵扯。指导患者留置导管期间做好个人卫生，保持导管清洁、干燥，避免潮湿、污染。如穿刺处出现红、肿、热、痛，应及时告知医护人员处理。

　　7.饮食指导　高蛋白、低盐饮食，每日选用优质蛋白1.2g/kg，多食瘦肉、蛋、牛奶、鱼等。根据尿量和水肿情况，限制水、钠的摄入。摄入富含维生素、微量元素、铁和钙的食物，以纠正贫血。避免食用含钾高的食物，如紫菜、海带、香菇、菠菜等，水果如橘子、香蕉等。避免食用含磷高的食物和饮料，如动物内脏、各种豆类、坚果、巧克力、碳酸饮料等。

第二十四章

体外膜肺氧合（ECMO）技术

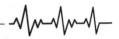

第一节 ⊃ 操作规范

项　　目	体外膜肺氧合(ECMO)技术
操作目的	使心脏和(或)肺得到充分休息,有效改善低氧血症,稳定血流动力学,从而促进心肺功能的恢复
评　　估	1.操作环境符合要求,仪器妥善放置 2.评估患者情况 ① 患者血流动力学情况 ② 患者穿刺部位
操作物品	**1.有创穿刺用物**　换药碗、插管器械包、无菌管道钳、无菌超声塑胶套、水球、1‰活力碘、无菌手套、帽子、口罩、无菌中单包、手术衣 **2.药品**　肝素 1 支、局部麻醉药(利多卡因)、生理盐水(500mL) **3.其他**　无影灯、氧源插头、气源插头、负压吸引装置、接线板 1 个、变温水箱、大垃圾筒 2 个、一次性中单 **4.手术室准备**　单毛一根、猪尾导丝、一次性使用心肌保护灌注装置(二通接头)、2 袋温热无菌盐水 **5.ECMO 的主要设备及装置**　离心泵、氧合器、管路和插管、变温水箱、ECMO 主机及监测装置

	操作步骤	要点与说明
实施要点	**1.快速准备床单位**　当医生评估决定应用 ECMO 后,准备足够的空间(条件允许应单间收治)与足够的电源连接装置。设备带在满足呼吸机气源的同时另外还要有备用的空气和氧气气源接头。迅速备好床旁抢救药品及相关物品	需要多人分工协作,必要时挪开旁边病情较轻的患者,各项物品合理放置
	2.评估患者　检查患者全身情况,妥善安置各种管道和缆线	挪动病床时密切观察病情,保护各种管道
	3.摆好体位　患者取仰卧位,据置管部位铺一次性中单,必要时备皮	一次性中单可保护床单免受血液、活力碘等污染。患者病情危重时禁止搬动
	4.消毒皮肤　打开换药碗,倒活力碘,医生消毒皮肤	
	5.协助铺巾　协助医生穿手术衣及戴手套,打开无菌中单包,术者给患者全身覆盖上中单,仅暴露出穿刺部位	先建立 CVP 及右桡动脉相关输液和血气评估相关管道,协助外科医生进行动静脉置管操作,手术室护士配合外科医生置管操作,体外循环医生管理 ECMO 机器

操作步骤	要点与说明
6. 及时提供用物 连接好负压吸引装置，及时提供各项用物	提供用物需迅速、准确
7. 密切观察 密切观察血流动力学的变化，遵医嘱给药	观察生命体征，维持一定量的血管活性药，使血压稳定，保证充足的引血量
8. 固定管道 置管完毕后，用敷料覆盖伤口，妥善固定管道	必须标记所有 ECMO 管道深度，配合胸片评估管道移位情况，并每班详细记录。注意保护皮肤，防止压疮。观察置管部位有无渗血、水肿等异常情况。观察记录四肢皮肤颜色和温度变化
9. 整理记录 操作完毕后，妥善安置患者，整理床单位，清理用物，记录开始使用 ECMO 治疗的时间及生命体征	详细记录病患装置 ECMO 前、中、后的血流动力学变化，装置 ECMO 起始时间、耗用时间及心功能变化

(第一列"实施要点"为上方多行合并说明)

注意事项

1. 使用 ECMO 治疗的患者，病情危重，常有抢救、大量输血、床旁开胸等各类紧急操作，抢救设备应齐全，护士配备需充足。及时清理现场，保持操作现场整洁，忙而有序
2. 因行 ECMO 治疗时是多学科协助，人员多，操作复杂，应避免影响到邻近清醒的患者。同时防止无关人员入内，以免增加感染机会
3. 需有经过培训的 ECMO 专科护士，负责协助 ECMO 的操作。并记录每例 ECMO 流程
4. 有计划地进行肢体按摩，防止下肢血栓形成。保持患者舒适体位，加强皮肤护理
5. 监测凝血功能，定时检查置管部位的敷料是否干燥，有无渗血等情况

第二节 ⟶ 主要并发症处理

（一）出血

【发生原因】

1. 患者本身的创伤、局部固定不当或插管时周围组织止血不彻底。
2. 心外科体外循环术后。
3. 急救后的创伤、ECMO 过程中侵入性操作。
4. 全身肝素化和凝血功能障碍。
5. 缺血再灌注损伤。

【临床表现】

1. 血液通过切口或伤口渗出至体表或流至体腔。
2. 血红蛋白浓度的进行性降低、CVP 降低、心率增快等。
3. **全身性凝血功能障碍和应激反应** 颅内出血、胃肠道出血、尿道出血、肛门出血、口腔出血、鼻腔出血、眼睛出血、气管内出血等。

【预防措施】

1. 充分外科止血，减少和避免不必要的有创操作，严禁反复穿刺。
2. **保护凝血机制** 通过输注血浆、血小板等维持凝血成分，随时监测血小板值，及时补充新鲜血小板使血小板维持在 $50 \times 10^9/L$ 以上，减少凝血因子的消耗。
3. **肝素抗凝的维持** ECMO 治疗期间使用肝素抗凝，抗凝期间定时监测 ACT、APTT

等凝血项目调整肝素用量。肝素过量易导致出血，不足易致血栓形成。必要时遵医嘱停用肝素。

4.保护呼吸道、消化道黏膜完整，操作轻柔。

5.加强对出血倾向的观察 观察引流液的情况、伤口及穿刺部位出血情况；观察皮肤、黏膜、口鼻咽腔有无出血；观察患者神志、瞳孔大小及对光反射等情况；观察胃液颜色，大小便颜色。

【处理措施】

1.加强外科止血 插管处渗血可使用局部按压、填塞纱布、局部药物等方法止血，必要时重新外科止血。

2.调整肝素抗凝和补充凝血成分。

3.在顽固性凝血因子损耗及凝血功能障碍的情况下，更换 ECMO 装置有时可纠正凝血功能异常。

（二）肢体缺血

【发生原因】

1.插管口径过大、插管方式不正确。

2.血栓形成与栓塞。

【临床表现】

肢体疼痛、苍白、水肿、变温、坏疽、运动缺陷或感觉缺陷，失去血流多普勒信号。如果不能得到适当处理，缺血将会持续，截肢可能是难以避免的。肢体缺血而引起的横纹肌溶解可导致急性肾功能衰竭，并可导致威胁生命的并发症。

【预防措施】

1.选用满足流量的较细插管，选用正确的插管方法。

2.末梢血运监测。

3.肝素抗凝，用于预防 ECMO 回路的血栓形成，也可降低肢体缺血的发生率。

【处理措施】

1.在血管超声指引下评估是否放置远端动脉灌注导管。

2.如发生下肢骨筋膜室综合征，需要实施筋膜切开术来释放过度的压力，以免导致肢体缺血和腿部神经损伤。

3.调整肝素抗凝。

第三节 ➡ 健康宣教

1.加强心理护理 应以热忱、耐心和蔼的态度对待患者，了解患者心理变化及需求，及时满足患者合理的要求。因为病情危重，住院时间长，加之肢体长时间制动，患者易产生各种顾虑情绪，易激惹，甚至出现谵妄，应酌情增加家属探视，给予患者信心和鼓励，增加其对治疗的依从性。

2.保护各类管道 告之患者不要随意扯拉身上各类管道，置管侧肢体制动，若有不适或需改变体位，应及时告知护士协助帮忙，切勿自行随意翻身或坐起，否则会引起管道反折或扭曲甚至脱出而导致生命危险。

3.加强家属对患者病程的了解，鼓励家属参与护理活动，强化患者生存意志，以减少重症病房综合征现象，促进患者尽早恢复。

第二十五章

主动脉球囊反搏技术

第一节 ◎ 操作规范

项 目	主动脉球囊反搏技术	
操作目的	减轻心脏做功,达到辅助心脏的作用	
评 估	**1. 操作环境符合要求,仪器妥善放置** **2. 评估患者情况** ① 评估患者心脏、肾脏及凝血功能 ② 评估患者双侧股动脉和足背动脉搏动情况并作标记 ③ 评估患者疼痛、压疮、坠床和脱管风险 ④ 评估患者身高,选择相应球囊	
操作物品	**1. 主动脉球囊反搏技术用物** ① 主动脉球囊反搏仪 ② 治疗车1 上层:手术衣、中单包、无菌手套 下层:IABP管道(根据患者身高选择合适型号IABP管道)、大单 **2. 有创穿刺用物** 治疗车2 上层:锁穿包/缝合包、利多卡因、活力碘、肝素盐水、换能器 下层:刀片、三角针、缝线、10mL及20mL注射器若干、敷贴	
实施要点	**操作步骤**	**要点与说明**
	1. 核对解释 携用物至床旁,询问并核对患者姓名、出生年月日,解释使用目的;协助患者取平卧位	对于清醒患者告知其使用IABP的目的、作用,取得患者的配合
	2. 评估患者 询问并检查患者身体情况。回治疗室,洗手,戴口罩	询问并检查患者身体情况: ① 意识状态及合作程度 ② 患者血流动力学情况 ③ 患者穿刺部位和足背动脉搏动情况并作标记
	3. 安全检查 连接IABP仪电源,完成自检。连接ECG输入缆线,获取最佳ECG波形	检查已连接UPS电源,检查氦气量
	4. 排气校零 压力组套排气,固定换能器并校零	换能器位置必须与患者的心脏处于同一水平每班交接或更换体位时重新校零

操作步骤	要点与说明
5. 协助穿刺 协助医生穿手术衣、铺无菌中单，开锁穿包，协助穿刺	依次将物品投入到无菌包内 配合时应密切观察生命体征
6. 连接各部 穿刺成功后分别连接压力连接管和IABP 充气管道	
7. 调节参数 调节治疗模式及各参数，开始反搏	根据病情按需调节各参数
8. 导管定位 协助放射科拍片，确定导管位置	置管处用无菌巾覆盖
9. 固定管道 用无菌敷料覆盖伤口，妥善固定管道，约束术肢	
10. 观察、指导 观察反搏波形、反搏效果及血流动力学改变	
11. 整理、记录 妥善安置患者，整理床单位，清理用物；记录开始使用 IABP 仪的时间及生命体征等，操作者签全名	

表格左侧：实施要点

注意事项
1. 严格执行无菌操作
2. 观察 IABP 工作状态及患者血流动力学有无改善
3. 每班关注氦气消耗情况，每天拍片观察球囊位置
4. 每天行伤口换药，观察伤口有无渗血、血肿等
5. 使用 IABP 需抗凝治疗，监测凝血功能
6. 有计划地进行术肢按摩，防止下肢血栓形成
7. 如因检查等原因需暂停反搏，不得超过 30min，尽量控制在 15min 以内

第二节 ◯ 主要并发症处理

（一）下肢血管缺血和栓塞

【发生原因】

1. 动脉硬化。

2. 血管痉挛。

3. 导管粗细不适宜。

4. 股动脉细小。

5. 血栓形成或粥样硬化斑块阻塞股动脉。

6. 低血压。

【临床表现】

术肢冰凉、水肿、苍白、足背动脉搏动弱。

【预防措施】

1. 根据患者的身高、体重选择合适的导管，必要时行无鞘穿刺置管。

2. 选择股动脉搏动好的一侧作为术侧。

3. 行 IABP 治疗期间应适当抗凝治疗，避免血栓形成。定时检测激活全血凝固时间

（ACT）值，根据 ACT 值调整抗凝药。肝素治疗期间注意观察有无出血倾向。

4.在反搏期间，观察置球囊管一侧的下肢动脉搏动情况，注意下肢皮肤的颜色、温度、湿度、感觉的变化，观察足背有无肿胀，及时了解术肢供血情况，并与对侧肢体进行比较。必要时可采用多普勒探测血流。

5.术侧肢体保持平直功能位，防止关节强直，加强下肢被动护理。同时可采用温水擦身及按摩，尤其骶尾部及其他受压部位，以促进血液循环。必要时受压部位可使用减压贴进行保护。

6.避免停搏因素引起的栓塞　如触发不良引起的停搏交替，循环波动引起反搏压过低，1：3 反搏大于 8h，停搏超过 30min 未及时撤管等因素，将会导致下肢动脉栓塞。所以要密切观察病情，预防不良事件的发生。

7.停用 IABP 拔管时压迫股动脉并从穿刺口喷出少量血液以防血栓进入下肢动脉造成栓塞，同时观察足背动脉搏动情况。

【处理措施】

通知医生→遵医嘱拔除 IABP 管道→准备用物行另一侧肢体置管→密切观察患肢皮肤的颜色、温度、湿度、感觉的变化及动脉搏动→怀疑血栓形成应进行取栓术→记录。

（二）出血和血肿形成

【发生原因】

1.实施 IABP 治疗后为防止血栓形成需要肝素化以致抗凝药物应用过量。

2.穿刺或插管时不慎损伤血管壁。

3.气囊的反复充气和放气，对血液中的血细胞和血小板有一定的破坏。

4.手术时吻合血管的不严密。

【临床表现】

穿刺部位渗血、胸腔引流量增多、鼻腔出血、皮下出血、胃液及大小便的颜色改变。

【预防措施】

1.密切观察有无出血征象，如穿刺部位的渗血、鼻出血、牙周出血、皮下出血、颅内出血及大小便的颜色改变等。

2.为防止肝素钠用量过大，要每 2～4h 抽血查 ACT 值。根据 ACT 值并结合患者每日的血红蛋白、血细胞计数、血小板及凝血酶原时间进行分析并调整肝素的用量。

3.避免反复穿刺静脉，可采用静脉留置针，必要时行中心静脉置管术；采动脉血后应长时间压迫穿刺处。

4.病房里应备有鱼精蛋白等药物，以治疗抗凝过度导致的出血。

【处理措施】

通知医生→遵医嘱查 ACT→局部伤口处理→根据 ACT 值调整或停用肝素用量→严密观察生命体征变化及出血量→记录。

（三）感染

【发生原因】

1.IABP 是一项侵入性治疗，由于抗凝治疗，容易引起置管处较多渗血，且离尿管较近，易发生感染。

2. 患者病情危重，抵抗力弱。

3. 无菌操作不严。

【临床表现】

体温增高，局部的炎症反应

【预防措施】

1. 规范操作，在插管、更换敷料、拔管时应严格执行无菌操作技术。

2. 预防交叉感染，医护人员接触患者前后均应仔细洗手。

3. 密切监测，观察患者的体温和白细胞变化，观察 IABP 置管处伤口有无红肿热痛等感染征象。

4. 加强穿刺口护理，定时更换动脉穿刺口处敷料，必要时随时更换，保持局部清洁干燥；换药时注意观察伤口局部情况，严格交接班。

5. 保持病房清洁，定时进行空气消毒。

【处理措施】

通知医生→遵医嘱行血液培养及伤口分泌物培养→抗感染→局部伤口处理→必要时拔出 IABP 管道，行另一侧肢体置管→严密观察生命体征变化→记录。

（四）气囊破裂

【发生原因】

1. 球囊壁薄，接触尖锐物或粗糙表面摩擦易导致球囊破裂。

2. 冠心病患者常并存严重的动脉粥样硬化，气囊扩张时压在钙化的主动脉壁上，增加了球囊破裂的危险性。

【临床表现】

充气管道发现血液，血液进入气囊形成血凝块，导致 IABP 运转异常和拔管困难。

【预防措施】

1. 医生置管前应仔细检查球囊充气情况，置管过程中防止球囊接触尖锐物，置管动作应轻柔。如确定气囊在正确位置后立即充气，以保证气囊能完全张开。

2. 治疗期间应密切观察反搏泵工作是否正常，观察氦气腔内有无血液。当球囊漏气达到 5mL 时，反搏泵将立刻快速抽吸球囊内的剩余气体并发出报警，停止工作。此时，可观察到导管内有血液回流，反搏波形不正常。如导管内出现血液，反搏波形消失，应立即通知医生，同时应将患者头部降低 30°取头低足高位。预防氦气栓进入脑部造成栓塞；协助医生及时拔除球囊反搏导管，否则进入球囊内的血液凝固，球囊将无法拔除。

【处理措施】

通知医生→遵医嘱立即拔出 IABP 管道→准备用物行另一侧肢体置管→将患者头部降低 30°取头低足高位→严密观察生命体征变化→记录。

（五）导管堵塞及松脱

【发生原因】

1. 抗凝药使用不当，导管固定不妥，导管受压扭曲，观察不到位。

2. 加压输液袋漏气，压力未能保持在 300mmHg 以上。

【临床表现】

IABP仪报警，压力波形消失，回抽无回血。

【预防措施】

1.术后患者应绝对卧床，取平卧位。翻身与活动时插管侧大腿弯曲及床头抬高不应超过30°。穿刺部位用针线缝皮打双结固定并用敷料覆盖，远端导管则用宽胶布粘贴于大腿内侧，避开关节处，以防导管扭曲、脱出、移位、局部受压或缠绕过紧。尤其在更换床单位时须妥善固定气囊导管。

2.保持管路的通畅及压力的监测，每班交接班均应重新校零，观察压力变化并记录。将0.9%氯化钠溶液250mL＋肝素0.2mL配制好后置于加压袋内，并保持加压袋压力为300mmHg，每小时冲管一次，以保持管路的通畅。

3.正常情况下，气囊上端应位于左锁骨下动脉开口远端和肾动脉开口上方的降主动脉内。若球囊过高可影响左锁骨下动脉血流，导管尖端可能损伤主动脉内膜造成主动脉夹层；导管位置过低可导致肾灌注不足而出现肾功能不全。置管后拍片和血管造影明确导管位置后开始反搏治疗。及时监测肾功能及每日行床边X线摄片有利于发现导管位置的偏差。

【处理措施】

通知医生→遵医嘱行床旁胸片→根据胸片结果调整IABP管道位置，必要时拔出IABP管道，行另一侧肢体置管→严密观察生命体征及尿量变化→记录。

（六）肾缺血

【发生原因】

气囊位置低或血栓阻碍肾血流。

【临床表现】

少尿或肾功能衰竭。

【预防措施】

1.常规X线检查，调整气囊至正确位置。

2.每日监测尿常规、肾功能。当出现尿潜血或血尿素氮和血肌酐升高，活动性出血或贫血，均应当警惕肾功能不全。

【处理措施】

通知医生→协助拍片、配合医生调整球囊位置→重点观察尿量及肾功能情况→记录。

（七）动脉撕裂、穿孔

【发生原因】

暴力强行插入。

【临床表现】

突然剧烈的腹痛或者背痛、低血压、心动过速、血细胞比容下降。

【预防措施】

1.应由熟练人员操作。

2.操作准确、轻柔，气囊插入受阻时，使导管做顺时针旋转插入，如仍然有困难时，可改为对侧股动脉或升主动脉插入。

【处理措施】

迅速通知医生→完善急诊术前准备→进行急诊修补术。

第三节 ◐ 健康教育

IABP置入前、置管过程中、术后监测管理过程中、术后及撤除IABP前应与患者充分沟通、告知，配合以下注意事项。

1.指导患者取合适体位，取平卧位或半卧位（小于45°），术侧卧位下肢与躯体成一条直线；避免屈膝屈髋，防止导管打折，踝关节处可用约束带固定，保证IABP有效触发。

2.持续监测反搏效果，每小时记录各项观察指标，保持IABP管路通畅。

3.询问患者主诉，观察患者伤口情况，如有红、肿、热、痛，分泌物及缝线情况，及时告知医生配合处置。

4.加强皮肤护理，置气垫床，骶尾部置软枕，每2～4h协助更换体位，避免压力性损伤。

5.确保肢体功能位，间断气压治疗，每4h被动肢体功能训练1次。

6.患者置管期间，病情危重，术后活动受限会引起不适，加之监护室相对隔离，护士应主动关心患者，对不能沟通的患者利用各种表情及沟通卡片，指导患者表达自我需求。细心观察心理变化，安慰和鼓励患者，避免患者产生恐惧和孤独感，适当安排家属探视。

7.以清淡、低盐低脂，易消化的半流质饮食为主，不可进食过饱。

8.待循环稳定后可拔除导管，拔除导管后观察局部有无出血、血肿，观察足背动脉搏动、末梢循环情况并告知患者术侧肢体进行循序渐进活动的方法。

第二十六章

肠外营养支持技术

第一节 ➡ 操作规范

项　　目	肠外营养支持技术	
操作目的	1.补充营养,供给热量 2.输入药物,治疗疾病 3.增加循环血量,维持血压	
评　　估	1.评估患者的年龄、病情、意识状态、心肺功能情况 2.评估输液的目的,所用药物的性质、作用和不良反应 3.评估患者的认知、自理程度、肢体活动能力及合作程度 4.评估穿刺部位的皮肤及血管情况	
操作物品	**1.基础注射盘**　无菌持物钳、0.5%活力碘、75%酒精、无菌纱布、棉签、砂轮、启瓶器、弯盘 **2.输液盘**　0.5%活力碘、加药用注射器和针头、专用一次性输液器、头皮针、止血带、胶布(或输液敷贴)、无菌手套、棉签、治疗巾、弯盘。必要时备小夹板和绷带 3.按医嘱准备液体及药物、标签、输液卡 4.输液架(床单元有规定的输液轨道则无需备用)、抹布、锐器盒及医用垃圾桶	
实施要点	操作步骤	要点与说明
	1.核对解释　携用物至床旁,核对解释;协助患者取舒适体位	严格执行查对制度 嘱患者先排尿,必要时予以协助
	2.评估患者　询问并检查患者身体情况	询问并检查患者身体情况,病情情况 评估意识状态及合作程度 评估穿刺部位皮肤情况
	3.洗手,戴口罩　回治疗室,洗手,戴口罩,穿隔离衣,戴无菌手套	紫外线层流消毒台消毒药品 30min
	4.准备药物　在治疗室准备用物及配制药品 (1)检查液体:检查外包装袋后撕开,取出内袋,核对并检查药液袋及药液;填写输液卡,倒贴于输液袋上 (2)消毒加药:洗手,戴口罩。准备胶布,常规消毒乳胶塞,加药时针头平行刺入加药口中央圆心部分,拔出针头时不回抽空气	在无菌操作原则下进行配药 核对药名、浓度、剂量、有效期,检查药液有无渗漏、混浊、沉淀和絮状物 在输液卡上注明科室、病房号、床号、姓名、药物名称、剂量、配制日期及时间 注意配伍禁忌

操作步骤	要点与说明
（3）检查输液器：检查输液器质量及有效期，关闭调节器，取出输液管针头，插入乳胶塞至针头根部，无需插通气管	检查输液器包装有无破损，是否在有效期内
5.核对解释 携用物至患者床旁，核对姓名、出生年月日，并进行解释	再次执行查对制度，杜绝差错
6.挂瓶排气 将 3L 袋挂在输液架上，用专用输液器排尽空气，一手持输液管远端，一手倒置并挤压茂菲滴管使溶液流至滴管。当滴管内液面达 1/3～2/3 满时，转正茂菲滴管，稍打开调节器，同时手持针柄并上提输液管下端，再缓慢放下，使液体顺输液管缓慢下降直至排尽导管和针头内的空气，关闭调节器	输液前排出专用输液管及针头内的空气，防止发生空气栓塞 如下端输液管内有小气泡不易排出时，可轻弹输液管，将气泡弹至茂菲滴管内
7.仪器检查 检查微量泵工作状态是否良好	接上插头，指示灯"绿灯亮"，表示电源已接好
8.再次核对 携用物至患者床边，核对患者床头卡、床号、姓名、手腕带及药物	输液前检查有无悬浮物或沉淀
9.选择静脉 协助患者取舒适卧位，选择中心静脉	保护床单位 选择中心静脉中除测量 CVP 通路的其他静脉通路 单独静脉通路，避免与其他静脉通路同时输液
10.连接管道，遵医嘱用药	将输液泵固定于床栏上，连接电源，打开开关 将泵入药液置于输液泵滑道上，调节参数 关闭调节器，将延长管上三通连接于输液器两端，打开三通及调节器 按"开始"键，调节液体滴数，再次核对，在静脉泵入输液卡上注明时间、速度并签名
11.检查核对 再次核对患者床号、姓名并检查三通方向是否正确，输液泵运行指示灯是否正常闪烁，参数调节是否正确	
12.观察、指导 观察用药效果并指导	告知患者注意输液泵泵体应远离水源，避免触碰及调节泵体上的按键。如有异常及不适请立即与医护人员联系 根据患者病情，指导其在床上适当活动肢体，防止静脉延长管打折、受压，管道脱出等情况发生，保持输液通畅
13.调节滴速 根据病情、年龄及药物性质调节输液速度	输液速度＝药液总量÷20 24h 内必须输液完毕，避免细菌滋长
14.查对、记录 核对后在输液卡上记录输液时间、滴速，并签全名	将调节好的滴速记录在输液卡上，并向患者及家属交代不可随意调节 记录营养液使用的时间、量、速度及输注过程中的反应

左侧纵向标注：实施要点

操作步骤	要点与说明
15.整理、指导 协助患者取舒适卧位。清理用物，向患者交代输液中的注意事项，并将呼叫器放置于患者可触及的位置	嘱患者有异常情况应及时呼叫，便于处理
16.观察巡视 输液过程中应密切观察患者反应，耐心听取患者主诉，观察输液部位状况，及时处理输液故障	观察有无输液反应发生，保证输液顺利进行
17.核对拔针 输液结束时，核对患者床号、姓名、药名后，轻揭胶布，关闭输液泵，拔出输液器针头	及时拔针，防止空气进入形成栓塞
18.整理用物 协助患者取舒适卧位，整理床单位，清理用物	用物分类处理，输液器按要求放于锐器盒后集中处理
19.清洁双手 分类处理用物，洗手，取口罩	
20.推药封管 常规消毒肝素帽胶塞，先将抽有0.9%生理盐水的注射器针头刺入肝素帽内，缓慢推注 10mL 后将抽有封管液的注射器针头刺入肝素帽内，缓慢推注封管液 10mL，推注时边退针边推药。封管液即将推完后，退出针头	保证正压封管，防止发生血液凝固后堵塞输液通道
21.再次输液 再次输液时，常规消毒肝素帽胶塞，插入输液器针头，打开调节器即可	输液前先用 0.9%生理盐水 10mL 给予冲管通畅后使用

（左侧合并单元格：实施要点）

注意事项	1.操作中严格执行查对制度及无菌操作原则，严防差错事故 2.宜现用现配，应在 24h 内输注完毕 3.营养液配置后若暂时不输注，应置于 4℃冰箱冷藏，输注前室温下复温后再输注 4.等渗或稍高渗溶液可经周围静脉输入，浓度小于 10%，高渗液体应从中心静脉输入，明确标识 5.不宜从营养液输入的管路输血、采血

第二节 ⊃ 主要并发症处理

（一）血肿

【发生原因】

1.操作者技术不熟练，短时间内在一个穿刺点重复多次穿刺造成血管壁破裂。

2.穿刺时用力过大，针头穿破血管壁，导致血液外漏。

3.血管弹性差、脆性大，在穿刺和拔管过程中易形成血肿。

4.固定不当，针头移动。

5.穿刺部位活动过度。

【临床症状】

穿刺部位隆起，如血肿位置表浅则皮肤表面可呈青紫色。

【预防措施】

1.提高穿刺技术，操作时动作轻柔，避免盲目进针。

2.选用型号合适的套管针。

3.重视拔针后对穿刺部位的按压，按压面积要大，一般按压时间为 3～5min，对有凝血功能异常者要延长时间。

【处理措施】

轻度血肿→无需处理。

中、重度血肿→早期冷敷→48h 后热敷→穿刺侧肢体避免过度活动→观察局部皮肤变化→记录。

（二）静脉炎

【发生原因】

1.置管过程中未严格执行无菌技术操作。

2.长期注入浓度较高、刺激性较强的药物。

3.穿刺针头过大，阻塞静脉管腔。

4.同一部位输液时间过长。

【临床表现】

1.局部红、肿、热、痛等炎症反应。

2.全身表现 寒战、高热。

【预防措施】

1.严格执行无菌技术操作原则，穿刺时认真消毒穿刺部位皮肤，所用物品一定保持无菌并在使用期限之内。

2.对血管有刺激的药物要充分稀释后使用。

3.穿刺针头应明显小于静脉管腔。过大针头会闭塞管腔，妨碍血流，使得高浓度溶液得不到稀释而刺激静脉壁，引起静脉炎。

4.延长输液时间会增加发生静脉炎的危险，持续输液 72h 后应更换输液部位。

【处理措施】

停止输液→通知医生→遵医嘱抗感染治疗→肢体抬高、制动，50％硫酸镁湿热敷→观察局部皮肤变化→记录。

（三）药液外渗

【发生原因】

1.操作者技术不熟练，穿刺失败。

2.患者躁动，留置针选择过粗，针头从血管内脱出。

3.患者病情较重，血管通透性发生改变。

4.反复穿刺对血管造成的物理性损伤。

【临床症状】

穿刺部位肿胀疼痛，皮肤温度降低，化疗药、高渗药以及强收缩血管药物外渗后可引局部组织坏死。

【预防措施】

1.熟练掌握穿刺技术，慎重选择穿刺部位，根据血管条件选择穿刺针头。

2.穿刺成功后妥善固定针头，输液过程中加强巡视，尽早发现药液外渗情况，以免引起严重后果。

3.选择给药途径时，必须了解刺激性强的药物对局部的作用。药物的酸碱度、浓度会导致血管的通透性增高。

【处理措施】

立即停止给药→拔针后局部按压→通知医生→根据渗出药液理化性质不同，采取不同的处理方法→观察局部皮肤→记录。

（四）感染

【发生原因】

1.穿刺部位换药不及时，所连接的输液器具更换不及时。

2.置管过程中未严格执行无菌技术操作。

3.年老体弱者、婴幼儿、应用免疫抑制剂等身体抵抗力低下的患者，置管后易发生感染。

【临床症状】

局部红、肿、热、痛等炎症反应，重者可有全身表现，如头痛、寒战、高热，白细胞计数升高、血细菌培养可呈阳性反应。

【预防措施】

1.严格执行无菌技术操作原则，穿刺时认真消毒穿刺部位皮肤，保证所用无菌物品包装完整并在使用期限之内。

2.保持穿刺部位清洁干燥，按时换药，定时更换输液器具。

3.对于抵抗力低下的患者，可给予提高机体抵抗力的药物。

4.尽量避免长期置管，一般情况下留置针保留最长不超过 7 天。

【处理措施】

通知医生→拔出留置针→遵医嘱局部换药，抗感染治疗→观察病情变化→记录。

第三节 ● 健康宣教

1.向患者及家属解释肠外营养的必要性、意义，消除患者紧张，积极配合完成治疗。

2.嘱患者及家属输入管道为全封闭无菌管道，发现有管道脱落或渗液请患者及家属立即通知护士更换。

3.由专用输液泵输入，输入速度已全部设置正确，不能随意调节速度及触摸输液泵。输液泵出现任何报警应立即通知护士进行处理。

4.不要抬高输液部位，输注部位应低于输液泵，否则会影响输液速度的准确性。

5.输液部位出现疼痛或肿胀，及时通知护士进行处理。

6.肠外营养输注只是暂时的替代治疗，鼓励患者在病情允许下经口进食，逐步过渡为全肠内营养。

第二十七章

肠内营养支持技术

第一节 ⊙ 操作规范

项　　目	肠内营养支持技术
操作目的	对不能经口进食患者以鼻胃管供给食物和药物,以维持患者营养和治疗的需要
评　　估	1.评估患者病情、意识状态及合作程度,有无禁忌证 2.评估患者鼻孔是否通畅,有无鼻中隔弯曲、鼻腔肿胀、息肉等,既往有无鼻饲经历,口腔内有无活动性义齿
操作物品	1.一次性鼻饲包内备治疗碗、镊子、压舌板、止血钳、纱布、胃管或硅胶管、50mL注射器、治疗巾 2.治疗盘内备液状石蜡、棉签、胶布、别针、夹子或橡皮圈、手电筒、听诊器、弯盘、鼻饲流食(38～40℃)200mL、温开水适量、水温计、一次性手套。按需准备漱口或口腔护理用物及松节油

	操作步骤	要点与说明
实施要点	**1.核对解释**　核对医嘱,携治疗卡及手电筒至床旁,核对解释,告知鼻饲目的、过程及配合方法	认真执行查对制度,确认患者,避免差错事故的发生 评估患者并解释,取得合作
	2.准备用物　洗手,戴口罩。备齐用物至床旁	
	3.安置体位　有义齿者取下义齿;能配合者取半卧位或坐位,昏迷者取去枕平卧位,头向后仰。将治疗巾置于患者颌下及胸前盖被处,置弯盘;无法坐起者取右侧卧位	取下义齿,防止脱落、误咽 坐位有利于减轻患者吞咽反射,利于胃管插入 根据解剖原理,右侧卧位利于胃管插入。头向后仰可避免胃管误入气管
	4.清洁鼻腔　观察、选择一侧鼻腔,用湿棉签清洁鼻腔	鼻腔通畅,便于胃管插入
	5.标记胃管　测量胃管插入的长度,并标记	插入长度一般为前额发际至剑突处或由鼻尖至耳垂至胸骨剑突处的距离,一般成人插入长度45～55cm,婴幼儿为14～18cm
	6.润滑胃管　将少许液状石蜡倒于纱布上,润滑胃管前端,将胃管尾端用塞子塞上	润滑胃管可减少插入时的摩擦阻力 防止胃内容过多时反流及空气进入造成腹胀

　心血管重症护理

	操作步骤	要点与说明
实施要点	**7. 插入胃管** (1)左手持纱布托住胃管,右手持镊子夹住胃管前端,沿选定侧鼻孔轻轻插入 (2)插入胃管 10～15cm(咽喉部)时,根据患者具体情况进行插管 ① 清醒患者:嘱患者做吞咽动作,顺势将胃管向前推进至预定长度 ② 昏迷患者:左手将患者头托起,使下颌靠近胸骨柄,缓缓插入胃管至预定长度	插管时动作轻柔,镊子尖端勿碰及患者鼻黏膜,以免造成损伤 吞咽动作可帮助胃管迅速进入食管,减轻患者不适,护士应随患者的吞咽动作插管。必要时,可让患者饮少量温开水 下颌靠近胸骨柄可增大咽喉通道的弧度,便于胃管顺利通过会厌部
	8. 特殊处理　若插管中出现恶心、呕吐,可暂停插管,并嘱患者做深呼吸。如出现呼吸困难、呛咳、发绀,表明胃管误入气管,应立即拔除胃管,休息片刻后重新插管。插入不畅时应检查口腔了解胃管是否盘在口咽部,或将胃管抽出少许,再小心插入	深呼吸可分散患者注意力,缓解紧张
	9. 确认管位　检查胃管是否在胃内	确认胃管插入胃内的方法: ① 在胃管末端连接注射器能抽出胃液 ② 置听诊器于患者胃部,快速经胃管向胃内注入 10mL 空气,听到气过水声 ③ 将胃管末端置于盛水的治疗碗中,无气泡逸出 ④ 拍片确认胃管在胃内
	10. 固定胃管　确定胃管在胃内后,将胃管用胶布固定在鼻翼及脸颊部。在距离尾端10cm处贴上胃管标志并注明胃管日期	防止胃管移动或滑出
	11. 灌注食物　连接注射器于胃管末端,抽吸见胃液,再注入少量温开水,然后缓慢注入鼻饲液,注入完毕后再次注入少量温开水	每次喂食前应确认胃管在胃内及胃管通畅 温开水可润滑管腔,防止喂食溶液黏附于管壁。同时冲净胃管,避免鼻饲液存积于管腔中变质,造成胃肠炎或管腔堵塞
	12. 安置胃管　将胃管末端反折并用纱布包好,用别针固定于枕旁或衣领处	防止灌入食物反流及空气进入胃内造成胀气 防止胃管脱落
	13. 整理床单位　协助患者清洁口鼻腔,整理床单位。嘱患者维持原卧位 20～30min。洗净鼻饲用注射器,放于治疗盘内,用纱布盖好备用	维持原卧位可促进食物消化、吸收,防止呕吐 长期鼻饲者,应每天进行口腔护理 鼻饲用物应每天更换
	14. 洗手、记录	
	15. 拔胃管 (1)置弯盘于患者颌下,夹紧胃管尾端,轻轻揭去固定的胶布 (2)用纱布包裹近鼻孔处胃管,嘱患者深呼吸,在吸气时拔出,边拔边用纱布擦胃管,置胃管于弯盘中,移出患者视线外 (3)清洁局部,采取舒适体位	到咽喉处快速拔出,以免管内残留液体滴入气管 避免污染床单元,减少患者视觉刺激 可用松节油清除胶布痕迹

操作步骤	要点与说明
16. 整理归位 清理用物	用物分类处理
17. 洗手、记录 记录拔管时间和患者反应	

注意事项	1. 插管动作轻柔,避免损伤食管黏膜,尤其是通过食管 3 个狭窄部位(环状软骨水平处、平气管分叉处、食管通过膈肌处)时 2. 每次鼻饲前要证实胃管在胃内,鼻饲时取半卧位或坐位,防止误吸 3. 鼻饲液温度应在 38~40℃,每次鼻饲液不超过 200mL,间隔时间不少于 2h,药片应研碎溶解后灌入,新鲜果汁与奶液应分别注入,防止产生凝块 4. 长期鼻饲者应每天口腔护理 2 次,普通胃管应每周更换 1 次(晚上拔出,次日晨再由另一鼻孔插入),硅胶管应每月更换一次 5. 食管静脉曲张、食管梗阻的患者禁忌使用鼻饲法

实施要点

第二节 ➲ 主要并发症处理

(一)鼻咽食管黏膜损伤出血

【发生原因】

1. 所选用的胃管过粗或过硬,护理人员在送管过程中动作太快、太急,致鼻咽食管黏膜损伤或出血。

2. 因患者烦躁不安自行拔除胃管或反复插管损伤鼻咽食管黏膜。

3. 长期留置胃管对黏膜的刺激引起口、鼻黏膜糜烂及食管炎。

【临床表现】

咽部不适,疼痛。吞咽困难,鼻腔流出血性液体,部分患者出现发热。

【预防措施】

1. 对需要长期留置胃管者选用质地软、管径小的聚氨酯胃管或硅胶胃管,以减少对患者的刺激。

2. 向患者做好解释说明,取得患者的合作,操作时动作要轻稳、快捷。尤其是胃管通过两个难点、三个狭窄处时应注意插管动作要轻慢,防止黏膜损伤。

3. 长期留置胃管者,按时更换胃管,应晚上拔除,次晨再由另一鼻孔插入。

4. 做口腔护理 2~3 次/天,并用石蜡油滴鼻,保持口腔湿润、清洁,防止鼻黏膜干燥。

【处理措施】

安慰患者→监测损伤出血情况→取合适体位→冷疗止血效果不佳时→通知医生协助处理→严密观察鼻黏膜损伤出血情况→记录。

(二)误吸

【发生原因】

1. 患者胃肠功能减弱,鼻饲液推注速度过快,胃内容物潴留过多,腹压增加引起反流。

2. 年老、体弱或有意识障碍者,贲门括约肌松弛造成食物反流引起误吸。

3. 吞咽功能障碍导致分泌物或食物误吸。

4. 鼻饲管移位,鼻饲后立即给患者翻身,管道评估不到位,违反使用鼻饲管适应证。

【临床表现】

患者突然出现呛咳、气喘、呼吸困难、心动过速、咳出或经气管吸出鼻饲液。

【预防措施】

1.选用管径适当的胃管，将鼻饲液匀速限速滴入。

2.昏迷患者翻身在鼻饲前进行，以免胃受到机械性刺激导致食物反流引起误吸。

3.危重患者进行鼻饲前应洗净气道内痰液，鼻饲前和鼻饲后抬高床头 30°～40°，取侧卧位，防止食物反流导致误吸，床旁备腹压吸引器。

4.鼻饲后不可立即给予翻身，半卧或坐位休息 30min，以免引起呕吐或呕吐物流入气道。

【处理措施】

通知医生→立即停止鼻饲→取头低右侧卧位→清理口腔、气道内误吸物，胃管接负压瓶，吸出气道内误吸物→吸氧→检测血氧饱和度→必要时准备气管切开用物→严密观察病情变化→记录。

（三）腹泻

【发生原因】

1.注入鼻饲液量过度引起消化不良性腹泻。

2.鼻饲液未妥善保存，发生变质。

3.鼻饲液配置过程中未严格遵守无菌原则，造成污染。

4.注入的鼻饲液速度过快，浓度过高，温度过高或过低，刺激肠蠕动增强。

5.患者对某些营养物质不耐受而致腹泻。

【临床表现】

大便次数增多，部分患者排水样便，伴或不伴有腹痛，肠鸣音亢进。

【预防措施】

1.防止鼻饲液的浓度过高、进食量过多、进食速度快而引起消化不良性腹泻。

2.鼻饲液要现用现配，妥善保存，防止室温过高，引起发酵变质。

3.鼻饲液配置过程中防止污染，食物及容器每日煮沸灭菌后使用。

4.注意鼻饲液是否新鲜，有无异味或沉淀。

5.鼻饲液温度以 37～42℃最适宜。

【处理措施】

病情加重者应暂停喂食→遵医嘱用药→保持肛周皮肤清洁干燥→维持水、电解质平衡→观察大便的量、性状、排便次数→记录。

（四）胃潴留

【发生原因】

1.一次鼻饲量过多或两次鼻饲间隔时间太短。

2.胃内容物多，加之胃肠消化功能差，胃蠕动减慢，排出障碍导致食物潴留在胃内。

【临床症状】

腹胀、鼻饲前抽吸胃液可见胃潴留＞150mL，严重者可引起胃食管反流。

【预防措施】

1.每次输注营养液前先抽吸，以了解胃是否已排空。若残留＞100～150mL，提示有胃潴留，需延长输注间隔。

2.定时定量鼻饲，每次鼻饲量不超过200mL，间隔时间不小于2h。

3.每次鼻饲结束后协助患者取高枕卧位或半卧位，防止食物反流。

4.病情许可时鼓励患者多活动，卧床者可增加翻身次数，加快胃排空，可加服胃动力药，如多潘立酮等促进胃排空，预防和减轻胃潴留。

【处理措施】

胃内有大量潴留液时先抽吸→遵医嘱暂停或延长输注间隔时间→观察胃潴留缓解状态→记录。

第三节 ● 健康宣教

1.告知患者肠内营养的重要性，消除紧张情绪，积极配合完成治疗。

2.告知患者置胃管鼻咽部会有异物感，不要自行拔除。改变体位时，防止胃管脱出。

3.如有恶心、呕吐等情况及时通知护士及医生进行处理。

4.告知家属不要自行灌注自备的营养液及食物。

5.每次灌注食物后应取半卧位，以防止误吸。灌注后半小时内尽量避免给患者翻身、叩背。

6.如果有反流，灌注食物后将患者床头抬高30°～40°。

第二十八章

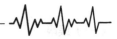

胃肠空肠造瘘管的使用

第一节 ⟶ 操作规范

项　目	胃肠空肠造瘘管的使用	
操作目的	1.给幽门梗阻、十二指肠瘘、胃肠吻合口的患者提供营养 2.为食管狭窄不能用手术解除者提供营养 3.为胰头、胆道梗阻的患者提供营养 4.为急性重型胰腺炎术后短期内不能进食者提供营养	
评　估	1.评估患者病情、意识状态及合作程度,有无禁忌证 2.评估患者导管刻度,导管周围皮肤有无红肿、渗液	
操作物品	治疗盘内备棉签、胶布、听诊器、弯盘、鼻饲流食(38~40℃)200mL、温水适量、水温计、一次性手套	
实施要点	**操作步骤**	**要点与说明**
	1.核对解释　核对医嘱,携治疗卡至床旁,核对解释。告知灌注营养液目的、过程及配合方法	认真执行查对制度,确认患者,避免差错和事故的发生 评估患者情况并解释,取得合作
	2.准备用物　洗手,戴口罩。备齐用物至床旁	
	3.检查导管　检查导管位置、固定情况	检查管道置入深度是否与置入时一致
	4.灌注营养液前用温开水30mL冲洗导管。注入营养液时患者取半坐卧位,抬高床头,每次灌注量100~200mL,每次间隔2h,注入完后30min保持此体位。再次用温开水冲洗导管,直至导管内呈澄清的温开水颜色	每次喂食前应确认管道置入深度 每次灌注前后用温开水润滑管腔,防止喂食溶液黏附于管壁。同时冲净管腔灌注液,避免鼻饲液存积于管腔中变质,造成管腔堵塞 如在滴注空肠营养液时,有液体渗出、腹痛、腹胀、腹泻等不适,请及时告知医护人员
	5.安置空肠造瘘管　将空肠造瘘管末端反折并用纱布包好	防止灌入食物反流及空气进入胃内造成胀气 防止空肠造瘘管脱落
	6.洗手、记录	
注意事项	1.妥善固定,避免牵拉、扭曲和脱出 　2.注意观察空肠造瘘口有无红肿、疼痛现象,每日清洗造瘘口周围皮肤2次,保持周围皮肤干燥清洁,防止感染。一周两次更换造瘘口纱布。应首先了解造口的类型、造口的模式和造口的位置 　3.严密观察造口黏膜的颜色、形状、高度、水肿等情况 　4.观察肠造口功能的恢复,造口术后应立即粘贴上透明的造口袋,并排空气体。在最初的2日内一般只有少量的血性分泌物而无气体或粪便排出,到术后48~72h才正常 　5.做好口腔护理以防止真菌感染,每日2~3次。检查口腔有无破溃,防止口炎性腹泻或者感染 　6.配置营养液用物应严格清洁消毒,营养液现配现用。打开的营养液在室温下保存不超过6h,冰箱保存一般不超过24h	

第二节 ⊃ 主要并发症处理

（一）误吸

【发生原因】

1. 患者胃肠功能减弱，鼻饲液推注速度过快，胃内容物潴留过多，腹压增加引起反流。

2. 年老、体弱或有意识障碍者，贲门括约肌松弛造成食物反流引起误吸。

3. 吞咽功能障碍导致分泌物或食物误吸。

4. 鼻饲管移位，鼻饲后立即给患者翻身，管道评估不到位，违反使用鼻饲管适应证。

【临床表现】

患者突然出现呛咳、气喘、呼吸困难、心动过速、咳出或经气管吸出鼻饲液。

【预防措施】

1. 选用管径适当的胃管，将鼻饲液匀速限速滴入。

2. 昏迷患者翻身在鼻饲前进行，以免胃受到机械性刺激导致食物反流引起误吸。

3. 危重患者进行鼻饲前应洗净气道内痰液，鼻饲前和鼻饲后抬高床头 30°～40°，取侧卧位，防止食物反流导致误吸，床旁备腹压吸引器。

4. 鼻饲后不可立即给予翻身，半卧或坐位休息 30min，以免引起呕吐或呕吐物流入气道。

【处理措施】

通知医生→立即停止鼻饲→取头低右侧卧位→清理口腔、气道内误吸物，胃管接负压瓶，吸出气道内误吸物→吸氧→检测血氧饱和度→必要时准备气管切开用物→严密观察病情变化→记录。

（二）腹泻

【发生原因】

1. 注入鼻饲液量过度引起消化不良性腹泻。

2. 鼻饲液未妥善保存，发生变质。

3. 鼻饲液配置过程中未严格遵守无菌原则，造成污染。

4. 注入的鼻饲液速度过快，浓度过高，温度过高或过低，刺激肠蠕动增强。

5. 患者对某些营养物质不耐受而致腹泻。

【临床表现】

大便次数增多，部分患者排水样便，伴或不伴有腹痛，肠鸣音亢进。

【预防措施】

1. 防止鼻饲液的浓度过高、进食量过多、进食速度快而引起消化不良性腹泻。

2. 鼻饲液要现用现配，妥善保存，防止室温过高，引起发酵变质。

3. 鼻饲液配置过程中防止污染，食物及容器每日煮沸灭菌后使用。

4. 注意鼻饲液是否新鲜，有无异味或沉淀。

5. 鼻饲液温度以 38～40℃最适宜。

【处理措施】

病情加重者应暂停喂食→遵医嘱用药→保持肛周皮肤清洁干燥→维持水、电解质平衡→观察大便的量、性状、排便次数→记录。

（三）胃潴留

【发生原因】

1.一次鼻饲量过多或两次鼻饲间隔时间太短。

2.胃内容物多，加之胃肠消化功能差，胃蠕动减慢，排出障碍导致食物潴留在胃内。

【临床症状】

腹胀、鼻饲前抽吸胃液可见胃潴留>150mL，严重者可引起胃食管反流。

【预防措施】

1.每次输注营养液前先抽吸，以了解胃是否已排空。若残留>100~150mL，提示有胃潴留，需延长输注间隔。

2.定时定量鼻饲，每次鼻饲量不超过200mL，间隔时间不小于2h。

3.每次鼻饲结束后协助患者取高枕卧位或半卧位，防止食物反流。

4.病情许可时鼓励患者多活动，卧床者可增加翻身次数，加快胃排空，也可加服胃动力药，如多潘立酮等促进胃排空，预防和减轻胃潴留。

【处理措施】

胃内有大量潴留液先抽吸→遵医嘱暂停或延长输注间隔时间→观察胃潴留缓解状态→记录。

第三节 ➡ 健康宣教

1.告知患者胃肠造瘘口输注营养液的重要性，消除紧张情绪，积极配合完成治疗。

2.告知患者不要牵扯胃肠造瘘管，不要自行拔除。

3.如有恶心、呕吐等情况及时通知护士及医生进行处理。

4.告知家属不要自行灌注自备的营养液及食物。

5.每次灌注食物后应取半卧位，以防止误吸。

6.保持胃肠造瘘口周围皮肤清洁，定期更换引流管口敷料；淋浴时用塑料薄膜覆盖引流管处，以免伤口污染。

附录一

低氧血症的处理流程图

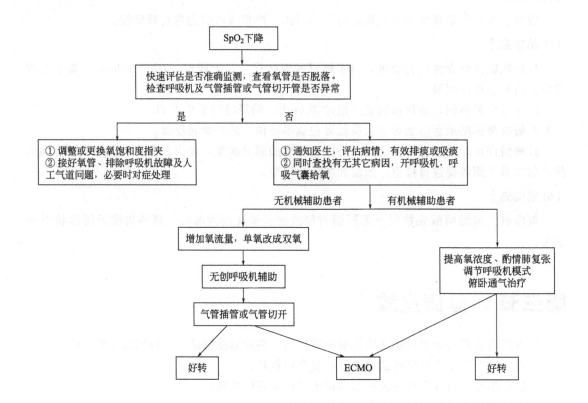

SpO₂下降

快速评估是否准确监测，查看氧管是否脱落。检查呼吸机及气管插管或气管切开管是否异常

是 → ①调整或更换氧饱和度指夹 ②接好氧管、排除呼吸机故障及人工气道问题，必要时对症处理

否 → ①通知医生，评估病情，有效排痰或吸痰 ②同时查找有无其它病因，开呼吸机，呼吸气囊给氧

无机械辅助患者：增加氧流量，单氧改成双氧 → 无创呼吸机辅助 → 气管插管或气管切开 → 好转 / ECMO

有机械辅助患者：提高氧浓度、酌情肺复张 调节呼吸机模式 俯卧通气治疗 → ECMO / 好转

附录二

住院患者 PHQ-9 抑郁评估量表

科室：　　床号：　　住院号：　　性别：　　年龄：　　职业：　　文化程度：　　诊断：

在过去 2 周内,您有多少时间感受到以下问题的困扰? 请在相应的栏目里打钩(√)	完全不会 (0)	好几天 (1)	一半以上天数 (2)	几乎每天 (3)
1.做事时提不起劲或没有兴趣				
2.感到心情低落、沮丧或绝望				
3.入睡困难、睡不安稳或睡眠过多				
4.感觉疲倦或没有活力				
5.食欲不振或吃太多				
6.觉得自己很糟,或觉得自己很失败,或让自己或家人失望				
7.对事物专注有困难,如阅读报纸或看电视时不能集中注意力				
8.动作或说话速度缓慢到别人已经觉察;或正好相反,烦躁或坐立不安、动来动去的情况更胜于平常				
9.有不如死掉或用某种方式伤害自己的念头				
总分:				

得分分类：0～4：无抑郁；5～9分：轻度抑郁；10～14分：中度抑郁；15～19分：中重度抑郁；20～27分：重度抑郁。

下篇　心血管重症护理实训操作　　**363**

参 考 文 献

[1] 李庆印，陈永强.重症专科护理.北京：人民卫生出版社，2018.

[2] 任小芳.新编临床急危重症护理学.西安：西安交通大学出版社，2015.

[3] 李春盛.急危重症医学进展.北京：人民卫生出版社，2014.

[4] 邱海波.重症医学.北京：人民军医出版社，2013.

[5] 杨艳杰，曹枫林.护理心理学.北京：人民卫生出版社，2017.

[6] 张理义，陈洪生.临床心理学.北京：人民军医出版社，2015.

[7] 曹新妹，黄乾坤，金小丰.护理心理学.武汉：华中科技大学出版社，2015.

[8] 钱明，周英.护理心理学.北京：人民军医出版社，2012.

[9] 郑日昌.心理测量与测验.北京：中国人民大学出版社，2014.

[10] 姚树桥，杨彦春.医学心理学.北京：人民卫生出版社，2013.

[11] 化前珍.老年护理学.北京：人民卫生出版社，2015.

[12] 崔丽娟，丁沁南.老年心理学.北京：开明出版社，2015.

[13] 尤黎明，吴瑛.内科护理学.北京：人民卫生出版社，2017.

[14] 胡大一，马长生.心血管内科学.北京：人民卫生出版社，2014.

[15] 赵继军.疼痛护理学.北京：人民军医出版社，2010.

[16] 阮满真，黄海燕.危重症护理监护技术.北京：人民军医出版社，2013.

[17] 刘俐，李芸，谢徐萍.疼痛科护理手册.北京：科学出版社，2015.

[18] C. David Tollison.临床疼痛学.济南：山东科学技术出版社，2004.

[19] 苏冠华，王朝晖.新编临床用药速查手册.北京：人民卫生出版社，2016.

[20] 尤黎明，吴瑛.内科护理学.北京：人民卫生出版社，2017.

[21] 胡大一，马长生.心血管内科学.北京：人民卫生出版社，2014.

[22] 何庆.危重急症抢救流程解析及规范.北京：人民卫生出版社，   2007.

[23] 方芳.危重症监护.北京：人民卫生出版社，2015.

[24] 周丽娟，梁英.心血管病专科护士培训教程.北京：人民军医出版社，2010.

[25] 程友琴，刘宏伟.心内科重症监护临床手册.北京：人民军医出版社，2010.

[26] 王惠珍.急危重症护理学.北京：人民卫生出版社，2015.

[27] 陈孝平.外科学.北京：人民军医出版社，2018.

[28] 李乐之.外科护理学.北京：人民军医出版社，2017.

[29] 徐宏耀，吴信.心脏外科监护.北京：人民军医出版社，2007.

[30] 徐丽华，钱培芬.重症护理学.北京：人民卫生出版社，2008.

[31] 谢强丽，赵初环，冯霞飞，等.CCU患者漂浮导管相关性血流感染的危险因素分析.中华现代护理杂志，2016，22
    (9)：1298-1301.

[32] 彭艳，王俊英，彭雪刚，等.有创动脉测压在急危重患者监测中的研究.中国社区医师，2015，31(33)：110.

[33] 孙东月.中心静脉置管常见并发症及预防措施.医药与保健，2014(4)：108.

[34] 中华医学会心血管病学分会心力衰竭学组，中国医师协会心力衰竭专业委员会，中华心血管痛杂志编辑委员会.中国
    心力衰竭诊断和治疗指南2018.中华心血管病杂志，2018，46(10)：760-789.

[35] 尤黎明，吴瑛.内科护理学.第6版.北京：人民卫生出版社，2017.

[36] 中国康复医学会心血管病专业委员会，中国老年学学会心脑血管病专业委员会.慢性稳定性心力衰竭运动康复中国专
    家共识.中华心血管病杂志，2014，42(9)：714-720.

[37] 中华医学会心血管病学分会，中华心血管病杂志编辑委员会.非ST段抬高型急性冠状动脉综合征诊断和治疗指南
    (2016).中华心血管病杂志，2017，45(5)：359-376.

[38] 郭加强，吴清玉.心脏外科护理学.北京：人民卫生出版社，2003.

[39] 葛均波，徐永健，王辰.内科学.第9版.北京：人民卫生出版社，2018.

[40] 阜外心血管病医院护理部.心血管病护理手册.北京：人民军医出版社，2013.

[41] 周良辅.现代神经外科学.上海：复旦大学出版社，2015.

[42] 龚仁容.胸心血管外科护理手册.北京：科学出版社，2011.

[43] 赵璐洋. 实用胸心外科学. 长春：吉林科学技术出版社，2014.

[44] 王旭. 阜外小儿心脏围术期重症监护手册. 北京：人民军医出版社，2011.

[45] 丁文祥. 小儿心脏外科重症监护手册. 上海：上海世界图书出版公司，2009.

[46] 丁文祥. 现代小儿心脏外科学. 济南：山东科学技术出版社，2013.

[47] 马弗蒂斯. 小儿心脏外科学. 上海：上海世界图书出版公司，2014.

[48] 徐志伟，丁文祥，苏肇伉. 大动脉转换术在复杂先天性心脏病治疗中的应用. 中华外科杂志，2004，42(8)：451-454.

[49] 徐卓明，陈玲，史珍英. 小婴儿先天性心脏病的术后管理体会. 中华胸心血管外科杂志，2002，18(4)：208-210.

[50] 赵莹. 1例完全型大动脉转位实施 Nikaidoh 术的护理配合. 中华现代护理杂志，2010(3)：350.

[51] 陈树君，秦红兵. 护用药理学. 北京：人民卫生出版社，2014.

[52] 陈新谦，金有豫，汤光. 新编药物学. 北京：人民卫生出版社，2018.

[53] 中国国家处方集编委会. 中国国家处方集（化学药品与生物制品卷）. 北京：人民军医出版社，2010.

[54] Sweetman S C. 马丁代尔药物大典. 北京：化学工业出版社，2008.

[55] 向继洲. 药理学. 北京：科学出版社，2007.

[56] 张莉蓉，王鹏. 护理药理学. 郑州：郑州大学出版社，2017.

[57] 朱大年. 生理学. 北京：人民卫生出版社，2011.

[58] 万学红，卢雪峰. 诊断学. 北京：人民卫生出版社，2018.

[59] 郭继鸿. 心电图学. 北京：人民卫生出版社，2002.

[60] 何方田. 临床心电图详解与诊断. 杭州：浙江大学出版社，2017.

[61] 刘鸣，王曼萍. 武汉亚洲心脏病医院临床心电图谱. 天津：天津科学技术出版社，2017.

[62] 蔡思宇. 双向性心动过速. 心电与循环，2016，35(3)：207-213.

[63] Dale D. 心电图图解速成讲授. 王建华，杨守仁，译. 天津：天津科技翻译出版公司，2006.

[64] Wagner，G S. Marriott 实用心电图学. 谢双伦，王景峰，译. 北京：科学出版社，2010.

[65] Douglas L. Mann. Braunwald's heart disease：a textbook of cardiovascular medicine. 北京：人民卫生出版社，2015.

[66] Kligfield P，Gettes L S，Bailey J J，et al. Recommendations for the standardization and interpretation of the electrocardiogram. Journal of the American College of Cardiology，2007，49(10)：1109-1127.

[67] Mason J W，Hancock E W，Gettes L S . Recommendations for the standardization and interpretation of the electrocardiogram：part Ⅱ：intraventricular conduction disturbances a scientific statement from the American Heart Association Electrocardiography and Arrhythmias Committee，Council on Clinical Cardiology；the American College of Cardiology Foundation；and the Heart Rhythm Society Endorsed by the International Society for Computerized Electrocardiology. Circulation，2007，49(10)：1128-1135.

[68] Borys S，Rory C，Barbara J，et al. Recommendations for the standardization and interpretation of the electrocardiogram：part Ⅲ：electrocardiography diagnostic statement list a scientific statement from the American Heart Association Electrocardiography and Arrhythmias Committee，Council on Clinical Cardiology；the American College of Cardiology Foundation；and the Heart Rhythm Society Endorsed by the International Society for Computerized Electrocardiology Journal of the American College of Cardiology，2009，53：976-981.

[69] Pentti M，Rautaharju，Borys Surawicz，et al. Recommendations for the standardization and interpretation of the electrocardiogram：part Ⅳ：the ST segment，T and U waves，and the QT interval a scientific statement from the American Heart Association Electrocardiography and Arrhythmias Committee，Council on Clinical Cardiology；the American College of Cardiology Foundation；and the Heart Rhythm Society Endorsed by the International Society for Computerized Electrocardiology. Journal of the American College of Cardiology，2009，53：982-991.

[70] William Hancock E，Barbara J，Deal. Recommendations for the standardization and interpretation of the electrocardiogram：part Ⅴ：electrocardiogram changes associated with cardiac chamber hypertrophy a scientific statement from the American Heart Association Electrocardiography and Arrhythmias Committee，Council on Clinical Cardiology；the American College of Cardiology Foundation；and the Heart Rhythm Society Endorsed by the International Society for Computerized Electrocardiology. Journal of the American College of Cardiology，2009，53：992-1002.

[71] Galen S W，Peter M，Hein W. Recommendations for the standardization and interpretation of the electrocardiogram：part Ⅵ：acute ischemia/infarction a scientific statement from the American Heart Association Electrocardiography and Arrhythmias Committee，Council on Clinical Cardiology；the American College of Cardiology Foundation；and the

Heart Rhythm Society Endorsed by the International Society for Computerized Electrocardiology. Journal of the American College of Cardiology, 2009, 53: 1003-1011.

[72] Patton K K, Ellinor P T, Ezekowitz M, et al. Electrocardiographic early repolarization: a scientific statement from the American Heart Association. Circulation, 2016, 133(15): 1520-1529.

[73] Liu T, Shehata M, Massumi R, et al. Bidirectional fascicular tachycardia with alternating axis deviation following acute myocardial infarction. International Journal of Cardiology, 2011, 148(3): 367-369.

[74] 钱程，谷天祥，修宗谊，等.肺复张在体外循环心脏术后早期急性肺损伤-急性呼吸窘迫综合征患者的疗效观察.中国现代医学杂志，2012, 23(6): 69-72.

[75] 兰蕴平，吴娅秋，黎嘉嘉，等.早期呼吸训练器治疗对冠脉搭桥术后低氧血症患者肺部并发症的影响.中国康复理论与实践，2017, 23(6): 709-713.